WEIL ES OHNE
UNS NICHT GEHT

Michael Steidl mit Fabian Marcher

WEIL ES OHNE UNS NICHT GEHT

Akutes aus der Notaufnahme
Ein Krankenpfleger erzählt

Inhalt

Vorwort

Am Ende ist nichts mehr, wie es war.

Wir hatten uns zum Ziel gesetzt, das tägliche Geschehen in einer Zentralen Notaufnahme zu beschreiben. Ein Profi, den als stellvertretenden pflegerischen Leiter der Zentralen Notaufnahme mit zwanzig Jahren Berufserfahrung kaum noch etwas überrascht. An seiner Seite ein Autor ohne jede medizinische Vorbildung oder Erfahrung, der in eine ihm bislang unbekannte Welt eintaucht und die Pfleger und Ärzte während eines Sommers bei ihren Schichten begleitet.

Als das Manuskript fast fertig war, wurde der Klinikalltag plötzlich von der anrollenden Covid-19-Pandemie erschüttert, gleichzeitig rückten Intensivstationen und Notaufnahmen in den Mittelpunkt des öffentlichen Interesses. Keine Frage, dass wir diese epochemachenden Ereignisse dokumentieren wollten. Nicht von außen, wie die unzähligen Zeitungen und Online-Newsportale, die seit dem ersten Tag regelmäßig Unmengen an Zahlen und Statistiken veröffentlichen. Sondern von innen, anhand persönlicher Eindrücke direkt aus dem Brennpunkt des Geschehens.

So erhielt unser Buch völlig unerwartet eine neue Dimension. Wobei das Unerwartete schon immer Teil dieses Projektes war – schließlich geht es um einen Ort, an dem man jederzeit mit allem rechnen muss.

Vierundzwanzig Stunden Betrieb an sieben Tagen in der Woche. 46.000 Patientenkontakte pro Jahr. Verstauchte Gelenke, oberflächliche Schnittwunden, mehr oder weniger harmlose Kreislaufprobleme, Folgen von Alkohol- oder Drogenmissbrauch – parallel dazu Unfallopfer mit schwersten Verletzungen, Herzinfarkte, Schlaganfälle, lebensbedrohliche Vergiftungen. Ärzte und Pflegepersonal der

Zentralen Notaufnahme wissen nie, was während der nächsten Schicht auf sie zukommen wird.

Früher oder später verschlägt es wahrscheinlich jeden hierher – egal ob jung oder alt, arm oder reich, erfolgreich oder abgehängt. Tatsächlich kann man behaupten, dass kaum ein Ort alle Schichten, Berufe, Kulturen, Religionen und Überzeugungen so unterschiedslos zusammenbringt. Die Notaufnahme ist für Situationen da, in denen das, was uns voneinander unterscheidet, keine Rolle spielt: Unfälle oder plötzlich auftretende Erkrankungen. Und solche Umstände sind wiederum Auslöser fundamentaler Emotionen: Angst, Sorge und Trauer, nicht selten auch Wut und Aggression. Später kommen hoffentlich Freude und Erleichterung hinzu, gelegentlich sogar ausgelassene Heiterkeit.

Die Zentrale Notaufnahme wirkt in diesem Sinn nicht nur wie ein Spiegel, sondern wie ein Brennglas, das uns das Wesentliche in gebündelter, oft schmerzhaft intensiver Form vorhält. Sie ist ein Grenzbereich, der uns auf den Kern unserer Existenz zurückwirft und uns mit den zentralen Fragen unserer Menschlichkeit konfrontiert, mit unseren Ängsten und Hoffnungen, unseren Stärken und Schwächen, unserem Mut und unserer Verzweiflung. Auf diese Weise entstehen nicht nur die Dramen und Tragödien, die man in einer Klinik erwartet, sondern auch Krimis und Thriller, Romanzen und Komödien – all das, was das Leben ausmacht. Deshalb weisen die Geschichten aus der Notaufnahme weit über den Ort hinaus, an dem sie entstehen. Es lohnt sich zweifellos, sie zu erzählen.

In den folgenden Kapiteln werden wir die Türen einer Zentralen Notaufnahme mit umfassender Versorgung öffnen. Wir werden Einblick in einen Arbeitsalltag gewähren, der um vier Uhr nachmittags genauso wie um drei Uhr morgens ungetrübte Wachsamkeit verlangt, damit die vermeintlichen Kleinigkeiten, die im Zweifelsfall zwischen Leben und Tod entscheiden können, nicht übersehen werden.

Probleme wie den Pflegenotstand, die Belastung des Personals im Schichtdienst oder die zunehmende Gewaltbereitschaft gegenüber Helfenden kann und darf man dabei nicht ausblenden. Doch unser Anliegen geht darüber hinaus: Wir möchten die Arbeit in der Zentralen Notaufnahme in ihrer Vielseitigkeit zeigen und nachvollziehbar machen, warum es trotz aller Schwierigkeiten Pflegekräfte und Mediziner gibt, die an keiner anderen Stelle tätig sein möchten.

Ordnung und Chaos, Gesundheit und Krankheit, Routine und Ausnahmezustand, Autonomie und Abhängigkeit, Hektik und Konzentration – unsere Geschichten handeln vom Aufbrechen dieser Gegensätze, vom Erfahren und Überschreiten von Grenzen. Nicht zuletzt loten wir mit diesem Buch unsere eigenen Grenzen aus. Der Laie muss mit elementaren neuen Erfahrungen und teilweise erschütternden Eindrücken umzugehen lernen. Der Profi ist gefordert, seine eigene Routine zu hinterfragen und über all die Dinge nachzudenken, die er im Lauf der Jahre zu verdrängen gelernt hat. Wir laden Sie ein, uns bei diesem Experiment zu begleiten. Sehen Sie sich vor: Es wird eine abenteuerliche, aufwühlende Reise voller Höhen und Tiefen.

An ihrem Ende wird nichts mehr sein, wie es war.

23. Februar 2020 – Korrekturen (Fabian Marcher)

Die Sonne scheint durchs Fenster, Mike und ich sitzen an einem großen rechteckigen Tisch, jeder vor seinem geöffneten Laptop. Wir arbeiten konzentriert, lesen, diskutieren, machen uns Notizen. Es sind die Tage, in denen wir unserem Manuskript den letzten Schliff geben wollen. Dafür ist Mike extra über den Brenner zu mir an den Gardasee gereist.

Nebenbei erreichen uns die aktuellsten Nachrichten. Seit zwei Monaten ist von einer neuen Krankheit die Rede, einer Virusinfektion, die in China zu bisher ungekannten Quarantänemaßnahmen für Millionen führte. Die Bilder von Straßensperren und

Menschen mit Schutzanzügen, Brillen, Visieren und Atemmasken sind beunruhigend. Andererseits ist das alles auch ziemlich weit weg. Die wenigen Fälle, die bisher anderswo in der Welt aufgetaucht sind – auch in Deutschland –, konnte man offenbar schnell identifizieren und isolieren.

Jetzt ist das Virus jedoch in Italien. Ausgerechnet. Etwa hundert Kilometer westlich von uns, in der Umgebung von Mailand, gebe es Infizierte, heißt es. Außerdem neunzig Kilometer östlich, bei Padua. Dort verzeichnet man bereits einen Toten. Kein Grund zur Panik, in den meisten Fällen verläuft eine Infektion wie eine leichte Erkältung, viele Betroffene bemerken gar keine Symptome. Am Brenner wird vorsichtshalber ein Personenzug aufgehalten, darf erst mit einiger Verzögerung weiterfahren. Wir machen Witze darüber, dass Mike morgen vielleicht nicht mehr über die Grenze gelassen wird. Ein paar zusätzliche Tage in Italien, es könnte Schlimmeres geben, oder?

Dann blinkt Mikes Smartwatch. Eine Nachricht vom Chefarzt der Notaufnahme. Der ist auf dem Weg nach Venedig, zum Karneval. Besser gesagt: Er war auf dem Weg dorthin. Gerade sei er auf halber Strecke umgekehrt, schreibt er. Mike runzelt die Stirn, ich zucke mit den Schultern. Wir arbeiten weiter.

Zu Beginn jedes Kapitels verdeutlicht ein Symbol, aus wessen Perspektive die Geschehnisse in der Notaufnahme im folgenden Text geschildert werden. Die Spritze 💉 steht dabei für den Profi Michael Steidl, der Stift ✏ für den Laien Fabian Marcher.

Hoffentlich verbock ich das nicht

Schläfer, Wiederkommer und ein abgesägter Finger

 »Und, wie gehts dir hier bei uns?«, fragt mich Alina, während sie die Werte ihres aktuellen Patienten am Bildschirm neben seinem Behandlungsplatz in die Dokumentation einträgt.

Es ist ein strahlend schöner Tag im Juli 2019. Meine erste Schicht in der Zentralen Notaufnahme, momentan befinden wir uns im Großraum. Alina hat mir die Standardprozedur gezeigt, die das Pflegepersonal bei fast jedem neuen Patienten auf der internistischen Seite vornimmt, noch bevor ein Arzt oder eine Ärztin kommt: EKG anlegen, Blutdruck, Herz- und Atemfrequenz, Sauerstoffsättigung und Temperatur messen, die Ergebnisse dokumentieren.

Bei dem untersetzten Italiener, der momentan seitlich auf der durch beigefarbene Vorhänge von den angrenzenden Bereichen abgetrennten Liege sitzt, kommt noch eine Blut- und eine Urinprobe dazu. Er klagt über heftige Bauchschmerzen, möglicherweise ist sein Blinddarm entzündet.

»Na ja, das ist schon alles sehr neu für mich«, antworte ich.

»Kann ich mir denken. Ich weiß noch, wie ich mich an meinem ersten Tag in der Notaufnahme gefühlt habe. Ich hatte richtig Schiss und dachte: Jeden Moment kann ein total krasser Fall reinkommen, hoffentlich verbock ich das nicht!«

Alina wendet sich vom Bildschirm ab und beginnt, die Blutentnahme vorzubereiten.

»Ich war dann erst mal mit Martina an der Sichtung«, erzählt sie weiter. »Sie hat mir alles gezeigt, und irgendwann ist sie kurz einen Kaffee holen gegangen. Kaum war sie weg, kam ein neuer Patient, ein Mann um die fünfzig. Ich hab zuerst gar nichts Außergewöhnliches bemerkt. Nur ein bisschen blass kam er mir vor, und seine linke Hand war eingewickelt. Ich wollte gerade den Mund aufmachen, da sagte er: ›Junge Frau, ich habe mir mit der Kreissäge den Zeigefinger abgeschnitten. Hier ist das gute Stück.‹ Und damit hielt er mir den blutverkrusteten Finger vor die Nase. Ich hatte keine Ahnung, was ich tun sollte! Ich wusste nicht mal, ob ich das Ding jetzt einfach so in die Hand nehmen darf. Andererseits hatte ich sowieso genug damit zu tun, nicht auf der Stelle ohnmächtig zu werden.«

Alina hat das erste transparente Röhrchen mit dem Blut ihres Patienten gefüllt und greift nach dem nächsten. Ein wenig verunsichert verlasse ich den Großraum, um nach Mike zu sehen.

Er hat OT-Dienst, das heißt: Er verteilt die Patienten auf die Behandlungsräume, organisiert Verlegungen, nimmt Anrufe entgegen, kümmert sich um die Bürokratie. Bei Bedarf versorgt er auch Patienten, doch meist sitzt er am Computerarbeitsplatz der Pflegekräfte in der mit vielen Bildschirmen ausgestatteten, durch einen Tresen vom umlaufenden Flur getrennten Organisationsinsel. Sie liegt zentral zwischen dem internistischen und dem unfallchirurgischen Bereich und direkt gegenüber der Röntgenabteilung. Ein kurzer Korridor führt von hier zum Computertomografen und zu den beiden Schockräumen, die für die Versorgung besonders schwerer Fälle eingerichtet sind. Der Begriff »Schock« wird hier nicht im Sinne eines psychischen Schockzustands verwendet, sondern er bezeichnet die körperliche Reaktion auf ein schweres Trauma, unter anderem eine starke Verminderung der Blutzirkulation bis hin zum Kreislaufkollaps.

Mike telefoniert gerade, also gehe ich an der Organisationsinsel und den internistischen Behandlungsräumen vorbei, drücke auf den Schalter, der die Tür zum Wartebereich öffnet, begebe mich zur Sichtung und setze mich dort auf den freien Bürostuhl neben Martina. Ich spüre die Blicke, die mich von der anderen Seite der Glasscheibe taxieren. Die Leute denken, ich wüsste vielleicht etwas über ihre Angehörigen, die drinnen in Behandlung sind. Oder sie hoffen darauf, dass ich sie gleich hereinrufen werde.

Es ist noch nicht lange her, dass ich selbst da draußen saß. Im Gegensatz zu den anderen Wartenden fehlte mir ein Handy, mit dem ich mir die Zeit hätte vertreiben können. Die wenigen, ziemlich abgegriffenen Zeitschriften, die auf einem Tischchen bereitlagen, überzeugten mich nicht, für die Bilderbücher und Bauklötze war ich eindeutig zu alt. Also beschränkte ich mich aufs Beobachten. Hin und wieder fuhr ein Rettungswagen vor, und kurz darauf schoben die Sanitäter Transportliegen vorbei, auf denen meist teilnahmslose ältere Menschen lagen. Unweit von mir saß ein leger gekleideter Mann, den ich auf etwa 45 Jahre schätzte. Sein linker Arm hing in einer Schlinge vor seinem Bauch.

Die Zeit verging zäh. In meiner Verzweiflung las ich bereits zum dritten Mal das Infoplakat, das über dem Tisch mit den Zeitschriften hing. Anhand vieler bunter Grafiken sollte es die Leistungsfähigkeit der hiesigen Notaufnahme veranschaulichen. Im vergangenen Jahr seien 46.000 Patienten versorgt worden, hieß es da.

Zwischendurch wechselte mein Blick immer wieder auf den an die gegenüberliegende Wand montierten Flachbildschirm. Der zeigte den Grundriss der Notaufnahme, in dem blinkende, mit verschiedenfarbigen Dreiecken markierte Kästchen verteilt waren, die ab und an ihren Standort wechselten. Manche verschwanden plötzlich, gelegentlich kam ein neues hinzu. Ich vermutete, dass die Kästchen für die gerade in Behandlung befindlichen Patienten standen. Welches davon wohl Julia war? Keines von denen mit einem roten Dreieck, hoffte ich. Lieber blau oder grün. Gelb ginge zur Not auch noch. Aber ein rotes Dreieck, das konnte nichts Gutes bedeuten.

Ich wäre damals nicht im Traum auf den Gedanken gekommen, dass ich selbst bald auf der anderen Seite der Glasscheibe sitzen und die Kleidung des Pflegepersonals tragen würde. Als ich vorhin neben

Mike in der Garderobe stand und die weiße Stoffhose und das weit geschnittene hellblaue Oberteil mit den kurzen Ärmeln und dem V-Ausschnitt anzog, fühlte sich das an, als würde ich eine Verkleidung anlegen. In den zwei Stunden, die seitdem vergangen sind, hat sich daran wenig geändert.

Die automatische Tür, die vom Warteraum nach draußen zur Zufahrt für die Rettungs- und Notarztfahrzeuge führt, öffnet sich. Zwei Sanitäter schieben eine Trage hindurch. Der ältere Herr, den sie transportieren, sitzt aufrecht. Man kann den Verband um seine Stirn und das bereits getrocknete Blut auf seiner Nase und an seiner rechten Schläfe gut erkennen.

»Guten Morgen. Wir haben hier einen Sturz. Herr ...« – der ältere der beiden Sanitäter, ein hagerer Mann mit Halbglatze, blickt stirnrunzelnd auf das Versicherungskärtchen, bevor er es durch den Spalt schiebt – »... Lauer ist über einen Badezimmerteppich gestolpert, mit dem Kopf auf dem Badewannenrand aufgeschlagen und hat sich dabei eine Platzwunde zugezogen.«

Martina steckt das Kärtchen in das in die Tastatur integrierte Lesegerät, wendet sich ihrem Bildschirm zu und klickt sich durch ein Menü, während sie redet.

»Schuld war nur der Teppich? Kein Schwindel oder so?«

»Nichts dergleichen.«

Klick.

»War er bewusstlos?«

»Nein. Seine Frau war sofort nach dem Sturz bei ihm und sagt, er sei jederzeit ansprechbar gewesen.«

Klick.

Frage.

Klick.

Frage.

Klick.

Noch ein paar Details werden geklärt: Sind Vorerkrankungen des Patienten bekannt? Nimmt er regelmäßig Medikamente? Hat sich seit dem letzten Klinikbesuch von Herrn Lauer sein Hausarzt geändert? Stimmen Adresse und Telefonnummer aus der Datenbank noch? Braucht der Rettungsdienst einen Transportschein für die Abrechnung mit der Krankenkasse? Das alles dauert kaum mehr als eine Minute, dann heißt es: »Okay, ihr könnt ihn reinbringen.«

Der jüngere Sanitäter drückt auf den Türöffner, und schon verschwindet das Trio aus unserem Sichtfeld in Richtung Behandlungsbereich. Über Martinas Schulter hinweg sehe ich zu, wie sie noch ein paar Felder in der Maske ihres Computerprogramms ausfüllt. Schließlich erscheint auf dem Bildschirm der Grundriss der Notaufnahme. Es ist genau die gleiche Grafik, wie sie der Bildschirm im Wartebereich zeigt. Nur dass hier die Kästchen mit den farbigen Dreiecken nicht anonym sind, sondern Namenskürzel enthalten. Herr Eberhard Lauer, 82 Jahre alt, wird zu *Lau, Eb.* Sein Dreieck ist gelb.

Das mit den bunten Dreiecken hat mir Martina am Morgen als Erstes erklärt. Die Farbe zeigt an, welcher Kategorie der Patient im Rahmen der Triage zugeordnet wurde – und damit, wie viel Zeit höchstens bis zu seinem ersten Kontakt mit dem ärztlichen Personal vergehen sollte.

Das Triagieren der Neuankömmlinge ist Martinas Hauptaufgabe an der Sichtung. Man sei hier außerdem Lotse, Pförtner und Seelsorger zugleich, sagt sie, und in vielerlei Hinsicht gefordert.

»Eine schnelle Auffassungsgabe ist nötig, oft auch Fingerspitzengefühl. Und hin und wieder braucht jemand eine klare Ansage, da darf man dann wiederum nicht zu zimperlich sein.«

Nicht nur mit Patienten, auch mit Angehörigen komme es gelegentlich zu Diskussionen und Konflikten.

»Dass wir sie in der Regel nicht mit in den Behandlungsbereich lassen, verstehen nicht alle. Wenn wir es täten, wäre es da drin schlicht zu voll. Deswegen dürfen Angehörige nur bei Kindern mit rein. Oder bei dementen Patients. Vertraute Bezugspersonen können da das Personal sogar entlasten.«

Seit vor etwas mehr als zehn Jahren die bis dahin nach Fachbereichen getrennten Notaufnahmen zu einer Zentralen Notaufnahme zusammengelegt wurden, habe außerdem der Anteil der Bagatellfälle stark zugenommen.

»Manche Leute nutzen ganz bewusst aus, dass wir niemanden wegschicken dürfen. Die denken sich: In der Notaufnahme ist alles vor Ort. Wenn ich mich da durchchecken lasse, muss ich nicht lange auf Folgetermine oder Laborergebnisse warten. Dass sie Kapazitäten für echte Notfälle blockieren, ist denen anscheinend egal. Andere wissen einfach nicht, dass es den Kassenärztlichen Notdienst gibt, den man anrufen kann, wenn die Arztpraxen geschlossen sind.«

Als erfahrene Sichtungskraft kennt Martina aber auch den Patiententyp, der eigentlich viel eher hätte kommen sollen.

»Neulich erschien hier eine Frau mit ihrem 76-jährigen Mann, den bereits seit vier Tagen Sprachstörungen und Lähmungserscheinungen plagten. Eindeutige Schlaganfallsymptome. Sie meinte, es hätte ja auch einfach nur Flüssigkeitsmangel sein können. Da würde ich wiederum sagen: Lieber einmal zu oft in die Notaufnahme fahren.«

Jetzt sprechen wir über die Tücken, die die Arbeit an der Sichtung mit sich bringt. Da sind zum Beispiel die sogenannten Schläfer: Patienten, die ein noch unerkanntes, schweres Leiden mit sich herumtragen, aber mit harmlos erscheinenden Symptomen auftauchen.

»Jemand wurde grün triagiert und bricht kurz darauf im Wartebereich mit einer Hirnblutung zusammen. Ist alles schon vorgekommen. Ein Albtraum für jede Sichtungskraft.«

Eine ähnliche Herausforderung stellen die sogenannten Wiederkommer dar. Sie sind dem Team der Notaufnahme bereits bekannt, weil sie regelmäßig mit denselben, meist harmlosen Beschwerden vorstellig werden.

»Spätestens beim dritten oder vierten Mal ist die Versuchung groß, ihnen keine besondere Aufmerksamkeit mehr zu schenken. Dann können plötzlich Symptome übersehen werden, die uns normalerweise alarmieren würden.«

Wieder beobachte ich, frage gelegentlich nach und notiere alles in mein Heft. Ich hatte geahnt, dass ich in der Notaufnahme viel Neues lernen würde, dabei aber hauptsächlich an Ausnahmesituationen gedacht: die Konfrontation mit schweren Krankheiten und Verletzungen, Patienten, die mit dem Tod ringen.

Und nun ist es die tägliche, unspektakuläre Kleinarbeit, die die ersten Seiten meines Notizhefts füllt: der Ablauf an der Sichtung, die Übernahme der Patienten durch das Team im Behandlungsbereich, Organisation und Dokumentation, das andauernde Desinfizieren der Hände. Dinge, die einfach sind und für den reibungslosen Betrieb trotzdem unerlässlich. Langsam wird mir klar: Wer die Notaufnahme verstehen will, muss vor allem ihre Routine verinnerlichen.

»So, jetzt hole ich mir erst mal einen Kaffee«, unterbricht Martina meine Gedanken. Im nächsten Augenblick ist sie schon auf den Beinen. »Ich bin in einer Minute wieder da.«

»Moment!«

Martina hält inne und sieht mich fragend an.

»Ähm ...«

Was soll ich sagen? Dass vor meinem inneren Auge gerade ein blutiger, abgesägter Finger erscheint? *Hier ist das gute Stück.*

»Das ... Das kann ich doch erledigen.« Ich springe auf. »So mache ich mich wenigstens nützlich. Wie trinkst du deinen Kaffee? Schwarz? Mit Milch und Zucker?«

> *Briefing: Triage*
> In der Notfallmedizin können die Fälle nicht in der Reihenfolge ihres Eintreffens bearbeitet werden – es wäre fahrlässig, einen potenziellen Herzinfarkt warten zu lassen, weil ein verstauchter

Knöchel früher da war. Deshalb werden die Patienten im Rahmen der Triage in Kategorien unterschiedlicher Dringlichkeit eingeteilt. Das in diesem Buch beschriebene Manchester-Triage-System (MTS) kennt fünf Kategorien, denen die Patienten anhand ihrer Symptome zugeordnet werden. Für jede Kategorie gilt ein verbindlicher Zeitrahmen, innerhalb dessen der erste ärztliche Kontakt erfolgen muss.

Blau: nicht dringend. Maximale Wartezeit: 120 Minuten.

Grün: normal. Maximale Wartezeit: 90 Minuten.

Gelb: dringend. Maximale Wartezeit: 30 Minuten.

Orange: sehr dringend. Maximale Wartezeit: 10 Minuten.

Rot: sofort. Es besteht akute Lebensgefahr.

Als Alternative zum MTS wird in deutschen Notaufnahmen bei der Triage der sogenannte Emergency Severity Index (ESI) verwendet. Dieser nimmt die Einteilung nicht symptom-, sondern ressourcenbasiert vor. MTS und ESI unterscheiden sich im Ergebnis für den Patienten jedoch kaum.

Ist man über die Vorgehensweise bei der Triage informiert, wird man sich über ein wenig Wartezeit in der Notaufnahme kaum noch ärgern. Denn eines steht fest: Wer bei vollem Wartebereich unverzüglich drankommt, hat wahrscheinlich ein sehr ernstes Problem.

Betreff: Buchprojekt

Kann man ja mal machen

Das habe ich jetzt davon. Ich hätte einfach mal schön meine Klappe halten sollen. Dann müsste ich mir jetzt keine Gedanken machen. Ich würde mich nicht fragen, was meine Kollegen wohl von mir denken. Auch nicht, ob ich gerade dabei bin, meinen Ruf bei meinen Vorgesetzten aufs Spiel zu setzen. Oder wie das überhaupt funktionieren soll: ein Buch zu schreiben. Wirklich eine beknackte Idee.

Aber ich wollte es nicht anders. Ich musste der Patientin, von der ich wusste, dass sie gemeinsam mit ihrem Mann bereits einige Bücher veröffentlicht hatte, ja unbedingt erzählen, dass man in der Notaufnahme so wahnsinnig viele interessante Geschichten erlebe. Mir fehle allerdings die Zeit, das alles aufzuschreiben, sagte ich.

Die Patientin wurde geröntgt, verließ uns bald darauf wieder, ich vergaß die ganze Angelegenheit. Ein paar Wochen später drückte mir meine Kollegin Martina bei Schichtbeginn ein Kärtchen in die Hand, das an der Sichtung für mich abgegeben worden sei. Zwei Namen, eine Telefonnummer und eine E-Mail-Adresse. Darunter die Worte *Betreff: Buchprojekt.*

Ich kontaktierte Julia und ihren Mann Fabian, bald darauf haben wir uns getroffen. Kann man ja mal machen, rein interessehalber. Wir waren uns schnell einig, dass so ein Projekt nur durchführbar wäre, wenn Fabian mich bei der Arbeit beobachten könnte. Er würde die Zentrale Notaufnahme kennenlernen müssen – nicht nur die Räumlichkeiten, sondern auch das Personal und die Abläufe. Nur so wäre es ihm möglich, das von mir Erzählte wirklich einzuordnen.

Damals, vor wenigen Wochen, erschien mir das alles noch unwirklich, eher wie ein Gedankenspiel. Vielleicht habe ich insgeheim sogar gehofft, dass mir die Klinikleitung Steine in den Weg legen oder dass dem Antrag auf Hospitation in der Zentralen Notaufnahme, den Fabian bei der Pflegedienstleitung stellen musste, nicht stattgegeben würde.

Und jetzt? Fabian begleitet mich bereits seit einigen Tagen. Meist hält er sich im Hintergrund, blickt mir, dem übrigen Pflegepersonal und auch den Medizinern über die Schultern, stellt Fragen, zückt sein kleines Notizheft und seinen Kugelschreiber. Manchmal lassen wir ihn den ein oder anderen Botengang erledigen oder bitten ihn, mal eben mit anzufassen. Ich weiß noch immer nicht genau, was am Ende bei alldem herauskommen wird. Aber irgendetwas muss ich mir ja davon versprechen, sonst hätte ich mich nicht darauf eingelassen. Worum geht es mir also?

Wenn unser Beruf in den Medien ist, dann meistens, um auf Unzulänglichkeiten wie mangelnde finanzielle Mittel, zu wenig Personal, die psychische und physische Belastung oder unbequeme Arbeitszeiten hinzuweisen.

Was in der Regel fehlt, ist die andere Seite der Medaille. Unser Arbeitsalltag ist anspruchsvoll und alles andere als vorhersehbar. Wir müssen hochmoderne technische Geräte ebenso beherrschen wie den Umgang mit Menschen jeden Alters, jeden Charakters und unterschiedlichster sozialer oder geografischer Herkunft. Wir übernehmen Aufgaben, die auf anderen Stationen dem ärztlichen Personal vorbehalten sind, wie das Legen von Venenverweilkanülen, Blutabnahmen oder das Anbringen von Gipsverbänden. Wir müssen spontan reagieren und trotzdem die Ruhe bewahren. Jede und jeder von uns muss sich ins Team einfügen, aber gleichzeitig in der Lage sein, im Ernstfall eigenverantwortlich zu handeln, auch wenn es um Leben und Tod geht.

Gerade in der Zentralen Notaufnahme bewältigen wir zusätzlich viel Organisatorisches. Es liegt an uns, den permanenten Zustrom neuer Patienten in geregelte Bahnen zu lenken. Wir müssen erkennen, wer sofort Hilfe braucht und wen wir zunächst zurückstellen können. Wir betreuen die Patienten im Behandlungsbereich und sorgen gleichzeitig dafür, dass der Wartebereich nicht übervoll wird.

Das alles fordert uns. Doch wenn es gelingt, ist unsere Arbeit nicht nur extrem kurzweilig, sondern auch erfüllend und zweifellos sinnvoll. Das kann man wahrlich nicht von jedem Beruf behaupten. Deshalb möchten wir auch nicht bemitleidet werden, weil wir diesen Job machen. Wir möchten dafür respektiert werden. Falls meine Geschichten dazu beitragen, bin ich mehr als zufrieden.

Vielleicht gelingt es mir außerdem, die Menschen zum Vorschein zu bringen, die in der Uniform des Pflegepersonals stecken. Denn das droht, vor lauter berechtigter Sorge um die Patienten der Zentralen Notaufnahme, oft unter den Tisch zu fallen: Wir sind alle nur Menschen. Auch Mediziner und Pflegende müssen irgendwie verarbeiten, was sie tagtäglich erleben. Wir alle haben unseren eigenen Charakter, der uns manches leicht und anderes schwer macht. Gelegentlich sind wir selbst krank, manchmal unsere Partner oder unsere Kinder. Wir haben private Sorgen und Nöte, die wir nicht immer abschütteln können, während wir bei der Arbeit für andere da sind. Aber sich wegen so etwas zurückzulehnen ist nicht drin. Wir werden gebraucht, und der Betrieb muss weitergehen – jeden Tag, jede Nacht, ohne Unterbrechung.

Reingestolpert
Wenn man mich fünf Minuten alleine lässt

Mein erster Tag auf der unfallchirurgischen Seite beginnt ruhig. Wir haben Frühschicht ab sechs Uhr. Weil noch keine Patienten da sind, kümmere ich mich mit Mike um die Wischdesinfektion der Oberflächen im Gipsraum, während er mir von der Feier erzählt, in die er gestern Abend reingestolpert ist.

»Reingestolpert?«

»Meine Nachbarin hatte Geburtstag. Wir wussten gar nichts von einem Fest. Dann haben wir uns über den Zaun hinweg unterhalten, es gab das eine oder andere Bier, und dann kam die Frage auf, warum wir eigentlich nicht rüberkämen ...«

Mike wirft ein Desinfektionstuch in den Müll, nimmt ein neues aus der Packung und wischt damit sorgfältig die Kabel eines Überwachungsmonitors ab. »Ich hab zu meiner Frau gesagt: Morgen ist Frühdienst, bitte, sei du die Stimme der Vernunft! Aber nichts da, sie wollte auf jeden Fall hingehen. Und dann ... Du weißt ja, wie das ist, wenn man erst mal zusammensitzt.«

Wir putzen weiter, nach einer Weile bricht Mike erneut das Schweigen.

»Ich bin froh, dass wir heute auf der Unfallseite sind. Hab vorhin kurz mit Steffen geredet. Du weißt schon, der rothaarige Internist.«

Ich nicke und beuge mich zu den Vorratsschränken für die Verbände hinunter. Meine Aufgabe ist, jeden Einzelnen der unzähligen Schubladengriffe sorgfältig zu desinfizieren.

»Die haben in der Nacht einen echt deprimierenden Fall reingekriegt«, fährt Mike fort. »Junge Frau, Mitte zwanzig, metastasierendes

Lungenkarzinom im Endstadium. Ist wohl kollabiert. Jetzt liegt sie in der Nummer sieben.«

Wir putzen ein paar Minuten schweigend weiter, bevor er innehält, sich zu mir umdreht und sagt: »Das sind Sachen, die einen runterziehen können. Ich meine, wenn jemand alt ist und vielleicht auch noch Kettenraucher, dann … Aber die hatte ja noch nicht mal genug Zeit, um irgendwas falsch zu machen.«

Das Telefon in Mikes Brusttasche klingelt. Er streift seine Gummihandschuhe ab, wirft sie schwungvoll in den Abfallsack und geht ran.

»Ja?«

Er lauscht, zieht die Augenbrauen hoch und reckt den Zeigefinger in die Luft. Das ist kein gewöhnlicher Anruf.

»Schockraum«, flüstert er mir zu. Mike hat mir das Prozedere in solchen Fällen erklärt: Die Leitstelle benachrichtigt den zuständigen Unfallchirurgen, der spricht die Informationen auf Band und schickt diese Nachricht dann gleichzeitig an das Pflegeteam in der Notaufnahme und an alle weiteren Beteiligten in der sogenannten Schockraum-Schleife: Chef- und Oberarzt der Notaufnahme, Anästhesist und Anästhesiepfleger, Oberarzt der Unfallchirurgie, Radiologe, Abdominalchirurg, das Labor. So ist innerhalb von wenigen Minuten das ganze Team informiert.

Mike legt auf.

»Eine Frau, ungefähr fünfzig Jahre alt. Ist mit hundert gegen einen Baum gefahren. Die schneiden sie noch aus dem Auto. Bedingt ansprechbar.«

Ich spüre ein Kribbeln in Händen und Füßen, mir wird ein wenig mulmig. Aber bin ich nicht genau deshalb hier? Wollte ich nicht mit eigenen Augen sehen, wie in der Notaufnahme um Leben und Tod gerungen wird? Vielleicht ist es nun so weit.

»Alles klar«, sage ich, während ich ebenfalls meine Gummihandschuhe ausziehe. »Wir sind hier drin sowieso fertig, oder?« Mike sieht sich noch einmal prüfend um, nickt und verlässt das Zimmer.

Wenig später stehe ich neben ihm im Unfall-Schockraum. Noch sind wir allein. Er startet den Computer und überprüft, ob alles an seinem Platz ist. Im Vorbeigehen haben wir mitbekommen, dass der Tag auf der internistischen Seite langsam Fahrt aufnimmt. Gerade wird dort eine verwirrte ältere Frau mit hohem Fieber und Verdacht auf Meningitis eingeliefert. Weil ohnehin bereits zwei infektiöse, isolationspflichtige Patienten in Behandlung sind, bricht da drüben langsam Hektik aus.

Ein weiß gekleideter, durchtrainierter Mann betritt den Schockraum. Er dürfte nicht älter als 35 sein.

»Das ist Patrick«, sagt Mike, »der diensthabende Unfallchirurg.«

Ich stelle mich kurz vor, der Arzt begrüßt mich mit einem Nicken. Die Nacht sei ruhig gewesen, sagt er, er habe sogar recht viel Schlaf bekommen. Eine Minute darauf erscheint der Anästhesieassistent, dann treffen in kurzen Abständen weitere Mitglieder des Schockraum-Teams ein. Über den kommenden Einsatz wird nur andeutungsweise gesprochen. Jemand wirft einen Blick auf die Uhr über dem Eingang. »Noch zehn Minuten.«

Ich trete hinaus auf den Flur und blicke zu der Doppeltür, durch die die Sanitäter besonders schwere Fälle bringen. Das ist der kürzeste Weg zu den Schockräumen, außerdem bekommen auf diese Weise Angehörige und Patienten an der Sichtung und im Wartebereich weniger mit. Noch ist hier bei uns alles ruhig, anders als in der internistischen Abteilung, aus der ich immer wieder hektische Kommandos höre.

»Ich brauche ein Ultraschallgerät!«

»Ich habs doch vorhin schon gesagt: Wir haben kein freies Überwachungsbett. Die sollen auch mal woanders hinfahren, verdammt!«

»Christoph, schaust du schnell in den Großraum? Ich kann jetzt nicht weg.«

»Wo ist denn jetzt das Ultraschallgerät?«

Sieben Minuten. Mike hat mir schon vor Tagen erzählt, womit ich rechnen muss. Bei Motorradfahrern etwa tre te manchmal die sogenannte Schmetterlingsfraktur auf, bei der der zertrümmerte

Beckenknochen nach hinten auseinanderklappen könne, als habe er Flügel. Vorsorglich werde den Patienten vom Notarzt oder den Sanitätern ein stabilisierender Gurt umgebunden. Wenn man diese Beckenschlinge im Schockraum öffne, könne es jedoch passieren, dass innere Verletzungen aufbrächen und das Unfallopfer innerhalb von Sekunden verblute. Ich atme tief ein. Wieder dieses seltsame Kribbeln.

Ein Surren, und die Tür öffnet sich. Ein Rettungssanitäter erscheint, er zieht eine Trage hinter sich her, gefolgt von einer Kollegin und dem Notarzt. Sie sind fünf Minuten früher dran als angekündigt. Trotzdem ist alles bereit, das siebenköpfige Schockraum-Team ist komplett, alle mit Gummihandschuhen und weißen Plastikschürzen ausgerüstet. Ich trete ein paar Schritte zurück, um nur nicht im Weg zu stehen. Dann geht es sehr schnell.

Die Trage wird in den Schockraum geschoben. Die Verunglückte liegt darauf, eine Decke ist über ihren Körper gebreitet, ich kann ihr Gesicht und ihr glattes helles Haar sehen. Zunächst erscheint sie bewusstlos, beinahe friedlich schlafend, doch dann hebt sie die Lider und starrt die Leute an, die sich von allen Seiten über sie beugen. Ein ungläubiges Lächeln umspielt ihre Mundwinkel, bevor sie sich wieder in sich selbst zurückzieht.

Der Notarzt referiert in kurzen, prägnanten Sätzen, wie die Frau vorgefunden wurde, wie sich der Unfall wahrscheinlich abgespielt hat, wie ihr Zustand nach der ersten Beurteilung ist, welche Maßnahmen bereits ergriffen und welche Medikamente verabreicht wurden. Kreislauf den Umständen entsprechend stabil, keine schwerwiegenden äußeren Verletzungsanzeichen. Der Wagen hat sich wohl vor dem Aufprall zur Seite gedreht, sodass der Einschlag im hinteren Bereich erfolgte.

Einer der Sanitäter zeigt den Bildschirm des NIDApads in die Runde, darauf ist ein Foto vom Unfallort zu sehen. Der rote Kleinwagen ist total verformt, hat sich um den Baumstamm gewickelt. Dass die Frau in augenscheinlich gutem Zustand aus diesem Wrack herausgeholt werden konnte, erscheint mir wie ein Wunder.

Jemand nimmt die Decke weg. Die Kleidung der Frau wird aufgeschnitten und in einen Plastikbeutel gesteckt, ihr nur noch mit einem Slip bekleideter Körper auf Spuren von Verletzungen untersucht. Dann wird ihr ein knallrotes Umlagerungsbrett aus Kunststoff untergeschoben.

»Drei, zwei, eins, jetzt!«

Mit vereinten Kräften zieht das Team die Frau von der Trage auf die Schockraum-Liege. Jede Bewegung wirkt routiniert, alle wissen genau, was sie zu tun haben. Patrick überprüft noch einmal kritische Stellen auf eventuelle Knochenbrüche, währenddessen wird eine Infusion vorbereitet, die Radiologieassistentin öffnet die Zwischentür, die Schockraum und CT-Bereich trennt. Wenig später steht die Liege bereits direkt vor dem Computertomografen, das ganze Team wechselt den Raum, nur ich bleibe zurück.

Durch ein Fenster in der nun wieder geschlossenen Zwischentür kann ich beobachten, wie sie das Unfallopfer für die Untersuchung vorbereiten. Zuerst scheint alles glattzugehen, doch plötzlich entsteht Unruhe. Durch die Tür kann ich die Aufregung in den gedämpften Stimmen der Ärzte und Pfleger hören.

Die Patientin bewegt sich, einen Augenblick lang sieht es so aus, als wolle sie sich aufrichten. Mehrere Hände helfen ihr, sich auf die linke Seite zu rollen, jemand greift nach einem Plastikbeutel und hält ihn ihr vor das Gesicht. Die Frau übergibt sich hinein. Drei Mal innerhalb von einer Minute. Schließlich wird sie wieder behutsam auf den Rücken gedreht, und die Vorbereitungen für die Computertomografie laufen weiter.

Etwas später hat sich das Schockraum-Team in den Beobachtungsbereich zurückgezogen, das CT-Gerät arbeitet. Nur Mike steht nun draußen neben mir und späht ebenfalls durch das kleine Fenster.

»Sie ist bei Bewusstsein?«, frage ich.

»Ja, die meiste Zeit schon«, antwortet Mike, ohne den Blick vom Geschehen abzuwenden, »aber sie steht total neben sich. Kann sich an nichts erinnern. Wir haben sie gefragt, wohin sie wollte, was sie vorhatte, aber da kam nichts. Sie weiß nicht mal, welcher Tag heute ist. Kein Wunder bei der Geschwindigkeit. Und dann fast ungebremst gegen den Baum.«

»Meinst du, es war Absicht?«

Mike schüttelt den Kopf und deutet auf eine transparente Tüte, die die Sanitäter in einer Ecke des Schockraums abgestellt haben, bevor sie gegangen sind.

»Da sind die persönlichen Sachen aus dem Auto drin. Ein Rucksack, Turnschuhe, Sportklamotten. Das nimmt man nicht mit, wenn man sich umbringen will.«

Stimmt. So etwas hat man dabei, wenn man an seinem freien Tag irgendwo ein bisschen Sport treiben möchte oder wenn man zu einer leichten Wanderung in die Berge aufbricht. Man packt seine Tasche, greift nach den Autoschlüsseln, verlässt das Haus. Vielleicht verabschiedet man sich vorher noch vom Partner und von den Kindern, wechselt am Gartentor ein paar Worte mit der Nachbarin. Ohne auf den Gedanken zu kommen, dass es das letzte Mal sein könnte.

Als der Computertomograf fertig ist, stößt Mike wieder zum Team. Ich bleibe allein im Schockraum zurück und starre in Gedanken versunken auf die Tüte mit den Sportsachen. Irgendwann merke ich, dass meine Kehle total ausgetrocknet ist. Im Pausenraum habe ich eine Wasserflasche abgestellt. In einer Minute werde ich zurück sein. Auf dem Weg komme ich am Organisationstresen vorbei. Dahinter, im internistischen Bereich, herrscht jetzt totales Durcheinander. Eine Ärztin beklagt sich bei zwei Sanitätern, die gerade einen weiteren Pflegefall abgeliefert haben.

»Was stellen die sich vor? Erst melden sie einen Schockraum an – und schicken uns dann noch drei Rettungswagen! Hier stehen eh schon alle kopf. Wie sollen wir das schaffen?«

Die beiden Sanitäter zucken betreten mit den Schultern, ihr Gesichtsausdruck gibt die Antwort: Wir können nichts dafür, wir machen auch nur unseren Job. Ich hole meine Wasserflasche aus dem

Pausenraum, nehme sie mit hinaus zum Organisationstresen, wo ich sie öffne und einen Schluck trinke.

»He, du – kannst *du* mir vielleicht helfen?«

Eine atemlose Frauenstimme in meinem Rücken. Ich drehe mich um. Es dauert einen Moment, bis ich hinter der hellgrünen Mund- und Nasenschutzmaske das Gesicht einer jungen Neurologin erkenne, die ich während der vergangenen Tage bereits ein paarmal gesehen habe. Miteinander gesprochen haben wir allerdings noch nie.

»Ja, natürlich«, antworte ich. Dann denke ich an mein wohl irreführendes Pfleger-Outfit und füge hinzu: »Aber ich bin nicht vom Fach, deswegen weiß ich nicht ...«

»Hast du Angst vor Nadeln?«

»Nein.«

»Kannst du eine ältere Frau festhalten?«

»Ja, ich denke schon. Aber ...«

»Dann kannst du mir helfen. Aber du musst dir Schutzkleidung anziehen. Komm!«

Kurz darauf stehen wir im internistischen Bereich, direkt vor dem Behandlungsraum Nummer zwei. Ich kämpfe mit dem langärmligen grünen Kunststoffkittel, während ich erfahre, dass es um die vorhin eingelieferte vermeintliche Meningitis-Patientin geht. Wegen der Möglichkeit einer Infektion wurde sie isoliert – was bedeutet, dass man ihr Zimmer nur mit Schutzkleidung betreten darf und im Umgang mit ihr auch ansonsten strenge Hygienestandards gelten.

»Ich muss eine Lumbalpunktion vornehmen, damit wir eine Meningitis ausschließen können«, erklärt die Neurologin. »Leider ist die Frau sehr unruhig und etwas verwirrt. Da habe ich allein keine Chance. Wir müssen dafür sorgen, dass sie sich nicht bewegt, solange der Eingriff dauert.«

Eine Lumbalpunktion habe ich in den letzten Tagen bereits zweimal aus sicherer Entfernung beobachtet. Dabei wird eine ziemlich lange Nadel in den Lendenwirbelbereich des Patienten eingeführt, um

Liquor, also Rückenmarksflüssigkeit, zu entnehmen und vom Labor untersuchen zu lassen. Da jeweils fünf bis sechs Proben genommen werden, dauert das etwa eine Viertelstunde. Allerdings waren die Patienten, bei denen ich den Eingriff verfolgen konnte, relativ jung und haben die ganze Zeit über brav stillgehalten.

»So, jetzt noch Handschuhe, dann gehts los.«

Ich habe mir inzwischen ebenfalls eine Mund- und Nasenschutzmaske angelegt. Nun nehme ich mir gelbe Einweg-Gummihandschuhe der Größe L aus dem Karton und ziehe sie mir über. In der Milchglastür, die den Behandlungs- vom Wartebereich trennt, sehe ich mein Spiegelbild. Es erinnert mich an Klausjürgen Wussow alias Dr. Brinkmann in seinem OP-Outfit im Vorspann der *Schwarzwaldklinik*. Ich schüttle den Kopf. Was tue ich hier?

»Los, nur Mut!«

Die Neurologin steht bereits im Behandlungsraum und wartet ungeduldig auf mich. Ich sehe mich noch mal um. Es geschieht kein Wunder, niemand erlöst mich. Kein Mensch hat überhaupt die Zeit, Notiz von mir zu nehmen. Abgesehen davon, dass in meinem jetzigen Aufzug sowieso keiner merkt, dass ich nur der Autor bin, der hier seit ein paar Tagen neugierig herumschleicht. Ich drehe mich wieder um und betrete das Behandlungszimmer.

»Das ist Frau Brenner«, sagt die Neurologin. Und dann, zu der mit dem Überwachungsmonitor verkabelten Dame im hellblau geblümten Nachthemd gewandt, die mich von ihrer Liege aus etwas verschreckt anstarrt: »Frau Brenner, wir müssen nun eine Lumbalpunktion bei Ihnen vornehmen. Ich habe mir den Kollegen geholt, der mir dabei helfen wird. In Ordnung?«

Frau Brenner zeigt keine Regung, sie starrt mich noch immer unverwandt an. Ich habe nicht den Eindruck, dass der zierlichen alten Frau mit den verstrubbelten, rötlich gefärbten Haaren der Begriff »Lumbalpunktion« etwas sagt. Ich bin nicht einmal sicher, dass sie weiß, wo sie sich befindet.

»Grüß Gott.« Ich versuche mich an einem vertrauenerwecken-
den Lächeln. Keine Reaktion.

Die Neurologin hat einen OP-Beistelltisch neben die Liege gefahren und darauf die Liquor-Röhrchen und die für die Punktion nötigen sterilen Instrumente bereitgelegt.

»Gut, dann fangen wir jetzt an.« Sie bemüht sich, deutlich zu
sprechen. »Wir müssen Sie auf die Seite drehen, Frau Brenner.« Sie
bedeutet mir, mit anzufassen.

»Ich muss dann mal raus!« Die Stimme der alten Dame klingt
erstaunlich forsch.

Die Neurologin seufzt, sieht erst mich an, dann Frau Brenner.
»Müssen Sie auf die Toilette?«

»Ja.«

Auf der Stirn der Ärztin erscheinen kleine Schweißtropfen. Auch
ich merke, wie sich meine Körperwärme unter der Schutzkleidung zu
stauen beginnt.

»Groß oder klein?«

»Ja.«

Okay, das dürfte länger dauern. Natürlich könnten wir das Anliegen der alten Dame als Folge ihrer offensichtlichen Verwirrung
abtun. Andererseits ist es vielleicht die Ursache für Frau Brenners
Unruhe. Immer wieder versucht sie aufzustehen und muss mit be-
ruhigenden Worten und sanftem Druck überzeugt werden, liegen zu
bleiben. Wenn ich ihren Arm berühre, spüre ich durch den Gummihandschuh die Hitze ihres fiebrigen Körpers.

Die Ärztin schickt mich raus, ich soll eine Bettpfanne besorgen.
Dazu muss ich den Isolierbereich verlassen und die Schutzkleidung
wieder ablegen. Dann wende ich mich an eine vorbeihetzende Pflegerin, die sofort abwehrend die Hände hebt. »Tut mir leid, ich habe jetzt
wirklich keine Zeit!«

Ich stelle mich ihr in den Weg und erkläre mit knappen Worten, was ich brauche. Sie hält gezwungenermaßen inne, öffnet eine

Schublade in einem Schrank gegenüber dem Organisationstresen, holt eine Bettpfanne heraus und drückt sie mir mit einem knappen »Viel Glück!« in die Hand. Eine Sekunde später sehe ich sie nicht mehr.

Mit einem neuen Satz Schutzkleidung ausgerüstet, versuche ich kurz darauf, Frau Brenner, der ich gemeinsam mit der Ärztin die Erwachsenenwindel abgenommen habe, die Bettpfanne unterzuschieben.

»Ich muss mal raus«, sagt Frau Brenner, strampelt mit beiden Beinen und will sich wieder aufrichten. Für ihren Zustand und ihr Alter ist sie erstaunlich kräftig.

»Es hilft nichts«, seufzt die Neurologin. »Wir brauchen einen Toilettenstuhl.«

Es ist klar, wer den besorgen wird. Ich nicke und mache mich auf den Weg, entledige mich draußen erneut des Mund- und Nasenschutzes, der Schürze und der Handschuhe. Dann laufe ich in Richtung des Nebeneinganges, wo sich ein als Materiallager genutztes Zimmer befindet.

»Wo kommst du denn her?«

Mike steht auf dem Flur und starrt mich entgeistert an.

»Das willst du nicht wissen.«

»Mann, da lässt man dich mal fünf Minuten alleine ...«

»Ich brauche einen Toilettenstuhl.«

Wortlos kehrt Mike um und begleitet mich. Eine Minute später habe ich mir zum dritten Mal neue Schutzkleidung übergezogen, schiebe den Stuhl, dessen Sitzfläche eine verschließbare Kunststoffschüssel bildet, in Behandlungsraum Nummer zwei, stelle ihn neben Frau Brenners Liege ab, blockiere die Räder mit den Feststellbremsen und hieve die alte Dame gemeinsam mit der Neurologin darauf. Während wir anschließend darauf warten, dass Frau Brenner ihr Geschäft erledigt, spricht die Ärztin ohne Unterlass.

»Ich weiß nicht, wie das klappen soll, so agitiert, wie die ist. Aber in einer halben Stunde muss ich zur Visite mit dem Oberarzt, bis dahin muss die Lumbalpunktion erledigt sein. Obwohl es nur darum geht, die Meningitis auszuschließen, die sie meiner Ansicht nach sowieso nicht hat. Ich tippe auf einen Harnwegsinfekt. So gesehen ist sie eigentlich gar nicht meine Patientin, sondern ein Fall für die Urologie ...«

Wir lassen ein paar Minuten vergehen, das Ergebnis ist eine winzige Urinlache im Auffangbehälter des Toilettenstuhls. Dafür hat sich die ganze Aktion kaum gelohnt. Immerhin haben wir etwas gelernt: Wenn Frau Brenner sitzt, bewegt sie sich deutlich weniger. Das könnte unsere Chance sein. Wir heben sie wieder zurück, legen ihr mit einiger Mühe eine neue Windel an und setzen sie dann auf die Bettkante. Von draußen dringt gedämpft das Geräusch schwerer Stiefel herein, begleitet vom Quietschen und Klappern einer Trage. Die Rettungssanitäter bringen schon wieder Nachschub.

»Ab jetzt gut festhalten!«, ermahnt mich die Neurologin. »Das ist wichtig.«

Ich fasse Frau Brenner mit beiden Händen an den Oberarmen und blicke ihr in die Augen.

»Frau Brenner, die Ärztin wird jetzt einen kleinen Eingriff vornehmen«, erkläre ich. »Und solange das dauert, legen Sie bitte Ihre Arme um mich und halten sich an mir fest. In Ordnung?«

Ich lächle, dann fällt mir ein, dass der verdammte Mundschutz meine Mimik unsichtbar macht. Frau Brenner reagiert auch nicht, sondern starrt mich nur an und sagt: »Ich muss raus!«

»Das geht nicht, Sie müssen sich noch ein bisschen gedulden, bis die Ärztin fertig ist. Zwischendurch spüren Sie vielleicht ein Piksen im Rücken, aber dann halten Sie sich einfach an mir fest. Ich denke, das kriegen wir hin, oder?«

Ich lächle wieder, diesmal versuche ich, es vor allem mit meinen Augen zu tun. Und tatsächlich: Frau Brenners Mundwinkel zucken für einen Moment nach oben, sie nickt. Das kriegen wir hin, wiederhole ich in Gedanken, wie um mich selbst zu überzeugen. Die Ärztin hat Frau Brenners Nachthemd hochgezogen, um ihren Rücken freizulegen. Ich greife nach dem Stoff, wobei ich meine Arme um die alte Frau lege. Sie beugt sich nach vorn, drückt ihre Stirn auf meine Brust. Das ist die optimale Position, auf dem abgerundeten Rücken zeichnen sich deutlich die einzelnen Wirbel ab. Die Neurologin desinfiziert die gesamte Umgebung der Lendenwirbelsäule großflächig mit einer bräunlichen Flüssigkeit. Dann nimmt sie die beeindruckend lange Nadel in ihre rechte Hand, während sie mit der linken die richtige Stelle für die Punktion ertastet. Jetzt geht alles sehr schnell: Frau Brenner zuckt zusammen, die Nadel steckt, eine Kanüle wird nachgeschoben. Kurz darauf tropft die Rückenmarksflüssigkeit langsam, aber stetig in das erste der fünf Röhrchen.

Die Patientin stöhnt, bewegt sich, streicht immer wieder mit ihrer Hand das dunkelgrüne Tuch auf ihrer Liege glatt, als sei es eine Tischdecke. Eine Übersprunghandlung, eine Geste, die sie in einem anderen, selbstbestimmten Leben zehntausend Mal ausgeführt hat.

»Sie machen das sehr gut, Frau Brenner.« Schweiß läuft mir von der Stirn in meine Augen, mein eigener Rücken beginnt zu schmerzen. Durch den Mund- und Nasenschutz bekomme ich kaum genügend Luft, aber immerhin dämpft er die unangenehme, durch das Behandlungszimmer wabernde Mischung aus Schweiß- und Uringeruch. Die Ärztin ist beim vierten Röhrchen angelangt, drei liegen bereits gefüllt nebeneinander. Die Flüssigkeit in der ersten Probe ist durch die Blutung der Einstichstelle ein wenig rötlich gefärbt, in den anderen ist sie glasklar.

»Noch ein bisschen durchhalten, bald haben Sie es geschafft.« Ich rede, als wüsste ich, was hier vor sich geht. Ob meine Worte Frau Brenner beruhigen, kann ich nicht beurteilen. Jedenfalls hält sie still.

Wie lange dauert das noch? Immer wieder dringt Stimmengewirr von draußen durch die Tür, mischt sich mit dem unablässigen Piepsen des EKG-Geräts und dem gelegentlichen Ächzen der fiebrigen Frau in meinen Armen.

»So, das wars.« Die Ärztin zieht die Kanüle heraus, desinfiziert die Einstichstelle und klebt ein steriles Pflaster darauf. Dann zieht sie Frau Brenners Nachthemd herunter. »Sie dürfen sich jetzt wieder hinlegen.«

Ich helfe Frau Brenner dabei, sich umzudrehen, und lasse sie dann vorsichtig auf die Liege sinken. »Das haben Sie wirklich sehr gut gemacht.« Zwei wässrige blaue Augen blicken mich fragend an, als hätten sie mich gerade erst bemerkt.

»Alles in Ordnung?«, erkundige ich mich. Die Antwort beschränkt sich auf ein leises Seufzen.

»Kann ich hier noch etwas tun?«, frage ich die Neurologin, die dabei ist, die Liquor-Röhrchen mit den Patientenaufklebern zu versehen. Sie schüttelt den Kopf. »Danke, jetzt komme ich allein zurecht.«

Ich nicke. »Auf Wiedersehen, Frau Brenner. Und alles Gute.«

Draußen ziehe ich die Schutzkleidung aus, werfe sie in den Müll. Erst Schürze und Handschuhe, dann den Mund- und Nasenschutz. Mein hellblaues Oberteil ist durchnässt. Um mich herum herrscht noch immer hektischer Betrieb, das Pflegepersonal eilt zwischen den Behandlungsräumen hin und her, ein Oberarzt studiert gemeinsam mit einer jungen Assistenzärztin einen EKG-Ausdruck, eine Frau vom Transportdienst schiebt einen älteren Herrn im Rollstuhl in Richtung Ausgang. Ich sehe Mike, wie immer in Eile.

»Und, wie gehts?«, erkundigt er sich im Vorübergehen.

»Keine Ahnung.«

Er lacht trocken auf, nickt und verschwindet in Richtung des unfallchirurgischen Bereiches. Ich wische mir mit dem Unterarm den Schweiß von der Stirn und halte mitten in der Bewegung inne. Irgendetwas hat sich verändert, plötzlich ist es so merkwürdig still. Im Augenwinkel nehme ich wahr, dass von links – aus dem Behandlungsraum Nummer sieben – eine Liege den Flur entlang in Richtung Ausgang geschoben wird. Reflexartig trete ich einen Schritt zurück.

Die junge Frau mit dem metastasierenden Lungenkarzinom wird auf eine Station verlegt. Der Rückenteil ihrer Liege ist so weit aufgestellt, dass sie beinahe aufrecht sitzt. So kann jeder gut erkennen, dass unter ihrem brünetten lockigen Haar aus einem bleichen Gesicht zwei sehr erschöpft wirkende und von tiefen Ringen gezeichnete Augen hervorblicken. Während der zehn, fünfzehn Sekunden, in denen sie über den Flur rollt, schafft es niemand, nicht zu ihr hinzusehen. Obwohl jedem von uns klar sein dürfte, dass sie das leid ist. Wahrscheinlich ist es genau diese Art, angesehen zu werden, die sie – abgesehen von den sich ausbreitenden Tumoren in ihrem Körper und der Therapie, die dagegen ankämpfen soll – so unendlich müde macht. Die Mitarbeiterin des Transportdienstes drückt auf den Schalter an der Wand, die Ausgangstür öffnet sich, sie schiebt die Liege hindurch, alle wenden sich wieder ihrer Arbeit zu.

Gleich werde ich mich hinter den Organisationstresen setzen, mein Notizheft zücken und mir ein paar Stichworte aufschreiben. Der Signalton des Arrivalboards wird in unregelmäßigen Abständen die Ankunft von Alkoholvergiftungen, Kreislaufschwächen und Dehydrierungen ankündigen. Ich werde zusehen, wie der Unfallchirurg Röntgenbilder begutachtet und sich mit dem Radiologen bespricht. Ich werde beobachten, wie er Platzwunden näht und den beim Fußballspielen gebrochenen Arm eines 13-jährigen Jungen untersucht, den eine Pflegerin danach sorgfältig mit einem Kunststoffverband versieht. Irgendwann werde ich Hunger bekommen und im Pausenraum auf Mike treffen, der sich ein halbes Hähnchen aus der Kantine geholt hat. Ich werde mein Käsebrot auspacken, und Mike wird mir von Problemen mit dem Dienstplan erzählen, wegen derer sich alle Welt bei ihm beschwere, obwohl er nun wirklich nichts dafürkönne. Dann wird mir die Frau aus dem Schockraum wieder einfallen, der Autounfall von heute Morgen, der für ungefähr eine halbe Stunde meine ganze Aufmerksamkeit absorbiert hatte und dann total in den Hintergrund gedrängt wurde.

»Was hat eigentlich das CT ergeben?«

»Was? Ach so, das. Keine Auffälligkeiten. Die Frau hat echt Glück gehabt. Ist schon auf der Station.«

Ich werde mein Heft aus der Tasche ziehen, eine Seite zurückblättern und eine entsprechende Notiz eintragen. Die Patientin aus dem Schockraum werde ich nie wiedersehen. Genau wie Frau Brenner, die noch immer in Behandlungsraum Nummer zwei liegt und deren Rückenmarksflüssigkeit gerade auf dem Weg ins Labor ist. Dort wird man keine Meningitis-Erreger finden.

5. März 2020 – Gut und schlecht zugleich (Michael Steidl)

Irgendjemand hat das Desinfektionsmittel geklaut. Der Spender auf der Toilette ist leer gepumpt bis auf den letzten Tropfen. Das ist leider nichts Neues mehr. Seit in den Drogeriemärkten und Apotheken Desinfektionsmittel ausverkauft sind, verlieren einige Leute offenbar jegliche Skrupel. Eine Kollegin von einer unserer Stationen hat mir gestern erzählt, bei ihnen sei sogar Wasser nachgefüllt worden, damit man den Diebstahl nicht gleich bemerkt. Anderswo hat man einfach den ganzen Spender mitgenommen. Auch Mund- und Nasenschutzmasken sind schon abhandengekommen. Ist es nicht rücksichtslos genug, dass die Leute angefangen haben, Nudeln und Toilettenpapier zu horten, als gäbe es schon morgen nichts mehr?

Inzwischen werden unsere Vorräte im Krankenhaus knapp, neue Lieferungen lassen auf sich warten. Eine Klinik, in der es an so elementaren Dingen wie Masken und Desinfektionsmittel fehlt, kann lebensrettende Maßnahmen nicht mehr durchführen. Das betrifft dann nicht nur Corona-Patienten, sondern alle. Ich frage mich, ob das denen, die uns bestehlen, klar ist. Morgen schon könnten sie selbst oder ihre Freunde, Eltern, Ehepartner oder Kinder auf unsere Hilfe angewiesen sein.

Gerade komme ich von einer Besprechung. Bisher gab es bei uns keinen bestätigten Corona-Fall, doch die Notaufnahme und die gesamte Klinik bereiten sich auf den Umgang mit einer hohen Zahl infektiöser Patienten vor. Dafür schaffen wir jetzt neue Strukturen und Kapazitäten.

Eine Station der Klinik wird so zügig wie möglich frei gemacht, in den dortigen Zimmern sollen dann Verdachtsfälle und bestätigte Corona-Patienten behandelt werden. In der Notaufnahme werden wir den internistischen Bereich teilen: die Behandlungsräume zwei bis acht für mögliche und bestätigte Covid-19-Patienten, für andere internistische Fälle bleibt dann noch der Großraum.

Heute Morgen kam eine Frau zu uns. In der fünften Woche schwanger, seit gestern plötzlich hohes Fieber. Die Standardprozedur ist derzeit: zuerst der Influenza-Schnelltest, der in einer knappen Viertelstunde ein Ergebnis bringt. Sollte der negativ ausfallen, folgt noch der deutlich sensitivere Influenza-Labortest, auf dessen Resultat wir etwa zwei Stunden warten. Ist auch dieser negativ, müssen wir bei entsprechenden Symptomen auf Corona testen und den Patienten isolieren, bis wir das Ergebnis haben.

Bei der schwangeren Patientin schlug bereits der Schnelltest an: Influenza. Sie war erleichtert, wir irgendwie auch. Obwohl es keinen Grund zur Entwarnung gibt, denn in ihrem Zustand ist eine Grippeinfektion keineswegs zu unterschätzen. Es gibt Nachrichten, die gut und schlecht zugleich sind.

Eine eindeutig positive Neuigkeit: Unsere hausinterne Apotheke stellt ab sofort selbst Desinfektionsmittel her.

Dommel

Whisky, Koks und Panzerglas

»Verdammt, der macht mir die Einrichtung kaputt!«
Ich stemme mich gegen den Griff der Schiebetür von Behandlungsraum drei. Meine ganze Kraft ist nötig, um den Patienten am Ausbruch zu hindern. Bis eben hat er, begleitet von lautem Gebrüll, immer wieder heftig an der Tür gerissen. Inzwischen ist er dazu übergegangen, die mit Rollen ausgestattete Patientenliege wie ein mittelalterliches Belagerungsinstrument gegen die Wand zu rammen. Auch damit wird er nichts erreichen. Aber die Erschütterungen und der Lärm sind beeindruckend.

Ich mache mir Sorgen um das Inventar des Behandlungsraums. Diese Zimmer sind in der Notaufnahme zwar spartanisch eingerichtet – schließlich müssen sie nach jedem infektiösen Patienten grundgereinigt werden, und das soll schnell und unkompliziert ablaufen. Trotzdem befinden sich da drin nicht nur ein Hocker, ein Infusionsständer und die Patientenliege, sondern auch ein Computer mit Bildschirm und Tastatur sowie der Überwachungsmonitor. Wenigstens ist der Versorgungswagen bereits in Sicherheit. Er steht hinter mir auf dem Flur. Bei Patienten mit Drogenproblematik entfernen wir ihn vorsorglich aus dem Behandlungsraum, damit sie sich nicht unbemerkt an unserem Material bedienen können.

Mein Kollege Christoph hat den Lärm gehört. Er kommt aus Richtung des Großraums gestürmt und greift, ohne lange nachzufragen, mit zu – gerade rechtzeitig, denn der Patient zerrt jetzt wieder wie verrückt an der Tür.

»Wow!«, entfährt es Christoph. »Da ist wohl jemand in den Zaubertrank gefallen.«

»Whisky und Kokain«, präzisiere ich. »Anscheinend eine ziemlich explosive Mischung.«

Wir müssen nicht mehr lange durchhalten. Bernd, der Oberarzt, hat bereits die Polizei benachrichtigt, normalerweise sind die Beamten in solchen Fällen innerhalb sehr kurzer Zeit bei uns.

Der Mann, der sich in Behandlungsraum drei austobt, heißt Dominik Schubert, ist 26 Jahre alt und wird von seinen Freunden »Dommel« genannt. Das habe ich mitbekommen, als sie ihn vorhin bei uns abgeliefert haben.

Eine gemütliche Runde im privaten Rahmen sei ein bisschen aus dem Ruder gelaufen, erzählte die junge Dame, die das Vergnügen hatte, Herrn Schubert in die Klinik zu fahren. Von einigen sei ziemlich viel Whisky konsumiert worden, und ihr Bekannter habe sich dazu wohl noch die eine oder andere Line Koks gegönnt. Das hätten sie erst bemerkt, als er plötzlich stark schwitzend auf der Couch saß und über Herzrasen klagte.

Der Spitzname »Dommel« klingt nicht besonders Furcht einflößend. Eher gutmütig und vielleicht ein bisschen tollpatschig. Die große, breitschultrige Gestalt des Mannes verstärkt diesen Eindruck. Die wohl durch den Drogenkonsum bedingte Erweiterung seiner Pupillen – unter Fachleuten Mydriasis genannt – war nicht zu übersehen. Während der Überprüfung seiner Vitalwerte und der ersten Untersuchungen zeigte er sich zwar gelegentlich etwas konfus, aber keineswegs aggressiv. Doch dann verwandelte er sich plötzlich in Mister Hyde.

Ich weiß nicht, ob es Bernds Ankündigung eines Blut- und eines Urintests war, die Herrn Schuberts seelisches Gleichgewicht kippen ließ. Wahrscheinlicher ist, dass der Kokainrausch von seiner ersten, meist durch Euphorisierung des Konsumenten geprägten Phase in die zweite übergegangen ist, die gelegentlich von Wahnvorstellungen begleitet wird.

Dazu kommt der Mischkonsum. Alkohol fördert bei vielen Menschen die Aggressivität. Das wird normalerweise durch die kurz darauf einsetzende, ebenfalls alkoholbedingte Erschöpfung abgemildert – was das aufputschende Kokain jedoch verhindert. In der Tat eine teuflische Kombination.

Alkohol- und Drogeneinfluss sind häufige Ursachen für Gewalt durch Patientinnen oder Patienten gegen das Personal der Notaufnahme. Doch sie sind bei Weitem nicht die einzigen. Eine 2019 veröffentlichte Studie[1] bekräftigt, dass »Notaufnahmen als Hochrisikobereich für Gewalt am Arbeitsplatz« gelten. Die Aggression muss sich nicht immer durch körperliche Gewalt Bahn brechen, oft kommt es »nur« zu verbalen Entgleisungen. Beschimpfungen und Drohungen sind fast an der Tagesordnung, gelegentlich werden wir auch angespuckt oder mit dem nächstbesten Gegenstand beworfen. Vor allem das weibliche Personal muss sich zudem mit sexuellen Übergriffen auseinandersetzen, hier reicht die Bandbreite von anzüglichen Bemerkungen bis zum hemmungslosen Begrapschen.

Auslöser können bereits Kleinigkeiten sein. Ich habe schon erlebt, dass eine Sichtungskraft als »Nazischlampe« bezeichnet wurde, weil sie ihrer Aufgabe, den Zutritt zum Behandlungsbereich zu regulieren, nachgekommen ist. Eine Ärztin, die sich bei einem etwa sechzigjährigen Patienten danach erkundigte, ob seine Frau seine Versicherungskarte mitbringen könne, musste sich die Frage gefallen lassen, ob das hier ein Krankenhaus oder die Stasizentrale sei.

Meiner persönlichen Erfahrung nach hat die Gewaltbereitschaft gegenüber dem Personal der Notaufnahme in den vergangenen Jahrzehnten definitiv zugenommen. Wenn ich die Nachrichten verfolge, sehe ich mich in dieser Empfindung bestätigt: Nicht nur in Krankenhäusern, sondern auch bei den Rettungsdiensten und Feuerwehren waren Auseinandersetzungen mit aggressiven Patienten, Angehörigen oder Schaulustigen in den vergangenen Jahren immer häufiger ein Thema. Medien und Politik prangern diese Tatsache inzwischen gleichermaßen an – doch welche Ursachen dem Anstieg der Gewalt gegen Helfende zugrunde liegen, ist schwer zu benennen. So bleibt uns kaum etwas anderes übrig, als uns bestmöglich auf derartige Situationen vorzubereiten.

Seit einiger Zeit bietet unsere Klinik für ihr Personal Kurse zur Gewaltprävention und Deeskalationstraining an. Außerdem gibt es Handlungsanweisungen zum Umgang mit aggressiven Patienten. An der Sichtung – einem Brennpunkt, den meist nur eine Pflegekraft betreut – wurde zusätzlich zu einer Kamera und einer Panzerglasbarriere ein Notschalter installiert, der im Behandlungsbereich einen Alarm auslöst. Wird er betätigt, sind wenige Sekunden später alle verfügbaren Kollegen vor Ort. Solche Vorkehrungen beruhigen. Und sie haben sich bereits bewährt – besonders während des großen Volksfestes im Herbst, wenn der Zustrom teils heftig betrunkener Patienten zwei Wochen lang kaum abreißt.

Bei alledem darf man nicht vergessen, dass wir als Personal keineswegs immer das erste und eigentliche Ziel der Gewalt sind. Manchmal entsteht die Aggression auch unter den Patienten oder den Wartenden. Viele Menschen auf engem Raum, Anspannung wegen des Notfalls, der sie hergebracht hat – die Gemengelage im Wartebereich oder im Großraum des Behandlungsbereiches kann sich durchaus leicht entzünden.

Besonders kritisch wird es, wenn beide Parteien einer körperlichen Auseinandersetzung zugleich behandelt werden müssen. Im besten Fall sorgt bereits die Leitstelle dafür, dass das in verschiedenen Kliniken geschieht. Doch oft bleibt die Brisanz der Situation zunächst unbemerkt, oder ein Transport in unterschiedliche Notaufnahmen ist aus organisatorischen Gründen nicht möglich.

Natürlich werden die beiden Kontrahenten bei uns räumlich getrennt. Aber als zuständige Pflegekraft muss ich weiterhin den Überblick behalten. Schließlich sollte ein betreffender Patient, auch wenn er etwas später vom Unfallchirurgen zum Röntgen geschickt wird, dort nicht auf denjenigen treffen, dem er die Jochbeinprellung oder seinen angeknacksten Kiefer zu verdanken hat. Manchmal kann Gewaltprävention tatsächlich so einfach sein.

Glücklicherweise haben wir einen guten Draht zur örtlichen Polizeidienststelle. Die Streifenbeamten kommen ohnehin fast täglich zu uns. Mal liefern sie behandlungsbedürftige Personen ab, die sie aufgegriffen oder in Gewahrsam genommen haben, mal wird eine Polizistin oder ein Polizist im Dienst verletzt, mal müssen wir die Beamten rufen, weil eine Patientin oder ein Patient sich selbst oder andere gefährdet. So wie heute. Den etwa dreißigjährigen Beamten in Uniform, der in diesem Moment neben mir auftaucht, habe ich tatsächlich schon häufig gesehen.

»Servus miteinander«, grüßt er lässig, während er mit ernstem Blick blitzschnell die Lage beurteilt. Ihm folgt eine etwas jüngere, mir noch unbekannte Kollegin, im Hintergrund registriere ich zwei weitere Uniformierte. Das Auftreten zu viert hat Methode, oft wirkt bereits die unübersehbare Präsenz der Polizei deeskalierend.

Christoph und ich erwidern den Gruß ein wenig gequält. Unser Patient reißt immer noch mit voller Kraft an der Tür, und wir stemmen uns immer noch gemeinsam dagegen.

Der Beamte zieht sich Lederhandschuhe über und erkundigt sich leise nach dem Namen des Patienten. Mehr muss ich ihm nicht erklären, denn Bernd hat die Umstände bereits am Telefon geschildert: 26-jähriger Mann, sehr wahrscheinlich unter Drogeneinfluss, zunächst kooperativ, dann aggressiv, randaliert und gefährdet damit sich selbst und die Personen in seinem Umfeld.

»Herr Schubert, hier ist die Polizei.« Der Beamte spricht laut und deutlich. »Wir kommen jetzt rein.«

Er nickt Christoph und mir zu. Wir sollen den Griff loslassen. Als wir das tun und beide vorsorglich einen Schritt zurücktreten, geschieht nichts. Die Tür bleibt geschlossen, und plötzlich hat auch das Schimpfen und Poltern, das bis eben noch unaufhörlich aus dem

Behandlungsraum drang, ein Ende. Der Polizist öffnet vorsichtig die Schiebetür, seine Kollegin hat sich neben ihm postiert und ist bereit, nötigenfalls sofort einzugreifen.

»Herr Schubert?«

Er wirft einen Blick in den Behandlungsraum und macht dann einen Schritt hinein. Ich stelle mich neben seine Kollegin, um mit eigenen Augen zu sehen, in welchem Zustand das Zimmer ist und was darin vorgeht.

Es herrscht ziemliche Unordnung, aber die Schäden dürften sich glücklicherweise in Grenzen halten. Die Bildschirme und der Computer scheinen jedenfalls unversehrt. Ein blauer Müllbehälter wurde umgeworfen, auch der Infusionsständer liegt auf dem Boden. Die Patientenliege, die vorhin noch als Rammbock verwendet wurde, steht nun schräg mitten im Raum. Dominik Schubert sitzt in gebeugter Haltung darauf, Schweißperlen auf der Stirn, eine Hand auf der Brust. Seine tiefen Atemzüge deuten an, wie sehr er sich in den vergangenen Minuten verausgabt hat.

Mister Hyde ist verschwunden, so plötzlich, wie er vorhin aufgetaucht war. Zurück bleibt nur der große und kräftige junge Mann, den seine Freunde »Dommel« nennen und der den Beamten in der dunkelblauen Uniform ängstlich ansieht.

»Mein Herz«, sagt er. »Es schlägt so schnell. Viel zu schnell.«

Nachtschicht

Ein Orgasmus ist nicht tödlich

»Und, bereit für deine erste Nacht?« Mike steckt seinen Schlüssel in einen kleinen Kasten neben dem Hintereingang, die Schiebetür öffnet sich.

»Ich denke schon«, antworte ich.

»Na dann.«

Wir ziehen uns schweigend um. Für Mike ist es der zweite Nachtdienst in Folge, er hat mich bereits gewarnt, dass das seiner Laune in der Regel nicht zuträglich sei. Also habe ich mir vorgenommen, ihn möglichst in Ruhe zu lassen.

Exakt zu Schichtbeginn um 20.45 Uhr betreten wir den Behandlungsbereich. Es herrscht Chaos. Jean-Pierre, der 45-jährige französische Unfallchirurg, kämpft unter Hochdruck mit den Folgen des Trampolin-Trends, der sich längst auch in den Wohnsiedlungen unserer Stadt ausgebreitet hat. Momentan sind drei Opfer anwesend: ein Siebenjähriger mit Schlüsselbeinbruch, eine Zehnjährige mit stark geschwollenem Handgelenk und ein 15-Jähriger, der in eigenartig unnatürlicher Haltung neben dem Röntgenraum sitzt und sich zwischendurch immer wieder unter lautem Jammern und Stöhnen aufrecht hinstellt. Beim Saltoversuch, erklärt Jean-Pierre, sei der Junge mit dem Steißbein auf dem Asphalt der elterlichen Garageneinfahrt gelandet.

»Nicht schön. Da hat er länger was davon.«

Während Jean-Pierre seine jugendlichen Patienten im Akkord parallel bearbeitet und so immer wieder für freie Behandlungszimmer sorgt, ist die Lage auf der internistischen Seite kritischer. Irgendwas muss hier während der letzten Stunden ins Stocken geraten sein, der Wartebereich ist übervoll – und drinnen geht momentan kaum etwas voran.

»Wir müssen die Leute rauskriegen«, seufzt Mike beim Blick auf den Übersichtsbildschirm. »Auf Station, nach Hause – wohin auch immer.«

Die Patientin aus Zimmer fünf bekommt gerade ihren Arztbrief in die Hand gedrückt, sie wird ambulant entlassen. Ein Lichtblick.

»Komm mit«, fordert Mike mich auf. »Hilf mir, den Raum herzurichten.«

Wir nehmen das grüne Laken von der Liege, deren schwarzen Kunststoffbezug ich dann mit einem Desinfektionstuch abwische. Mike stellt inzwischen ein neues Blutabnahmeset auf dem Versorgungswagen zusammen.

»Wenn du so was nicht vorbereitest«, erklärt er mir, »kommst du in Teufels Küche. Dann hast du hier als Nächstes einen echten Notfall liegen und vergeudest Zeit, weil du erst mal die Venenverweilkanüle und die Blutentnahmeröhrchen aus den Schubladen kramen musst. So was geht nicht.«

»Verstehe«, sage ich und werfe das Desinfektionstuch in den Müll, bevor ich eine neue grüne Abdeckung auseinanderfalte und über die Liege ausbreite.

»Mike!«

Der Ruf kommt vom Korridor.

»Mike!«

Blitzschnell streift sich Mike die Gummihandschuhe ab und stürmt hinaus. Ich folge ihm. Wir sehen Martina, die heute Nachmittag Dienst an der Sichtung hatte und eigentlich längst ihren Feierabend genießen sollte. Gemeinsam mit einem etwa dreißigjährigen Mann stützt sie eine zierliche blonde Frau mit sehr blassem Gesicht, die offenbar Mühe hat, sich auf den Beinen zu halten.

»Allgemeines Unwohlsein nach drei Wespenstichen«, referiert Martina hastig. »An der Sichtung plötzlich deutliche Verschlechterung. Sieht nach einer Anaphylaxie aus.«

Die Augenlider der Frau sind geschwollen, der Mund ist halb geöffnet. Man kann pfeifende Atemzüge hören und dazwischen eine dünne, zitternde Stimme: »Angst ... Ich habe Angst.«

»Nummer fünf«, sagt Mike und deutet mit dem Kinn in Richtung des frisch gereinigten Behandlungsraums. »Auf geht's!«

Wenige Augenblicke später streckt sich die Patientin auf der Liege aus. Mike hantiert an ihrer Seite mit einem der Allergie-Notfallsets, die in der Notaufnahme stets griffbereit sind. Erst vorgestern hat er mir erklärt, was sie enthalten. An zwei Bestandteile kann ich mich noch erinnern: Adrenalin und Kortison.

Mike fragt die junge Frau, ob sie eine Allergie gegen Wespenstiche habe und wie es mit anderen Unverträglichkeiten aussehe, etwa bei Lebensmitteln. Außerdem möchte er wissen, ob sie sich bereits unwohl gefühlt habe, bevor sie gestochen worden sei. Die junge Frau antwortet knapp und so leise, dass ich nicht verstehen kann, was sie sagt. Immerhin reagiert sie. Ich glaube, auch darum hält Mike das Gespräch unablässig in Gang. Er möchte sich vergewissern, dass sie bei Bewusstsein bleibt, und sie gleichzeitig durch einen beinahe entspannten Plauderton beruhigen.

Die Internistin betritt das Zimmer, stellt ebenfalls ein paar Fragen und tauscht sich dann kurz mit Mike aus. Der Ton ist sehr ernst, die Anspannung beinahe mit den Händen zu greifen. Hier kommt es auf jede Minute an, so viel steht fest. Schließlich verabreicht die Ärztin der Frau eine Spritze aus dem Notfallset in den Oberschenkel.

»Adrenalin, intramuskulär«, erklärt mir Mike, der sich bereits daranmacht, einen Zugang in den Handrücken der Patientin zu legen. »Ich gebe ihr gleich noch eine Infusion mit Elektrolytlösung. Sauerstoffbrille?«

Seine Frage richtet sich an die Ärztin, die das Notfallset schon wieder weggeräumt hat und im Begriff ist, den Behandlungsraum zu verlassen. »Ja«, antwortet sie. »Wir fangen mit zwei Litern an und gehen bei Bedarf höher.«

»Alles klar.«

Venen sind bei dieser Patientin nicht zu sehen. Ihr momentan offenbar extrem niedriger Blutdruck tut sein Übriges dazu, dass sich das Legen des Zugangs als Herausforderung erweist. Mike gelingt es trotzdem auf Anhieb. Kurz darauf träufelt die Elektrolytlösung aus dem Infusionsbeutel in ihren Handrücken. Als Nächstes bringt er die Elektroden für das Monitoring-EKG und den Fingerclip für die Sättigungskontrolle an. Kurz darauf zeigt der Überwachungsmonitor die Vitalwerte der Patientin an. Der Blutdruck ist noch sehr niedrig, Gleiches gilt für die Sauerstoffsättigung.

Schließlich befestigt Mike die Schlaufen der Sauerstoffbrille hinter den Ohren der Patientin. Zwei Liter Sauerstoff pro Minute werden von nun an direkt in ihre Nasenlöcher geleitet.

»Wie geht es Ihnen?«, fragt Mike.

Die Patientin stöhnt leise, ihre Augenlider flattern. »Angst«, sagt sie.

»Keine Sorge, wir haben alles unter Kontrolle. Es wird Ihnen gleich besser gehen. Ich bleibe hier, bis es so weit ist. In Ordnung?«

Die Antwort beschränkt sich auf ein Nicken. Mike ruft mit einem Tastendruck den Bildschirm ins Leben, der es erlaubt, direkt im Behandlungsraum die Maßnahmen am Patienten zu dokumentieren. Das Klappern der Tastatur mischt sich mit dem Piepen des Überwachungsmonitors, während Mike die aktuellen Werte einträgt.

Ich verlasse das Zimmer, setze mich an einen freien Platz am Organisationstresen und zücke mein Notizheft.

»Scheiße, ey!« Hinter meinem Rücken lässt jemand seinem Frust freien Lauf.

»Ist nun mal so«, erwidert Jean-Pierre, dessen leichten französischen Akzent ich sofort erkenne. »Es ist gebrochen. Siehst du die Linie, die sich hier durch das Steißbein zieht? Damit Fußball spielen? Unmöglich.«

Ich drehe mich um und erkenne den 15-Jährigen von vorhin, der nun verzweifelt auf ein am Diagnosebildschirm der Unfallchirurgen angezeigtes Röntgenbild blickt. Ein Herr mittleren Alters, wahrscheinlich der Vater, steht betreten neben ihm.

»Das Finale ist in zwei Wochen«, jammert der Junge. »Kann man bis dahin nicht irgendwas machen? Operieren oder so?«

»Natürlich kann man was machen«, meint Jean-Pierre. »Man kann das Steißbein schonen. Und zwar nicht nur für zwei Wochen, sondern ein bisschen länger. Tut mir leid.«

Während hinter mir ein Finaltraum jäh zerplatzt, sehe ich, dass Mike an den Organisationstresen kommt.

»Sie stabilisiert sich«, antwortet er auf meinen fragenden Blick. Dann setzt er sich, greift nach der Tischkante und zieht seinen Bürostuhl mit Schwung direkt vor den Bildschirm. »Jetzt wollen wir mal dafür sorgen, dass hier was vorangeht.«

Mike ruft die Übersichten der verschiedenen Stationen auf und prüft, wo Betten verfügbar sind. Sobald er einen Platz in einer für den Patienten passenden Abteilung gefunden hat, greift er zum Telefon: »Du, ich brauch ein Männerbett. Ich sehe, dass bei euch in Zimmer sechs was frei sein müsste ...« Etwas später hat er die nächste Station in der Leitung: »Ich hätte hier eine Dame für ein Zweibettzimmer mit Chefarzt. Wie schauts aus?«

Die betreffenden Patienten werden bald darauf verlegt. Die Behandlungsplätze sind sofort wieder besetzt. Das Wartezimmer ist noch voll, auch der Rettungsdienst bringt weiter Nachschub, hauptsächlich ältere Damen und Herren mit Kreislauf- oder Verdauungsbeschwerden.

Mike bleibt unablässig in Bewegung. Wenn er nicht telefoniert, kontrolliert er die Behandlungsräume, legt Zugänge, bringt Urinflaschen und leert Bettpfannen, tauscht sich mit den diensthabenden ärztlichen Kollegen aus, spricht mit Angehörigen oder instruiert seine Kollegin Svenja, sie solle schon mal den nächsten Patienten hereinholen. Der Anflug von Frustration, den Mike zu Schichtbeginn ausgestrahlt hat, ist verschwunden. Er ist wach, konzentriert, schnell.

Und seine Energie überträgt sich auf den gesamten internistischen Bereich. Alle scheinen plötzlich einen oder zwei Schritte vorauszudenken, niemand klagt, niemand trödelt, jeder packt an, alles greift mehr und mehr ineinander. Irgendwann lässt sich Mike in seinen Bürostuhl fallen, grinst mich zufrieden an und sagt: »Jetzt ist es so weit. Wir sind im Flow.«

Gelegentlich kann sogar ich einen Handgriff erledigen, etwa wenn es darum geht, Blutproben ins Labor zu schicken. Dazu verlasse ich den Behandlungsbereich und gehe durch den Warteraum bis zur Pforte, wo sich die Rohrpoststation befindet. In meiner Hand habe ich drei mit Barcode-Aufklebern versehene und beschriftete Röhrchen, die alle das Blut desselben Patienten enthalten. Unterschiedliche Farben zeigen an, welche Probe für die Bestimmung welcher Werte eingesetzt wird: Orange für Elektrolyte, Leber-, Pankreas-, Schilddrüsen- und Entzündungswerte, Rot für das große Blutbild, Grün für die Gerinnung.

Bis auf das Geräusch meiner eigenen Schritte ist hier draußen nichts zu hören. Die tagsüber stets belebten Korridore des Krankenhauses sind verwaist und dämmern in schummriger Restbeleuchtung vor sich hin. Die Nacht ist hereingebrochen, ohne dass ich etwas davon bemerkt hätte. Die Notaufnahme ist jetzt eine hell erleuchtete, pulsierende Insel, umgeben von einem Meer aus Dunkelheit und Stille.

Hinter einer halb geöffneten Tür verrichtet die Dame ihren Dienst, die für die stationären Aufnahmen zuständig ist und nachts zusätzlich die Pforte betreut. Sie wendet sich nur einen Augenblick von ihrem Computerbildschirm ab, begrüßt mich mit einem Nicken. Ich stecke die Röhrchen in einen der dafür vorgesehenen zylindrischen Behälter, stopfe diesen mit Schaumstoff aus, verschließe ihn wieder und lege ihn in das Absendefach der Rohrpoststation. Bei Blutproben muss ich keinen Zielort eingeben, das Gerät erkennt den speziellen Kunststoffbehälter und schickt ihn automatisch ins Labor. Ich warte noch ab, bis er verschwunden ist, dann mache ich mich auf den Rückweg durch den nachtschlafenden Korridor. Kurz darauf öffnet sich die automatische Tür, und ich stehe wieder im grellen Licht der Notaufnahme, in der der Tag kein Ende zu nehmen scheint.

Doch irgendwann wird es auch hier ruhiger. Gegen halb eins befindet sich erstmals niemand mehr im Wartebereich. Die junge Frau mit der Anaphylaxie wurde inzwischen auf eine Station verlegt, wo sie zumindest für heute Nacht unter Beobachtung bleiben wird. Mike spricht mit der Neurologin über die Patientin in Zimmer zwei, die unter einem heftigen Lagerungsschwindel leidet.

Die jugendlichen Trampolin-Opfer hat Jean-Pierre längst alle versorgt. Momentan näht er im Unfall-OP eine Platzwunde an der Stirn eines muskulösen, über und über tätowierten Mannes, der abends in eine Schlägerei verwickelt wurde. Ansonsten sind die Behandlungsräume der Unfallchirurgie leer.

Ich werfe einen Blick auf den Bildschirm an der Wand.

»Wenn das so weitergeht, ist vielleicht bald gar kein Patient mehr hier«, sage ich zu Svenja, die gerade mit mir am Organisationstresen sitzt. Wie von der Tarantel gestochen fährt sie herum.

»Sag so was nicht!«

»Warum nicht? Ich meine, schau mal, wenn Jean-Pierre mit der Platzwunde fertig ist und die Frau aus der Zwei verlegt wird …«

»Stopp! Nicht weitersprechen. Du darfst dir den Bildschirm ansehen, und du darfst dir dabei denken, was du willst. Aber sag einfach nichts. Okay?«

»Okay.«

Zuerst bin ich total vor den Kopf gestoßen. Dann dämmert mir, worum es hier geht: Aberglaube. Wehe dem, der das Schicksal herausfordert, indem er ankündigt, dass es von jetzt an ruhiger wird.

Das Telefon klingelt, Svenja nimmt den Hörer in die Hand, blickt aufs Display, murmelt: »Anruf von außerhalb.« Dann geht sie ran.

Ich hoffe inständig, dass das nicht die Ankündigung eines schweren Notfalls ist. Womöglich der Auftakt zu einer Patientenschwemme, von der es später heißen wird, ich hätte sie mit meinem unbedachten Geplapper provoziert.

»Aha«, sagt Svenja und runzelt die Stirn. »Okay, also ein Kribbeln? Wie Ameisen, sagen Sie? ... Und das war nach dem Sex?«

Mike und die Neurologin unterbrechen wie auf Kommando ihr Gespräch. Abgesehen vom gleichmäßigen Piepen eines Überwachungsmonitors herrscht plötzlich absolute Stille. Die ganze Notaufnahme scheint aufmerksam zu lauschen.

»War es denn ein ...«, Svenja zögert, sie sucht offenbar nach dem passenden Begriff, »... ein fulminanter Orgasmus?«

Ich schaue fragend zu Mike hinüber, der zuckt nur grinsend mit den Schultern.

»Ja? ... Und jetzt kribbelt es bei Ihrer Freundin noch immer? Nicht mehr. In Ordnung. Hören Sie, was Sie da im Internet gelesen haben, sollte Sie nicht beunruhigen ... Wenn sie hyperventiliert, dann lassen Sie es für heute Nacht mal gut sein. Geben Sie Ihrer Freundin ein Glas Wasser zu trinken und eine Plastiktüte, die sie sich beim Atmen vor den Mund halten soll ... Langsam ein- und ausatmen, genau ... Nein, bestimmt nicht. Machen Sie sich keine Sorgen, ein Orgasmus ist nicht tödlich ... Bitte sehr. Auf Wiederhören.«

Svenja legt auf – und merkt erst jetzt, dass ihre Kollegen sie anstarren. Sie fängt an zu kichern, im nächsten Moment brechen alle in Gelächter aus. Auch ich lache mit, erleichtert darüber, dass das Schicksal ein Auge zugedrückt hat.

Es ist kurz nach vier. Noch liegt Dunkelheit über der Stadt, doch der Tag kündigt sich durch hektisches Vogelgezwitscher und ein kaum merkliches Schimmern am östlichen Himmel an. Ich atme tief ein und spüre den kühlen, erfrischenden Wind durch den dünnen Stoff der Arbeitskleidung. Neben mir steht Mike, er streicht mit der linken Hand über seinen blonden Bart, während er langsam den Rauch seiner Mentholzigarette ausatmet. Tagsüber habe ich ihn noch nie rauchen sehen.

»Stressbewältigung.« Das war seine einzige, ziemlich einsilbige Erklärung, als er vorhin zum ersten Mal während dieser Schicht das Feuerzeug aus seiner Hosentasche kramte. Die Glut beleuchtet Mikes Gesicht, als er einen weiteren Zug nimmt. Dann blickt er auf und runzelt die Stirn, irgendetwas hinter meinem Rücken hat seine Aufmerksamkeit erregt. Mit einer kurzen Kopfbewegung bedeutet er mir, mich umzudrehen.

Es dauert einen Moment, bis auch ich es sehe: Etwa fünfzig Meter von uns entfernt bewegt sich die Silhouette einer schlanken, hochgewachsenen Gestalt zum Klinikgebäude. Ein Mann in kurzen Hosen, wenn ich mich bei dem spärlichen Licht nicht täusche. Noch ein paar Sekunden, dann ist er durch den Haupteingang der Notaufnahme verschwunden.

»Ich denke, ich geh dann«, sage ich. Ich bin der Meinung, ich habe für meine erste Nachtschicht passabel durchgehalten. Aber nach sieben Stunden reicht es. Außerdem: Was soll zwischen vier und sechs Uhr schon Aufregendes passieren?

»Wenn du 'ne Viertelstunde dranhängst, kann ich dir noch was zeigen«, murmelt Mike, während er die Zigarette in den an der Wand montierten Aschenbecher drückt.

Das fällt ihm jetzt ein? Seit geraumer Zeit sind keine Patienten mehr zu versorgen gewesen. Andererseits: An diesem Tag werde ich sowieso zu nichts mehr zu gebrauchen sein – da kommt es auf eine Viertelstunde mehr oder weniger nicht an.

»Okay«, antworte ich. »Ich bin gespannt.«

In diesem Augenblick klingelt das Telefon in Mikes Brusttasche. Er seufzt, zieht es heraus und drückt auf den grünen Knopf. Ich weiß nicht, wie oft ich ihn heute schon bei dieser immer gleichen Bewegung beobachtet habe.

»Ja ... Ist das der, der gerade zu Fuß gekommen ist? ... Mmhm ... Okay.« Er legt wieder auf. »Druck auf der Brust, Verdacht auf Herzinfarkt.« Mike schüttelt den Kopf. »Kommt hier einfach so reinspaziert. Aber das muss nichts heißen. Manche sind schon mit dem Auto vorgefahren, ausgestiegen und haben sich angemeldet, nur um dann plötzlich zusammenzubrechen.« Er schiebt das Telefon zurück in die Tasche und sieht mich fragend an. »Also, Viertelstunde?«

Ich nicke und folge ihm durch die automatische Schiebetür. Wir kehren durch den Hintereingang in die Notaufnahme zurück und begeben uns zügig in Richtung der Pforte.

»Kommt was?« Christoph, der sich hinter dem Organisationstresen mit Svenja unterhalten hat, blickt auf. Er hält eine Dose mit einem Energydrink in der Hand. Nicht zu müde werden, das ist inzwischen die größte Herausforderung.

»Jap.« Mike verlangsamt seinen Schritt nicht, er hat schon den Türöffner gedrückt.

Draußen sitzt der Herr, den wir bereits von Weitem gesehen haben. Er dürfte knapp sechzig Jahre alt sein und wirkt auf mich erstaunlich ruhig. Mike redet kurz mit seiner Kollegin an der Pforte, dann bedeutet er dem Herrn, ihm zu folgen. Was nun geschieht, kenne ich bereits: Blutdruck messen, Zugang legen, Blutproben nehmen, Zwölf-Kanal-EKG vorbereiten und erstellen. Während er alles erledigt, spricht Mike ruhig mit dem Patienten. Er spüre seit zwei Tagen einen unangenehmen Druck auf der Brust, erzählt er. Eigentlich habe er deswegen heute zu seinem Hausarzt gehen wollen. Doch dann sei er mit stärkeren Beschwerden aufgewacht und habe Angst bekommen.

Mike hört zu und nickt gelegentlich, während er die frisch ausgedruckte EKG-Kurve betrachtet. Ich zücke mein kleines Notizheft, in dem neben ein paar neuen Fachbegriffen und Abkürzungen, die ich aufgeschnappt habe, die Fälle dieser Nacht aufgelistet sind: der anaphylaktische Schock, der Lagerungsschwindel, etwas später ein epileptischer Anfall, dazu scharenweise Senioren mit Harnverhalt,

Durchfall, Bauchschmerzen oder Bluthochdruck. In der Unfallchirurgie die Trampolin-Opfer, einige Platzwunden. Dazu eine Brustkrebspatientin, die wegen plötzlicher starker Rückenschmerzen den Rettungsdienst gerufen hatte und deren Röntgenaufnahme eine von Metastasen durchsetzte Wirbelsäule zeigte.

Zuletzt schlief eine junge, wahrscheinlich obdachlose Frau für ein paar Stunden ihren Alkohol- und Drogenrausch in Behandlungsraum Nummer drei aus, wachte dann plötzlich auf, riss sich fluchend die Klebeelektroden vom Körper, packte den Sack mit ihren Habseligkeiten und verließ fluchtartig die Notaufnahme. Das ist mindestens eine Dreiviertelstunde her, doch ein Rest von dem beißenden Geruch ihres mit Narben und Geschwüren übersäten Körpers liegt noch immer in der Luft.

Hinter mir quietschen Gummisohlen. Die Internistin hat sich erst vor Kurzem mit einem optimistischen »Gute Nacht!« verabschiedet. Jetzt murmelt sie einen Gruß, betritt dann den Behandlungsraum Nummer fünf und wechselt ein paar Worte mit dem Mann auf der Liege. Mike drückt der Ärztin den EKG-Ausdruck in die Hand – keine Auffälligkeiten, so scheint es – und wendet sich an mich.

»Gehen wir?«

»Klar.«

Eine Minute später befinden wir uns in einem geräumigen Lift, der sich, von einem leisen Surren begleitet, durch die Stockwerke nach oben bewegt. Die Seitenwände der Kabine sind verspiegelt. Da stehen wir, zwei Männer um die vierzig mit Ringen unter den Augen und ziemlich müdem Blick. Wir tragen jeweils die gleichen, hellblauen Arbeitsklamotten.

Mike ist ein paar Zentimeter kleiner als ich, aber fitter und drahtiger. Fahrradfahren, Hindernislauf – er macht den Sport, für den ich zu faul bin. Dafür verschone ich meine Leber mit dem Whisky, mit dem er die Seine regelmäßig traktiert. Mikes Bart reicht ihm bis mitten auf seine Brust. Ich dagegen habe gestern Abend extra noch mal zum Nassrasierer gegriffen, weil ich befürchtete, sonst spätestens ab drei Uhr morgens völlig verwahrlost auszusehen. Ein schlichtes, ringförmiges Tattoo ziert Mikes linken Unterarm. Für kein Geld der Welt würde man mich zu einem Tätowierer bekommen. Wenn er nicht bei der Arbeit ist, trägt Mike eine Smartwatch am Handgelenk, auf der er die WhatsApp-Nachrichten seiner Freunde lesen kann. Ich besitze nicht mal ein Handy.

Die Aufzugskabine kommt zum Stehen, die Türen an beiden Enden öffnen sich und geben den Blick auf die halbdunklen Korridore der obersten Etage frei. Wir steigen aus. Mike führt mich zielstrebig einen Gang entlang, wir gehen um ein paar Ecken, dann bleibt er vor einer Glastür stehen, auf der ein stilisierter Hubschrauber abgebildet ist, und öffnet sie.

»So, da wären wir. Nach dir.«

Ich zögere einen Moment, dann gehe ich voran. Ein weiterer Korridor, diesmal nur ein paar Meter lang, dann noch eine Tür, und plötzlich stehe ich im Freien. Aber nun hoch oben, auf dem Dach des Krankenhauses. Einige Stufen und ein schmaler Steg führen zur riesigen, mit weißen Linien und einem großen roten H markierten Landeplattform. Ringsum sehe ich die Dächer der Stadt, den Kirchturm, das Hochhaus mit dem Logo der Sparkasse. Die meisten Fenster sind noch dunkel, nur hier und da brennt vereinzelt Licht. Im Süden bilden die nahen Berge eine gewaltige tiefschwarze Wand. Die Sonne geht auf, ein feuerrotes Band zieht sich über den östlichen Horizont. Mike stellt sich neben mich, verschränkt die Arme vor der Brust und schweigt.

Ein paar Augenblicke starre ich wie gebannt auf die unwirkliche Szenerie, die sich um uns erstreckt. Ein leichter Schwindel erfasst mich. Liegt es an der Höhe oder an der Müdigkeit? Was mache ich um kurz vor fünf Uhr morgens auf dem Dach eines Krankenhauses?

»Wahnsinn!«, entfährt es mir. »Was für eine Aussicht.« Und nach einer kurzen Pause: »Die müsste man fotografieren.«

Mike nickt und zieht den linken Mundwinkel kaum merklich hoch. Die Andeutung eines Grinsens, die sich nach einem Sekundenbruchteil wieder verflüchtigt.

»Stimmt«, sagt er. »Aber du hast ja kein Handy.«

9. März 2020 – Mittendrin (Fabian Marcher)

Vom Balkon unserer Wohnung aus kann man in nicht allzu weiter Ferne die in der Sonne glitzernde Oberfläche des Gardasees sehen. Das gegenüberliegende Ufer gehört bereits zur Lombardei, die gestern zur Sperrzone erklärt wurde. Ohne triftigen Grund darf diese Region wegen des offenbar außer Kontrolle geratenen Infektionsgeschehens niemand mehr verlassen. Gleiches gilt für enger umgrenzte Gebiete um Padua und Venedig. Die Vorstellung, dass in Sichtweite von uns ein Sturm tobt, der bis vor ein paar Tagen noch kaum vorstellbar strenge Maßnahmen des Staates erfordert, erscheint seltsam unwirklich.

Ich habe mit Mike telefoniert. Er sagt, bei ihnen in der Klinik laufe momentan einerseits alles ziemlich routiniert weiter, andererseits bereite man sich mit Hochdruck auf die ersten Covid-19-Patienten vor. Dann werde man in der Notaufnahme einige Behandlungsräume ausschließlich für Verdachtsfälle verwenden. Außerdem sei man gerade dabei, das außerhalb des Behandlungsbereiches liegende Sekretariat der Unfallchirurgie zu einem separaten Corona-Abklärungsbereich umzubauen.

Es gebe nun Leute, die wegen eines Hustens total verunsichert in der Notaufnahme anriefen oder persönlich vorbeikämen und nach einem Corona-Test verlangten. Außerdem habe sich an der Sichtung ein Wunderheiler vorgestellt und – natürlich gegen eine Fallpauschale – seine Dienste im Kampf gegen das Virus angeboten. Man habe den Mann freundlich, aber bestimmt hinauskomplimentiert.

Das Gespräch mit Mike hat vor einer Stunde stattgefunden. Inzwischen ist die Sonne untergegangen, meine Frau und ich sitzen vor dem Fernseher und warten auf den Montagskrimi auf Rai 1. Stattdessen ist plötzlich der Ministerpräsident zu sehen, hinter ihm die Farben der italienischen Trikolore. Er erklärt, dass alle Maßnahmen, die bisher für einige Sperrzonen galten, unverzüglich auf das gesamte Land ausgeweitet werden.

»Wir müssen unsere Gewohnheiten ändern«, sagt er. »Und zwar jetzt.«

Meine Frau sieht mich schweigend an. Es ist der Augenblick, in dem wir spüren, dass der Sturm nicht mehr irgendwo anders tobt. Jetzt sind wir mittendrin.

Darmverschluss

Nähe, Distanz und die professionelle Fassade

In Zimmer acht liegt ein Darmverschluss. Das ist nicht schön. Am wenigsten für denjenigen, um dessen Darm es geht. Doch in der engen Taktung des Klinikalltags gerät der Mensch hinter dem Symptom oder der Diagnose allzu oft aus dem Blick. Dann heißt es nur noch: hier der Lagerungsschwindel, dort der Verdacht auf Appendizitis, nebenan die Unterarmfraktur. Patienten spüren, wenn sie derart reduziert werden. Es macht sie misstrauisch und unzufrieden. Wer lässt sich schon gern mit einem Etikett versehen? Wir alle wollen als Menschen und Individuen wahrgenommen werden – auch in der Notaufnahme.

Im Unterschied zu den Ärzten haben wir Pflegekräfte meist mehr Zeit direkt am Patienten. Wenn wir aufmerksam sind, erkennen wir, ob jemand etwas braucht, Angst hat oder sich unzureichend informiert fühlt. Wir können manche Gelegenheit nutzen, um ein kurzes Gespräch zu führen, nachzufragen, die Situation des Patienten besser zu verstehen. Wer Empathie, Wachsamkeit und Verantwortungsbewusstsein mitbringt, kann anderen das Gefühl vermitteln, wahr- und ernst genommen zu werden. Und dieses Gefühl ist manchmal ebenso wichtig wie eine punktgenaue Diagnose oder eine ausgeklügelte Therapie.

Wenn ich sage, dass jeder gern als Mensch gesehen werden möchte, dann gilt das natürlich in gleicher Weise für uns Pflegekräfte und das medizinische Personal. Oft werden wir bei der Arbeit mit einer enormen Anspruchshaltung konfrontiert: Wir sind diejenigen, die sich kümmern müssen, und zwar sofort und möglichst ohne Unterbrechung. Wir sollen niemanden warten lassen, immer ausreichend informieren, alles im Blick behalten, dabei freundlich sein und stets auf die Bedürfnisse der

Patienten eingehen. Diese Aufgaben gehören zweifellos zu unserem Beruf. Aber unter der weißen oder blauen Arbeitskleidung steckt nun mal kein Roboter. Auch wir haben bessere und schlechtere Tage. Wenn wir unaufmerksam oder nicht zu Scherzen aufgelegt sind, könnte das auch daran liegen, dass wir die vergangenen zwei Nächte im Dienst durchgewacht haben. Oder daran, dass im Behandlungsraum nebenan jemand liegt, für den wir nicht mehr viel tun können.

Viele von uns haben sich unter anderem deshalb für diesen Beruf entschieden, weil sie anderen helfen möchten. Um mit unseren persönlichen Ressourcen hauszuhalten und vom Bagatellfall bis zum Polytrauma für alle gleichermaßen da sein zu können, balancieren wir permanent auf dem schmalen Grat zwischen Empathie und professioneller Distanz. Das gelingt meist, aber nicht immer.

So wohltuend es ist, nicht ausschließlich in seiner professionellen Rolle gesehen zu werden, so sehr kann es allerdings auch irritieren, wenn ein Patient oder eine Patientin plötzlich zu »persönlich« wird. So ging es mir, als ich eine etwa dreißigjährige Frau in Behandlungsraum sechs betreute, die von ihrem Hausarzt zu uns geschickt worden war. Sie wirkte nicht beunruhigt, sondern war ziemlich entspannt und sehr freundlich. Ja, vielleicht sogar ein wenig überdreht und ein bisschen *zu* freundlich.

Ich beschloss, es zu ignorieren und mich einfach auf meinen Job zu konzentrieren. Als Nächstes galt es, bei ihr Blut abzunehmen. Wir legen dafür in der Regel gleich einen Zugang – eine sogenannte Venenverweilkanüle – für den Fall, dass später eine Infusion verordnet wird. Die Patientin erklärte mir, sie habe Rollvenen, weshalb es bei ihr nie auf Anhieb gelänge, eine Kanüle zu legen.

»Die Wette halte ich«, entfuhr es mir spontan. Ich bin ein kompetitiver Charakter. Wenn ich eine Herausforderung sehe, will ich sie meistern. Allerdings spürte ich in dieser Situation sofort, dass ich einen Fehler gemacht hatte.

In meiner Ausbildung gab es einen Vorgesetzten, der mir beim Legen der Venenverweilkanüle stets über die Schulter sah. Das war höchst unangenehm – aber sehr effektiv. Heute bin ich tatsächlich ziemlich gut darin. Unzählige Male haben mir nervöse Patienten erzählt, dass sie regelmäßig von Ärzten oder Pflegern gequält würden, die drei oder vier Anläufe benötigten, bis sie die Vene endlich träfen. Ich lasse mich davon nicht beunruhigen. Normalerweise schaffe ich es beim ersten Versuch.

Und dieses Gerede von sogenannten Rollvenen, die der Nadel ausweichen, war mir sowieso schon immer suspekt. Klar gibt es günstige und weniger günstige Umstände: Manche Patienten sind dick, manche dünn, manche haben mehr Muskeln, manche weniger, auch die Haut kann unterschiedlich beschaffen sein. Aber eine Vene ist und bleibt eine Vene. Dachte ich. Bis ich an jenem Vormittag in Behandlungsraum sechs nach gründlicher Vorbereitung die Nadel in den rechten Handrücken der Patientin stach. Zunächst schien alles in Ordnung, doch dann – kam nichts. Kein Blut. Die Vene war mir im letzten Augenblick entwischt.

Ich seufzte, schüttelte den Kopf, sah die Patientin vorsorglich nicht an und versuchte es gleich noch einmal. Dabei bemühte ich mich, weiterhin eine ruhige Hand zu bewahren. Das gelang mir auch einigermaßen, doch am Ende landete meine Kanüle wieder im Nirwana. Ich spürte, wie mir der Schweiß auf die Stirn trat. Hätte ich doch bloß meine Klappe gehalten.

»Ich probiere es mal auf der anderen Seite«, murmelte ich.

»Ja, das wird besser sein«, meinte die Patientin. Während ich aufstand und zum Versorgungswagen ging, fügte sie hinzu: »Und, was habe ich gewonnen? Ich würde sagen, eine Einladung zum Abendessen müsste drin sein, oder?«

Na also, jetzt hatte ich den Salat. Mit meinem blöden Gerede hatte ich die Frau förmlich zur Grenzüberschreitung eingeladen. Wie sollte ich da wieder rauskommen, ohne sie vor den Kopf zu stoßen?

»Sie sehen doch: Ich bin Krankenpfleger«, antwortete ich schließlich, als ich mich wieder gesetzt hatte und ihre linke Armbeuge desinfizierte. »So eine Einladung, das kann ich mir gar nicht leisten.«

In diesem Fall wäre es mir eindeutig lieber gewesen, wenn mich die Patientin ausschließlich in meiner Rolle als Pfleger betrachtet hätte. Als Mann muss ich zwar nicht ganz so häufig mit derartigen Situationen umgehen wie meine Kolleginnen, doch für uns alle sind Grenzüberschreitungen ein immer wiederkehrendes Problem.

Natürlich muss umgekehrt auch das Personal darauf achten, Grenzüberschreitungen gegenüber den Patientinnen und Patienten zu vermeiden. Zum Beispiel beim Zwölf-Kanal-EKG. Da bringen wir Saugnapf-Elektroden an verschiedenen Stellen des Oberkörpers sowie an den Extremitäten der betreffenden Person an. Soll das bei einer jungen Frau geschehen, die ich betreue, gebe ich diese Aufgabe, wenn möglich, an eine Kollegin ab. Ist gerade kein weibliches Personal verfügbar, frage ich zuerst, ob es in Ordnung ist, wenn ich das EKG schreibe. Normalerweise lässt sich die Angelegenheit dann auch erledigen, ohne dass die Patientin sich ganz frei machen muss. Es genügt, wenn sie sich den BH auszieht – damit keine Metallteile das Signal stören – und die Bluse, den Pullover oder das T-Shirt beim Anbringen der Elektroden bis knapp über die Brust anhebt. So kann es gar nicht erst zu missverständlichen Situationen kommen.

Ich habe allerdings die Erfahrung gemacht, dass persönliche Grenzen sehr unterschiedlich ausgeprägt sind. Eine junge Frau, die ich gerade über das anstehende EKG informiert hatte, stand mir bereits im nächsten Augenblick – bevor ich überhaupt irgendeine Frage hätte stellen können – »oben ohne« gegenüber. Ich versuchte, die Situation mit derselben Selbstverständlichkeit zu betrachten wie sie. Schließlich bist du hier der Profi, ermahnte ich mich. Wo kämen wir denn da hin, würdest du dich von einem Paar Brüste aus dem Konzept bringen lassen?

In diesem Fall handelte es sich allerdings um wirklich bemerkenswerte Brüste. Es war unmöglich, das zu übersehen, als sich die

Patientin auf der Liege ausstreckte. Klar, dass da jemand nachgeholfen hatte, und zwar mit dem rechten Augenmaß. Wer auch immer hierfür die Verantwortung trug, hatte sein Handwerk verstanden und der Frau zwei Meisterstücke der plastischen Chirurgie verpasst. Wahrscheinlich ist sie stolz darauf und zeigt sie deswegen so freimütig her, dachte ich, während ich – jeden unangemessenen Blick und jede unnötige Berührung peinlich genau vermeidend – die Elektroden unter dem linken Busen platzierte. Kann man ja auch verstehen, die waren bestimmt ziemlich teuer.

Das Gerät begann, die EKG-Kurve auszudrucken. Die Patientin schien völlig entspannt und hatte sich zu keinem Zeitpunkt unangemessen verhalten. Gerade deshalb fühlte ich mich besonders in der Pflicht, mir nichts anmerken zu lassen. Doch diese Brüste waren längst zum sprichwörtlichen rosa Elefanten geworden, an den man nicht denken soll und den man gerade deshalb nicht aus dem Kopf bekommt.

Bald war der Ausdruck fertig, ich warf einen Blick darauf und erkannte sofort, dass etwas damit nicht stimmte. Offenbar hatte sich eine der Elektroden gelöst. Ich sah genauer hin. Verdammt, es handelte sich um die Elektrode V3. Die liegt genau unter der Brust.

»Entschuldigung«, wandte ich mich wieder an die Patientin. »Da hat sich etwas gelöst.« Ich deutete vage in Richtung der Elektrode. »Ich müsste dann noch mal …«

»Ja, klar.« Die Patientin lächelte mich völlig ungerührt an. »Kein Problem.«

Das galt vielleicht für sie. Ich dagegen wurde jetzt richtig nervös, während ich die betreffende Stelle erneut mit Kontaktspray einsprühte. Nur keine falsche Bewegung. Und vor allem: nicht noch eine der benachbarten Elektroden lockern. Sonst kommt sie auf den Gedanken, ich hätte das alles mit Absicht inszeniert. Je mehr ich mich bemühte, professionell zu bleiben, desto fahriger wurde ich. Erst zerriss mir ein Gummihandschuh, dann verhedderten sich zwei Kabel, dann drückte ich die falsche Taste am Drucker. Sobald man über jeden einzelnen Handgriff nachzudenken beginnt, lauern plötzlich überall Stolperfallen. Als ich am Ende trotz allem einen einwandfreien EKG-Ausdruck in der Hand hielt, war ich so erleichtert, als hätte ich das gerade zum ersten Mal gemacht.

Das sterile Umfeld, die unverwechselbare Arbeitskleidung, eine mit Fachausdrücken und Abkürzungen gespickte Sprache – sich im Krankenhaus hinter eine professionelle Fassade zurückzuziehen ist ziemlich leicht. Und oft ist das die einzige Möglichkeit, mit den Härten unseres Berufsalltags umzugehen. Doch diese Fassade bietet eben nicht nur Schutz. Sie verleitet uns auch dazu, unsere Patienten unter rein professionellen Gesichtspunkten zu betrachten, sie als wandelnde Symptome oder Diagnosen zu sehen. Die Fassade verstellt außerdem dort den Blick, wo wir selbst als ganz normale Menschen mit Stärken und Schwächen wahrgenommen werden möchten. Und wenn sie einmal unerwartet Risse bekommt – und sei es nur wegen eines Paares gekonnt modellierter Brüste –, geraten wir umso leichter aus dem Tritt.

Nun ist es aber genug. Ich sollte nicht so viel grübeln, sondern mich stattdessen um meine Arbeit kümmern. Blutproben müssen ins Labor geschickt werden, der Wartebereich füllt sich bedenklich, im morgigen Dienstplan klafft außerdem noch eine Lücke. Und nicht zu vergessen: In Zimmer acht liegt ein Darmverschluss.

Briefing: Die Zentrale Notaufnahme

Die Zentrale Notaufnahme (ZNA) ist in Deutschland eine relativ junge Einrichtung. Ursprünglich waren Notaufnahmen in der Regel an den jeweiligen Fachbereich angegliedert und wurden von dessen Personal mitbetreut. So konnte es innerhalb eines Krankenhauses einen unfallchirurgischen, einen internistischen, einen urologischen Bereich und möglicherweise noch weitere zur Versorgung von Notfallpatienten geben.

Demgegenüber bietet die zentralisierte »Emergency Unit« – das angelsächsische Vorbild der ZNA – viele Vorteile. Pflegepersonal und Mediziner sind hier auf die Versorgung von Notfällen aus allen Fachrichtungen spezialisiert. Röntgengeräte und Computertomografen sind direkt vor Ort verfügbar. Deshalb ist in der ZNA eine schnelle und tiefgehende Diagnose und oft sogar die Einleitung einer Therapie möglich, bevor man die Patienten entweder entlässt oder zur weiteren Behandlung und Beobachtung auf eine Station verlegt.

Inzwischen hat sich dieses System auch in Deutschland flächendeckend durchgesetzt. Im Pflegebereich wurde eine Zusatzqualifikation mit dem Namen »Gesundheits- und Krankenpfleger/in für Notfallpflege« geschaffen, um den speziellen Anforderungen an das Personal in einer ZNA gerecht zu werden. Für Notfallstrukturen in Krankenhäusern gibt es seit 2018 drei Kategorien. Die Art und die Anzahl der Fachabteilungen der jeweiligen Klinik, die Anzahl und die Qualifikation des vorzuhaltenden Fachpersonals sowie die Kapazität zur Versorgung von Intensivpatienten sind für die Einstufung ebenso entscheidend wie die medizinisch-technische Ausstattung und die Strukturen und Prozesse der betreffenden Notaufnahme. Dieses Buch handelt von einer Notaufnahme der umfassenden Versorgungsstufe, also der höchsten Kategorie.

Der Idealtyp einer modernen ZNA ist nicht in Fachbereiche unterteilt, sondern hochflexibel: Jeder Patient kann überall behandelt werden, Pflegepersonal und Ärzte wissen mit jeder Art von Notfall umzugehen. Eine organisatorische – nicht räumliche – Zweiteilung in einen internistischen und einen unfallchirurgischen Bereich, wie sie in diesem Buch beschrieben wird, ist jedoch nicht unüblich. Letztlich liegt es in der Verantwortung und im Ermessen jeder Klinik, eine für sie passende und praktikable Organisationsform zu finden.

Hamoudi

Das Gegenteil von Routine

Ich lerne Hamoudi bereits am ersten Tag kennen. In seinem weißen Arztkittel scheint er an keinen anderen Ort der Welt zu gehören. Andererseits bewegt er sich so gemächlich wie niemand sonst in der Notaufnahme – vor allem nicht die Ärzte. Und die Art, wie er immer wieder innehält und ein kleines schwarzes Notizbuch sowie einen Kugelschreiber aus seiner Kitteltasche zieht, um sich etwas aufzuschreiben, gleicht eher der eines Beobachters, wie ich selbst einer bin, als der eines Mediziners.

Hamoudi ist mittelgroß und schmächtig. Sein Haar und sein Schnurrbart waren einmal schwarz, so viel lässt sich noch erahnen, doch inzwischen ist er fast komplett ergraut. Hamoudi geht vorsichtig auf die Menschen zu, beinahe schüchtern, spricht leise, aber trotz seines starken Akzents gut verständlich. Das Wort »Thoraxchirurg« bereitet ihm Mühe. Das sei sein Beruf gewesen, sagt er, und deutet dabei auf seine Brust. Jahrzehntelang habe er ihn ausgeübt, in Syrien, genauer gesagt in Damaskus, seiner Heimatstadt.

Seine Qualifikation nachzuweisen, alle Zeugnisse und Zertifikate übersetzen und ihre Echtheit bestätigen zu lassen, das sei ebenso zeitraubend wie zermürbend gewesen, erzählt Hamoudi. Aber die größte Hürde – und die letzte, die ihm noch die Möglichkeit verwehrt, in Deutschland zu arbeiten – sei der Sprachtest. In den drei Jahren, die er nun im Land lebe, habe er genügend Deutsch gelernt, um im Alltag kaum noch Verständigungsprobleme zu haben. Doch die vielen Vokabeln der Fachsprache, all die medizinischen Ausdrücke, die er in der Prüfung wissen müsse, das könne man sich so schnell nicht aneignen.

Deswegen setzt sich Hamoudi jeden Morgen auf sein Rad und fährt zur Klinik, obwohl er für die Patienten trotz all seiner erbrachten Nachweise noch immer nicht mehr tun darf als ein Laie wie ich. Deswegen wandert er durch die Korridore, grüßt freundlich, lächelt, hört zu, bleibt aber doch auf Distanz, schreibt immer wieder neue Wörter und Phrasen in sein Notizbuch. Vier Wochen noch bis zur Prüfung. Hamoudi ist optimistisch. Was bleibt jemandem auch anderes übrig, der noch einmal ganz von vorne beginnen muss, obwohl seine Haare grau und die Falten in seinem hageren Gesicht bereits tief sind und die Brille für das Kleingedruckte stets griffbereit in der Brusttasche seines weißen, auf den zweiten Blick ein wenig abgetragen wirkenden Kittels steckt?

Am nächsten Tag treffe ich Hamoudi im Personalraum. Er hat eine Schale voll Baklava mitgebracht und mitten auf den Tisch gestellt. Das süße Gebäck sei bei einer Familienfeier übrig geblieben, erklärt er mir und fordert mich auf zuzugreifen. Es klebt an den Fingern und schmeckt köstlich. Dann zeigt mir Hamoudi Fotos auf dem Handybildschirm: seine Frau, deren freundliches Gesicht vom bunten Stoff eines Kopftuchs eingerahmt wird. Und ein junger Mann mit kurzem Bart und dunklen, skeptisch in die Kamera blickenden Augen.

»Ahmed. Mein Sohn.«

Der Signalton des Arrivalboards unterbricht uns. Wir verlassen den Aufenthaltsraum und gehen zum Orga-Tresen, um zu sehen, was uns angekündigt wird.

13.10 Uhr, w 78, Hypotonie, nicht intubiert, GCS 15.

Diese kryptischen Angaben geben die Sanitäter im Rettungswagen in ihr NIDApad – eine Art robusten Tabletcomputer – ein und senden sie über einen zentralen Server an das Zielkrankenhaus. Die Bedeutung der Nachricht zu entschlüsseln bereitet mir längst keine Probleme mehr. Es ist momentan genau 13 Uhr, das heißt: In zehn Minuten wird eine 78-jährige Frau mit Kreislaufbeschwerden gebracht. Ihre Atmung funktioniert normal. Auf der Glasgow Coma Scale, mit der man den Bewusstseinszustand eines Patienten kategorisieren kann, erreicht sie den Höchstwert von 15, ist also vollkommen wach und ansprechbar. Sieht nicht nach einem dramatischen Fall aus. Hamoudi nickt mir freundlich zu, bevor er zu einer weiteren Runde durch die Flure der Notaufnahme aufbricht. Ich bleibe, wo ich bin, warte auf die Ankunft der Sanitäter, beobachte, notiere.

Knapp 24 Stunden später liefern sie Hamoudi ein. Benommen liegt er auf der Trage, das Gesicht an verschiedenen Stellen aufgeschürft, an der rechten Schläfe sickert Blut durch den vom Notarzt angelegten Kopfverband.

Alles läuft ab wie in solchen Fällen üblich: Während das CT vorbereitet wird, klärt der Notarzt seine Kollegen von der Unfallchirurgie über die bereits durchgeführten Maßnahmen auf. Der Mann sei mit dem Fahrrad gestürzt, offenbar als er über einen abgesenkten Bordstein fahren wollte. Er sei mit dem nicht durch einen Helm geschützten Kopf auf die Straße geprallt, habe sich ansonsten einige Schürfwunden zugezogen. Der Bodycheck habe ergeben, dass die einzige schwerwiegende Verletzung diejenige am Kopf sein dürfte.

So oder so ähnlich habe ich das inzwischen schon ein paarmal gesehen. Aber diesmal ist es anders. Der Patient, dessen Liege im Augenblick in Richtung CT geschoben wird, ist für mich und für die anwesenden Ärzte und Pfleger nicht nur irgendein 55-jähriger Mann mit einer Kopfplatzwunde, der unter Schock steht, aber bei Bewusstsein ist, mit stabilem Kreislauf und ohne nennenswerte Vorerkrankungen.

Er ist auch der Mann, der auf abenteuerlichen Wegen mehr als dreitausend Kilometer zurückgelegt hat, nachdem er vor dreieinhalb Jahren das riesige Flüchtlingslager im Libanon verlassen hat, in dem er mit seiner Familie gestrandet war. Er ist der hilfsbereite, bescheidene Kollege, der jedermann freundlich begegnet, sei es der Chefarzt der Station, der Mann von der EDV, der die Computerbildschirme wartet, oder eine rumänische Reinigungskraft. Ein Herr, der sich gern unterhält, weil er auf diese Weise mehr über seine neue Umgebung lernen und vor allem seine Sprachkenntnisse verbessern kann. Der stolze Vater eines Sohnes namens Ahmed und der Ehemann einer schönen, dunkeläugigen Frau, die bunte Kopftücher trägt und himmlisch schmeckende, klebrige Süßigkeiten zubereitet.

Während ich durch ein schmales Fenster zusehe, wie der Computertomograf scheibchenweise hochauflösende Aufnahmen von Hamoudis Schädel macht und dabei dessen aufgeschürftes Gesicht mit roten Lichtstreifen überzieht, denke ich über Distanz und Nähe nach und darüber, was eigentlich das Gegenteil von Routine ist. Irgendwann wende ich mich ab, gehe zum Orga-Tresen, setze mich auf einen Hocker und schreibe mir ein paar Stichworte auf. Schließlich stecke ich mein Notizbüchlein wieder in die Tasche und sehe mich um.

Die Bürostühle neben mir sind verwaist, die dazugehörigen Bildschirme präsentieren, was Ärzte oder Pfleger zuletzt aufgerufen haben: vom Labor ermittelte Blutwerte, ein noch unausgefülltes Formular für einen Arztbrief, die Röntgenaufnahme eines Brustkorbs. Ich werfe einen Blick auf das Arrivalboard, der letzte Eintrag ist über eine Stunde alt. Die Übersicht auf dem großen Bildschirm zu meiner Linken informiert mich, dass sich momentan ein unfallchirurgischer Patient im Gipsraum befindet, während auf der internistischen Seite vier Behandlungszimmer belegt sind. Drei internistische Patienten warten noch draußen, alle grün triagiert, demnach ist wahrscheinlich nichts Aufregendes dabei.

Erstaunlich, wie normal mir das alles bereits erscheint. Die Räume und Korridore, die Bildschirme und Geräte, der Geruch nach Desinfektionsmittel, das ständige Piepsen der Überwachungsmonitore. Innerhalb von wenigen Tagen habe ich mich daran genauso gewöhnt wie an den Anblick meines Spiegelbildes, bevor ich zu Beginn einer Schicht den Umkleideraum verlasse. Ob ich selbst schon dabei bin, so etwas wie Routine zu entwickeln?

»Hallo.« Plötzlich steht Mike vor mir, das Telefon in der Hand. »Gleich wird ein Hubschrauber ankommen, der einen Patienten von hier in eine andere Klinik transportieren soll. Ich muss aufs Dach und den Landeplatz vorbereiten. Da kommst du mit, oder?«

Wie es sich gehört

Zauberwasser hilft nicht immer

Die Sicherheitsprüfung des Landeplatzes auf dem Dach der Klinik gehört zu den Aufgaben des Teams der Zentralen Notaufnahme. Sobald die Ankunft eines Hubschraubers angekündigt wird, begebe ich mich ins oberste Stockwerk, treffe mich dort in dem kleinen Raum, von dem aus man die Landefläche wie aus einem Tower überblicken kann, mit einem weiteren Klinikmitarbeiter. Gemeinsam prüfen wir, dass der Platz frei ist und die Sicherheitssysteme aktiv sind, und schalten die Beleuchtung ein. Außerdem müssen wir uns über den ordnungsgemäßen Zustand der Notfallausrüstung vergewissern, die für den Fall einer Bruchlandung vorgehalten wird: Feuerwehrhelme, Feuerlöscher, Äxte, Stemmeisen, Verbandskästen. Wenn wir das alles erledigt haben, warten wir auf das leise Brummen der Rotoren, das stetig anschwillt, bis der Hubschrauber, untermalt von ohrenbetäubendem Getöse, zur Landung ansetzt.

So auch heute. Wir sehen dem Hubschrauber aus sicherer Entfernung bei der Landung zu, empfangen den Arzt und den Sanitäter, die gemeinsam die Transportliege aus dem Fluggerät holen, und schütteln die Hand des Piloten, der sich bis zum Abflug in den Überwachungsraum zurückzieht. Alle anderen – Fabian und ich eingeschlossen – gehen zum Lift.

»Wo müsst ihr hin?«, frage ich.

»Kinderstation«, antwortet der Arzt.

»Ein Kind?« Damit habe ich nicht gerechnet.

»Ja.« Der Arzt seufzt. »Zwei Jahre alt, wenn ich richtig informiert bin.«

Die automatische Tür öffnet sich, der Sanitäter schiebt die Liege in die Aufzugskabine. Es dauert einige Augenblicke, bis wir alle nachgekommen sind und uns so um die Liege gruppiert haben, dass jeder Platz findet. Als die Tür wieder geschlossen ist und sich der Aufzug in Bewegung setzt, fährt der Arzt mit seinem Bericht fort.

»Der Junge, den wir abholen sollen, ist wohl schon seit ein paar Tagen bei euch in der Klinik, weil er sich bei einem Sturz leicht am Kopf verletzt hat. Den Kollegen auf eurer Kinderstation ist aufgefallen, dass er beim Gehen Schwierigkeiten hat und sich manchmal etwas seltsam bewegt. Sie waren in Sorge, dass er sich bei dem Sturz doch einen Schaden zugezogen haben könnte. Also haben sie ein CT veranlasst. Und beim Ergebnis ihren Augen nicht getraut.«

Später werde ich die Bilder an unserem Computer am Organisationstresen abrufen und sie mit eigenen Augen betrachten. Der Tumor, etwa so groß wie ein Hühnerei oder eine Zitrone, hebt sich wegen der Dichte seines Gewebes strahlend weiß von seiner schwarzen bis dunkelgrauen Umgebung ab. Er befindet sich exakt im Zentrum des Kinderschädels und drängt die Gehirnwindungen buchstäblich an den Rand. Kaum zu glauben, dass der Junge nicht schon längst stärkere Symptome gezeigt hat.

Wir erreichen nach wenigen Minuten die Kinderstation, wo die Hubschrauberbesatzung bereits erwartet wird. Ich habe selten eine Ärztin erlebt, der der Schock über ihre Entdeckung auch Stunden danach noch so deutlich ins Gesicht geschrieben stand. Sie erklärt uns, dass sich ein Spezialist in einer Münchner Klinik bereit erklärt habe, den Jungen unverzüglich zu operieren, weshalb der Hubschraubertransport des ins künstliche Koma versetzten Kindes anberaumt worden sei. Als wir wieder im Lift stehen – diesmal auf dem Weg nach oben und mit dem scheinbar friedlich schlummernden Blondschopf auf der Transportliege –, herrscht in der engen Kabine betretenes Schweigen. Auch wenn keiner etwas sagt, ist spürbar, dass in uns allen Ähnliches vorgeht. Wir sind konsterniert, fühlen uns hilflos.

Ich für meinen Teil merke, wie Zorn in mir aufsteigt. Das, was hier geschieht, ist nicht gerecht, und Ungerechtigkeit macht mich seit jeher wütend. Jeder andere in dieser Aufzugskabine, mich selbst eingeschlossen – meinetwegen, wenn es denn unbedingt sein muss. Aber ein Kind, das gerade erst auf der Welt angekommen ist, sollte nicht in so eine Situation geraten. Das gehört sich einfach nicht.

Kommen Patienten unter 18 Jahren in die Notaufnahme, werden sie in der Regel bereits an der Sichtung in die extra für sie vorgesehene Abteilung der Klinik weitergeleitet. Im dortigen Wartebereich kann man missmutige 17-jährige Halbstarke zwischen lauter fünf-, sechs- und siebenjährigen Kids und deren Eltern sitzen sehen. Verständlich, dass bei denen nicht immer Begeisterung herrscht. Aber auf spätpubertäre Befindlichkeiten können wir leider keine Rücksicht nehmen. Unter 18 bist du nicht erwachsen, ob du dich selbst dafür hältst oder nicht.

Fälle für die Unfallchirurgie – Platz- und Schnittwunden, Brüche, Verstauchungen, Prellungen – sind die Ausnahme, die dann doch so häufig ist, dass wir fast täglich Kinder in der Notaufnahme haben. Es hätte wenig Sinn, Minderjährige mit solchen Problemen wegzuschicken. Spätestens zum Röntgen wären sie sowieso wieder da. Und das Anlegen von Verbänden und die Wundversorgung sollen auch bei Kindern die übernehmen, die so etwas täglich tun: die Ärzte und Pfleger im unfallchirurgischen Bereich der Notaufnahme.

Die Arbeit mit verletzten oder kranken Kindern birgt ihre eigenen Herausforderungen und Tücken. In einem Umfeld, das sogar bei vielen Erwachsenen für Unbehagen sorgt, sind die Kleinen verständlicherweise oft aufgeregt und ängstlich. Dazu kommen dann noch der Schock über den gerade erlebten Unfall und Schmerzen, die vielleicht zum ersten Mal in dieser Intensität erfahren werden. Ist es da ein Wunder, dass das Kind Angst davor hat, von jemand Fremdem berührt zu werden, der noch dazu ziemlich seltsam gekleidet ist und vielleicht sogar einen Mundschutz trägt? Nicht gerade die besten

Voraussetzungen für eine reibungslose Untersuchung, bei der ein Patient ja meistens auch irgendwie mitmachen muss.

Um der Angst Herr zu werden, gilt es, auch mal in die sprachliche Trickkiste zu greifen. Zum Beispiel rede ich nicht von Desinfektionsmittel, wenn ich bei einem Kind eine Wunde reinigen muss, sondern von »Zauberwasser«. Das sorgt für große Augen, und der kleine Patient vergisst über seiner Neugierde in der Regel völlig die Heidenangst, die er gerade noch davor hatte, jemanden auch nur in die Nähe seiner Verletzung kommen zu lassen. Ich würde nicht behaupten, dass das mit dem Zauberwasser eine Lüge ist. Im Grunde ist es nur eine andere, kindgerechtere Sprache als die, die wir normalerweise verwenden. Und nicht nur in der Notaufnahme gilt: Eine Sprache zu sprechen, die unser Gegenüber versteht, ist meistens eine gute Idee.

Viele Kinder haben großen Respekt davor, genäht werden zu müssen. Deshalb wirkt es andererseits sehr entspannend, wenn man ankündigen kann, dass *nicht* genäht werden muss. Dann fällt schon mal eine Sorge weg. »Wir nähen nicht – wir kleben nur.« Welch eine Erleichterung – nicht nur für das Kind, sondern oft auch für die Eltern.

Apropos Eltern. Bei aller Konzentration auf das Wohl der Kleinen sollte man deren Erziehungsberechtigte bloß nicht vergessen. So wie mir das mal im Nachtdienst passiert ist. Ein Junge im Grundschulalter war aus seinem Hochbett gefallen, als Resultat präsentierte sich eine unschöne Platzwunde mitten auf seiner Stirn. Wundkleber oder Klammerpflaster konnten wir in diesem Fall leider nicht einsetzen. Patrick, der in dieser Nacht diensthabender Unfallchirurg war, meinte, zwei Stiche seien unvermeidbar. Ich bemühte mich sehr, den Jungen bestmöglich auf das vorzubereiten, was ihn erwartete. Die Gratwanderung, aufrichtig zu ihm zu sein und ihm trotzdem nicht zu viel Angst zu machen, gelang mir einigermaßen. Doch es war rührend, seinen bangen Blick zu sehen, mit dem er den Arzt beobachtete, der seinerseits routiniert das sterile Operationsbesteck inspizierte und die örtliche Betäubung vorbereitete.

Als es so weit war, hielt ich den Kopf des Jungen fest. Darauf hatte ich mich vorher mit ihm geeinigt. Patrick setzte die Spritze an, das Kind stöhnte kurz auf, als die Nadel unter seine Haut fuhr. Plötzlich knallte es dumpf hinter uns. Ich warf einen Blick über die Schulter, in die Ecke des Raumes, von der aus der Vater des Jungen die ganze Prozedur beobachtet hatte. Ich war so sehr auf das Kind fokussiert gewesen, dass ich den freundlichen, schweigsamen Mann völlig vergessen hatte. Nun lag er bewusstlos auf dem Boden.

Eltern sind nun mal keine Angehörigen wie alle anderen. Und zum Umgang mit Kindern in der Notaufnahme gehört immer auch der Umgang mit Papa und/oder Mama. Stellt man sich dabei geschickt an, ist allen geholfen. Wer selbst Kinder hat, weiß, dass auch scheinbare Bagatellen zu schlafraubenden Sorgen werden, wenn man sich gleichzeitig verantwortlich und hilflos fühlt. Bei beherrschbaren Problemen wie einer Prellung, einer Platzwunde oder einer Fraktur können wir das mit unkomplizierten Mitteln verhindern, beispielsweise mit einer Salbe, die wir mit nach Hause geben, damit Mama oder Papa sie regelmäßig auftragen.

Wenn es nur immer so einfach wäre. Was kann man zum Beispiel für jemanden tun, der aus heiterem Himmel erfahren hat, dass im Kopf seines gerade mal zweijährigen Sohnes ein riesiger Tumor wächst?

Die Eltern, erzählt uns die Kinderärztin, während ihre Kollegen und der Sanitäter das bewusstlose Kind für den Flug fertig machen, seien schon mit dem Auto auf dem Weg in die Klinik, in der die Operation stattfinden werde. Für eine Sekunde versuche ich, mich in dieses Paar hineinzuversetzen. Mein Magen krampft sich zusammen, mir wird schlecht. Ich schüttle die Gedanken wieder ab, so gut es geht.

Wenig später sehen Fabian und ich zu, wie die Transportliege mit dem Patienten eingeladen wird und die Besatzung in den Helikopter steigt. Gleich darauf beginnen die Rotoren, sich zu bewegen. Sie drehen sich schneller und schneller, bis der Hubschrauber mit einem

Ruck abhebt, noch einmal für einen Moment innehält und sich einige Meter über dem Boden stabilisiert, bevor er sich schließlich leicht nach vorne neigt und davonfliegt.

Was aus dem Jungen wird? Ich weiß es nicht, und ich werde es wahrscheinlich nie erfahren. Damit habe ich umzugehen gelernt. In der Notaufnahme ist es normal, dass die Fälle in schneller Folge hereinkommen, dass wir einen Menschen für eine oder mehrere Stunden intensiv betreuen, um ihn dann zu entlassen. Natürlich kann ich, sofern der Patient bei uns im Haus geblieben ist, am nächsten Tag die Akte aufrufen und nachsehen, wie es um ihn oder sie steht, was getan wurde und was noch geplant ist. In manchen besonders rätselhaften oder außergewöhnlichen Fällen tue ich das. Doch meistens ist meine Aufmerksamkeit Stunden oder Tage später längst von anderen Menschen absorbiert, die im Wartezimmer sitzen, vom Rettungsdienst gebracht werden und unsere Behandlungszimmer bevölkern.

Was den kleinen Blondschopf betrifft, den ich nur für ein paar Minuten begleitet habe, während er im Tiefschlaf von der Kinderstation zum Hubschrauberlandeplatz gebracht wurde, möchte ich einfach glauben, dass alles ein gutes Ende nimmt. Dass er wach sein, herumlaufen, hinfallen und wieder aufstehen wird, sprechen, lachen und hin und wieder weinen. Dass er ein ganz normales Leben führen darf und dass ich an dem fernen Tag, an dem er für immer einschläft, längst unter der Erde bin. So wie es sich gehört.

18. März 2020 – Bilder aus einer anderen Welt (Fabian Marcher)

Seit ich vor etwas mehr als einem Jahr ernsthaft damit begonnen habe, mir Gedanken über ein Buch zum Thema Notaufnahme zu machen, habe ich unendlich viele Fachbegriffe gegoogelt. Einer der ersten war »Triage«.

Binnen kurzer Zeit sammelte ich jede Menge Informationen zu den Fünf-Stufen-Triage-Systemen, die in deutschen Notaufnahmen angewendet werden. Unter anderem lernte ich die Voraussetzung kennen, auf der all diese Systeme basieren: Eine begrenzte Ressource – die Behandlungszeit – muss bei mehreren gleichzeitig anfallenden Patienten so verteilt werden, dass man sie möglichst sinnvoll einsetzt. Am Ende soll keine Person dadurch gefährdet werden, dass sie zu lange warten muss.

Ganz nebenbei erfuhr ich bei meinen Recherchen auch, wie die Triage ursprünglich entwickelt wurde. Das geschah zu Zeiten des Ersten Weltkriegs, als die Lazarette der Armeen mit einem ununterbrochenen Zustrom oft sehr schwer verletzter Soldaten umgehen mussten. Damals war nicht nur die Menge der Patienten ein Problem, dazu herrschte auch eine enorme Ressourcenknappheit. Es fehlte nicht nur an Zeit, sondern auch an Material, um alle Verletzten behandeln zu können. Die unter diesen Umständen entwickelte Triage musste deshalb sehr drastische Fragen klären: Für wen setzen wir unsere Zeit, unsere Kraft und unser knappes Material ein? Wer hat hingegen so geringe Überlebenschancen, dass wir uns statt seiner besser um die anderen kümmern?

Als ich das im vergangenen Jahr las, war es für mich eine historische Information. Schwarz-Weiß-Fotografien aus einer anderen Welt. Bilder, auf denen Männer mit seltsamen Bärten und ernsten Gesichtern vor einem Lazarettzelt posieren. Lange her, weit weg.

Heute sehe ich im Internet Handyvideos der letzten Nacht. Ein Konvoi mit sechzig Lastern des italienischen Heeres, der durch das gespenstisch stille Bergamo fährt. Jeder Lastwagen ist mit der Leiche eines an Covid-19 verstorbenen Patienten beladen. Die Krematorien der Stadt werden mit den Toten nicht mehr fertig, auch die Leichenhallen sind überfüllt.

In den Krankenhäusern der Lombardei und der Emilia-Romagna müssen Ärzte in diesen Tagen Entscheidungen fällen wie sonst nur in Kriegszeiten oder in der Folge von Naturkatastrophen.

Beatmungsgeräte und Überwachungsbetten reichen längst nicht mehr für alle, die sie bräuchten. Wer kriegt noch eine Chance, wer wird seinem Schicksal überlassen?

Ich bekomme Nachrichten von Freunden aus Deutschland, auch sie haben die Aufnahmen aus Bergamo gesehen. Sie sind bestürzt, keine Frage. Doch die Art, wie sie sprechen und schreiben, wirkt seltsam distanziert. Als handle es sich bei dem, was sie gerade betrachtet haben, um Schwarz-Weiß-Bilder aus einer anderen Welt, die mit ihrer nicht viel gemein hat. Ich fürchte, sie irren sich.

Die Killerkombination

Space-Brownies, Maden und eine Reise mit dem Nachtzug

Spätschicht, das heißt: Arbeitsbeginn um 12.45 Uhr. Klingt nach einem entspannten Einstieg in den Tag. Andererseits ist von selbigem nicht mehr viel übrig, wenn man nach der Übergabe an den Nachtdienst gegen 21 Uhr die Klinik verlässt.

»Das allein ist nicht das Problem«, sagt Mike, der sich gerade das hellblaue Oberteil über den Kopf zieht. »Aber morgen früh haben wir Dienstbeginn um halb acht. Im Grunde schlafen wir zwischendurch nur kurz. Im Kopf ist man eigentlich gar nicht richtig weg gewesen, wenns schon wieder losgeht.«

Großartig, ich habe bei meiner ersten Spätschicht gleich die Killerkombination erwischt. Als wir beide fertig angezogen sind, verlassen wir die Umkleide. Mike sperrt ab, wir betreten die Notaufnahme durch den Gipsraum, hinter dem der Aufenthaltsbereich für das Pflegepersonal liegt. Dort streckt sich ein mir noch unbekannter Kollege von Mike mit geschlossenen Augen in einem der beiden Relax-Stühle aus.

Der Mann dürfte in den Dreißigern sein. Zur Arbeitskleidung trägt er, wie es die meisten hier tun, Sportschuhe. In seinem Fall sind sie fast vom gleichen Blau wie die Hose. Sein von einem kurzen dunkelbraunen Vollbart eingerahmter Mund öffnet sich mit jedem von einem Schnarchlaut begleiteten Atemzug ein wenig.

»Das ist Mario«, sagt Mike. Dann wirft er einen Blick auf den Dienstplan an der Wand. »Seine Schicht ist schon zu Ende.«

»Gut«, antworte ich flüsternd, um den Kollegen nicht zu wecken. »Dann kann er sich zu Hause ausschlafen. Er scheints ja nötig zu haben.«

»Ja, nötig hätte ers schon«, sagt Mike. »Ist aber nicht so einfach als frischgebackener Vater. Seine Tochter ist jetzt zwei Monate alt. Seit es sie gibt, macht er zu Hause kein Auge zu.«

In diesem Moment erwacht der Pfleger, schreckt auf, sieht sich um. Sobald er realisiert hat, wo er sich befindet, entspannt er sich sichtlich.

»Hallo«, begrüßt er uns knapp. Dann gähnt er, streckt sich und sieht mich stirnrunzelnd an. »Wir kennen uns noch nicht, oder?«

»Stimmt.« Ich habe mich inzwischen an einen der beiden Tische gesetzt und schreibe meinen Namen mit Kugelschreiber auf einen Pflasterstreifen. Ich soll nach Ansicht des Chefarztes für die Patienten und das Personal der Notaufnahme identifizierbar sein, auch wenn es kein kleines Plastikschild für mich gibt, wie alle anderen es tragen. Also bastle ich mir jeweils zu Schichtbeginn meinen persönlichen Aufkleber.

»Ich bin Fabian«, sage ich, lege den Kugelschreiber weg und befestige den Streifen an der Brusttasche meines Oberteils. »Ich bin hier, weil ich ...«

»Fabian?«

Martina ist in der Tür erschienen. Ich drehe mich zu ihr um.

»Du hast mir doch neulich gesagt, du möchtest alles sehen, womit wir hier zu tun haben.«

»Natürlich.«

»Gut, dann komm mal mit. Ich kann dir was zeigen.«

»Okay.«

Ich stehe auf und wende mich dabei mit einer entschuldigenden Geste an Mario, doch der hat sich bereits wieder mit geschlossenen Augen zurückgelehnt.

»Dir wird nicht so schnell übel, oder?«, erkundigt sich Martina, während ich ihr in den internistischen Bereich folge.

»Nein«, antworte ich. »Also ... normalerweise jedenfalls.« Aus unerfindlichen Gründen wird mir nun allein wegen dieses Wortwechsels ein bisschen schlecht.

»Es geht um eine neunzigjährige Frau«, fährt Martina fort. »Lebt alleine. Sie wurde heute vom Rettungsdienst gebracht, den ein besorgter Nachbar alarmiert hat.«

Wir sind bei Behandlungsraum Nummer drei angelangt und bleiben vor der halb geschlossenen Tür stehen.

»Die Sanitäter fanden die Dame auf dem Sofa liegend vor. Unterkühlt, dehydriert, kaum ansprechbar. Sie haben sie sofort eingeladen und hergebracht. Bei der Ankunft in der Notaufnahme hatte sie eine Körpertemperatur von 32,8 Grad. Jetzt geht es erst mal darum, ihren Kreislauf zu stabilisieren. Sie bekommt Infusionen. Elektrolytlösung aus dem Wärmeschrank, wegen der Unterkühlung.«

Wir treten ein. Von der alten Frau auf der Liege sind nur Gesicht, Arme und Hände zu sehen. Links der Zugang, in den die Infusion tropft, rechts der Fingerclip, der Sauerstoffsättigung und Puls überwacht. Am Oberarm die Manschette für die regelmäßige Blutdruckmessung. Der Rest ihres Körpers wird von einer voluminösen blauen Decke verhüllt, aus der ein Schlauch zu einer Vorrichtung führt, die mich im ersten Moment an einen Luftentfeuchter erinnert.

»Das Gerät leitet warme Luft in die Decke, die durch feine Poren auf der Unterseite wieder nach außen dringt«, erklärt Martina mit gedämpfter Stimme. Die Augen der Patientin sind geschlossen, auf unser Erscheinen reagiert sie nicht. Eingefallene Wangen, eine winzige, spitze Nase, die Haut ebenso weiß wie das schüttere Haar.

»Sobald ihr Allgemeinzustand etwas besser ist, können wir uns um das kümmern, was die Sanitäter erst bei genauem Hinsehen bemerkt haben.«

Martina führt mich ans Fußende der Liege und schiebt die Decke vorsichtig auf Höhe der Knie. Beide Unterschenkel sind locker mit Verbandsmaterial versehen.

»Sie hat offene Beine, das kommt bei chronischen Durchblutungsstörungen häufig vor.«

Martina legt mit wenigen Griffen eine etwa handtellergroße Wunde an der rechten Wade der Patientin frei. Trotz eines etwas mulmigen Gefühls in der Magengegend komme ich näher, um einen besseren Blick zu haben. Kein Blut, auch kein Knochen. Das hätte ich mir schlimmer vorgestellt. Das frei liegende Fleisch glänzt rosig, außerdem hat sich in der Wunde stellenweise ein weißliches Sekret angesammelt. Aber ansonsten?

Moment. Da bewegt sich etwas.

Ich beuge mich noch etwas weiter hinunter und erkenne: Das, was ich zunächst für ein Sekret gehalten habe, sind Dutzende von wenigen Millimeter kleinen, wurmartigen Wesen. Die meisten liegen reglos da, doch nach einigen Sekunden bemerke ich, dass manche langsam über die anderen hinweg- oder zwischen sie hineinkriechen.

»Madenbefall«, sagt Martina, nachdem wir den Behandlungsraum wieder verlassen haben, »ist natürlich ein Zeichen dafür, dass eine Wunde nicht gut und hygienisch einwandfrei versorgt wurde. Die Tiere fressen allerdings nur das nekrotische Gewebe, das für den Körper ohnehin gefährlich ist, weil es eine tödliche Sepsis verursachen kann. Es schadet also nicht, zuerst die akuten Probleme anzugehen und die Maden so lange drinzulassen.«

»Kommt so was oft vor?«, frage ich, noch immer ein bisschen benommen von dem unerwarteten Anblick.

Martina schüttelt den Kopf. »Ist eher selten. Aber doch so häufig, dass wir alle schon mal damit zu tun hatten. Was jetzt ja sogar für dich gilt.«

»Ja, stimmt. Danke.«

»Gern geschehen.«

Ich kehre zum Organisationstresen zurück. Dort sitzt Mike vor dem Bildschirm und hat das Stationstelefon am Ohr.

»Okay, das ist mir klar ... Aber Sie sind ja momentan in Kroatien, wenn ich Sie richtig verstanden habe.«

Er sieht mich an und beantwortet meinen fragenden Blick mit einem Schulterzucken. Für ein paar Sekunden lauscht er seinem Gesprächspartner und sagt dann: »Wenn Sie sich akut Sorgen machen, dann müssen Sie wohl oder übel vor Ort einen Arzt aufsuchen. Es gibt ja bestimmt ein Krankenhaus auf Krk, oder nicht? ... Na ja, dass man Sie dort gleich umbringen wird, wage ich mal zu bezweifeln ...« Mike seufzt. »In Ordnung. Ich verbinde Sie jetzt mit einem ärztlichen Kollegen.«

Er nimmt den Hörer vom Ohr und drückt eine Tastenkombination. Im nächsten Moment höre ich einen Klingelton aus Richtung der internistischen Behandlungsräume. Bernd, heute der diensthabende Oberarzt, kramt sein Handy aus der Kitteltasche.

»Ich habe einen Herrn in der Leitung, der aus Kroatien anruft«, sagt Mike, nachdem Bernd das Gespräch angenommen hat. Der Oberarzt dreht sich zu uns um und blickt Mike verwundert an.

»Aus Kroatien?«, fragt er ungläubig.

Eine eigenartige Situation: zwei Männer, die miteinander telefonieren, obwohl sie nur wenige Meter trennen und sie sich problemlos ohne Hilfsmittel verstehen können.

»Und was will er?«

»Ich glaube, das sollte er dir besser selbst erklären. Ich stell ihn durch.« Mike drückt erneut eine Taste am Hörer und steckt das Telefon dann wieder in seine Brusttasche.

»Und«, wendet er sich an mich, »was hat dir Martina Interessantes gezeigt?«

»Einen Madenbefall«, antworte ich.

»Oh.« Mike scannt kurz den an seinem Monitor aufgerufenen Übersichtsplan. »Die Frau in der Drei?«

Ich nicke. Wir schweigen für einige Sekunden, dann erzähle ich Mike von einem Gedanken, der mich bereits seit einer Weile beschäftigt. Sicherlich ist es wahr, dass die meisten Menschen irgendwann in die Notaufnahme kommen – egal welchen Hintergrund sie haben. Andererseits habe ich in den Wochen, die ich ihn nun schon begleite, so viel soziales Elend gesehen wie seit meiner Zeit als Zivi im Obdachlosenheim nicht mehr. Jeden Tag begegne ich in der Notaufnahme Menschen, die durchs Raster gefallen sind, die an den Rand gedrängt leben, beinahe unsichtbar – und von den meisten tatsächlich unbemerkt: schwer Drogen- und Alkoholabhängige jeden Alters, psychisch Labile, Menschen ohne festen Wohnsitz, verwahrloste Senioren, für die sich niemand verantwortlich zu fühlen scheint.

Mike hört mir zu und beobachtet währenddessen den Oberarzt, der, sein Handy am Ohr, den Korridor auf und ab läuft und versucht, den Mann am anderen Ende der Leitung vom Besuch eines kroatischen Krankenhauses zu überzeugen.

»Du hast recht«, sagt Mike schließlich. »Die sozialen Härtefälle sind unter unseren Patienten wahrscheinlich überproportional vertreten. Wir sehen täglich, wie viel Leid es auch in einem der reichsten Länder der Welt gibt.«

Er erzählt mir von einem Mann, der viele Jahre in einem beschaulichen Vorort unserer Stadt in seinem Wohnwagen gelebt habe. Er verbrachte seine Zeit hauptsächlich mit Essen und verließ das Gefährt schließlich gezwungenermaßen gar nicht mehr, weil wegen seines gewaltigen Körperumfangs die Tür zu klein wurde. Er war fortan auf Nachbarn angewiesen, die ihm regelmäßig Lebensmittel brachten, aber ansonsten wenig Kontakt zu ihm pflegten.

Immerhin: Nachdem sie einmal über längere Zeit kein Lebenszeichen von ihm vernommen hatten, riefen die Nachbarn den Rettungsdienst. Der Wohnwagen musste von der Feuerwehr aufgeschnitten werden, um den völlig verwahrlosten Mann abtransportieren zu können. Drinnen war alles verdreckt und vermüllt, neben dem Schlafplatz, den der Mann zuletzt nicht mehr verlassen konnte, standen die bis zum Rand mit Exkrementen gefüllten Eimer, in die er seine Notdurft verrichtet hatte. Mike gehörte zum Schockraum-Team, das den Patienten in der Notaufnahme empfing. Unter riesigen Hautlappen seines blutverkrusteten Körpers klafften offene Geschwüre, in denen sich Maden tummelten.

»Leute gibts. Wirklich unglaublich.« Der Oberarzt ist direkt vor uns stehen geblieben und starrt befremdet auf sein Handy, bevor er es in der Kitteltasche verschwinden lässt. »Ich weiß immer noch nicht genau, was der wollte«, sagt er zu Mike. »Ist auf der Insel Krk in Kroatien und fühlt sich nicht gut. Glaubt, er habe vielleicht ein Problem mit dem Herzen. Dann ruft er bei uns an, um zu fragen, was er tun soll. Ich habe ihm gesagt, wenn er Angst hat, soll er auf jeden Fall zum Arzt gehen. Und zwar da, wo er sich befindet.«

»Meine Rede«, murmelt Mike.

»Ich kann doch nicht übers Telefon eine Ferndiagnose stellen«, fährt Bernd fort. »Am Ende hat er gefragt, ob er bei uns ein Bett reservieren könnte. Er würde sich gern in Deutschland untersuchen lassen.«

»Weil in kroatischen Krankenhäusern Menschen umgebracht werden«, ergänzt Mike, wobei er offenbar aus seinem Gespräch mit dem Anrufer zitiert.

Während der Betrieb in der Notaufnahme in den folgenden Stunden routiniert dahinplätschert, kann ich verfolgen, wie sich die Körpertemperatur der Frau in Behandlungsraum drei nach und nach wieder dem Normalwert nähert. Als Ursache für ihre Durchblutungsstörungen wird eine chronisch-venöse Insuffizienz angenommen. Um die behandeln zu können, muss ihr Allgemeinzustand erst einmal stabiler werden. Mike organisiert ein Bett auf einer Station, schließlich verlegt der Transportdienst sie dorthin.

Je später es wird, in desto kürzeren Abständen fahren draußen die Rettungswagen vor, und auch der Wartebereich füllt sich stetig. Ein Sommerabend wie dieser lädt zu Aktivitäten im Freien ein, die für den ein oder anderen mit einem Besuch der Notaufnahme enden. In einer nahe gelegenen Mountainbike-Anlage sind zwei Radfahrer aufeinandergeprallt. Das Resultat: eine Bänderverletzung im Knie, ein

Schlüsselbeinbruch, diverse Schürfwunden. Eine Frau um die fünfzig ist in ihrem Garten auf eine Kiste gestiegen, um Früchte von einem Baum zu pflücken. Jetzt liegt sie im Gipsraum, wo die Radiusfraktur ihres linken Unterarms ausgehängt wird.

Auf der internistischen Seite dreht sich währenddessen alles um Flüssigkeit: Manche Menschen, vor allem ältere Semester, haben den Tag über zu wenig getrunken, ihre Körper sind ausgetrocknet. Ärzte und Pfleger sprechen in diesen Fällen von Dehydration oder Exsikkose. Andere haben sich gleich mehrere Gläser oder Flaschen zu viel gegönnt und sind dabei leider nicht rechtzeitig auf Wasser oder Apfelschorle umgestiegen. Hier gilt der Fachbegriff »C_2H_5OH-Intoxikation«, meist abgekürzt zu »C_2-Intoxikation« – Alkoholvergiftung.

Zu alldem noch eine vierzigjährige Frau, die von einer Wespe ausgerechnet in den Finger gestochen wurde, an dem sie ihren Ehering trägt. Die Schwellung ist schon so weit fortgeschritten, dass das Schmuckstück unmöglich abzuziehen ist. Mike holt eine Art Zange aus dem Unfall-OP, die mit einem manuell betriebenen, kreisrunden Sägeblatt versehen ist. Mit ihrer Hilfe kann er den Ring aufschneiden, ohne den Finger zu gefährden.

Tränen fließen trotzdem – nicht nur wegen der schmerzhaften Schwellung, sondern vor allem wegen des symbolischen und materiellen Wertes des Schmuckes. Aber die Antwort der Patientin auf die Frage »Ring oder Finger?« ist am Ende doch eindeutig. Und das Schmuckstück wird von einem Juwelier repariert werden können.

Um 21 Uhr übergeben wir an die Nachtschicht. Auf dem Weg nach Hause muss ich immer wieder an den Anblick der winzigen weißen Lebewesen auf dem rosigen Fleisch der alten Frau und an Mikes Geschichte von dem verwahrlosten Mann in seinem Wohnwagen denken. Nachdem ich daheim angekommen bin und eine Kleinigkeit gegessen habe, fühle ich mich ausgelaugt und erschöpft. Trotzdem erzähle ich meiner Frau, was ich erlebt habe, wobei ich die ekelerregenden Details so gut wie möglich ausspare.

Ihr Kommentar lautet dann auch nur: »32,8 Grad Körpertemperatur? Das ist ja furchtbar niedrig. Wie lange kann man damit überhaupt überleben?«

Ich muss zugeben, dass ich das nicht weiß. Also setze ich mich vor den Computer und befrage das Internet. Tatsächlich liegt bei 32 Grad gerade einmal die Grenze zwischen einer leichten und einer mittleren Unterkühlung. Eine schwere Hypothermie beginnt erst ab unter 28 Grad. Der menschliche Körper hält viel mehr aus, als ich angenommen hätte.

Der Kälterekord im Bereich Körperkerntemperatur beträgt sogar unglaubliche 13,7 Grad, aufgestellt von einer schwedischen Ärztin im Jahr 1999. Anna Bågenholm fiel damals beim Skifahren in Norwegen in einen zugefrorenen Bach und lag viel zu lange bewusstlos im eiskalten Wasser, bevor Rettungskräfte sie befreien konnten. Doch günstige Umstände und sehr umsichtige und erfahrene Notärzte bewahrten sie vor dem Tod ebenso wie vor gravierenden Folgeschäden.

Als ich am nächsten Morgen um 7.25 Uhr wieder neben Mike in der Umkleide stehe, kommt es mir in der Tat so vor, als sei ich gar nicht richtig weg gewesen. Trotz meiner abendlichen Müdigkeit habe ich schlecht geschlafen, wurde in meinen Träumen von den Erlebnissen und Erzählungen des Vortags heimgesucht.

»Wie ist das eigentlich bei euch?«, frage ich Mike und unterdrücke ein Gähnen, während ich mir die Schnürsenkel zubinde. »Ekelt dich überhaupt noch was?«

Die Antwort kommt prompt: »Ja, sicher. Füße.«

»Füße?«

»Füße. Wenn sie ungepflegt sind, dann würgts mich manchmal richtiggehend. Es reicht sogar, dass ich nur dran denke ...« Mike schüttelt sich. »Vielleicht ist das eine Eigenheit von mir. Aber wir haben ja wirklich viel mit verwahrlosten Leuten zu tun, und an den Füßen zeigt sich eben besonders deutlich, wenn man die Körperpflege vernachlässigt. Auch was den Geruch betrifft. Musst du mal drauf achten.«

Ich nehme mir vor, das zu tun – auch wenn mich die Vorstellung nicht gerade reizt. Drinnen treffen wir auf die Kollegen der Frühschicht. Sie haben die Notaufnahme bereits um sechs Uhr vom Nachtdienst übernommen und berichten uns nun, was sich seit unserem gestrigen Abschied getan hat. Wir stehen vor der geöffneten Schiebetür des Behandlungsraums Nummer vier. Drinnen liegt ein Mann um die dreißig und schnarcht in Embryohaltung.

»Der Herr ist in der Nacht von der Polizei gebracht worden. Er war sehr aggressiv, die Beamten hatten alle Hände voll mit ihm zu tun.«

Ich werfe einen weiteren Blick auf den schlafenden Patienten. Irgendwie passt Svenjas Bericht nicht zu dem, was ich sehe. Ein mittelgroßer, ein wenig pausbäckiger Typ in Jeans und T-Shirt. Weil ich gerade mit Mike über Füße gesprochen habe, fallen mir die ziemlich neuen Markenturnschuhe auf. Der Mann ist blass und wirkt untrainiert. Seine hellbraunen Haare sind fantasielos geschnitten, auf seinen normalerweise wohl glatt rasierten Wangen liegt ein kaum wahrnehmbarer Bartschatten.

»Da waren sicher Drogen im Spiel«, fährt Svenja fort. »So viel haben wir noch aus ihm rausbekommen, bevor er eingeschlafen ist. Anscheinend hat er bei einem Freund Hasch-Brownies gegessen – oder etwas, was er dafür gehalten hat. So wie er drauf war, hat das allerdings nicht nach Cannabis, sondern nach irgendwelchen Aufputschmitteln ausgesehen. Weit nach Mitternacht war er zu Fuß auf dem Heimweg und hat sich plötzlich unwohl gefühlt. In seiner Panik hat er mit dem Handy die Polizei alarmiert, die hat ihn kurze Zeit später aufgelesen. Er war total verwirrt und aggressiv. Weil er offensichtlich unter Drogen stand, haben sie ihn zu uns gebracht. Nach seiner Ankunft war nicht daran zu denken, ihm mit einer Nadel zu Leibe zu rücken. Aber wenn er aufwacht, hätte Jutta gern zumindest eine Urinprobe fürs Labor.«

Jutta ist heute die diensthabende Internistin. Wir wollen uns bereits wieder abwenden, als Svenja noch etwas einfällt. »Ach ja, und hier«, sie deutet auf die geschlossene Tür des Behandlungsraums nebenan, »liegt ein 66-jähriger Herr, der aus Kroatien angereist ist.«

Mike und ich sehen uns verblüfft an. Ohne Zweifel denken wir beide in diesem Augenblick das Gleiche.

»Krk?«, fragt er seine Kollegin.

»Wie bitte?«

»Krk. Die Insel. Ist er von da hergekommen?«

»Ach so. Ja, stimmt, von der Insel Krk, das hat er gesagt. Mit dem Nachtzug.«

Die Tür des Behandlungsraums öffnet sich, als Jutta heraustritt. Der weit gereiste Patient sitzt seitwärts auf der Liege. Sein Gesicht ist eingefallen, ein weißer Haarkranz umgibt die hohe Stirn und geht an den Wangen in einen kurzen dunkelgrauen Vollbart über. Der Rücken des Mannes ist leicht gebeugt, sein unbekleideter Oberkörper ungewöhnlich mager, sodass sich einige Rippen unter seiner Haut abzeichnen.

Gemeinsam mit der Ärztin begeben Mike und ich uns zum Organisationstresen. Dabei passieren wir den großen Touchscreen, der die Übersicht der Notaufnahme und die Belegung der einzelnen Bereiche und Behandlungsräume anzeigt. Ich tippe mit dem Finger auf das Kästchen in Raum vier, in dem das Namenskürzel *Küh, Ol* steht. Ein Fenster mit detaillierteren Informationen zum Fall öffnet sich. Oliver Kühnert, 29 Jahre alt, Verdachtsdiagnose: *unklare Mischintoxikation*. Er ist seit knapp vier Stunden hier, wurde also gegen halb vier morgens eingeliefert. Und in Nummer fünf? Reinhold Schwennike, Jahrgang 1953, vor 37 Minuten eingetroffen. Beschwerdebild: *allg. Schwäche, Brustschmerzen*.

Das sind die einzigen beiden Patienten im internistischen Bereich, die unfallchirurgische Abteilung ist leer, ebenso der Warteraum. Die frühmorgendliche Ruhe vor dem Sturm.

»Mit dem Mann aus Kroatien habe ich gestern telefoniert«, höre ich hinter mir Mike zur Internistin sagen.

»Echt? Davon hat er gar nichts erwähnt.«

»Ich habe ihn an Bernd weitergeleitet, und der riet ihm, vor Ort zum Arzt zu gehen.«

»Tja, stattdessen hat er sich in den Zug gesetzt. Soweit ich verstanden habe, wohnt er auf Krk und genießt da ein kostengünstiges Rentnerdasein. Ist aber noch in Deutschland krankenversichert. Ich nehme an, ihm ist klar, dass er was Ernstes hat.«

»Weißt du schon Genaueres?«

»Kaum. Aber was ich weiß, lässt nichts Gutes ahnen. Seit längerer Zeit Husten, Atembeschwerden und Hämoptyse, vom Patienten mehr oder weniger ignoriert. Jetzt kommen massive Schmerzen dazu. Niedrige Sauerstoffsättigung, auffällige Atemgeräusche. Und das äußerliche Gesamtbild hast du ja gerade kurz gesehen.« Mike nickt. »Wir röntgen jetzt erst mal den Thorax, dann sehen wir weiter«, schließt die Internistin ihre Ausführungen und setzt sich dann vor einen Bildschirm, um den Auftrag für die Radiologie auszudrucken.

»Hämo... Was war das noch mal?«, erkundige ich mich leise bei Mike.

»Blutiger Auswurf«, antwortet er. »Dürfte eigentlich auch für einen Laien klar sein, dass damit nicht zu spaßen ist. Aber manche Leute verdrängen die Symptome, solange es irgendwie geht. Und wenn du dann auch noch dem Gesundheitssystem deiner Wahlheimat nicht über den Weg traust ...«

Ich begleite Mike auf seinem morgendlichen Kontrollgang. Wir prüfen, ob die freien Behandlungsräume einsatzbereit und die Versorgungswagen voll ausgestattet sind, ob es irgendwo an Schutzhandschuhen mangelt oder Verbandsmaterial knapp wird, ob der Medikamentenschrank ausreichend gefüllt ist. Bis auf ein paar schnell bereinigte Kleinigkeiten ist alles in Ordnung. Nur eine Sauerstoffflasche entpuppt sich als so gut wie leer. Der Füllstandsanzeiger befindet sich bereits im roten Bereich, sie muss ersetzt werden.

Mike drückt mir die Flasche in die Hand, die auf mich wie das Teil einer Taucherausrüstung wirkt. Als solche würde sie Druckluft enthalten, deren Zusammensetzung unserer Atmosphäre entspräche. Die Gasflaschen hier in der Klinik sind hingegen mit reinem Sauerstoff gefüllt und für Tauchgänge völlig ungeeignet.

Wir verlassen die Notaufnahme durch den Hinterausgang, fahren mit dem Lift ein Stockwerk tiefer und marschieren dann durch ein Gewirr von Korridoren, vorbei an Lagerräumen, Wagen voller sorgfältig gestapelter Bettwäsche und aufeinandergetürmten Getränkekisten. Irgendwann treten wir durch eine Tür und stehen plötzlich im Freien. Ich blicke direkt in den riesigen geöffneten Anhänger eines Lastwagens, der noch etwa zur Hälfte mit Kisten und Kartons gefüllt ist. Was bereits ausgeladen wurde, stapelt sich rechts und links von uns: hier Zwieback, dort Kekse, etwas weiter hinten Marmelade und Kakaopulver.

»Hallo, Stefan«, grüßt Mike den mit Jeans und T-Shirt bekleideten Mann, der mit einer Kladde und einem Kugelschreiber bewaffnet zwischen den Lebensmittelpyramiden steht. Er ist offenbar derjenige, der inmitten dieses Chaos den Überblick behalten muss.

Zu einem Krankenhaus gehört viel mehr als nur Behandlungsräume, Stationszimmer und medizinisches Personal. Das bemerke ich auch in der Notaufnahme immer wieder – etwa wenn gegen Ende der Nachtschicht die Reinigungskräfte anrücken, wenn ein Techniker einen der seit zehn Jahren rund um die Uhr laufenden Bildschirme austauscht oder wenn der »Hausschreiner« einen Schreibtisch am Organisationstresen repariert. Allein um die Infrastruktur einer Klinik zu pflegen und aufrechtzuerhalten, sind eine Menge Spezialisten nötig. Nur wenn sie ihre Aufgaben gewissenhaft erfüllen, ist die Basis geschaffen, auf die Ärzte und Pflegekräfte für ihre tägliche Arbeit angewiesen sind.

Mike und Stefan wechseln ein paar Worte. Letzterer gibt dem Lastwagenfahrer noch einige Anweisungen, dann folge ich den beiden zu einem vergitterten Gasflaschendepot, das durch ein Vorhängeschloss gesichert ist.

»Der Sauerstoff muss aus Sicherheitsgründen im Freien gelagert werden«, erklärt mir Mike, während Stefan aufschließt und eine neue Flasche entnimmt.

Wir folgen ihm nach drinnen in ein kleines Büro. Hier tausche ich die leere Sauerstoffflasche gegen die volle. Der Vorgang wird durch Unterschriften ordnungsgemäß protokolliert, kurz darauf machen Mike und ich uns wieder auf den Weg in die Notaufnahme. Oben angekommen, hat Mike kaum Zeit, die Flasche an den für sie vorgesehenen Platz zu bringen. Er muss sich umgehend um eine soeben eingetroffene Patientin kümmern. Die Frau scheint an einer heftigen allergischen Reaktion zu leiden. Während er sie in den Behandlungsraum Nummer drei führt, fallen mir trotz ihrer momentan fast komplett zugeschwollenen Augen ihre südostasiatischen Züge auf.

Jutta kommt dazu. Anscheinend spricht die Patientin nur wenig Deutsch, die Ärztin fragt sie auf Englisch, ob sie wisse, worauf ihr Körper allergisch reagiere. Sie schüttelt nur den Kopf, atmet flach und schnell, hat offensichtlich Angst, weil sie schlecht Luft bekommt. Mike bringt den Fingerclip und das Monitoring-EKG an.

»Entschuldigung.«

Eine Stimme hinter mir. Ich drehe mich um und blicke in das verweinte Gesicht einer höchstens dreißigjährigen Frau.

»Haben Sie vielleicht ...«, sie schluckt, holt tief Luft und setzt dann noch einmal neu an. »Könnte ich ein Glas Wasser bekommen?«

»Natürlich.« Am Organisationstresen stehen immer ein paar volle Flaschen. Ich öffne eine davon, nehme einen Plastikbecher aus einer bereitliegenden Packung, gieße ein und reiche ihn ihr. »Bitte sehr.«

»Danke.« Sie trinkt einen Schluck, seufzt und sagt: »Wissen Sie, das mit meinem Mann ist so unwirklich. Ich kapiere nicht, wie das geschehen konnte. Mir kommt es vor, als würde ich ihn überhaupt nicht mehr kennen. Verstehen Sie, was ich meine?«

Einen Becher Wasser einschenken, das ist eine einfache Sache, für die sogar ich mich ausreichend qualifiziert fühle. Aber jetzt beginnt mich dieses Gespräch zu verunsichern. Abgesehen davon habe ich nicht mal eine Ahnung, wer mir gegenübersteht. »Sie sind Frau ...?«

»Kühnert. Entschuldigung, ich habe mich gar nicht ... Ich dachte, Sie ...«

Kühnert. So heißt der Mann, der die Brownies gegessen hat und jetzt in der Nummer vier liegt. Seine Frau scheint von seinen nächtlichen Eskapaden völlig überrascht worden zu sein.

»Können Sie schon sagen, wann er das Krankenhaus wieder verlassen darf? Es geht um unsere Söhne, wissen Sie. Die sind jetzt beide in der Kita, aber mittags muss ich sie abholen, und ...«

Das auch noch: zwei Söhne im Kleinkindalter. Da wollte sich Papa einen entspannten Abend mit einem Kumpel gönnen – und der endet mit einem Polizeieinsatz und einem unangenehmen Erwachen in der Notaufnahme.

»Es tut mir leid, aber dazu kann ich Ihnen überhaupt keine Auskunft geben«, antworte ich wahrheitsgemäß. »Und die zuständige Internistin ist gerade mit einem akuten Notfall beschäftigt.«

Bei diesen Worten deute ich in Richtung des Behandlungsraums Nummer drei, in dem noch immer hektischer Betrieb herrscht. Ein hochgewachsener, etwa fünfzigjähriger Mann mit grauen, zu einem lockeren Pferdeschwanz gebundenen Haaren ist inzwischen dazugekommen, offenbar ein Angehöriger der Patientin.

»Sobald sich die Lage dort etwas beruhigt hat, sage ich Bescheid, dass jemand zu Ihnen kommen soll. In Ordnung?«

»In Ordnung.« Frau Kühnert ringt sich ein Lächeln ab. »Vielen Dank.« Damit kehrt sie, den halb vollen Becher mit beiden Händen umklammernd, zu ihrem Mann zurück.

Zu meiner Linken öffnet sich die schwere Schiebetür des Röntgenbereiches. Herr Schwennike, der Patient, der gestern noch auf Krk war, tritt heraus. Er hüllt seinen mageren Oberkörper in ein kurzärmliges, kariertes Holzfällerhemd und sieht sich um. Als sich unsere Blicke treffen, zeigt er fragend in Richtung des Zimmers, in dem er vorhin untersucht wurde. Ich nicke, und schon schlurft er mit kleinen, etwas unsicheren Schritten davon.

Am Touchscreen ziehe ich das Kästchen mit dem Namenskürzel *Sch, Re* mit einem Fingerstrich aus dem Radiologiebereich in den Behandlungsraum fünf. Nun können Ärzte und Pfleger beim Blick auf den Bildschirm sofort sehen, wo sich Reinhold Schwennike aufhält. Außerdem speichert das System den Zeitpunkt jedes Ortswechsels, sodass – etwa im Fall einer nachträglichen Beschwerde – der Ablauf seines Aufenthalts in der Notaufnahme später genau nachvollzogen werden kann.

In der nächsten Stunde stabilisiert sich der Zustand der Frau in Zimmer drei. Sie stammt, wie ich nun erfahre, aus Indonesien und ist erst vor wenigen Wochen eingereist. Der Herr mit dem Pferdeschwanz ist Deutscher und seit drei Monaten ihr Ehemann. Auch wenn die akute Bedrohung beseitigt scheint und sich ihr Puls, ihr Blutdruck und der Sauerstoffgehalt ihres Blutes wieder den Normwerten nähern, hält Jutta eine Überwachung der Patientin zumindest bis morgen für dringend geboten. Daraus ergibt sich ein neues Problem: Die Patientin hat zwar in Indonesien eine Auslandskrankenversicherung abgeschlossen, aber dafür, dass diese tatsächlich die Kosten des Klinikaufenthalts übernimmt, gibt es keine Garantie.

Mike telefoniert mit dem zuständigen Kollegen in der Verwaltung. Der bekräftigt, dass eine stationäre Aufnahme nur gegen eine Kaution erfolgen kann, und beziffert den zu hinterlegenden Betrag auf dreitausend Euro. Eine Hiobsbotschaft für den Ehemann, der gerade von der Internistin über die Risiken bei einem vorzeitigen Verlassen der Klinik informiert wurde: Der Zustand der Patientin sei zwischenzeitlich sehr ernst gewesen, sie sei noch erheblich geschwächt, und es könne innerhalb der nächsten Stunden jederzeit zu einer weiteren lebensbedrohlichen Krise kommen. Unter diesen Voraussetzungen entscheidet sich der Mann letztlich dafür, seiner Frau einen weiteren Klinikaufenthalt zu ermöglichen.

Als er gegangen ist, um das Geld zu besorgen, setzt sich die Ärztin vor einen Diagnosebildschirm, an dem bereits die Thorax-Röntgenaufnahmen von Herrn Schwennike zu sehen sind. Eine Kollegin kommt dazu, und die beiden diskutieren über einen auffällig hellen Bereich im linken Lungenflügel. In Anbetracht der Symptome des Patients – Brustschmerzen, Atemprobleme, blutiger Auswurf – halten es beide für möglich, dass es sich um ein Bronchialkarzinom, also Lungenkrebs, handelt. Die nächste Station für Herrn Schwennike wird der Computertomograf sein, der viel genauere Aufnahmen des Gewebes ermöglicht. Vielleicht war es tatsächlich eine gute Entscheidung, nach Deutschland zu fahren. Mike kommt aus dem Behandlungsraum vier. In einigem Abstand folgen ihm Herr und Frau Kühnert.

»Herr Kühnert möchte dann gehen«, unterbricht Mike das Gespräch über Herrn Schwennikes Lunge. »Vielleicht willst du noch ...«

»Ja, klar.« Die Internistin steht auf und kommt dem Ehepaar einige Schritte entgegen. »Ich habe Ihnen den Arztbrief ja bereits ausgehändigt«, sagt sie zu dem Mann, dessen Bartschatten mir inzwischen noch etwas dunkler erscheint. »Ich muss natürlich respektieren, dass Sie jetzt keine weiteren Untersuchungen möchten. Aber ich möchte Sie darauf hinweisen, dass es immens wichtig wäre zu erfahren, was genau Sie da gestern zu sich genommen haben. Kontaktieren Sie Ihren Freund, und bestehen Sie darauf, dass er Ihnen Auskunft gibt. Und noch etwas: Falls Sie merken, dass sich Ihr Zustand verschlechtert, kommen Sie sofort wieder. Je nachdem, um welche Substanz es sich handelt, können noch immer Organschäden oder andere gefährliche Komplikationen auftreten. Haben Sie das verstanden?«

Herr Kühnert nickt bedröppelt und trottet dann mit hängenden Schultern hinter seiner Frau her zum Ausgang.

»Dem scheint es immer noch richtig schlecht zu gehen«, sage ich. »Er tut mir leid.«

»Du bist doch auch verheiratet, oder?«, fragt Mike.

»Ja, natürlich«, antworte ich einigermaßen verblüfft.

»Eben. Dann müsstest du doch wissen, dass der jetzt, solang es noch geht, die Mitleidstour fährt, um dem Donnerwetter seiner Frau zu entgehen. Aber das wird natürlich trotzdem kommen, früher oder später.« Ein Grinsen huscht über Mikes Gesicht. »Und dann – aber erst dann – kann er dir wirklich leidtun.«

Wenn jemand stirbt

Was man nicht aus Büchern lernt

Nachtdienst im internistischen Bereich der Notaufnahme. Zuerst wie immer die Übergabe durch die Kollegin, ein paar Worte zu jedem Patienten: Was muss bei wem besonders beachtet werden? Was ist schon geschehen? Was steht noch an?

Frau Reiter in Raum sieben sei bereits fertig, erfahre ich. Man habe alles organisiert, die Dame werde in Kürze abgeholt und auf eine Station verlegt. Sie sei etwas unruhig, ihr Zustand aber stabil. Ich werfe einen Blick in das Behandlungszimmer. Die 88-jährige Patientin hat die Augen geschlossen. Sie trägt ein dünnes Nachthemd, eine unserer Decken ist über ihre Beine und ihren Bauch gebreitet. Im ersten Augenblick denke ich, sie schlafe, doch dann sehe ich, was die Kollegin gemeint hat. Kopf und Oberkörper von Frau Reiter wippen unablässig auf und ab, mal zieht sie die Beine an, dann streckt sie sie wieder aus. Auch ihre Lippen bewegen sich. Als ich mich nähere, höre ich sie leise murmeln: »... Gegrüßet seist du, Maria, voll der Gnade, der Herr ist mit dir ...« Ein Gebet in Endlosschleife.

Ein unangenehmes, beklemmendes Gefühl überkommt mich. Ich schüttle es ab und verlasse das Zimmer. Draußen gibt es jede Menge zu tun. Abends, wenn die Leute noch wach und unterwegs, aber die Arztpraxen bereits geschlossen sind, herrscht bei uns häufig Hochbetrieb. Nachdem ich eine Weile von Patient zu Patient geeilt bin, mich zwischendurch mit dem Internisten besprochen und insgesamt versucht habe, irgendwie den Überblick zu behalten, erklingt das Alarmsignal des Monitorings in Raum sieben. Ich lasse alles stehen und liegen und sehe nach.

Frau Reiter ist inzwischen offenbar noch unruhiger geworden, hat sich hin und her gewälzt und dabei einige der Brustwandableitungen von ihrer Haut gerissen. Noch immer bewegen sich ihre Lippen unablässig, doch was sie von sich gibt, ist nun nicht mehr als ein leises Wimmern. Als ich näher trete, um die Elektroden wieder anzubringen, steigt mir ein übler Geruch in die Nase. Ich hebe die Decke an und sehe das ganze Ausmaß der Misere. Durchfall. Breiiger, teils flüssiger Kot, verschmiert an den Oberschenkeln der Patientin bis hinunter über ihre Knie. Und nicht nur dort, sondern auch am Nachthemd, an der Decke, auf dem Laken. Ein fürchterlicher Gestank und eine Riesensauerei. Ich muss das allein beheben. Draußen ist die Hölle los, niemand hat Zeit, mir zu helfen. Also zögere ich nicht lange, sondern ziehe mir ein paar Gummihandschuhe an, greife mir eine Packung Papiertücher und mache mich sofort ans Werk.

Im nächsten Augenblick ertönt ein durchdringender, schriller Alarmton aus dem benachbarten Behandlungsraum, in dem ein 62-jähriger, stark übergewichtiger Mann mit Bluthochdruck liegt. Ein Herzstillstand? Ich werfe die Papiertücher weg, ziehe schnell die Handschuhe aus und stürme nach drüben. Gleichzeitig mit mir stolpert ein weiterer Pfleger ins Zimmer, einen Augenblick später kommt der diensthabende Internist dazu.

Der Patient starrt uns hellwach und erstaunlich munter an. Wir haben ihm zwar einen gehörigen Schrecken eingejagt, er sieht jedoch keineswegs nach einem Herzstillstand aus. Es dauert ein paar Sekunden, bis wir begreifen: falscher Alarm. Ein Kabel des Überwachungsgeräts hat sich gelöst, mehr nicht. Nachdem wir tief durchgeatmet und das Kabel wieder an der Elektrode befestigt haben, kehrt jeder zu seiner eigentlichen Aufgabe zurück. Für mich heißt das: in Behandlungsraum sieben. Der Geruch nach Exkrementen hat sich inzwischen bis vor die Schiebetür ausgebreitet, die ich in meiner Hektik halb offen habe stehen lassen. Ich trete ein und ziehe sie hinter mir zu.

Frau Reiter ist anscheinend eingeschlafen, sie hat sich auf die Seite gerollt, liegt ruhig da und gibt keinen Laut mehr von sich. Ich versuche, nicht durch die Nase zu atmen, während ich mir ein neues Paar Gummihandschuhe überziehe. Erst als ich wieder nach den Papiertüchern greife, sehe ich das Gebiss, das neben der Liege auf den Boden gefallen ist.

»Frau Reiter, Sie haben ja Ihr …«

Ich unterbreche mich, fasse sie an Schulter und Hüfte und drehe sie vorsichtig auf den Rücken. Ihre Augen sind noch immer geschlossen, der zahnlose Mund steht weit offen. Ohne Gebiss sieht jeder Mensch verändert aus. Doch dieses Gesicht ist plötzlich seltsam eingefallen, die Haut wirkt wie zerknittertes grauweißes Papier. Ich lege meine Hand an Frau Reiters Halsschlagader, um ihren Puls zu fühlen, doch da ist nichts mehr. Sie ist tot.

Wenn jemand stirbt, öffne ich ein Fenster.

Ich bin nicht im herkömmlichen Sinne gläubig – aber die Vorstellung, dass in jedem von uns so etwas wie eine Seele existiert, die zum Zeitpunkt des Todes den Körper verlässt, erscheint mir einleuchtend. Und wenn das so ist, warum sollte diese Seele dann unnötig lange in den Räumen der Notaufnahme gefangen sein? Also heißt es bei mir: Fenster auf! Ob ich damit wirklich etwas ändere, weiß ich nicht. Vielleicht ist es einfach nur eine Art Ritual, eine Möglichkeit zu handeln. Darauf zu reagieren, dass wir in diesem Fall unseren Job nicht erledigen konnten.

Jedem von uns wäre es am liebsten, wenn in seiner Schicht überhaupt nicht gestorben würde. Der Umgang mit dem Tod gehört aber nun einmal zu unserem Arbeitsalltag. Während der Ausbildung bekommt man das theoretische Rüstzeug in die Hand: medizinische Grundlagen, Hinweise für einen angemessenen Umgang mit dem Körper eines Verstorbenen, vielleicht auch Tipps bezüglich der für beide Seiten schwierigen ersten Begegnung mit Angehörigen. All das kann hilfreich sein, doch die Möglichkeiten der Vorbereitung sind letztlich begrenzt. Der erste Todesfall wird immer eine besondere Herausforderung sein – und mit ihm beginnt der eigentliche Lernprozess.

Manche Dinge kann man sich nicht im Klassenzimmer und nicht aus Büchern aneignen, sondern nur durch persönliche Erfahrung.

»Sterben in der Notaufnahme« – da kommen einem dramatische Szenen in den Sinn: Menschen, die als Unfallopfer oder infolge eines Herzinfarktes oder einer Hirnblutung mitten aus dem Leben gerissen werden. Das gibt es. Doch zur Wahrheit gehört auch: Oft sterben in unserer Obhut sehr alte Menschen. Sie sind nicht mehr bei Bewusstsein, wenn sie eingeliefert werden, der Allgemeinzustand ist so schlecht, dass kaum noch etwas für sie getan werden kann. Sie leiden an den Folgen langjähriger Krankheiten oder an dem, was man gewöhnlich als »Altersschwäche« bezeichnet. Also ein normaler, natürlicher Tod am Ende eines langen Lebens. Ich würde lügen, behauptete ich, dass mir derartige Fälle den Schlaf raubten. Wahrscheinlich habe ich in meinen Jahren in der Klinik einfach gelernt, das Sterben als Teil unserer Existenz zu akzeptieren.

Das bedeutet nicht, dass mich der Tod unter diesen Umständen völlig kaltlässt. Habe ich einen alten Menschen, der ohne Angehörige eingeliefert wurde, während der letzten Stunden oder auch nur Minuten seines Daseins begleitet und stehe schließlich neben seinem leblosen Körper, ist dies trotz aller Routine immer eine eigenartige Situation, der eine seltsame Intimität innewohnt. Gleichzeitig ist mir die Person völlig fremd, ich kenne nur ihr Alter, ihren Namen und vielleicht ihre aktuelle Meldeadresse. Von dem, was diesen Menschen tatsächlich ausgemacht hat, von seinen Beziehungen, Erlebnissen und Erfahrungen aus 85, 90 oder mehr Lebensjahren, weiß ich nichts. Und deshalb kann ich nichts davon festhalten. Ein Leben verflüchtigt sich und verschwindet durch das einen Spaltbreit geöffnete Fenster.

Natürlich kann man sich fragen, ob es immer richtig ist, Menschen im Greisenalter mit dem Rettungswagen aus dem Pflegeheim in die Notaufnahme zu bringen, wenn sich ihr Zustand lebensbedrohlich verschlechtert. Wäre es für sie nicht besser, an einem einigermaßen vertrauten Ort zu sterben, umgeben von Menschen, die sie gut – oder zumindest ein bisschen – kennen? Muss eine Person unter Qualen reanimiert werden, auch wenn ihr danach höchstwahrscheinlich nur noch wenige weitere Stunden oder Tage vergönnt sein werden, meist ohne Bewusstsein und gezeichnet von den Blessuren, die eine Wiederbelebung mit sich bringt? Würden Sie sich, wenn es denn einmal so weit ist, gern in einem sterilen Behandlungsraum der Notaufnahme auf einer unbequemen Liege, umgeben von gestressten Pflegern und Medizinern und begleitet vom ständigen Kommen und Gehen anderer Patienten, aus der Welt verabschieden wollen?

Für die behandelnden Ärzte gehören derartige Situationen aus ethischer wie juristischer Sicht zu den heikelsten. Ein Verzicht auf lebenserhaltende Maßnahmen kann, sofern eine solide Entscheidungsgrundlage fehlt, als unterlassene Hilfeleistung oder sogar als Tötungsdelikt gewertet und entsprechend bestraft werden. In der Praxis richtet man sich deshalb oft nach dem Grundsatz »in dubio pro vita« – im Zweifel für das Leben.

Andererseits gilt es vor Gericht als Körperverletzung, wenn beispielsweise Reanimationsmaßnahmen gegen den ausdrücklichen Willen eines Patienten vorgenommen wurden. Die Selbstbestimmung des Menschen ist ein hohes Gut, und Mediziner sind auch beim Fehlen einer eindeutigen, dem Sachverhalt entsprechenden Patientenverfügung angehalten, den »mutmaßlichen Willen« des oder der Betroffenen zu ermitteln. Solche Ermessenssituationen, in denen Angehörige eine wichtige Rolle spielen, treten gerade in der Notaufnahme sehr häufig ein. Eine vorliegende, aber juristisch unzureichende Patientenverfügung kann dabei genauso die Richtung weisen wie glaubwürdige Aussagen von Personen aus dem Patientenumfeld.

Deshalb ist jeder schriftliche Vermerk besser als gar keiner. Und jedes noch so schmerzhafte und unangenehme Gespräch, das in der Familie über dieses Thema geführt wurde, kann im Ernstfall eine große Hilfe sein. Für den Patienten selbst, für die Angehörigen – und nicht zuletzt für die Ärzte, die die medizinischen Maßnahmen zu verantworten haben, und das Pflegepersonal, das einen Menschen an seinem Lebensende so begleiten möchte, wie er oder sie es gewollt hätte.

Man sollte keinesfalls dem Trugschluss verfallen, dass der eigene Standpunkt bezüglich lebenserhaltender Maßnahmen nur für Ältere oder bekanntermaßen Todkranke geklärt sein müsste. Ein Unfall oder eine rasant fortschreitende Krankheit kann jede momentan noch kerngesund wirkende junge Person plötzlich an die Schwelle des Todes manövrieren, ohne dass sie sich noch einmal äußern könnte. Auch damit werden wir in der Zentralen Notaufnahme immer wieder konfrontiert – und mit diesen Fällen umzugehen zählt sicherlich zu den größten Herausforderungen unseres Berufes.

Ein Unfall auf einer Ausfallstraße unserer Stadt. Ein Sportwagen ist frontal in einen entgegenkommenden Kleinwagen gefahren. Auf dessen Rückbank saß ein 15-Jähriger, der nun zu uns gebracht wird. Ich habe an diesem Abend Dienst am Organisationstresen.

Die Ankunft des polytraumatisierten Patienten ist rechtzeitig angekündigt worden, sodass auf unserer Seite alles nach Plan läuft: Das Schockraum-Team steht parat, als der Rettungswagen eintrifft. Notarzt und Rettungssanitäter schildern die Situation am Unfallort und die bereits erfolgten Maßnahmen und helfen beim Umlagern des Patienten auf die Schockraum-Liege, bevor sie sich verabschieden. Die Atmosphäre in der ganzen Notaufnahme ist angespannt. Schon wenige Minuten nach dem Eintreffen des Jungen wird klar, dass seine Chancen, vor allem aufgrund des immensen Blutverlustes, sehr schlecht stehen.

In derartigen Fällen sind die Prioritäten klar gesetzt: Während in der Zentralen Notaufnahme ein Schockraum-Einsatz läuft, muss im Zweifel alles andere zurückstehen. Im Wartebereich blinkt auf dem Übersichtsbildschirm deutlich sichtbar ein Hinweis mit der Bitte um Verständnis für eventuelle Verzögerungen. Trotzdem sollte jemand aus dem Pflegeteam die Übersicht behalten und sich so bald wie möglich um die anderen Patienten kümmern. Auch wenn gerade kein Arzt zur Verfügung steht, kann man Leute aus dem Wartebereich holen, Werte ermitteln, erste Maßnahmen ergreifen und die Patienten so weit wie möglich auf die anstehende Untersuchung vorbereiten.

Heute ist das meine Aufgabe. Also stehe ich, während im Hintergrund weiterhin unter Hochdruck um das Leben des Jungen gekämpft wird, schon bald einem Herrn mittleren Alters gegenüber, der sich wegen diffuser Schmerzen im Oberbauch in die Notaufnahme begeben hat. Was für mich eigentlich selbstverständlich ist – nämlich demjenigen, für den ich gerade verantwortlich bin, meine ungeteilte Aufmerksamkeit zu schenken –, fällt mir nun schwer. Ich muss mich beherrschen, um nicht ungeduldig und fahrig zu wirken, während ich den Patienten in einen Behandlungsraum führe und er meine Routinefragen beantwortet: Er habe nichts Außergewöhnliches zu sich genommen und zuletzt vor etwa zwei Stunden eine Kleinigkeit gegessen. Nein, außer den Bauchschmerzen plagten ihn keine anderen Beschwerden. Ja, er könne normal auf die Toilette gehen, aber nein, im Moment müsse er nicht. Nach Letzterem erkundige ich mich meist, bevor ich die Elektroden für ein EKG anbringe oder eine Infusion lege. Das hat einen rein praktischen Grund: Ich möchte einfach verhindern, dass ich alles schon kurze Zeit später wegen eines Toilettengangs wieder abbauen muss.

Am Bildschirm im Behandlungsraum lege ich die Dokumentation an und trage die ersten Werte ein: Blutdruck, Herzfrequenz, Temperatur. Dann beginne ich, die Saugnapf-Elektroden am Oberkörper und an den Extremitäten des Patienten anzubringen. Ich weiß: Der Internist wird hier auf jeden Fall einen EKG-Ausdruck brauchen, um eine Herzproblematik auszuschließen. Ich erkläre dem Patienten, dass es leider ein wenig dauern könne, bis ein Arzt komme, weil im Schockraum gerade ein Schwerverletzter behandelt werde.

Der Mann schweigt. Er beklagt sich nicht, verliert aber auch sonst kein Wort über das, was ich gesagt habe. Stattdessen verzieht er, als ich fertig bin, ein wenig das Gesicht, während er mit der Hand seinen Bauch abtastet. Offenbar ist er auf der Suche nach dem Zentrum oder dem Ausgangspunkt seiner Schmerzen. Hier? Er horcht in sich hinein, schüttelt dann den Kopf, tastet wieder. Doch weiter links?

Hat er mir überhaupt zugehört? Wenn ja – lässt ihn das völlig kalt? Oder habe ich mich zu allgemein, zu unklar ausgedrückt? Hätte ich vielleicht sagen sollen: Nebenan kämpft ein 15-Jähriger, umgeben von modernsten medizinischen Geräten und unterstützt von meinen Kollegen, um sein Leben, weil ein ihm völlig unbekannter Mann vor ungefähr einer halben Stunde zu einem riskanten Überholmanöver angesetzt hat? Unsinn. Was erwarte ich denn? *Ich* bin es doch, der aus der Rolle zu fallen droht. Dieser Mann verhält sich dagegen völlig normal. Er ist aus verständlichen Gründen in die Notaufnahme gekommen. Er akzeptiert, dass sein Leiden momentan nicht höchste Priorität genießt. Trotzdem drehen sich seine Gedanken hauptsächlich um sich selbst, um den dumpfen Schmerz unter seinem Brustkorb, der, wie er mir nun sagt, ein wenig stärker wird, sobald er den Oberkörper leicht nach rechts dreht.

Ich nicke, zeige ihm die Patientenklingel und trage ihm auf, sich zu melden, wenn er etwas brauche. Anschließend verlasse ich den Behandlungsraum. Als ich auf den Korridor trete, sehe ich, dass hinter dem Organisationstresen, in Richtung der Schockräume, eine Gruppe von Kollegen steht. Ernste Gesichter drehen sich zu mir, jemand schüttelt den Kopf. Er hat es nicht geschafft. *Wir* haben es nicht geschafft.

Ich bleibe stehen, habe plötzlich vergessen, wohin ich wollte. Irgendwo sind jetzt gerade die Eltern, denke ich, und sie wissen es noch nicht. Ein Vater und eine Mutter. Sie werden ihren Sohn nicht mehr lebend wiedersehen. Was ist das für ein Irrsinn, wenn dein Kind stirbt und du bist nicht da?

Aus dem Behandlungsraum hinter mir erklingt ein Signalton. Mechanisch mache ich kehrt, öffne die Schiebetür einen Spaltbreit und beuge mich hinein. Er müsse jetzt doch mal aufs Klo, sagt der Mann auf der Liege. Es tue ihm leid, aber das dauere ja nun auch alles bereits recht lange. Er wolle sich nicht beklagen, und er verstehe ja, dass es heute bei uns etwas hektisch zugehe, aber er habe die Abläufe in der Notaufnahme schon reibungsloser erlebt.

Briefing: Der Schockraum

Der Schockraum ist eines der wichtigsten Elemente der Zentralen Notaufnahme. Hier werden Patienten mit schweren Verletzungen oder akut lebensbedrohlichen Erkrankungen versorgt. Dazu gehören vor allem: Polytrauma (mehrere gleichzeitig erlittene, teilweise lebensbedrohliche Verletzungen), Herzinfarkt, Schlaganfall, Schädel-Hirn-Trauma und Sepsis (Blutvergiftung).

Ausstattung und Vorgehensweise tragen dem in solchen Fällen herrschenden Zeitdruck Rechnung: Ein Schockraum-Einsatz wird der Klinik normalerweise vom Rettungsdienst oder vom Notarzt im Vorfeld angekündigt, sodass beim Eintreffen des Patienten bereits ein Team aus Medizinern verschiedener Fachrichtungen und Pflegekräften bereitsteht. Alle eventuell für Diagnose und Erstversorgung notwendigen Geräte sind im Schockraum griffbereit, auch ein Computertomograf befindet sich in unmittelbarer Nähe.

Eine Notaufnahme kann, wie in diesem Buch beschrieben, auch mehrere spezialisierte Schockräume vorhalten, etwa einen für unfallchirurgische und einen für neurologische Fälle. Dies hängt, ebenso wie die genaue Zusammensetzung der Schockraum-Teams, vom individuellen Notfallmanagement der jeweiligen Klinik ab. Überall gilt jedoch gleichermaßen: Das Team muss als Einheit agieren und die Abläufe verinnerlicht haben, denn im Schockraum zählt jede Minute.

Gerade beim Polytrauma muss sichergestellt sein, dass zuerst behandelt wird, was das Leben des Patienten am unmittelbarsten gefährdet (»treat first what kills first«). Deshalb geht man metho-disch nach dem ABCDE-Schema vor: **A**irway (Atemwege), **B**rea-thing (Atemfähigkeit), **C**irculation (Blutkreislauf), **D**isability (neurologische Schäden), **E**xposure (Untersuchung des gesamten Körpers).

Ein wenig gereizt

Alles zu viel

»He, ihr Cowboys, lümmelt euch gefälligst nicht so an die Theke! Wir sind hier nicht im Saloon.«

Mag sein, dass ich ein wenig gereizt bin. Aber nur weil Willi und Karl heute bereits zum dritten Mal jemanden bei uns abliefern, müssen sie hier noch lange nicht rumlungern wie in ihrer Stammkneipe. Wie sieht denn das aus?

Die beiden hünenhaften Rettungssanitäter tauschen einen vielsagenden Blick, nehmen die Ellenbogen vom Tresen und stellen sich betont aufrecht hin. Ich weiß, was sie jetzt denken: Oh, der Mike ist heute anscheinend mit dem falschen Fuß aufgestanden, aber da können wir ja wohl nichts dafür. Er soll sich mal nicht so haben. Die haben leicht reden. Laden die Patienten ab, spielen für ein paar Minuten die Lässigen und verkrümeln sich dann wieder, um Nachschub zu holen. Und wir dürfen sehen, wie wir zurechtkommen, trotz einer fehlenden Pflegekraft.

Mit einer WhatsApp-Nachricht hat die Misere dieser Schicht angefangen: Max fällt aus. Brechdurchfall, ihn hats anscheinend richtig übel erwischt. Auf die Schnelle konnte ich keinen Ersatz organisieren, aber wenigstens kommt das Sopherl früher zur Spätschicht. Bis dahin muss ich neben dem OT-Dienst die Stellung auf der unfallchirurgischen Seite halten.

Erst jetzt fällt mir die neue Patientin ins Auge, eine schmächtige blonde Frau, die einerseits etwa in meinem Alter sein dürfte, andererseits aber wirkt, als wären die Jahre in ihrem Leben besonders lang und mühevoll. Zwischen den riesigen Männern rechts und links von ihr verschwindet sie beinahe, reicht den beiden gerade mal bis zur

Brust. Nervös kaut sie auf ihrer Unterlippe herum, blickt mit ihren von tiefen Ringen gezeichneten Augen schüchtern über den Tresen und sagt kein Wort.

»Einmal Entzug«, übernimmt Willi kurzerhand den erklärenden Part. Bevor ich nachfragen kann, hängt er noch ein »C_2« an. Alkohol. Nun entwickelt sich doch ein kurzes Gespräch mit der Patientin. Sie wolle mit dem Trinken aufhören, sagt sie. Sie sehe sich jedoch ohne Hilfe nicht dazu imstande. Ich frage, ob sie heute schon Alkohol konsumiert habe. Sie nickt.

»Eine Flasche Wein.«

Ich wende mich kurz um, das Arrivalboard zeigt die Uhrzeit: Viertel vor zwölf. Bemerkenswert. Die Frau wirkt nicht mal betrunken. Hat man so viel mit den Folgen übermäßigen Alkoholkonsums zu tun wie wir, erkennt man die Anzeichen normalerweise auch dann, wenn der oder die Betreffende sie zu verbergen versucht. Hier allerdings hätte ich erst mal gar nichts bemerkt – und das ist ein ziemlich untrügliches Zeichen für einen wirklich schweren Fall.

Bernd, heute diensthabender Internist, kommt dazu und wechselt ebenfalls einige Worte mit der Patientin, während sich Willi und Karl verabschieden. Schließlich begleite ich die Frau in den Behandlungsraum sieben, lege die Dokumentation an, ermittle ihre Vitalwerte, nehme Blut ab und schicke es ins Labor.

»Ich glaube, die kenne ich«, sagt Bernd, als ich an den Orga-Tresen zurückkehre. »Wenn mich nicht alles täuscht, war die vor ein paar Monaten schon mal da. In derselben Angelegenheit.«

Ich habe keine Zeit, das zu kommentieren. Der unfallchirurgische Bereich wartet auf mich. Ich muss nach Herrn Topratschek sehen. Der ist 39 Jahre alt und heute am frühen Morgen bei uns eingetroffen – fast direkt von den Philippinen. Vor vier Wochen hat er sich dort im Urlaub bei einem Unfall mit einem Motorroller einen komplizierten Unterschenkelbruch zugezogen, der vor Ort behandelt wurde. Auf Anraten von Freunden begab sich Herr Topratschek dafür in eine renommierte Privatklinik. Der Eingriff wurde durchgeführt, der Patient blieb dort, bis man ihn als transportfähig erachtete, dann flog er, das Bein im Gips, nach Deutschland. Sein nächster Weg führte ihn zu uns. Nach der langen Reise habe er doch recht starke Schmerzen, sagte er.

Die Privatklinik auf den Philippinen hat Herrn Topratschek beeindruckt, so viel ist klar. Jedem, der ihm zuhört, berichtet er von erstaunlich kompetenten Ärzten, äußerst zuvorkommender Behandlung durch das Pflegepersonal, von Medizintechnik, wie er sie vorher noch nie gesehen habe, und nicht zuletzt von hervorragenden hygienischen Verhältnissen. Er zeigt Bilder der Hochglanzklinik auf seinem Smartphone. Auch die CT-Aufnahmen hat er dabei. Umso niederschmetternder wirkte vorhin Jean-Pierres Urteil nach eingehender Untersuchung des betroffenen Unterschenkels.

»Das muss noch mal operiert werden, und zwar so schnell wie möglich.«

Nach dem Öffnen des Verbandes ist Eiter aus der Wunde gelaufen. Ein Abstrich wird noch im Labor untersucht, doch schon jetzt steht fest: Der Unterschenkel ist wahrscheinlich zu retten – sofern unverzüglich gehandelt wird. Im schlimmsten Fall könnte demnächst eine Sepsis eintreten, dann wäre Herrn Topratscheks Leben in Gefahr.

Er sei ja noch gar nicht richtig angekommen, sagte der Patient, und er könne nicht glauben, dass er so überstürzt noch einmal operiert werden müsse. Sein Misstrauen war kaum zu übersehen. Er glaubte, Jean-Pierre sei voreingenommen gegenüber den von ihm so geschätzten Ärzten auf den Philippinen. Als würde unser Unfallchirurg diesen Unterschenkel nur aus Prinzip aufschneiden wollen und nicht aus medizinischer Notwendigkeit.

Herr Topratschek liegt inzwischen – isoliert, damit die mitgebrachten Keime unsere anderen Patienten nicht gefährden – in Behandlungsraum elf. Wir haben noch einmal Blut abgenommen und ihm einen Zugang gelegt, über den ein Antibiotikum verabreicht wird.

Ich ziehe mir die nötige Schutzkleidung über, öffne die Schiebetür, betrete das Zimmer und erkundige mich beim Patienten nach seinem Befinden. Der sieht nur kurz vom Bildschirm seines Smartphones auf. Bevor er sich auf diese Operation einlasse, sagt er, wolle er mit seiner Mutter telefonieren. Dummerweise könne er sie nicht erreichen, er probiere es schon seit einer halben Stunde.

Ich atme einmal tief durch, überprüfe noch kurz die Vitalwerte des Mannes, dann überlasse ich ihn wieder seinem Telefon. 39 Jahre alt und muss seine Mama fragen, ob der Doktor eine notwendige, vielleicht sogar lebensrettende Operation vornehmen darf. Dazu sage ich besser nichts, sonst laufe ich Gefahr, demnächst eine Stellungnahme schreiben zu müssen. In meiner Tasche vibriert mein Handy. Ich ziehe es heraus und sehe, dass Sepp mir eine Nachricht geschickt hat. Ein einziges Triumphgeheul. Er hat meine Bestzeit auf unserer Hausstrecke unterboten. Das ist so ein Wettstreit zwischen uns: 10,5 Kilometer und 650 Höhenmeter mit dem Mountainbike über Schotter und Asphalt. Wochenlang lag ich vorn, und jetzt liegt seine Zeit plötzlich mehr als eine Minute unter meiner. Glückwunsch, elender Mistkerl.

Sepp hat einen Bürojob, macht immer um halb sechs Feierabend und hat jedes Wochenende frei. Ich will mir gar nicht vorstellen, wie meine Zeit unter derart idealen Umständen aussehen würde. Mein Biorhythmus ist im Vergleich zu seinem eine einzige Katastrophe. Schichtdienst eben. Aber ich will mich nicht beklagen. Das heißt: Wollen würde ich vielleicht schon. Ich tue es trotzdem nicht, weil das wie eine Ausrede aussähe. Und Ausreden zählen unter Männern nicht, da zählen nur Bestzeiten.

Während ich mein Handy wieder in die Tasche gleiten lasse, tritt Jean-Pierre durch die Schiebetür des Behandlungsraums neun nach draußen. Drinnen sitzt ein großer und stark übergewichtiger 17-Jähriger seitwärts auf der Patientenliege, flankiert von seiner ebenfalls äußerst fülligen Mutter. Die beiden sind zu uns gekommen, weil der

Junge seit einem kürzlichen Wandertagsausflug heftige Schmerzen im Knie hat.

»Gebrochen oder gerissen ist nichts. Die Beschwerden sind die Folgen einer Überbelastung«, sagt Jean-Pierre. »Er bekommt von mir ein Schmerzmittel, das auch eine entzündungshemmende Wirkung hat – und von dir bitte noch Gehhilfen. Ich mache inzwischen den Brief fertig.«

Ich nicke und will schon zum Materiallager gehen, mache dann doch wieder kehrt und begebe mich zuerst in den Behandlungsraum.

»Müssen wir dich wiegen, oder weißt du ungefähr Bescheid?«, erkundige ich mich bei dem Jungen. Der zuckt mit den Schultern und sieht seine Mutter fragend an. Schon wieder so einer. Ich merke, dass ich mit dem Kiefer mahle. Das ist kein gutes Zeichen. Tief durchatmen, Mike. In meiner Tasche vibriert das Handy. Ich habe verstanden, Sepp, du bist der Größte. Jetzt lass mich gefälligst in Ruhe arbeiten.

»Als wir ihn letztes Mal gewogen haben«, sagt die Frau, »hatte er in etwa mein Gewicht. Also ungefähr 125. Aber das ist jetzt auch schon wieder ...« Mutter und Sohn neigen beim Nachdenken synchron die Köpfe nach links. »... 13 Monate her.«

»Alles klar.«

Jetzt gehe ich in den Materialraum, schnappe mir ein Paar Schwerlastkrücken, kehre zu den beiden zurück, stelle die Unterarmgehstützen auf die Körpergröße des Jungen ein und drücke sie ihm in die Hand.

»Die sind verwendbar bis 150 Kilo, das sollte reichen.«

Mutter und Sohn sehen mich bestürzt an, aber für beschönigende Umschreibungen habe ich keine Zeit. Überhaupt habe ich heute viel zu wenig Zeit. Gerade war draußen wieder der Signalton des Arrivalboards zu hören. Also verabschiede ich mich, verlasse den Behandlungsraum und kehre zum Organisationstresen zurück. Die Ankündigung am Bildschirm lautet: *m 24, Aspiration, GCS 15, nicht intubiert.*

Da ist einem jungen Mann etwas in die Luftröhre gelangt, was dort nicht hingehört. Je nachdem, worum es sich dabei handelt, kann so etwas durchaus kritisch werden. Ankunft in fünf Minuten. Ich ziehe mein Handy aus der Tasche. Zwar warte ich noch auf Nachrichten meiner Kollegen wegen der Änderungen am morgigen Dienstplan – allzu schnell wird Max wohl nicht auf die Beine kommen. Aber wenn ich das Telefon jetzt ausschalte, kann mir Sepp erst mal nicht weiter auf die Nerven gehen. Damit wäre auch schon viel gewonnen.

Als ich auf den Bildschirm blicke, sehe ich: Die neue Nachricht kam gar nicht von Sepp, sondern von meiner Frau. Ein Bild von einem putzigen Hundewelpen. Irgendein Mischling mit Schlappohren, der ein Zuhause sucht und mich ansieht, als sei ich seine letzte Hoffnung. Darunter die Zeile: *Der sieht aber schon süß aus ... Was meinst du?* Drei grinsende Smileys.

Ich glaube es nicht. Sie fällt mir in den Rücken. Seit Wochen erkläre ich unserer Tochter, dass die Anschaffung eines Hundes für unsere Familie momentan auf gar keinen Fall infrage kommt. Meine Frau hat sich in dieser Diskussion bisher zurückgehalten. Das verstehe ich. Es fällt ihr nun mal schwer, einem unserer Kinder einen Herzenswunsch abzuschlagen. Aber dass sie nun auf diese Art die Seiten wechselt, ist schon ein starkes Stück.

»Entschuldigung.«

Ich blicke auf. Die blonde Frau, die wegen ihres Alkoholentzugs gekommen ist, hat ihren Behandlungsraum verlassen und steht mir auf der anderen Seite des Tresens gegenüber.

»Kann ich kurz rausgehen, eine rauchen?« Um ihre Absichten zu untermauern, zeigt sie mir die etwas zerknautschte Zigarettenschachtel in ihrer Hand.

»Ja, sicher«, antworte ich.

»Danke.«

Im nächsten Moment ist sie weg. Die sehen wir nicht wieder. Hat diesmal nicht sehr weit gereicht, ihre Motivation zum Entzug.

Aber wer bin ich, darüber zu urteilen? Und was würde es bringen, sie nicht rausgehen zu lassen? Ich weiß, dass manche meiner Kollegen kompromissloser sind, was das Verlassen des Behandlungsbereiches für eine Zigarette betrifft. Ich betrachte das bei Suchtpatienten allerdings so: Wenn die zusätzlich zum gerade einsetzenden Entzug nicht einmal rauchen dürfen, werden sie noch nervöser, als sie ohnehin schon sind. Hilft das? Am Ende mache ich mir dadurch mehr Scherereien als nötig. Außerdem sind wir alle erwachsen, und das hier ist kein Gefängnis.

Ich wäre weniger entspannt, hätte ich der Patientin bereits einen Zugang gelegt. Über die Venenverweilkanüle kann schließlich alles Mögliche in den Blutkreislauf gelangen. Und falls ein Laie sie unsachgemäß entfernt, endet das in der Regel mindestens mit einer Riesensauerei. Deshalb verständigen wir, falls uns ein Patient mit gelegtem Zugang fluchtartig verlassen hat, in dessen eigenem Interesse die Polizei.

Rund um den Bildschirm-Arbeitsplatz stapeln sich Blätter, Patientenaufkleber, Notizzettel und Einweisungsscheine. Alles liegen geblieben, weil ich den ganzen Vormittag über den unfallchirurgischen Bereich mitbetreuen musste. Wenn ich hier nicht sofort Ordnung schaffe, verliere ich vollends den Überblick. Also, worauf warte ich?

Zügig wühle ich mich durch die Papierstapel und trenne das, was aufgehoben werden muss, von dem, was in den Papierkorb gehört. Dann schnappe ich mir den Ordner, in dem wir Patientendokumente archivieren, und hefte die übrigen Blätter dort ein. Zwischendurch klingelt ein paarmal das Stationstelefon, doch davon lasse ich mich nicht aus dem Tritt bringen.

Ich sortiere mit der rechten Hand weiter, während ich mir mit der linken den Hörer ans Ohr halte und mein Blick zwischen den Papieren und dem Bildschirm hin und her fliegt. Irgendwie gelingt es mir auch noch, mich nebenbei per Zeichensprache mit Bernd auszutauschen, sobald der Oberarzt beim Wechsel von einem Behandlungsraum in den nächsten für einige Sekunden verfügbar ist. Was andere Leute als »Multitasking« bezeichnen, nennen wir einfach nur »Arbeit«.

Kaum habe ich die Unordnung einigermaßen beseitigt, ertönt wieder das charakteristische Klicken, mit dem sich die automatische Eingangstür öffnet. Willi und Karl sind zurück. Auf ihrer Transportliege mit hochgeklappter Rückenlehne sitzt ein junger Mann. Offensichtlich die angekündigte Aspiration. Ein bisschen blass vielleicht, ansonsten wirkt er stabil.

»Hey, Sheriff, die Cowboys sind wieder in der Stadt.«

Mein Kiefer beginnt wieder zu mahlen. Willi ist bestimmt ein ganz passabler Rettungssanitäter, aber an Tagen wie heute hoffe ich, dass er bald seiner eigentlichen Bestimmung folgt und als Komiker durchstartet. Ich lasse seinen Gruß unbeantwortet und wende mich direkt an den jungen Mann auf der Liege.

»Grüß Gott. Sie können mit mir sprechen?«

Er fasst mit der Hand an seinen Hals, räuspert sich und sagt: »Ja, das geht.«

Klingt einwandfrei.

»Er hat sich zu Hause beim Essen am Reis verschluckt«, erklärt Karl, während mir sein Kollege die Papiere reicht.

»Das war krass«, wirft der Patient kurzatmig ein. »Ich hab erst gar keine Luft mehr gekriegt und auch nichts sagen können. Dann kam voll der Hustenanfall. Aber jetzt ist es besser. Vielleicht ...« Er sieht sich suchend im Behandlungsbereich um. »Vielleicht könnte ich ein Glas Wasser bekommen? Ich glaube, dann wäre auch schon wieder alles in Ordnung und ich müsste Sie gar nicht weiter bemühen.«

Zum Kiefermahlen gesellt sich jetzt ein Pochen in meinen Schläfen. Das setzt immer knapp unterhalb des Siedepunkts ein. Willi und Karl machen gleichzeitig einen Schritt zurück, bringen sich in Sicherheit und überlassen ihren Schützling dem Unglück, das er selbst heraufbeschworen hat. Im Hintergrund öffnet sich schon wieder die automatische Tür. Die Patientin aus der Sieben kehrt vom Rauchen zurück. Im Vorbeigehen hebt sie die Hand zu einem flüchtigen Gruß und verschwindet dann im Behandlungsraum.

Da siehst du es, Mike. Manchmal glaubt man, man hat die Dinge durchschaut – und dann ist doch alles ganz anders. Das Gleiche gilt vielleicht auch für diesen jungen Herrn da vor dir. Er weiß nicht, dass du gerade die Arbeit von zwei Notfallpflegern alleine stemmen musst und Willis Sprüche deshalb deinen Blutdruck besonders steil nach oben treiben. Er kann nichts dafür, dass ein Patient, der selbst keine Entscheidung ohne seine Mutter trifft, die Kompetenz eines erfahrenen Chirurgen infrage stellt. Und unterbotene Bestzeiten oder Fotos von süßen Hundewelpen spielen für ihn sowieso keine Rolle.

Zugegeben: Was der Mann gerade gesagt hat, klingt so, als hätte er sich herbringen lassen, obwohl ihm nicht mehr als ein Schluck Wasser fehle. Aber vielleicht habe ich ihn ja nicht richtig verstanden. Ich beschließe, meinen mahlenden Kiefer und meine pochenden Schläfen zu ignorieren, Ruhe zu bewahren und noch einmal nachzufragen.

»Warum genau haben Sie denn den Rettungsdienst verständigt?«

»Ähm.« Der Patient schluckt und fasst sich wieder an den Hals. »Ich war das gar nicht. Ich habe nicht allein gegessen, wissen Sie, sondern gemeinsam mit meinen Eltern. Und als ich plötzlich so gehustet habe … Also meine Mutter hat dann eben gemeint, wir sollten …«

»Stopp!«

Ich will es nicht hören. Keine Mütter mehr. Andernfalls kann ich für nichts garantieren. Was ist eigentlich los mit diesen Leuten? Bin ich heute Morgen falsch abgebogen und in der Abteilung für Muttersöhnchen gelandet? Oder ist das alles nur ein schlechter Scherz? Sind hier irgendwo Kameras versteckt?

»Mike.« Plötzlich steht Svenja neben mir. »Ich kann das übernehmen. Bernd hat gesagt, die Patientin in der Sieben bekommt noch eins Komma null Milligramm Tavor sublingual.«

In erster Linie sind wir in der Notaufnahme für die uns anvertrauten Patienten zuständig. Aber wir sind auch ein Team. Und wenn dieses Team funktioniert, registrieren wir, falls jemand von uns an seine Grenzen gerät. Dann genügt manchmal eine kleine Intervention, um die Situation zu entspannen. Ich gehe zum Medikamentenschrank und hole die gewünschte Dosis Tavor. Das wird der Patientin während ihrer Entgiftung helfen. Die dauert ein paar Tage, die sie wahrscheinlich bei uns im Haus verbringt. Im Anschluss wird sie, sofern sie weiterhin so kooperativ bleibt, einen Platz in einer psychiatrischen Klinik bekommen.

Als ich den Behandlungsraum sieben betrete, hat sich die Frau wieder auf der Patientenliege ausgestreckt, die Beine angewinkelt. Sie empfängt mich mit einem etwas gequälten Lächeln. Ich gebe ihr die Tablette, dann messe ich ihren Blutdruck. Währenddessen vibriert schon wieder mein Handy. Ich muss das verdammte Ding jetzt wirklich ausschalten.

»Und warum die Trinkerei?«, frage ich, während ich am Bildschirm den soeben ermittelten Wert eintrage und die Verabreichung des Medikaments dokumentiere.

Die Patientin stößt ein kurzes, bitteres Lachen aus. Als ich schon sicher bin, dass sich ihre Antwort darauf beschränkt, murmelt sie: »Manchmal komme ich einfach nicht zurecht. Dann wird mir alles zu viel.«

Ich wende mich vom Bildschirm ab. Sie kaut am Nagel ihres linken Daumens, ihre Knie wippen unablässig hin und her. Bald wird die Wirkung der Tablette einsetzen.

»Hier ist die Glocke.« Ich hebe das kleine Kästchen mit der roten Taste hoch, lege es dann wieder neben sie auf die Liege. »Drücken Sie drauf, wenn Sie etwas brauchen.«

Sie nickt, dann ist da wieder dieses gequälte Lächeln. *Manchmal komme ich einfach nicht zurecht.*

Draußen ziehe ich mein Telefon aus der Tasche. Meine Frau hat geschrieben.

Keine Sorge, vergiss das mit dem Welpen. Unsere Tochter hatte mir das Handy stibitzt … Ein Smiley, der ratlos mit den Schultern zuckt, dann ein Grinsesmiley. Ich schalte das Telefon ab, stecke es ein und kehre zurück zum Organisationstresen. Willi und Karl sind längst wieder unterwegs. Der adipöse Junge humpelt mit seinen Krücken und in Begleitung seiner Mutter zum Ausgang, vorbei am Reisesser, der auf einem der Klappstühle am Rand des Korridors sitzt und kleinlaut an einem Plastikbecher nippt. Svenja holt eine Patientin aus dem Wartebereich. Hinter mir telefoniert Jean-Pierre, es geht um die Notoperation am Unterschenkel des von den Philippinen zurückgekehrten Mannes. Sie wird heute Abend stattfinden.

Eigentlich mag ich Hunde. Und ich muss zugeben, der auf diesem Bild hat schon was. Vielleicht sollten wir das Thema noch mal besprechen. Ganz in Ruhe.

20. März 2020 – Notfalldienstplan (Michael Steidl)

Gemeinsam mit dem Leitungsteam habe ich einen Notfalldienstplan für das Pflegepersonal der ZNA erarbeitet: nur noch zwei Schichten, jeweils zwölf Stunden – von sieben bis 19 Uhr und von 19 bis sieben Uhr. Damit wäre durchgehend mehr Personal vor Ort, was bei dem rasanten Anstieg der Patientenzahlen, mit dem wir rechnen müssen, dringend nötig sein wird. Andererseits ist ein derartiger Zwei-Schicht-Betrieb wahrscheinlich nicht dauerhaft durchzuhalten. Deshalb werden wir unser Pulver nicht frühzeitig verschießen, sondern erst mal weiter im Normalbetrieb verbleiben und so spät wie möglich umschalten.

Ich selbst kümmere mich momentan hauptsächlich um Organisatorisches. Wir Führungskräfte sollen jetzt so wenig wie möglich direkt an den Patienten arbeiten, um eine Ansteckung und damit unseren Ausfall zu vermeiden. Aus diesem Grund nehme ich vorerst auch nicht mehr am Schichtbetrieb teil. Stattdessen komme ich täglich morgens um halb acht in die Notaufnahme, bleibe dann zehn, elf oder zwölf Stunden und bin außerdem in ständiger Rufbereitschaft für den Fall, dass es plötzlich eng wird. Ich habe selten so viel gearbeitet wie in den vergangenen und wahrscheinlich auch in den kommenden Wochen.

Zum Wechsel von der Früh- auf die Spätschicht – dem Zeitpunkt des Tages, zu dem das meiste Personal anwesend ist – habe ich eine improvisierte Besprechung im Schockraum einberufen. Ich will das Konzept des Notfalldienstplans vorstellen und meine Kolleginnen und Kollegen nach ihrer Meinung dazu fragen. Schließlich handelt es sich um eine massive Änderung ihres Arbeitsalltages, die man nicht einfach so verordnen kann.

Ich halte einen Ausdruck des provisorischen Notfalldienstplans in den Händen. Da wir noch nicht wissen, wann er in Kraft treten wird, stehen in der ersten Zeile keine Wochentage und Daten wie sonst üblich. Stattdessen beginnt dieser Plan mit dem »Tag X«. Der kann morgen oder übermorgen sein, vielleicht auch erst nächste oder übernächste Woche.

Für uns in der Notaufnahme ist diese Situation eigenartig. Wir sind es zwar gewohnt, stets mit dem Unvorhersehbaren zu rechnen. Dazu gehören neben Einzelschicksalen auch Naturkatastrophen, Terroranschläge, Amokläufe, Massenkarambolagen oder Zugunglücke mit vielen Schwerverletzten. Für solche Fälle gibt es Planspiele und trainierte Abläufe, von denen man nie weiß, ob und wann sie gebraucht werden. Wenn dann ein derartiges Unglück geschieht, ist die Situation sofort akut, die Pläne treten unverzüglich in Kraft. Es folgen mehrere Stunden, vielleicht auch ein paar Tage äußerster Anstrengung – eine zeitlich eng begrenzte Ausnahmesituation, nach der sich die Abläufe schnell wieder normalisieren.

Mit Covid-19 ist die Lage anders. Wir wissen aus den Erfahrungen, die gerade anderswo in der Welt gesammelt werden, in etwa, was kommen wird. Deshalb haben wir sogar die Möglichkeit, uns konkret darauf vorzubereiten. Doch wir müssen auch damit rechnen, dass wir einen ungewöhnlich lang anhaltenden Ausnahmezustand haben werden. Das Motto kann nicht lauten: Jetzt arbeiten wir zwei, drei Tage mit äußerster Anstrengung, gehen über unsere psychischen und physischen Grenzen, um diese Situation zu meistern, und dann werden wir wieder durchatmen. Nein, bei dem, was gerade auf uns zurollt, sollten wir mit unseren Kräften haushalten. Das wird sicher kein Sprint, sondern eher ein Marathon.

Im Schockraum erkläre ich den Notfalldienstplan, die rund um die Liege stehenden Kolleginnen und Kollegen hören zu. Ich muss mich beeilen, denn draußen läuft der Betrieb weiter, neue Patienten werden gebracht, die bereits Anwesenden verlangen unsere Aufmerksamkeit. Wenn ich zwischendurch den Kopf hebe, blicke ich in von Schutzmasken und OP-Hauben eingerahmte Augenpaare – die einen wirken erschöpft, die anderen konzentriert. Allzu viele Worte muss ich nicht verlieren. Jede und jeder hier im Raum ist lange genug dabei, um zu verstehen, was Zwölf-Stunden-Schichten in einem Job bedeuten, der einen oft genug in den üblichen acht Stunden ans Limit bringt. Deshalb rechne ich durchaus mit Einwänden und Protest. Ich kann niemanden dazu zwingen, diesen Diensten zuzustimmen.

Als ich mit meinen kurzen Erläuterungen fertig bin, frage ich in die Runde, wer mit dem Plan einverstanden ist. Zwei, drei Sekunden lang herrscht Stille, während von draußen die gedämpften Stimmen von Ärzten, Sanitätern und Patienten und das Klappern von Transportliegen hereindringen.

Dann hebt Christoph die Hand. »Einverstanden.«

Svenja tut es ihm gleich. Im nächsten Augenblick sehe ich nur noch erhobene Hände. Alle machen mit, ohne Rückfrage, ohne Widerspruch. Wir sind ein Team, sagt diese kollektive Geste, wir stehen das gemeinsam durch.

Während ich mich bedanke und damit die Runde wieder nach draußen entlasse, bin ich froh über die Mund- und Nasenschutzmaske. Sie verdeckt meine Gesichtszüge ziemlich gut. So hat hoffentlich niemand bemerkt, dass ich für einen Moment mit den Tränen gekämpft habe.

Das hier ist kein Film

Die Schublade, in der wir enden

Heute besucht mich Julia. Sie hat einen Termin in der Stadt, bei der Gelegenheit kommt sie im Krankenhaus vorbei. Als ich zur verabredeten Zeit den Türöffner betätige und in den Wartebereich gehe, ist meine Frau bereits da. Die meisten der auf den Sitzplätzen ausharrenden Patienten und Angehörigen heben, wie jedes Mal, wenn das charakteristische Klicken des Öffnungsmechanismus ertönt, erwartungsvoll den Blick. Diesmal wird ihnen ein wohl eher unerwartetes Schauspiel geboten: Ein Mann im Pfleger-Outfit tritt heraus und läuft zielstrebig auf die vor Kurzem erschienene zierliche Frau mit dem leuchtend grünen Oberteil und den langen dunklen Haaren zu – und drückt ihr einen Kuss auf den Mund.

Wir verlassen den Wartebereich durch die aus zwei automatischen Schiebetüren bestehende Schleuse und stehen danach im Freien, auf dem kurzen Verbindungsweg zwischen dem Parkplatz für die Rettungswagen und dem Eingang zur Notaufnahme. Dieser Weg überspannt wie eine Brücke eine für Lieferungen genutzte Zufahrt. Welche Lagerräume da unten sind und was genau dort angeliefert oder abgeholt wird, habe ich Mike bisher noch nicht gefragt. Julia erkundigt sich, wie mein Tag sei und ob ich heute schon etwas Interessantes erlebt habe.

Ich denke an den bemitleidenswerten Tumorpatienten in der Sechs. Dann an den kollabierten Alkoholiker, dem der Oberarzt vorhin klarzumachen versuchte, dass er bei seiner stark geschädigten Leber mit jedem weiteren Glas Bier sein Leben aufs Spiel setzt. Ich erinnere mich daran, dass mir Mike, als am Morgen eine neunzigjährige Patientin aus einem Pflegeheim eingeliefert wurde, erklärt hat, was die sogenannte Cheyne-Stokes-Atmung ist: ein sich periodisch wiederholendes Atemmuster, das im Verbund mit anderen Indizien wie etwa kalten, marmorierten Extremitäten als Vorzeichen des nahen Todes gilt. Doch von alldem will ich jetzt nicht erzählen. Meine Frau und ich haben in den vergangenen Wochen viel zu viel über Krankheiten und Unfälle, über das Leid und den Tod gesprochen. Ich weiß, dass Julia so etwas nie kaltlässt. Ich habe keine Lust, diesen sonnigen Moment ein weiteres Mal durch düstere Geschichten einzutrüben.

»Vorhin ist einer wieder gegangen, weil er mit seinen Rückenschmerzen ein bisschen warten musste«, erzähle ich. »Du siehst ja, dass immer noch ganz schön viel los ist.«

»Dann kann es ihm ja nicht sehr schlecht gegangen sein, oder?«

»Nun ja, der Mann war kaum weg, da kam er auch schon zurück – aber diesmal mit dem Rettungswagen. Er hatte beobachtet, dass die Leute, die von den Sanitätern eingeliefert werden, normalerweise gleich in den Behandlungsbereich dürfen. Also ist er zur nächsten Kreuzung runtergelaufen und hat dort den Notruf gewählt. Sozusagen als Abkürzung. Hat ihm aber nichts gebracht, weil sein Zustand bei der zweiten Ankunft exakt der gleiche war wie vorher. Also haben sie ihn an der Sichtung gebeten, von der Transportliege abzusteigen und im Wartebereich Platz zu nehmen.«

»Leute gibts …«

»Das kannst du laut sagen. Und sonst – lass mich mal überlegen …«

Mir fällt ein dunkelgrauer Lieferwagen ins Auge, der über die Zufahrt unter der Brücke gekommen sein muss und nun vor einer Doppeltür an der linken Seite der schmalen Straße parkt. Die weit geöffnete Heckklappe erlaubt den Blick in einen geräumigen Ladebereich, verkleidet mit blitzblankem Edelstahl.

»… Ach ja, heute ist ein Tänzer da.«

»Ein Tänzer? Ballett?«

»Nein. Eher so …« Ich zeige ein paar geschmeidige Disco-Moves.

Julia kichert. »Und was tut der da drin?«

»Er tanzt zu imaginärer Musik. Und zwar pausenlos, auch im Behandlungsraum. Seine Mutter hat ihn herbringen lassen. Gestern hat er wahrscheinlich irgendwas eingeworfen – und jetzt ...«

Über Julias Schulter hinweg bemerke ich, dass sich unten an der Zufahrt die Doppeltür öffnet. Ein Mann im dunklen Anzug tritt heraus, läuft ein paar Schritte zum Heck des davor geparkten Lieferwagens und drückt auf einen Knopf, woraufhin sich die Bodenplatte des Ladebereiches langsam in Bewegung setzt.

»... na ja, jetzt kann er eben nicht mehr stillhalten. Das macht es nicht ganz leicht, seine Vitalparameter zu ermitteln und die Werte zu dokumentieren. Zumal er selbst der Meinung ist, dass mit ihm alles in Ordnung sei. Er ist bester Laune, versteht aber nicht so recht, was man hier eigentlich von ihm möchte.«

»Wie alt ist er?«, fragt Julia.

»Fünfundzwanzig.«

Die Bodenplatte kommt zum Stehen, als sie einen halben Meter über das Heck des Lieferwagens hinausragt. Der Mann im dunklen Anzug hebt den Blick und wendet sich zur Doppeltür. Offenbar erwartet er, dass jeden Moment noch jemand erscheint.

»Er ist also längst volljährig. Kann man ihn dann einfach so hierbehalten, wenn er das gar nicht will?«

»Prinzipiell nicht. Aber die Ärzte haben natürlich auch eine Fürsorgepflicht, und in diesem Fall können sie eine Gefährdung des Patienten nicht ausschließen. Das hängt hauptsächlich davon ab, was er genommen hat. Darüber weiß man bis jetzt noch nichts Genaues. Die Urinabgabe hat sich hingezogen, da war Mikes ganzes diplomatisches Geschick gefragt.«

Jetzt bewegt sich da unten an der Tür wieder etwas. Eine hellbraune Kiste wird auf einem mit Rollen versehenen Gestell hinausgeschoben. Es ist eine längliche Kiste. Ein Sarg.

»Bis er den Tänzer überzeugt hatte, dass er in den Becher urinieren muss?«, fragt Julia, weil ich meinen Bericht für einen Moment unterbrochen habe.

»Ja. Kaum war die Probe abgegeben, ging es auch schon wieder los mit der Tanzerei.«

Ich versuche, nicht allzu auffällig hinunterzusehen, während ich weiterrede. Jetzt bugsieren sie den Sarg in den Wagen. Der zweite Mann sieht dem ersten aus dieser Entfernung zum Verwechseln ähnlich, was an ihren identischen, unauffällig-seriösen Anzügen liegen muss.

»Es ist schon irgendwie besorgniserregend, das zu sehen«, fahre ich fort.

Entschlossen, den Tod von diesem Gespräch fernzuhalten, gehe ich langsam weiter, weg von der Brücke, weg von dem Lieferwagen.

»Andererseits hat es auch etwas Auflockerndes. Jeder, der seinen Behandlungsraum betritt, kommt kurz darauf ein bisschen beschwingter wieder raus.«

»Oje!« Julia hält sich in gespieltem Entsetzen die Hand vor den Mund. »Dann hat er vielleicht was Ansteckendes?«

»Du meinst so was wie … Beat-Bazillen?«

»Ja. Oder die gefürchteten Party-Pocken!«

»Funk-Fieber?«

»Techno-Tripper?«

»Hip-Hop-Herpes?«

Während wir alberne Namen für Fantasie-Infektionen erfinden, schlendern wir an einem Notarztfahrzeug vorbei in Richtung des Fahrradständers, in dem auch Mikes Mountainbike geparkt ist. Wir genießen ein paar Minuten lang die Sonne, Julia erzählt mir von ihrem Termin in der Stadt und von ihren weiteren Plänen für den Tag, dann muss sie auch schon wieder los.

Nachdem wir uns verabschiedet haben, halte ich auf dem Weg zum Eingang auf der Brücke inne und blicke wieder nach unten. Der Lieferwagen steht noch immer auf der Zufahrt, inzwischen sind zwei

Särge eingeladen. Der hydraulisch verstellbare Boden, auf dem sie stehen, wurde zurück ins Wageninnere manövriert und so weit angehoben, dass nun darunter Platz für zwei weitere Särge ist. Im nächsten Moment tauchen die beiden Herren in den Anzügen auch schon wieder auf und schieben Nummer drei durch die Doppeltür nach draußen.

»Was passiert eigentlich, wenn hier jemand stirbt?«, frage ich Mike, als ich ein paar Minuten später wieder bei ihm am Organisationstresen sitze. »Ich meine die Abläufe betreffend.«

Wir haben bereits ein paarmal über das Sterben in der Notaufnahme gesprochen. Doch dabei ging es hauptsächlich um die Zeit bis zum Eintritt des Todes – also eigentlich darum, wie es ist, wenn um das Leben eines Patienten gekämpft wird. Was passiert, wenn dieser Kampf verloren wurde, haben wir nur in Bezug auf die psychische Verarbeitung des Todes thematisiert. Mike hat mir von kleinen Ritualen erzählt, die ihm und einigen seiner Kollegen den Umgang mit dem Sterben leichter machen. Außerdem hat er mir einen der Verabschiedungsräume gezeigt, die an mehreren Stellen im Haus eingerichtet wurden, um Angehörigen einen würdigen Rahmen für die Begegnung mit dem oder der Verstorbenen zu bieten. Die Einrichtung dieser Räume ist schlicht, wirkt aber bei Weitem nicht so steril wie ein Stationszimmer oder ein Behandlungsraum. Vorhänge in gedeckten Farben, dezente Beleuchtung, Möbel und Wandverkleidungen aus Holz, eine Tür, durch die Geräusche von draußen nur sehr gedämpft klingen – schon weicht die Klinikatmosphäre zumindest ein wenig. Ich war auch in der Krankenhauskapelle, in die das Tageslicht durch kunstvoll gestaltete Buntglasfenster fällt. In ihr werden nicht nur regelmäßig Gottesdienste von den Krankenhausseelsorgern beider großen Konfessionen abgehalten, Patienten und Angehörige nutzen sie auch als einen stillen Meditationsraum, der zwar von Altar und Kreuz dominiert wird, in dem in einem separaten

Bereich aber auch Gebetsteppiche und verschiedene Ausgaben des Korans zu finden sind.

Als ich vorhin die Männer dabei beobachtete, wie sie Särge in den Bestattungswagen verladen haben, ist mir klar geworden, dass ich mich bisher ausschließlich mit der Trauer befasst habe, mit der Angehörige wie Personal nach einem Todesfall in der Klinik umgehen müssen. Darüber, wie ein solcher Todesfall organisatorisch verarbeitet wird, weiß ich so gut wie nichts. Mike überlegt ein paar Sekunden, bevor er antwortet.

»Zuerst muss der Tod festgestellt werden. Also auch formell, mit Totenschein und so. Das dauert ein bisschen, weil sich die dafür ausschlaggebenden endgültigen Todesmerkmale erst nach und nach entwickeln.«

»Was sind das für Merkmale?« Ich habe bisher angenommen, ein laut Monitoring-EKG nicht mehr schlagendes Herz müsste ausreichen.

»Hauptsächlich die sogenannten Totenflecken. Die entstehen durch das Blut und andere Körperflüssigkeiten, die nach dem Kreislaufstillstand langsam nach unten absacken. Sie zeigen sich schon vor der Totenstarre.«

Die Tür zum Wartebereich öffnet sich, zwei Sanitäter begleiten einen im Rollstuhl sitzenden älteren Herrn in den Behandlungsbereich und steuern direkt auf den Organisationstresen zu.

»Bis der Tod endgültig festgestellt werden kann, vergehen in den meisten Fällen schon mal ein bis zwei Stunden. So lange bleibt der oder die Verstorbene an Ort und Stelle, wird, falls nötig, gewaschen, mit einem Klinikhemd bekleidet, auf den Rücken gelegt, die Hände locker auf den Bauch, Augen geschlossen, Kopf und Kiefer abgestützt«, erklärt mir Mike noch, dann steht er auf, um den neuen Patienten in Empfang zu nehmen. Ich folge ihm.

Der Patient im Rollstuhl, Dr. Konrad Geiß, wird von verschiedenen chronischen Leiden geplagt und scheint ein regelmäßiger Gast in der Notaufnahme zu sein. Der Auslöser für seine heutige Einlieferung ist ein zu Hause erlittener Schwächeanfall, in dessen Folge seine Frau den Rettungsdienst verständigte. Er ist noch immer sehr blass, aber orientiert und ansprechbar. Seiner Laune nach zu urteilen, scheint er mit der Entscheidung seiner Frau nicht einverstanden zu sein.

Mike bringt ihn in einen Behandlungsraum, legt die Dokumentation an, trägt die ersten ermittelten Werte ein und nimmt Blut ab, das sofort ins Labor geschickt wird. An einem direkt in der Notaufnahme postierten Gerät kann Mike außerdem eine Blutgasanalyse vornehmen, die schon nach wenigen Minuten Werte liefert. Dazu gehören nicht nur Sauerstoffgehalt und pH-Wert des Blutes, sondern auch die Konzentration von Hämoglobin, Elektrolyten, Glucose und Lactat. Während das Analysegerät ratternd seine Arbeit verrichtet, greift Mike unseren Gesprächsfaden wieder auf, als seien wir gerade erst unterbrochen worden.

»Was genau nach der letzten Sichtung des oder der Verstorbenen passiert, hängt natürlich auch davon ab, ob Angehörige vor Ort sind oder ob wir wissen, dass sie in Kürze eintreffen werden. In dem Fall wäre der Verabschiedungsraum eine gute Option. Falls keine natürliche Todesursache vorliegt, schalten sich außerdem vielleicht auch noch Ermittlungsbehörden ein.«

Das Gerät rattert nun nicht mehr, stattdessen spuckt es, untermalt von leisem Summen, einen breiten, bedruckten Papierstreifen aus. Er sieht aus wie ein Kassenbon, auf dem anstelle gekaufter Waren Kürzel wie *pH*, *Glu* und *Lac* stehen und die Preise durch Messwerte ersetzt wurden.

»Wie auch immer«, fährt Mike fort, »früher oder später kommt die Leiche runter in die Prosektur.« Er reißt den Papierstreifen ab und dreht sich zu mir um. »Da waren wir noch nicht, oder?«

»Nein«, antworte ich. Ich habe nicht mal eine Ahnung, was eine Prosektur ist.

»Dann gehen wir da bei nächster Gelegenheit hin. Das solltest du mal gesehen haben.«

Ich kann nur vermuten, dass er recht hat. Doch bevor wir weiter darüber sprechen können, taucht der Oberarzt auf. Mike zeigt ihm die Ergebnisse der Blutgasanalyse. Beide sind nicht überrascht, dass Dr. Konrad Geiß' Hämoglobinwert unter der Norm liegt. Damit war offenbar zu rechnen. Doch die Steilfalten auf der Stirn des Internisten lassen darauf schließen, dass sich die Zahl einem kritischen Wert nähert.

»Er wird wieder eine Blutkonserve brauchen«, sagt Bernd schließlich. »Kannst du schon mal ein Bett organisieren?«

»Privat versichert?«, fragt Mike.

»Mhm. Einbettzimmer mit Chefarzt.«

»Alles klar.«

Bernd verschwindet im Behandlungsraum von Herrn Dr. Geiß. Mike sucht am Bildschirm nach einem passenden freien Platz auf einer Station. Als er fündig geworden ist, ruft er die dortigen Kollegen an, fragt nach, ob er das Bett haben kann, lässt es reservieren und gibt dann dem Oberarzt Bescheid.

»So«, wendet er sich anschließend wieder an mich. »Ich schaue noch mal in die Drei, dann können wir gehen.«

In Behandlungsraum drei hat sich der Tänzer inzwischen auf der Liege ausgestreckt, er schläft tief und fest. Er soll sicherheitshalber bis morgen bleiben. In Kürze wird er ebenso verlegt werden, wie es schon vor einer Stunde mit dem bedauernswerten Tumorpatienten aus der Fünf geschehen ist. Als Mike und ich wenig später zur Prosektur aufbrechen, kommen wir am Behandlungsraum von Dr. Geiß vorbei.

»Wenn Sie kein Premium-Zimmer für mich haben, dann bleibe ich nicht hier«, höre ich die rasselnde, tiefe Stimme des Patienten sagen. Die Premium-Station ist sozusagen der Fünf-Sterne-Bereich der Klinik. Die Einzelzimmer dort sind fast schon kleine Appartements, es gibt einen Lounge-Bereich, Essen à la carte, Wellness- und andere Zusatzangebote sowie – natürlich – die persönliche Betreuung durch den Chefarzt.

»Ich kann Ihnen momentan leider nur ein Einzelzimmer mit Chefarztbehandlung anbieten«, antwortet Bernd.

Bei der Behandlung in der Notaufnahme spielt die Frage, ob jemand gesetzlich oder privat versichert ist, grundsätzlich keine Rolle. Seit ich hier bin, habe ich nie erlebt, dass dieser Aspekt berücksichtigt worden wäre, wenn es darum ging, wie lange jemand warten muss oder welche Untersuchungs- und Behandlungsmaßnahmen ergriffen werden. Sobald die Verlegung eines Patienten auf eine Station organisiert werden soll, wird der Versicherungsstatus dagegen schnell zum Thema. Wobei die Tatsache, dass man privat oder zusatzversichert ist, nicht unbedingt bedeutet, dass die Verlegung reibungsloser klappt. Oft wird gerade der Anspruch auf einen bestimmten Unterbringungsstandard zum Problem: Was, wenn der Patient ein Einzelzimmer erwartet, aber nur noch ein freies Bett in einem Doppelzimmer zur Verfügung steht? Oder wenn, wie bei Herrn Dr. Geiß, nur die momentan voll belegte Premium-Station gut genug ist?

»Aus medizinischer Sicht sollten Sie bei Ihrem Hämoglobinwert auf jeden Fall die Blutkonserve bekommen«, versucht der Internist das Gespräch in eine andere Richtung zu lenken. Was Herr Dr. Geiß darauf erwidert, kann ich nicht mehr verstehen, denn Mike und ich verlassen den Behandlungsbereich durch den Hinterausgang.

Mit dem Lift fahren wir ins Untergeschoss, in dem sich neben dem Labor und der Küche die Lagerräume für medizinische und andere Güter befinden. Wir folgen den Wegweisern mit der Aufschrift »Prosektur« und kommen nach kurzer Zeit an einem Fenster vorbei. Dahinter sehe ich die Zufahrt, in der momentan kein Wagen geparkt ist. Oben die Brücke, auf der ich vorhin mit Julia stand. An der Seite die Doppeltür, durch die die beiden Männer die Särge nach draußen geschoben haben. Wir gehen ein paar Schritte weiter, biegen dann nach links ab und stehen schließlich vor einer schweren grauen Tür. Mike schließt sie auf, bedeutet mir, einen Augenblick zu warten, geht hinein und erscheint wenige Sekunden später wieder.

»Alles in Ordnung. Komm!«

Mein erster Gedanke: Hier ist es kalt. Wir betreten einen weiteren, nur etwa fünf Meter langen Korridor, eine Tür auf der rechten Seite, eine weitere am gegenüberliegenden Ende. Mike öffnet die erste und lässt mich einen Blick hineinwerfen. Holzoptik, warmes Licht. Ein weiterer Verabschiedungsraum.

»Falls Angehörige erst eintreffen, wenn der oder die Verstorbene bereits in der Prosektur ist«, ergänzt Mike meinen Gedanken. Dann führt er mich durch die Tür am Ende des Korridors. Dahinter befindet sich ein größerer Bereich, der mir sofort seltsam vertraut erscheint.

Wie oft habe ich in irgendwelchen Fernsehkrimis gesehen, dass ein Kommissar vor exakt so einer Wand aus großen, mit je einem Griff versehenen Metallquadraten stand, bis schließlich ein schrulliger Pathologe an einer dieser Schubladen zog und eine kalkweiße Leiche mit einem Einschussloch in der Brust oder mit blaugrünen Würgemalen am Hals zum Vorschein kam? Doch das hier ist kein Film.

Zu meiner Linken sehe ich eine Art Zettelkasten mit Fächern, die in ihrer Zahl und Anordnung den Schubladen in der Wand entsprechen: vier nebeneinander, drei übereinander, insgesamt zwölf. In zwei Fächern steckt je ein Blatt Papier, auf dem ein Name und ein Geburtsdatum notiert sind. Ich registriere, dass demnach in der unteren Reihe ganz auf der rechten Seite der Körper eines Menschen liegt, der zwölf Jahre älter geworden ist, als ich es jetzt bin. Später wird mir Mike erklären, dass ein Verstorbener so lange bei einer Temperatur von vier bis sechs Grad in einem dieser Fächer liegt, bis ein Bestattungsunternehmen ihn im Auftrag seiner Angehörigen oder – falls er keine hat – des zuständigen Amtes abholt.

Doch während wir im zentralen Raum der Prosektur nebeneinanderstehen, schweigen wir. Das ist kein Ort für viele Worte. Es ist ein Ort, der einen in seiner schlichten, kraftvollen Ernsthaftigkeit zur Stille zwingt. Ähnliches kenne ich von Friedhöfen, auch wenn manche Hinterbliebene dort die entwaffnende Präsenz des Todes durch

Zeichen menschlicher Eitelkeit zu übertünchen versuchen, sei es mit einem sündteuren Grabstein oder auch nur mit besonders penibel gepflegtem Blumenschmuck.

Hier findet man nichts Derartiges. Ob das Leben einer Unterbringung im quirligen Dreibettzimmer oder eher dem Aufenthalt in der gediegenen Premium-Station entsprochen hat – die Schublade, in der die sterblichen Überreste vorläufig enden, ist immer die gleiche. Diese nackte Konsequenz macht mir die Prosektur sogar auf eigenartige Weise sympathisch. Dieser Raum verkörpert nichts als ungeschönte Wahrheit. Von wie vielen Orten kann man das behaupten?

Nachdem ich mich einige Minuten lang umgesehen habe, beginne ich trotzdem, mich unwohl zu fühlen. Die Neugierde, die mich hergetrieben hat, kommt mir plötzlich unangemessen vor, so als befände ich mich sehr nahe an einer Grenze, die zu überschreiten mir nicht zusteht. Außerdem kriecht die Kälte mit jeder Minute mehr durch den dünnen Stoff meiner Arbeitskleidung.

Ich frage Mike, ob wir wieder nach oben gehen wollen.

Er zuckt mit den Schultern. »Klar.«

Sieht so aus, als könnte ich die Wahrheit nur wohldosiert ertragen.

Cookie

Pizza im Großraum, ein Spatz in der Schachtel

Als am Arrivalboard ein *Hundebiss in die Brust* einer 59-jährigen Frau angekündigt wurde, musste ich schlucken. Normalerweise bringt uns die Anmeldung einer schweren Verletzung nicht aus der Ruhe, wir kennen das und sind in der Lage, professionelle Distanz zu wahren. In diesem Fall fiel mir das jedoch schwer. Welche Tragödie mochte sich hinter dieser nüchternen Meldung verbergen? Was um alles in der Welt konnte ein außer Kontrolle geratener Kampfhund mit einer Frauenbrust anstellen? Mich schauderte.

Immerhin hatte es die Anmeldung über das Arrivalboard gegeben. So blieb uns etwas Zeit, um uns zu sammeln, bevor der Rettungswagen mit der Patientin eintreffen würde. Ich beschloss, mir einen Plan zurechtzulegen. Welcher Behandlungsraum wäre ideal? Sollte ich gleich den Schockraum vorbereiten? Bei sehr starkem Blutverlust wäre das vielleicht die bessere Wahl. Ich besprach mich mit dem Unfallchirurgen. Wir entschieden, die Patientin zuerst in den Unfall-OP bringen zu lassen, aber den Schockraum zu sperren, um ihn als kurzfristige Alternative vorzuhalten.

Die Minuten verrannen zäh. Jedes Mal, wenn sich die automatische Schiebetür am Eingang öffnete, stieg bei uns die Anspannung. Doch noch war es nicht so weit, der Rettungswagen ließ weiterhin auf sich warten. Ich ermahnte mich selbst, den Betrieb nicht zu vernachlässigen. Schließlich hatte ich noch weitere Patienten des unfallchirurgischen Bereiches zu betreuen. Als ich etwas später in Behandlungsraum neun einen Salbenverband anlegte, hörte ich von draußen die aufgeregte Stimme einer Kollegin.

»Mike, der Hundebiss kommt!«

»Sofort in den Unfall-OP!«, rief ich. »Ich bin gleich da!«

Zügig erledigte ich die letzten Handgriffe an dem Verband, dann eilte ich hinaus auf den Korridor. Einen Augenblick später stand ich vor dem Unfall-OP, hielt noch einmal kurz inne und atmete durch. Dann trat ich ein.

Die Patientin, eine ziemlich füllige Frau, saß aufrecht auf der Liege. Zu meinem Erstaunen trug sie noch ihren Pullover. Ich wandte mich an die beiden neben ihr stehenden Rettungssanitäter.

»Das ist die Dame, die von einem Hund angefallen wurde?«

Sie nickten. Einer der beiden präzisierte in ernstem Ton: »Bisswunde in der linken Brust.«

Ich nickte. Dann fragte ich die zwar etwas aufgeregt wirkende, aber zweifellos ansprechbare Frau, ob sie den Pullover selbst ausziehen könne oder dabei Hilfe brauche. Sie kam allein zurecht, legte das Oberteil und gleich darauf auch den Büstenhalter ab. Ich trat einen Schritt näher.

Es handelte sich um ein Paar sehr große Brüste. Erstaunlicherweise konnte ich an ihnen auf den ersten Blick nichts Ungewöhnliches erkennen. Sie sahen völlig unversehrt aus.

»Links?«, fragte ich sicherheitshalber noch einmal nach.

»Ja«, antwortete die Patientin, drehte sich ein wenig zur Seite, hob ihren linken Busen mit der einen Hand ein wenig an und deutete mit dem Zeigefinger der anderen auf eine Stelle unterhalb der Brustwarze. »Da, sehen Sie?«

Ja, jetzt sah ich es. Eine Rötung. Und bei genauerer Betrachtung sogar die Abdrücke von zwei oder drei Zähnen. Hätte ich es nicht besser gewusst, hätte ich auf eine Katze getippt.

»Dieser Hund«, sagte ich, »das ist ein ...?«

»Chihuahua. Er heißt Cookie und ist eigentlich ein ganz Lieber, aber halt manchmal ein bisschen übermütig.«

Die beiden Rettungssanitäter im Hintergrund konnten sich das Grinsen nicht mehr verkneifen. Mir ging es ähnlich – die Vorstellung eines winzig kleinen Hundes im Kampf mit diesem riesigen Busen war einfach zu albern. Es gelang mir, unter einem Vorwand den Unfall-OP zu verlassen, bevor ich laut losprustete.

»Ist der Hundebiss schon da?«, fragte der Unfallchirurg.

Ich nickte und wollte etwas sagen, doch das gelang mir nicht. So winkte ich einfach ab und lachte weiter.

»Mike, stimmt was nicht?« Der Arzt schien besorgt. »Was ist denn mit dir los?«

»Ach, nichts weiter«, antwortete ich schließlich, während ich mir schwer atmend die Tränen aus den Augen wischte. »Aber ich glaube, wir können den Schockraum wieder freigeben.«

Lachen hilft, Stress abzubauen und belastende Situationen besser zu verarbeiten. Es ist auffällig, wie oft bei uns gerade an Tagen, die auf Perioden der Anspannung oder besonders ernüchternde Ereignisse folgen, eine fast schon ausgelassene Stimmung herrscht. Das mag für Außenstehende schwer vorstellbar sein. Doch neben unzähligen Bagatellfällen und gelegentlich dramatischen Schicksalen gehören jede Menge Absurditäten und Verrücktheiten zu unserem Berufsalltag.

Da ist die leicht alkoholisierte Frau, die, nachdem sie eine Weile im Großraum ausharren musste, Hunger bekommt, zum Handy greift und sich Pizza und Hamburger bestellt. Die Lieferung wird wenig später von einer ziemlich perplexen Sichtungskraft entgegengenommen.

Da ist der Mann, dessen Röntgenaufnahme seltsame, kreisrunde weiße Flecken zeigt, die im gesamten Bauchraum verteilt sind, und der auf die Nachfrage der Internistin erklärt: Ja, er schlucke hin und wieder eine Ein- oder Zweicentmünze, um die Verdauung anzuregen.

Oder der Herr, dem ein Spatz gegen die Windschutzscheibe seines Autos geflogen ist, woraufhin er das verwundete Tier in eine Schachtel packt und es in die Zentrale Notaufnahme bringt. An der Sichtung erhält er die Adresse des tierärztlichen Notdienstes und eilt dorthin. Nach kurzer Zeit kehrt er jedoch völlig verzweifelt mitsamt der

Schachtel zurück und erklärt, der Notdienst habe bereits geschlossen. Schließlich kümmert sich ein Arzt, der die Szene mitbekommen hat, um die Angelegenheit. Für den Vogel kommt leider jede Hilfe zu spät.

23. März 2020 – Prototyp (Michael Steidl)

Der Prototyp trägt sich unerwartet gut. Die Länge des Gummibands musste ich, als ich das Visier vorgestern Abend zu Hause im Keller zusammengebastelt habe, allerdings an meinen Kopf anpassen. Man kann sie bei diesem ersten Modell nicht ohne Weiteres ändern, das sollten wir irgendwie verbessern. Ansonsten dürfte die Konstruktion, die hauptsächlich aus einem Bogen transparenter Laminierfolie besteht und deren Bauanleitung ein Arzt aus Görlitz ins Internet gestellt hat, ihren Zweck tadellos erfüllen.

Unsere erste Covid-19-Patientin war eine Frau Mitte fünfzig. Das positive Testergebnis hatte sie schon einige Tage vor ihrer Einlieferung erhalten. Zunächst war sie zu Hause geblieben, doch nach einer rasanten Verschlechterung ihres Zustands schien das ihrem Hausarzt zu gefährlich, und er verständigte den Rettungsdienst. Inzwischen haben wir einen stetigen Zulauf an Corona-Patienten. Wer in direktem Kontakt mit ihnen arbeitet, muss dazu die sogenannte persönliche Schutzausrüstung anlegen. Sie besteht aus einem flüssigkeitsabweisenden Kittel, zwei Paar übereinander getragenen Handschuhen, einer OP-Haube, einer Schutzbrille oder einem Visier und einer FFP2-Atemschutzmaske, die im Gegensatz zu unseren üblichen Mund- und Nasenschutzmasken auch Viren größtenteils abzuhalten vermag.

Diese Montur macht die Arbeit an den Patienten nicht gerade leichter. Die Hitze staut sich unter den Textilschichten, die Masken erschweren das Atmen, wo die Brille oder das Visier auf der Haut scheuert, bilden sich mit der Zeit schmerzhafte Druckstellen.

Doch das drängendste Problem ist ein anderes: Die Bestand-
teile dieser Ausrüstung sind nicht unendlich wiederverwendbar,
nur begrenzt vorrätig und momentan nirgends zu bekommen. In
den Medien ist von Lieferungen von Masken und anderem Ma-
terial die Rede, die in Transitstaaten festgehalten würden, und
solchen, die jemand teuer verkauft habe, obwohl sie nie wirklich
existiert hätten.

Die fehlende Schutzkleidung in Krankenhäusern könnte
fatale Folgen haben. Stecken sich Pflege- und ärztliches Personal
an, fallen – abgesehen von der durchaus bestehenden Gefahr für
das eigene Leben – Arbeitskräfte weg, die gerade jetzt dringend
benötigt werden. Wenn das in größerem Umfang geschehen sollte,
geriete das Gesundheitssystem noch viel mehr unter Druck, als es
ohnehin schon zu erwarten ist.

Wir rationieren deshalb streng, um den Verbrauch an FFP2-
Masken, Kitteln und OP-Hauben so gering wie möglich zu halten.
Soweit es irgend geht, verwenden wir Bestandteile der Ausrüstung
wieder. Manche Kollegen tragen, um ihre wertvolle FFP2-Mas-
ke länger verwenden zu können, darunter und darüber noch
einen einfachen Mund- und Nasenschutz. Außerdem versuchen
wir, den Kreis derjenigen, die in direkten Kontakt mit Covid-
19-Patienten kommen, möglichst klein zu halten. Diesen Ärzten
und Pflegekräften arbeiten andere zu, die sich mit gewöhnlicher
Schutzkleidung begnügen können.

All das mag helfen. Allerdings ist es alles andere als be-
friedigend, sich auf derartige Maßnahmen zu beschränken und
ansonsten nichts anderes tun zu können, als darauf zu warten,
dass der lange schon versprochene Nachschub irgendwann ein-
treffen möge. Also habe ich mich, nachdem ich die Videoanleitung
des Arztes aus Görlitz gesehen hatte, im Keller an die Arbeit ge-
macht. Mein Prototyp hat den Kollegen gefallen. Inzwischen
haben wir jemanden gefunden, der ein Visier nach seinem Vorbild

mithilfe eines 3-D-Druckers produzieren kann. Bald werden wir eine ausreichende Stückzahl bekommen. Die kann man immer wieder desinfizieren und somit quasi unbegrenzt wiederverwenden. Na also, wenigstens ein Problem gelöst.

Wie jemand, der sich auskennt

*Ein Familienstreit, eine Autobergung und
was man zum Abschied sagt*

Blut durchtränkt die ursprünglich blütenweiße Tamponade und färbt sie leuchtend rot. Es klebt an Jean-Pierres Gummihandschuhen und trocknet, wo es auf der Brust des Patienten, an seinem Hals und in seinem Gesicht verschmiert wurde. Das Blut sickert langsam durch den transparenten Drainageschlauch und sammelt sich in einem Auffangbehälter an dessen Ende. Ein paar Tropfen sind auf den Boden des Schockraums gefallen, sie glänzen, dunklen Perlen gleich, auf dem weißgrauen Linoleum.

Die Messer stecken noch. Links ragt ein kleiner blauer Kunststoffgriff zwischen den Rippenbögen hervor. Rechts ein größerer schwarzer, der eine breite und lange Klinge befürchten lässt.

Bei einer Stichverletzung, so wurde mir gesagt, soll man den eingedrungenen Gegenstand möglichst in der Wunde belassen. Dort wirke er wie ein Pfropfen, bis er schließlich im Operationssaal kontrolliert entnommen werden könne. Ist eine Schlagader oder ein lebenswichtiges Organ getroffen, führt ein vorzeitiges Herausziehen möglicherweise zur Erweiterung der Verletzung oder zu plötzlichem starken Blutverlust, der den Tod des Patienten zur Folge haben kann.

Deshalb hat der Notarzt die Messer auch in diesem Fall nicht entfernt, sondern sie mit Verbandsmaterial abgestützt und die Einstichstellen mit Tamponaden so gut wie möglich verschlossen. Außerdem hat er den Patienten intubiert, um seine Atmung aufrechtzuerhalten.

Kurz nach Ankunft in der Klinik wurde eine Röntgenaufnahme angefertigt. Darauf kann man erkennen: Ein Lungenflügel ist teilweise kollabiert – ein Hämatothorax. Um diese Situation zu entschärfen, hat

Jean-Pierre nach einem kleinen Schnitt in die Haut unter der rechten Achsel des Patienten die Zwischenrippenmuskulatur vorsichtig auseinandergespreizt und einen dünnen Schlauch in die entstandene Öffnung geschoben. Durch diese Thoraxdrainage kann nun das in den Pleuraspalt zwischen Lunge und Brustfell gelangte Blut abfließen, das den Mann ansonsten langsam, aber sicher ersticken würde.

Damit ist eine akute Gefahr gebannt – aber das Leben des Patienten längst noch nicht gerettet. Die längere der beiden Klingen hat offenbar das Zwerchfell durchstoßen und ist bis in den Bauchraum eingedrungen. Es ist zu befürchten, dass sie die Leber getroffen hat. Die Vorbereitungen für die anstehende Notoperation laufen bereits.

Stich- oder gar Schussverletzungen sind in Deutschland selbst in Großstädten längst nicht so häufig wie etwa in den USA, in Südafrika oder in anderen Teilen der Welt. Trotzdem gehören sie auch bei uns zum Klischee der Arbeit in der Notaufnahme. Und zu deren Realität, wie ich von Mike weiß.

Bei einem unserer ersten Treffen erzählte er mir von einem noch nicht allzu lange zurückliegenden Fall. Ein etwa dreißigjähriger sportlicher und kräftiger Mann sei an der Sichtung erschienen. Auf die Kollegin habe er einen erstaunlich gefassten Eindruck gemacht – dafür, dass ein Messergriff aus seiner Brust ragte. Sie habe sofort Mike und den diensthabenden Unfallchirurgen herbeigerufen.

»Es kann ja sein«, sagte Mike, »dass der Mann im nächsten Moment zusammenbricht. Wegen einer starken inneren Blutung beispielsweise. Gesunde junge Leute stecken eine gefährliche Verletzung oft scheinbar gut weg – und wenn die Folgen dann zutage treten, kann es schon zu spät sein. Wir haben den Patienten also sofort in den Unfall-OP gebracht, die Einstichstelle untersucht und Röntgenaufnahmen veranlasst. Erst auf den Bildern sieht man, wohin die Klinge vorgedrungen ist und welche Organe betroffen sind. Ist das Messer bei der Ankunft in der Klinik bereits draußen, wird das schwieriger. Dann können sich mit jeder Bewegung die Gewebeschichten verschoben haben, und der Stichkanal ist vielleicht nicht mehr auszumachen.« Es habe andernorts schon Fälle gegeben, bei denen man aus diesem Grund eine Verletzung des Herzens zunächst nicht bemerkt habe.

Damals sei jedoch alles gut gelaufen. Der Mann habe Glück gehabt, die Klinge hatte weder ein lebenswichtiges Organ noch ein größeres Blutgefäß getroffen.

»Aber das wirklich Verblüffende war die Antwort des Patienten auf unsere Frage, wer ihm das denn angetan habe«, erzählte Mike. »Er hat uns angeschaut wie ein geprügelter Hund und gesagt: ›Es war meine Freundin. Aber die kann nichts dafür, ich bin selbst schuld. An ihrer Stelle hätte ich wahrscheinlich auch zugestochen.‹«

Ob der 44-jährige Mann, der heute hier liegt, ebenso viel Glück im Unglück haben wird wie damals der junge Herr mit der offenbar zu Recht erzürnten Freundin, lässt sich noch nicht beurteilen. Durch die Thoraxdrainage ist bisher noch kein ganzer Liter Blut abgeflossen, das ist ein eher positives Zeichen, weil man somit nicht von einer Hauptarterien- oder Herzverletzung ausgehen muss.

Ich verlasse den Schockraum und setze mich auf einen Hocker am Organisationstresen. Die Meldung, die noch immer am Arrivalboard zu lesen ist, lautet: *Stichverletzung Thorax in suizidaler Absicht.*

»Wie kann es zu so etwas kommen?«, frage ich Mike, nachdem auch er wieder erschienen ist und die Radiologieassistentin die Liege mit dem Patienten in den Röntgenbereich geschoben hat. Eine Erklärung erwarte ich von ihm nicht. Ich habe meinen Gedanken nur laut ausgesprochen, um ihn irgendwie loszuwerden. Sich selbst zwei Messer in den Körper rammen – was bringt jemanden dazu?

»Familienstreit«, antwortet Mike. »Soweit der Rettungsdienst informiert ist, hat der Sohn des Mannes in einem hitzigen Wortgefecht verkündet, sein zukünftiges Erbe so schnell wie möglich zu Geld machen zu wollen. Da ist beim Vater eine Sicherung durchgebrannt.

Seine Wut hat sich dann allerdings nicht gegen den Sohn entladen, sondern gegen sich selbst.«

Wegen des Schockraum-Einsatzes ist die Übergabe an die Nachtschicht heute etwas überstürzt verlaufen. Doch Christoph – der Pfleger, der am Nachmittag für den unfallchirurgischen Bereich zuständig war – hat seinen Feierabend kurzerhand nach hinten verschoben.

»Es war ganz schön Betrieb«, erklärt er Mike, nachdem der Mann mit den zwei Messern in der Brust aus der Notaufnahme in den OP-Bereich gebracht wurde, »aber wir sind gut zurechtgekommen. Wir hatten nur einen wirklich schwierigen Patienten. Mitte dreißig, vermutlich angetrunken, verschiedene Verletzungen, über deren Ursache er uns keine Auskunft geben wollte. Er ließ sich eine Platzwunde am Kopf nähen, aber die Röntgenuntersuchung wegen seines schmerzenden Unterschenkels wollte er nicht mehr. Hat sich entgegen ärztlichem Rat selbst entlassen und ist davongehumpelt. Das war für uns ehrlich gesagt eine Erleichterung. Ein unangenehmer Kerl.«

Damit verabschiedet sich Christoph endgültig in seinen wohlverdienten Feierabend.

Mit einem Desinfektionstuch wische ich die auf dem Boden des Schockraums getrockneten Blutstropfen weg. Mike säubert währenddessen sorgfältig die Liege, dann überprüft er, ob alle verwendeten Utensilien ersetzt und alle Geräte wieder an ihrem Platz sind. Nachdem wir den Schockraum wieder einsatzbereit gemacht haben, begleite ich Mike in den internistischen Bereich. Dort hat Svenja nach ihm gerufen. Sie führt uns vor die geöffnete Tür von Behandlungsraum zwei. Drinnen würgt eine etwa 35-jährige Frau ihren nur noch sehr spärlichen Mageninhalt in einen Speibeutel.

»Wir haben sie gleich reingeholt, weil sie sich schon im Wartebereich übergeben musste«, erklärt Svenja. »Das geht offenbar seit zwei Tagen so. Sie sagt, ihr sei ständig schlecht.« Die Internistin habe eine Blutentnahme angeordnet. Das sei jedoch nicht so einfach.

»In der Vergangenheit jahrelanger intravenöser Heroinmiss-
brauch. Sie ist nach eigenen Angaben clean, aber ihre Venen sind total
vernarbt.«

Ich werfe noch einmal einen Blick in das Zimmer. Die Frau hat
sich jetzt auf den Rücken gelegt, den Beutel hält sie noch immer in
der rechten Hand. Immer wieder wälzt sie sich stöhnend hin und her.

»Ich schau mir das mal an.« Mike tritt ein, begrüßt die Patientin
und inspiziert ihre Hände, Arme und Unterschenkel. Schließlich fragt
er seine Kollegin, ob die diensthabende Internistin es bereits an der
Leiste probiert habe.

»Ja«, antwortet Svenja. »Aber da war auch nichts zu machen.«

Nach ein paar Minuten stößt die Internistin dazu. Sie sagt, sie
werde jetzt eine Blutentnahme aus der Halsvene versuchen, das sei
offenbar die einzige verbleibende Möglichkeit.

Mike kommt wieder zu mir nach draußen. »Es ist schon vorgekommen, dass sich ein Junkie die Nadel für den Zugang selbst legen
musste«, sagt er. »Die wissen natürlich am besten, wo noch was geht.
Aber die Patientin da drin ist in einem derart schlechten Zustand,
dass man kaum mit ihr reden kann. Geschweige denn ihr eine Kanüle
in die Hand drücken.«

Das Telefon in seiner Brusttasche klingelt. Er zieht es heraus,
drückt auf den grünen Knopf und meldet sich.

»Mike hier ... Okay, alles klar.« Ein Seufzer entfährt ihm, als er
den Hörer wieder einsteckt. »Autobergung.«

»Was bedeutet das?« Für mich klingt es wie eine Maßnahme der
Rettungskräfte an einem Unfallort. Aber eine Autobergung hier in
der Notaufnahme?

»Das bedeutet, dass jemand draußen in seinem Wagen festsitzt,
weil er alleine nicht mehr rauskommt. Ist nicht außergewöhnlich, gibt
es immer mal wieder. Wenn ich die Kollegin an der Pforte richtig verstanden habe, betrifft es diesmal einen Herrn, den wir heute schon bei
uns hatten. Mir schwant nichts Gutes.«

Auch ich denke sofort an den Mann, von dem Christoph uns vorhin berichtet hat. Mike schnappt sich einen der im Korridor geparkten Rollstühle, löst die Feststellbremse und drückt auf den Türöffner. Ich folge ihm in den Wartebereich.

Aufmerksam beäugt von Angehörigen und Patienten in den blauen Sitzschalen treten wir durch die beiden automatischen Schiebetüren ins Freie. Auf dem Stellplatz, der eigentlich den Einsatzfahrzeugen der Notärzte und Rettungssanitäter vorbehalten ist, parkt ein Kleinwagen. Die Beifahrertür ist geöffnet. Mike schiebt den Rollstuhl zum Auto, lässt die Bremse wieder einrasten und bückt sich hinunter.

»Servus.«

»Den süffisanten Ton kannst du dir sparen.«

Mike dreht sich um und sieht mich an, als wolle er sagen: Das könnte jetzt richtig interessant werden. Halte besser deinen Notizblock und deinen Kugelschreiber bereit.

Ich beuge mich nun auch hinunter und werfe einen Blick in den Wagen. Ein schlaksiger Mann, wohl etwas jünger als ich, mit schmerzverzerrtem Gesicht. Er weist Schürfwunden an Nase und Stirn auf und trägt außerdem einen nagelneuen Verband auf dem kahl rasierten Kopf. Mit beiden Händen versucht er, sein rechtes Bein aus dem Auto zu heben. Unter seiner bis zum Knie hochgezogenen Jogginghose kann ich den Unterschenkel sehen, er ist in der Umgebung des Sprunggelenks stark gerötet und angeschwollen. Im Hintergrund raunt ihm die Fahrerin des Autos etwas zu. Die junge Frau ist offensichtlich ziemlich genervt und möchte ihren Passagier wohl so schnell wie möglich loswerden.

»Sie waren heute schon mal bei uns?« Mike hilft dem Mann mit einem geübten Griff aus dem Wagen.

»Hey, das tut dermaßen weh, das glaubst du gar nicht.«

Kaum sitzt der Patient im Rollstuhl, fährt das Auto auch schon ab.

»Sie haben vorhin weitere Untersuchungen abgelehnt und sind auf eigenen Wunsch gegangen?«

»Ach, halts Maul.«

Mike schiebt den Mann im Rollstuhl zum um diese Uhrzeit nicht mehr besetzten Sichtungsbereich, schaltet den im Stand-by-Modus befindlichen Computer wieder ein und beginnt mit der Triage. Er habe vorhin nur leichte Schmerzen im Bein gehabt, erklärt der Patient. Dann sei er mit dem Fahrrad gestürzt, und jetzt tue es ihm höllisch weh.

»Sie sind also, nachdem Sie heute bei uns behandelt wurden, Fahrrad gefahren?«

»Mir ging es gut!«

»Haben Sie was getrunken? Alkohol?«

»Nein.« Plötzlich ändert sich der Ton des Mannes. »Der Arzt, der mich genäht hat, ist super. Der kennt sich aus. Ich brauch jemanden, der sich auskennt. Einen Fachmann.«

Mike ignoriert diesen Kommentar und wendet sich an mich. »Wir können ihn nicht gleich mitnehmen, drinnen ist momentan alles voll. Schiebst du ihn in den Warteraum? Er muss das Bein hochlegen.«

Ich nicke, Mike verschwindet im Behandlungsbereich.

»Du musst dir mein Bein anschauen.« Der Patient jammert wieder, während ich darüber nachdenke, wo im Wartebereich ich ihn am besten platzieren könnte. »Siehst du das? Das ist so derb geschwollen, ey. Du kennst dich aus, oder? Du siehst aus wie jemand, der sich auskennt.«

Es strengt an, nicht auf dieses Gerede einzugehen. Aber ich bin sicher, dass es ein Fehler wäre. Der Mann wirft ohne Unterlass seine Köder aus, mal leutselig, mal aggressiv, dann wieder weinerlich. Wenn du einmal anbeißt, hast du verloren. Ich stelle den Rollstuhl am Rand des Wartebereiches ab, wo der Typ seinen Fuß auf einen Sitz legen kann und die anderen Patienten kaum stören wird. Dann kehre auch ich in den Behandlungsbereich zurück.

Vor der Tür von Zimmer zwei steht die diensthabende Internistin, ihr gegenüber eine ihrer Kolleginnen.

»… sind alle total vernarbt. In die Halsvene kann ich nicht stechen, weil sie nicht stillhält. Tabletten würgt sie sofort wieder hoch. Ich habe ihr jetzt Lorazepam sublingual verabreicht, vielleicht beruhigt sie das ausreichend. Was sollen wir ohne Blutprobe machen? …«

Ich gehe weiter zum Organisationstresen, werfe einen Blick auf das Arrivalboard. Keine neuen Meldungen, die letzte Zeile lautet noch immer: *m 44, Stichverletzung Thorax in suizidaler Absicht, GCS 8, intubiert.*

Jean-Pierre sitzt am Bildschirmplatz der Unfallchirurgen, hält sich ein kleines Diktiergerät vor den Mund.

»… nach Sturz aus circa eineinhalb Metern Höhe. Starke Schwellung im Bereich des linken Handgelenkes. Eingeschränkte Beweglichkeit der Finger. Röntgenaufnahme zeigt distale Radiusfraktur ohne Gelenkbeteiligung …«

Der gesprochene Text erscheint mit etwa einer Sekunde Verzögerung in dem am Bildschirm aufgerufenen Arztbriefformular. Anfangs war ich von dem gleichmäßigen Singsang, mit dem die Unfallchirurgen die Symptome, Diagnosen und Therapiemaßnahmen einsprechen, irritiert. Inzwischen bin ich daran genauso gewöhnt wie an das permanente Klappern der Tastaturen auf der internistischen Seite, wo kein Spracherkennungssystem installiert ist. Unfallchirurgen diktieren, alle anderen tippen – so lautet offenbar die Regel.

Der momentan verwaiste Bildschirm direkt neben Jean-Pierres Platz zeigt den OP-Belegungsplan. Dieser besteht aus mehreren untereinanderliegenden Zeitleisten, eine für jeden Operationssaal der Klinik. Die vergangenen, die aktuell stattfindenden und die für später anberaumten Eingriffe sind in Form verschiedenfarbiger Balken dargestellt. Die wichtigsten Phasen innerhalb einer Operation werden ebenfalls angezeigt, außerdem Name und Alter des Patienten sowie ein paar Stichworte zum jeweiligen Fall.

Hertlein, Peter (m 44), penet. Thorax- und Abdominaltrauma.
Das ist der Mann, dessen Blut ich im Schockraum aufgewischt habe. Inzwischen befindet er sich in OP-Saal zwei. So langsam, dass es mit bloßem Auge nicht auszumachen ist, schiebt sich der senkrechte, die Zeitleisten in Vergangenheit und Zukunft teilende Strich vorwärts. In der Leiste für den OP-Saal zwei hinterlässt er auf seinem Weg einen grünen Balken. Das bedeutet: Die Notoperation läuft. Irgendwann wird der Balken abreißen und seine Farbe zu Gelb wechseln, weil der entsprechende Eingriff beendet ist.

Nach ein paar Minuten wende ich mich vom Bildschirm ab und mache mich auf die Suche nach Mike. Ich finde ihn im Gipsraum, auf der Liege vor ihm streckt sich ein etwa zwanzigjähriger Patient mit beeindruckend langen Rastalocken aus. Er trägt Sportklamotten und Turnschuhe, die Finger seiner linken Hand stecken in dünnen, geflochtenen Kunststoffröhrchen, die an einem von der Decke hängenden OP-Bügel befestigt sind. Mithilfe dieser sogenannten Mädchenfänger werden Radiusfrakturen ausgehängt, die häufigste Form des Arm- oder Handgelenkbruches. Ein am Oberarm angebrachtes Gewicht verstärkt den streckenden Zug, der die Bruchstücke auseinanderzwingt.

»Hast du Jean-Pierre gesehen?«

»Ja, er sitzt draußen und schreibt den Arztbrief.«

»Gut.«

Der Mann mit dem gebrochenen Arm hebt den Kopf ein wenig und nickt mir zu. Dann wendet er sich an Mike.

»Und wie lange muss das jetzt noch so bleiben?«

Die Antwort kenne ich bereits. »Eine Viertelstunde«, sagt Mike. »Dann schaut der Unfallchirurg noch mal drauf, bevor ich den Castverband anlege.«

»Ist das ein Gips?«

»So ungefähr. Nur aus Kunststoff. Ein Castverband ist leichter als ein klassischer Gips, außerdem kann er nachträglich gegebenenfalls angepasst werden, und er ist abnehmbar.«

Plötzlich steht das Sopherl in der Tür.

»Mike, ich hab den Herrn im Rollstuhl aus dem Wartebereich reingeholt. Der sieht nicht gut aus. Ist total schweißig.«

Mike nickt. »Okay. Schiebst du ihn in den Unfall-OP?«

»Wird gemacht.«

Im nächsten Augenblick ist das Sopherl wieder verschwunden.

»Schaut euch das an, die Scheiße! Und niemand kümmert sich um mich.«

Der Patient, den Mike und ich nun mit vereinten Kräften vom Rollstuhl auf die Liege des Unfall-OP verfrachten, sieht inzwischen tatsächlich noch schlechter aus als vorhin während der Autobergung. Er ist leichenblass, zwischen den Schürfwunden auf seiner Stirn und seinen Wangen glänzt ein dünner Schweißfilm. Sein Sprunggelenk scheint weiter angeschwollen zu sein.

»Jean-Pierre?« Mike ruft nach dem Unfallchirurgen, der vor der offen stehenden Tür von seinem Platz am Computer aufgestanden ist. »Kannst du hier mal einen Blick drauf werfen?«

Jean-Pierre zögert keine Sekunde. Er weiß, dass Mike ihn nur dann spontan zu sich holt, wenn es wirklich nötig ist.

»Guten Abend.« Der Chirurg tritt ein und widmet sich sofort dem Patienten. »Sie sind der Herr, der heute schon mal bei uns war?«

»Boah, könnt ihr endlich mit dem Gelaber aufhören? Mein Bein tut weh.«

Jean-Pierre inspiziert das Fußgelenk, erkundigt sich, was damit passiert sei. Der Patient erzählt noch mal von seinem Sturz mit dem Fahrrad. Doch seine Antworten auf alle Nachfragen sind wirr, teils widersprüchlich, durchsetzt mit Gejammer und Beschimpfungen. Jean-Pierre tastet, überprüft, was genau wehtut und inwieweit das Fußgelenk und die Zehen bewegt werden können.

»Das sieht nicht gut aus«, stellt er nach ein paar Minuten fest. »Wir müssen röntgen, dann schauen wir weiter.«

Eine Minute später haben wir drei den Unfall-OP verlassen, Jean-Pierre verfasst am Computer den Auftrag für die Kollegen von der Radiologie: Sprunggelenk links, zwei Ebenen.

»Üble Schwellung«, bemerkt Mike, während der Drucker ratternd seiner Arbeit nachgeht.

Jean-Pierre nickt. »Ich glaube, das muss operativ versorgt werden. Aber genau können wir das erst sagen, wenn wir die Bilder sehen.«

Ich helfe Mike dabei, die Liege mit dem Patienten aus dem Unfall-OP und vor den Röntgenbereich zu schieben. Den ausgedruckten Auftrag geben wir dem noch immer jammernden Mann in die Hand.

»Wo ist der, der mich heute genäht hat? Der ist gut, der kennt sich aus. Und er war auch freundlich zu mir.«

Der riesige Raum mit den Röntgengeräten ist dunkel und leer. Gleich wird die Radiologieassistentin erscheinen und unseren Patienten mit hinter die schwere Schiebetür nehmen. Für uns bedeutet das: wenigstens ein paar Minuten Ruhe.

»... Lorazepam Wirkung gezeigt ... Agitation und Würgereiz nachgelassen ... konnte ich endlich am Hals einen Zugang legen und Blut entnehmen ...«

Die Internistin steht mit Svenja und dem Oberarzt zusammen. Durch die übliche Geräuschkulisse der Notaufnahme – Tastaturklappern, hastige Schritte von Gummisohlen auf Linoleum, die Pieptöne der Überwachungsgeräte, Jean-Pierre, der einen Arztbrief ins Mikrofon murmelt – dringen nur bruchstückhafte Gesprächsfetzen zu mir hinüber.

»... woher die Übelkeit kommt?«

»... einmal einen ähnlichen Fall ... Zusammenhang mit Drogenkonsum in der Vergangenheit ... nicht ausschließen.«

»... Laborergebnisse abwarten ... stationär aufzunehmen ...«

Ich blicke auf den Bildschirm vor mir, der noch immer den OP-Belegungsplan anzeigt. Vor Kurzem hat der Balken in der Leiste für Saal zwei die Farbe gewechselt. Die Operation an dem Mann mit den zwei Messern in der Brust ist also beendet. Mit welchem Ergebnis? Das wird nicht angezeigt, weil es für die Nutzer des Plans in der Regel unwesentlich ist. Die wollen wissen: Wo ist wann noch ein Zeitfenster frei? Gibt es aktuell Verzögerungen oder Verschiebungen? Alles andere wird der Übersicht halber ausgespart. Vor meinem inneren Auge sehe ich wieder die blutgetränkte Tamponade, dann die Tropfen auf dem Boden, erst noch lebendig glänzend, kurz darauf bereits getrocknet, stumpf und tot.

»Familienstreit«, hat Mike gesagt. Das ist ein sehr banales Wort für ein völlig absurdes, in einen selbstmörderischen Gewaltakt mündendes Geschehen. Aber ein besseres fällt mir auch nicht ein. Verzweiflung, Zorn, Enttäuschung, Blut – das alles steckt in diesem waagrechten Balken, der vorhin grün war und jetzt gelb ist. Er ist nur einer von vielen, gemeinsam füllen sie den ganzen Bildschirm. Zu jedem gehört eine Geschichte, und die in den Beschriftungen auftauchenden Worte geben mehr oder weniger verschlüsselte Hinweise auf den Plot: *Cholezystektomie, Schenkelhalsfraktur, Mastektomie.*

»Lass mir doch meine Ruhe!« Die Stimme dringt durch die nur halb geschlossene Tür des Unfall-OP. »Ich sags dir: Wenn ich aufstehen könnte, dann ... Ach, vergiss es. Verdammte Scheiße.«

Die Röntgenaufnahmen haben bestätigt, dass der Mann mit dem geschwollenen Fußgelenk eine komplizierte Fraktur erlitten hat. Die Aussicht auf eine Operation bessert seine Laune nicht gerade. Mike ist bei ihm und muss es ausbaden. Neben mir spuckt der Drucker einen Arztbrief aus. Ich greife nach dem Blatt und gebe es Jean-Pierre. Der faltet es zusammen, steckt es in einen Umschlag, den er an den bereits wartenden Patienten mit den Rastalocken weiterreicht.

»Vielen Dank für alles.« Der Patient schüttelt Jean-Pierre die Hand, während er den gebrochenen linken Arm, den Mike mit einem blauen Kunststoffverband versehen hat, angewinkelt vor dem Bauch hält. Er wechselt noch ein paar Worte mit dem Unfallchirurgen und wendet sich dann überraschenderweise an mich.

»Ihnen auch vielen Dank. Ich habe mich hier bei Ihnen wirklich gut aufgehoben gefühlt.«

Den Dank kann ich nicht annehmen. Genau wie die nicht enden wollende Schimpftirade aus dem Unfall-OP prallt er an mir – dem Beobachter, der in seinen Klinikklamotten einem Pfleger zum Verwechseln ähnlich sieht – ab. Doch das spielt keine Rolle. Immerhin handelt es sich um die ersten wirklich freundlichen Worte, die ich in dieser Nachtschicht vonseiten eines Patienten höre. Also hole ich nicht zu einer langatmigen Erklärung aus, sondern nehme sie einfach stellvertretend entgegen. Die Nacht ist noch lang, ich werde sicherlich irgendwann Gelegenheit finden, den Dank an diejenigen weiterzugeben, denen er tatsächlich gilt.

»Auf Wiedersehen«, antworte ich nach kurzem Zögern. »Und gute Besserung.«

Der Mann verschwindet durch die automatische Eingangstür.

Im nächsten Moment kommt Mike aus dem Unfall-OP und schüttelt den Kopf.

»Auf Wiedersehen? Im Ernst? Ich sag ja lieber ›Pfüa Gott.‹«

Feierabend

Das nennt man Verdrängung, Mike

»Klingt wirklich verrückt«, sagt Sepp und trinkt einen Schluck aus seiner Bierflasche. »Würde ich so was in einem Buch lesen, dann würde ich wahrscheinlich denken: ›Das ist jetzt schon ziemlich unrealistisch.‹«

Wir befinden uns auf 950 Metern Höhe, vor uns erstreckt sich eine weite, von der untergehenden Sonne in warmes Licht getauchte Ebene. Die Autobahn zerschneidet Ackerland und Wälder. Zwischen den hingestreut daliegenden Dörfern glitzert ein See, etwas weiter im Hintergrund ist die Silhouette der Stadt auszumachen.

Mein Freund Sepp und ich sind nach Feierabend mit unseren Mountainbikes hier heraufgefahren. Im Sommer machen wir das häufig. Die Strecke lässt sich in achtzig Minuten bewältigen, sie ist nicht besonders anspruchsvoll, aber fordernd genug, um nach der Arbeit den Kopf freizukriegen. Wenn wir dann hier oben bei der Alm angekommen sind, trinken wir ein Bier und genießen die Aussicht. Oft tun wir das schweigend, manchmal unterhalten wir uns. Allerdings sprechen wir so gut wie nie über die Arbeit, weil das mit dem »Kopf freikriegen« sonst doch wieder nicht funktioniert.

Heute konnte ich aber nicht anders. Die Geschichte, die ich vor ein paar Stunden erlebt habe, beschäftigt mich noch immer. Eine Frau ist am Nachmittag mit ihrer 23-jährigen Tochter zu uns gekommen, weil diese von heftigen Bauchkrämpfen geplagt wurde. Wenig später nahm die diensthabende Internistin eine Ultraschalluntersuchung vor, ihre Diagnose ließ nicht lange auf sich warten.

»Da ist ein Kind drin. Sie sind schwanger.«

Hier war also eigentlich nicht die Notaufnahme zuständig, sondern die Gynäkologie. Bei den »Bauchkrämpfen« handelte es sich um Wehen. Offenbar stand die Geburt kurz bevor. Auf Wunsch der Patientin holte ich ihre Mutter aus dem Wartebereich. Als die beiden Frauen mit der Ärztin sprachen, machten sie tatsächlich den Eindruck, als hätten sie von der Schwangerschaft nichts geahnt. Nach einigen Sekunden betretenen Schweigens begann die junge Frau unter den Schmerzen der nächsten Wehe zu stöhnen. Ihrer Mutter stand der Schock ins Gesicht geschrieben, während sie leise vor sich hin redete: Sie habe ihre Tochter in den vergangenen Monaten kaum gesehen, sie sei für ein Auslandssemester in Frankreich gewesen. Die Frau klang, als wolle sie sich rechtfertigen – vor uns, und vielleicht auch vor sich selbst.

Kann eine Frau neun Monate lang nicht merken, dass sie schwanger ist? Kann man sich über so einen langen Zeitraum hinweg die ausbleibende Periode als Unregelmäßigkeit erklären? Und was ist mit all den anderen Veränderungen, die der Körper einer Schwangeren durchmacht?

»Zugegeben: Der Bauch der Patientin war nicht kugelrund, sondern verhältnismäßig unauffällig«, denke ich laut. »Aber sobald das Thema im Raum stand, konnte man ihr schon ansehen, was los war. Das muss ihr selbst doch auch so gegangen sein.«

»Man sieht etwas und sieht es doch nicht«, meint Sepp und nimmt seine Flasche vom Biertisch. Als er sie zum Mund führen will, merkt er, dass sie bereits leer ist, und stellt sie schulterzuckend wieder ab. »Das nennt man Verdrängung, Mike. Darin sind wir wahrscheinlich alle besser, als wir gern zugeben möchten.«

Die Sonne verschwindet hinter den Bergen, ihr Licht ändert jetzt minütlich seine Farbe und mit ihm die unter uns liegende Voralpenlandschaft.

Bis vor wenigen Jahren bin ich regelmäßig Motorrad gefahren. Das war mein Ausgleich zur Arbeit: die Geschwindigkeit, ein berauschendes Gefühl von Freiheit und Abenteuer – oder einfach nur die Möglichkeit, meinem Alltag auf einem 78-PS-Motor zu entfliehen. All die Schwerverletzten, die regelmäßig nach Motorradunfällen bei uns im Schockraum landen, änderten nichts an meiner Leidenschaft. Es gibt Menschen, die bei meinem Hobby eine Hand, einen Arm oder ein Bein verloren haben. Genickbrüche, Wirbelsäulenschäden, die zu Querschnittslähmungen führen, für immer entstellte Gesichter, zerstörte innere Organe. Mangels Knautschzone kann mit dem Motorrad jeder Unfall – ob selbst verschuldet oder nicht, ob mit Schutzkleidung oder ohne – fatale Folgen haben. Wenn man in der Zentralen Notaufnahme arbeitet, ist es unmöglich, damit nicht konfrontiert zu werden. Trotzdem bin ich weiter gefahren, als hätte das eine nichts mit dem anderen zu tun.

Das nennt man Verdrängung, Mike.

Meine Frau hat nie versucht, mich davon abzuhalten. Und selbst als ich Vater wurde, dachte ich zuerst, ich könne auf meine Touren nicht verzichten. Doch je mehr Hände mir bei der Abfahrt hinterherwinkten, desto stärker verschoben sich meine Prioritäten. Irgendwann konnte ich diese Abschiedsszenen nicht mehr ertragen, und mir wurde klar: Ich muss mich entscheiden.

Wenig später verkaufte ich mein Motorrad. Seitdem beschränke ich mich, was Zweiräder betrifft, auf das Mountainbike. Sepp ist dabei für mich der ideale Begleiter. Feierabendtouren wie die heutige dienen auch dazu, uns für größere Unternehmungen fit zu halten. Einmal im Jahr fahren wir ein paar Tage nach Slowenien – mit seinen zahlreichen, wenig befahrenen Bergstraßen und Forstwegen ein echtes Paradies für Mountainbiker.

Unser bisheriges Highlight war jedoch die Alpenüberquerung. Acht Tage lang haben wir uns über brutale Anstiege, schwindelerregende Pässe und halsbrecherische Abfahrten gekämpft. Diese Strecke ist nicht nur körperlich herausfordernd, sie konfrontiert diejenigen, die sie bewältigen wollen, auch mit psychischen Höhen und Tiefen. Auf der vorletzten Etappe hatte ich bereits aufgegeben. Drei

Kilometer vor dem Tagesziel konnte ich einfach nicht mehr, saß völlig ausgelaugt neben meinem Fahrrad am Wegesrand, war im wahrsten Sinne des Wortes am Boden zerstört. Ohne die aufmunternden Worte meines Freundes, ohne seinen Humor und seinen unerschütterlichen Optimismus wäre ich an jenem Abend keinesfalls wieder auf den Sattel gestiegen. Aber er war da, und deshalb ging es irgendwann auch für mich wieder weiter. Tags darauf blickten wir von oben auf den tiefblauen Gardasee herab, erschöpft, glücklich und stolz.

»Ich glaube, wir sollten dann langsam aufbrechen«, sagt Sepp.

Alle anderen Tische haben sich längst geleert, die Bedienung hat auch bei uns abkassiert und die Alm die Bewirtung für heute eingestellt. Außerdem müssen wir morgen beide früh raus. Inzwischen ist die Nacht vollends hereingebrochen, aber für eine Fahrt bei Dunkelheit sind wir ausgerüstet. Wir schwingen uns auf die Sättel, dann geht es los, fast ausschließlich bergab.

Zuerst sind wir auf einem schmalen, teilweise durch den Wald führenden Pfad unterwegs. Wurzeln, Schotter und Erde tauchen in den hellen und breiten Lichtkegeln unserer Helmlampen auf. Fortan gibt es immer nur die nächsten zehn, zwanzig Meter. Es gilt, Erschütterungen abzufedern, zum richtigen Zeitpunkt zu bremsen, einer potenziell gefährlichen Kante auszuweichen, die scharfen Kurven optimal zu nehmen.

Nach einer Weile mündet der Pfad in eine breitere, asphaltierte Bergstraße. Eine Abfahrt mit bis zu 15 Prozent Gefälle, die gelegentlich von Serpentinen unterbrochen wird. Das Hinterrad droht auszubrechen, weil ich in den Kurven nicht zu viel Geschwindigkeit verlieren, sondern den Schwung in die nächste Gerade mitnehmen will. Es geht immer noch schneller.

Dass ich nicht mehr Motorrad fahre, bedeutet keineswegs, dass mich der Kick der Geschwindigkeit nicht mehr lockt. Am Ende der letzten langen Abfahrt der Alpenüberquerung, kurz vor unserem Zielort Riva del Garda und beinahe schon auf Höhe des Sees, löste ich im

Vorbeifahren ein fest installiertes Blitzgerät der örtlichen Verkehrs-
überwachung aus. Mein Tacho zeigte siebzig Kilometer in der Stunde.

Ist das nicht absurd? Die Folgen von Fahrradunfällen im Allgemeinen und Mountainbike-Unfällen im Besonderen sehe ich noch
viel häufiger als verletzte Motorradfahrer. Zwar kommen die Opfer, seit
auf Fahrrädern mit größerer Selbstverständlichkeit Helme getragen
werden, oft mit einer Schlüsselbeinfraktur, einer Schultereckgelenk-
sprengung oder einem Armbruch davon. Aber was, wenn ein entgegen-
kommendes Auto die Kurve schneidet, in die ich ungebremst hinein-
fahre?

Sieht so aus, als wäre das mit dem Verdrängen bei mir längst noch
nicht vorbei. Wahrscheinlich geht es sowieso nicht ohne. Vor allem
wenn man in der Zentralen Notaufnahme arbeitet. Was bedeutet denn
die schöne Floskel »den Kopf freikriegen«? Dass wir das Bedrückende,
Beängstigende und Aufwühlende, das wir erlebt haben, durch an-
genehmere Eindrücke ersetzen. Nur so können wir den Abstand gewinnen, den wir brauchen. Schließlich warten schon in der morgigen
Schicht die nächsten Dramen auf uns.

»Wie ist das eigentlich weitergegangen?«, fragt Sepp, als wir am
Fuß des Berges angekommen sind und, den Schwung der Abfahrt
nutzend, entspannt in Richtung Parkplatz rollen. »Die Ärztin hat die
Schwangerschaft festgestellt, mit der Patientin und ihrer Mutter gesprochen – und dann?«

»Dann ging es für die junge Frau auf die Geburtsstation. Soweit
ich weiß, ist dort alles ohne Komplikationen verlaufen.«

»Also ein Happy End.«

»Na ja, eigentlich ist das doch eher ein Anfang – und zwar kein
leichter.«

Wir können natürlich darüber spekulieren, was hinter dieser auf-
wühlenden Geschichte steckt, welche Gründe es für das rigorose Verdrängen einer Schwangerschaft geben kann. Wir können Scham, Ängste oder Traumata als mögliche Ursachen heranziehen und uns fragen,

was das alles für die Zukunft der jungen Mutter und ihres Kindes bedeutet.

Ich kann jetzt aber auch ganz einfach nach Hause fahren und noch einmal nach meinen eigenen Kindern sehen, die hoffentlich bereits im Bett liegen. Ich kann mich unter die Dusche stellen, danach eine Kleinigkeit essen, vielleicht etwas fernsehen. Ich kann Diana fragen, wie ihr Tag war, bevor auch wir beide uns hinlegen. Ich kann die Augen schließen, mich im nächsten Moment auf dem Berg wiederfinden, von weit oben auf die Welt hinabblicken. Ich kann in die Pedale treten und den Fahrtwind im Gesicht spüren, während ich nach und nach tiefer in den Schlaf gleite. Wenn ich aufwache, werde ich bereit sein für die Dramen von morgen.

27. März 2020 – Zwischenzeit (Fabian Marcher)

Niemals habe ich den Garten so sehr geschätzt wie in diesen Zeiten der Ausgangssperre. Ich liege rücklings auf einer von der Sonne angenehm aufgewärmten Steinplatte, in der mich umgebenden Rasenfläche blühen unzählige Gänseblümchen. Auf den Straßen des Viertels sind kaum noch Autos unterwegs, deshalb höre ich nichts als das Zwitschern einiger Vögel. Kein einziges Flugzeug am wolkenlos blauen Himmel. Für ein paar Minuten gelingt es mir, mich in dieser trügerischen Idylle zu verlieren, dann erinnere ich mich an die Nachrichten von heute Morgen.

Die Lombardei ist eine der reichsten Regionen Italiens, das Gesundheitssystem dort kann man durchaus mit dem deutschen vergleichen. Seit Wochen ist es hoffnungslos überlastet, Besserung ist nicht in Sicht. Das hat nicht nur mit fehlenden Betten oder Beatmungsgeräten zu tun, sondern auch mit einem fatalen, sich weiter rasant verschärfenden Personalmangel. Die Zahl der infizierten Ärzte, Pfleger und Sanitäter steigt, was unter anderem an fehlender Schutzkleidung liegen dürfte. Zehn Ärzte sind allein gestern in Italien an Covid-19 gestorben, insgesamt ließen in diesem Land bisher 51 Ärzte nach einer Infektion mit dem Virus ihr Leben. Es werden sicherlich noch mehr werden. Die Zahl der Erkrankten im gesamten medizinischen Bereich inklusive Pflege- und Sanitätspersonal beträgt nach offiziellen Angaben momentan über 6.400. Wie viele davon verstorben sind, wird in den Verlautbarungen nicht aufgeführt.

Während ich über diese nüchternen Statistiken nachdenke, erscheinen vor meinem inneren Auge die Menschen, die ich vergangenen Sommer in der Notaufnahme kennenlernen durfte: Sanitäter, die so oft mit ihren Rettungswagen vorfuhren, dass mir ihre Gesichter und Vornamen bereits nach wenigen Tagen vertraut waren. Pflegerinnen und Pfleger, Ärztinnen und Ärzte, die ich in kritischen, stressigen und manchmal auch absurd komischen Situationen begleitet habe.

Ich denke an die Stunden am Ende einer Nachtschicht. Diese seltsame Zwischenzeit, in der der alte Tag bereits vergangen, aber der neue noch nicht wirklich angebrochen ist. Dann drehen sich die Gespräche nicht mehr allein um die Arbeit. Stattdessen geht es um Familie, Freunde, Hobbys, um Träume und Zukunftspläne, auch um kleine und große Sorgen. Die Menschen, mit denen man diese erschöpften Momente durchwacht, kommen einem zwangsläufig nah. Mir sind sie es bis heute.

Ich telefoniere fast täglich mit Mike. Die ersten Stationen, die die Klinik für Covid-19-Patienten freigehalten hat, seien bereits voll belegt, berichtet er. Doch der große Ansturm – im internen Sprachgebrauch »Eskalation« genannt – stehe noch aus. Dafür werden Einsatzpläne geschmiedet, Umbaumaßnahmen geplant und so schnell wie möglich realisiert. Momentan legt man sogar neue Sauerstoffleitungen, um mehr Kapazitäten für Patienten mit Atemschwierigkeiten zu schaffen. Das Ganze bei Hochbetrieb und täglich steigenden Zahlen. Es ist ein Wettlauf gegen die Zeit.

In Mikes Erzählungen höre ich immer wieder vertraute Namen: Martina, Christoph und Svenja, Bernd und Jean-Pierre, Patrick und Ulrike, Alina und natürlich das Sopherl. Ich schließe die Augen und sehe Gesichter vor mir, die nun meist hinter Atemschutzmasken verborgen sein dürften. In das Vogelgezwitscher mischt sich ein vertrauter Klang. Es ist die ferne Sirene eines Krankenwagens.

Aggro-Wetter
Zwischenmenschlich interessant

Heute bin ich spät dran. Auf der Fahrt zur Klinik wollte der Stau kein Ende nehmen. Mehrere Baustellen sorgen seit Tagen dafür, dass der Verkehr in der Stadt fast zum Erliegen kommt. Dazu bringt die drückende Hitze, die über der ganzen Region liegt, die mittägliche Luft zum Flirren. Die Leute sitzen frustriert hinter den Lenkrädern, weil nichts vorangeht. Manche verfallen in stumpfe Apathie, die anderen hupen, meckern und lamentieren, die Köpfe knallrot, das Blut in Wallung.

Neulich habe ich mit Mike über die saisonalen Unterschiede bei der Arbeit in der Zentralen Notaufnahme gesprochen. Da gibt es natürlich die klassischen, jahreszeitlich bedingten Phasen: Norovirus und Influenza, Ski- und Snowboardunfälle im Winter, Allergien, Dehydrierungen, Bade-, Fußball-, Trampolin- und Fahrradunfälle im Sommer.

Dazu kommen tagesabhängige Wetterlagen, die das Auftreten bestimmter Krankheitsbilder fördern. Überfrierende Nässe etwa sorgt zuverlässig für großen Andrang im Gipsraum. Von Eis können wir in diesen Tagen freilich nur träumen. Heute herrscht, soweit ich weiß, »Kardio-Wetter«. Das bedeutet: Wir dürfen mit einigen Herzpatienten rechnen, die sich bei der Hitze überanstrengt haben. Es gibt auch »Neuro-Tage« oder »COPD-Tage«. Letzteres steht für »chronic obstructive pulmonary disease«, eine zunehmend verbreitete chronische Atemwegserkrankung, die den Betroffenen unter bestimmten Wetterbedingungen besonders zu schaffen macht. Mike zufolge erscheinen manchmal auch überdurchschnittlich viele urologische Patienten, sodass der Tag nach ein paar Stunden zum »Uro-Tag« erklärt wird. Vom Wetter wird der wohl kaum verursacht. Vielleicht eher durch die Mondphase oder eine ungünstige Sternenkonstellation?

Wenn ich den heutigen Tag nach diesem Schema klassifizieren sollte, würde ich nicht nur einen »Kardio-«, sondern auch einen »Aggro-Tag« vermuten. Sofern sich das, was ich auf der Fahrt hierher beobachtet habe, in der Notaufnahme fortsetzt, könnte es in den kommenden Stunden zwischenmenschlich zumindest interessant werden. Ich komme gerade noch rechtzeitig zur Spätschicht.

»Mike ist schon drin«, informiert mich Martina, die sich an ihrem Platz an der Sichtung einen Ventilator aufgestellt hat. »Sonst hält man es in diesem Glaskasten ja nicht aus«, sagt sie.

Der Sichtungsbereich wurde, nachdem es vermehrt zu Gewalt und Aggression gegen die dort arbeitenden Pflegekräfte kam, durch Panzerglas geschützt. Außerdem kann der automatische Öffnungsmechanismus für die Tür zum Behandlungsbereich bei Bedarf durch einen Zahlencode gesichert werden. Vor allem nachts und in den Tagen des großen Volksfestes im Herbst wird diese Option inzwischen genutzt und damit das Eindringen Unbefugter erschwert.

Ich erzähle Martina von meiner Theorie bezüglich des Wetters.

»Aggro-Wetter?«, lacht sie. »Da könnte schon was dran sein. Bei meinem letzten Nachtdienst ist ein drogenabhängiger Patient derart ausgetickt, dass vier Ärzte und zwei Pfleger ihn nicht bändigen konnten. Wir mussten die Polizei alarmieren. Am Ende wurde der Mann fünfpunktfixiert – das kommt wirklich nur bei den ganz schweren Fällen vor.«

Davon hat mir Mike bereits erzählt: Die Fünfpunktfixierung, bei der Hände, Füße und Rumpf mit Gurten bewegungsunfähig gemacht werden und eine Person an Bett oder Liege gefesselt wird, ist das letzte Mittel, falls jemand sich selbst und andere akut gefährdet und nicht anders zur Räson zu bringen ist. Diese Maßnahme stellt allerdings einen erheblichen Eingriff in die persönliche Freiheit dar, weshalb ihr Einsatz vom Gesetzgeber streng geregelt wurde: Die betreffende

Person muss aufgeklärt und die Fixierung dokumentiert werden. Dauert ein derartiger Freiheitsentzug länger als dreißig Minuten, darf er zudem nicht ohne einen richterlichen Beschluss erfolgen, der in der Regel sofort, spätestens aber am nächsten Morgen eingeholt werden muss.

»Da bist du ja.«

Mike hat mich schon erwartet, er ist bereits umgezogen und bei der Arbeit. Ohne viele Umschweife drückt er mir den Schlüssel für die Umkleide in die Hand und widmet sich dann wieder seinen Patienten. Hier drin ist es vergleichsweise kühl. Ein ausgeklügeltes Lüftungssystem beschert der Zentralen Notaufnahme ein relativ stabiles, von der Außentemperatur unabhängiges Klima. Vielleicht trägt das dazu bei, dass zunächst nichts von dem eintritt, was ich befürchtet hatte. Niemand pöbelt oder wird gar handgreiflich, von einem Aggro-Tag kann keine Rede sein. Auch der erste Kardio-Fall lässt einige Zeit auf sich warten – bis das charakteristische Klingeln des Arrivalboards ertönt und folgende Zeile erscheint: *14.17 Uhr, m 56, Hypotonie, Schmerzen in der Brust, GCS 15, nicht intubiert.*

Ein 56-jähriger Mann mit Blutdruckabfall, bei dem eventuell ein Herz- oder Lungenproblem vorliegt.

»Das könnte ein Infarkt sein«, bereitet Mike mich vor.

Wenig später liegt der schlanke, sportliche Mann in Behandlungsraum vier. Er trägt ein rotes T-Shirt, ein Paar modische, ausgewaschene Jeans und Turnschuhe. Die Rettungssanitäter haben bei der Übergabe erklärt, er sei mit der Familie beim Wandern gewesen, als er sich plötzlich unwohl gefühlt und einen Druck auf der Brust gespürt habe. Während Mike nun die Elektroden für das EKG anbringt, erzählt der Patient, dass er heute seine Silberhochzeit feiere. Das sei auch der Anlass für den Wanderausflug gewesen. Und jetzt so etwas.

Der diensthabende Internist sieht auf dem EKG-Ausdruck keine eindeutigen Zeichen für einen Infarkt, zieht aber zur Sicherheit einen Kardiologen hinzu. Der inspiziert das Herz des Patienten mit dem Ultraschallgerät und rät schließlich zu einer Katheteruntersuchung.

Das sei die einzige Möglichkeit, die Durchlässigkeit der Herzkranzgefäße zuverlässig zu überprüfen. Der Mann auf der Liege ist einverstanden.

Auf Mikes Anweisung hin hole ich schließlich die Frau und die beiden Söhne des Patienten – 18 und 21 Jahre alt – aus dem Wartebereich. Bevor der Mann ins Katheterlabor verlegt wird, sollen seine Angehörigen noch mit ihm und dem behandelnden Arzt sprechen können. Seine Frau ist sichtlich erleichtert, als sie erkennt, dass es ihm bereits wieder besser geht. Tatsächlich ist er nicht mehr so blass wie bei seiner Einlieferung, und die Gespräche mit Mike und den Ärzten haben ihm viel von seiner Sorge genommen.

Während der Kardiologe seine Einschätzung des Falles noch einmal kurz zusammenfasst, fragt mich Mike, wo denn eigentlich der jüngere der beiden Söhne abgeblieben sei. Ich sehe mich um – tatsächlich, er ist verschwunden. Mike und ich machen uns auf die Suche, finden ihn schließlich allein in einer Ecke des Wartebereiches, wo er gedankenverloren vor sich hin starrt. Ich bleibe zurück und beobachte aus der Ferne, wie Mike sich dem Jungen nähert, ihn anspricht und sich schließlich auf den freien Platz neben ihm setzt. Dann kehre ich in den Behandlungsbereich zurück.

»Er hat es nicht ausgehalten, seinen Vater da liegen zu sehen«, erklärt mir Mike später. »Die Sauerstoffbrille, der Monitoring-Bildschirm, das wirkt ja alles sehr dramatisch. Er hat ihn wohl noch nie in einer derart hilflosen Lage erlebt.«

Fünf Minuten ist Mike bei dem jungen Mann geblieben. Eigentlich keine lange Zeit – aber eine Ewigkeit, wenn du gerade für vier internistische Patienten verantwortlich bist.

In den folgenden eineinhalb Stunden begleite ich Mike bei Routinetätigkeiten: eine Urinflasche in Behandlungsraum fünf bringen, nebenan Vitalwerte ermitteln und dokumentieren, die nun gefüllte Urinflasche in der dafür vorgesehenen speziellen Spülmaschine entleeren und säubern lassen, mit einer Station telefonieren, um eine

Verlegung zu organisieren, einen Zugang legen, den nächsten Patienten hereinholen und so weiter und so fort.

Ich glaube schon nicht mehr daran, dass heute noch etwas Außergewöhnliches geschieht, als es zu der telefonischen Ankündigung kommt, die wenig später auch am Arrivalboard zu lesen ist: Eine Frau mit bereits vor längerer Zeit diagnostiziertem zerebralen Aneurysma – einer ballonförmigen Aussackung einer Hirnarterie – wird in Kürze eintreffen. Sie leidet plötzlich unter starken Kopfschmerzen in Verbindung mit Schwindel und Sehstörungen. Der diensthabende Neurologe verständigt sofort die Kollegen der Radiologie, damit der Computertomograf direkt einsatzbereit ist.

»Es muss so schnell wie möglich geklärt werden, ob eine Ruptur vorliegt«, erklärt mir Mike. »Falls das Aneurysma tatsächlich geplatzt ist, besteht Lebensgefahr.«

Als die Patientin wenige Minuten später von den Rettungssanitätern in Begleitung eines Notarztes auf der Transportliege durch die Tür zum Behandlungsbereich geschoben wird, ist der Neurologe zur Übernahme zur Stelle. Die Frau auf der Liege ist laut Arrivalboard 58 Jahre alt. Ihr glattes blondiertes Haar reicht ihr knapp bis zum Kinn. Sie trägt ein knielanges cremefarbenes Sommerkleid, goldene Ohrringe und eine lange, zweimal um den Hals geschlungene Perlenkette. Zum Rest des Outfits passende Schuhe mit hohen Absätzen liegen in einem transparenten Beutel neben ihren nackten, sich ständig bewegenden Füßen. Überhaupt wirkt die Patientin extrem unruhig. Sie stöhnt, rollt sich hin und her, ist im Begriff, sich aufzurichten, fällt dann aber doch wieder in die aufgestellte Rückenlehne der Transportliege. Meist hält sie die Augen geschlossen, sobald sie sie öffnet, streift ihr ängstlicher Blick ziellos durch die Umgebung. Auf Fragen reagiert sie mit sehr kurzen Antworten oder schwer verständlichen Gesten.

Nachdem alles besprochen ist, transportieren die Sanitäter die Patientin in den CT-Bereich und lagern sie gemeinsam mit Mike und zwei weiteren Pflegerinnen auf die dortige Liege um. Damit ist die

Arbeit des Rettungsdienstes getan, die beiden jungen Herren verabschieden sich. Die Radiologieassistentin hat ihre Vorbereitungen abgeschlossen, der Computertomograf ist einsatzbereit. Mike entfernt noch den Schmuck von den Ohren und vom Hals der Patientin und befördert alles in einen für Wertsachen vorgesehenen Beutel. Die zunehmende Unruhe der Frau macht dieses Unterfangen komplizierter als zunächst gedacht.

»So kriegen wir niemals vernünftige Bilder«, stellt Mike fest und fragt dann, an den Neurologen gewandt: »Soll ich schon mal Midazolam aufziehen?«

Der Arzt schüttelt den Kopf. »Wir versuchen es zuerst ohne.«

»Ernsthaft?«

»Ernsthaft.«

Der Arzt erklärt der Patientin, dass sie während der CT-Untersuchung möglichst stillhalten müsse. Das Ganze werde nicht lange dauern. Es sei verständlich, dass sie Angst habe, aber nun sei sie in guten Händen und solle sich keine Sorgen machen.

Mike ist fertig. Er verlässt mit finsterer Miene den CT-Bereich, geht kopfschüttelnd an mir vorbei zum Organisationstresen. Dort tauscht er einen vielsagenden Blick mit einer Kollegin. Das wird so nichts, davon scheinen beide überzeugt. Ich wende mich wieder dem Geschehen im CT-Bereich zu.

»Hier, nehmen Sie das bitte.«

Der Neurologe drückt der Patientin ein längliches, mit einem Kabel und einem roten Knopf versehenes Kästchen in die rechte Hand.

»Sollte es Ihnen plötzlich schlechter gehen, können Sie hier draufdrücken. Haben Sie mich verstanden? Okay. Sie müssen das Kästchen gut festhalten. Konzentrieren Sie sich darauf, das ist jetzt Ihre Aufgabe.«

Der Arzt versucht offenbar, die Patientin zu beruhigen, indem er ihr eine aktive Rolle überträgt und sie so von ihrer Angst ablenkt. Es folgen noch ein paar neurologische Tests, dann verlässt das gesamte Personal den CT-Bereich, damit das Gerät mit seiner Arbeit beginnen kann.

Mike kommt zu mir, gemeinsam blicken wir durch das schmale Fenster in der nun geschlossenen Tür. Die Frau, deren Oberkörper jetzt in der großen, ringförmigen Maschine verschwunden ist, bewegt immer wieder ruckartig ihre Beine. Schwer vorstellbar, dass ihr Kopf währenddessen ausreichend stillhält.

»Das ist doch vollkommen sinnlos«, raunt Mike. »Wir hätten ihr was zur Beruhigung geben müssen. Das war von Anfang an klar.«

Ich weiß nicht, was ich davon halten soll. Mir ist der Ansatz des Neurologen, der Patientin die Gabe eines starken Medikaments möglichst zu ersparen, durchaus sympathisch. Andererseits: Wie kann ich als Laie beurteilen, was in dieser Situation richtig ist? Mike hingegen hat seit vielen Jahren mit derartigen Fällen zu tun und unzählige CT-Untersuchungen unter allen möglichen Voraussetzungen erlebt. Doch egal, wie erfahren eine Pflegekraft auch ist, Entscheidungen über Diagnose- und Behandlungsmethoden treffen nun mal ausschließlich die Ärzte – auf deren Schultern letztlich auch die Verantwortung lastet.

Wenig später klickt sich der Neurologe am Bildschirm durch die Aufnahmen. Mike, zwei seiner Kolleginnen und ich stehen im Halbkreis hinter ihm. Sogar für mich besteht kein Zweifel daran, dass die verwaschenen Bilder, die der Computertomograf geliefert hat, völlig unbrauchbar sind.

»Es nützt nichts, sie muss noch mal rein«, stellt der Arzt dann auch sehr bald fest.

Die Pflegekräfte neben mir tauschen schweigend Blicke aus. Mike steht einfach nur da, die Arme vor der Brust verschränkt. Er wirkt eigentlich ganz ruhig, aber seine Kaumuskulatur ist unablässig in Bewegung, ähnlich wie die Glieder der Frau auf der Liege des Computertomografen. Wenn Mike sich ärgert, mahlt er mit dem Kiefer.

Auch bei der Vorbereitung des zweiten Durchgangs bleibt der Neurologe bei seiner Linie, es kommt kein Medikament zur Ruhigstellung der Patientin zum Einsatz. Der Radiologe bricht die Untersuchung kurz nach ihrem Beginn ab.

»Es hat keinen Sinn, sie ist zu unruhig.«

»Das hätten wir uns und ihr leicht ersparen können«, sagt Mike, als wir für den dritten Versuch schließlich doch eine Dosis Midazolam holen. »Vergeudete Zeit, zweimal Strahlenbelastung, zweimal Stress für die Patientin.«

Der Neurologe lässt sich beinahe demonstrativ nichts anmerken, geht auf den spürbaren Unmut der Pflegekräfte mit keinem Wort ein. Seine Anweisungen sind jetzt sogar besonders eindeutig, so als wolle er klarstellen: Ich habe getan, was ich für richtig hielt, und ich halte es noch immer für richtig – auch wenn es diesmal nicht zum gewünschten Ergebnis geführt hat.

Plötzlich habe ich das Gefühl, dass das drückende Klima, das draußen herrscht, nun doch bis in die Räume der Zentralen Notaufnahme vorgedrungen ist. Alles läuft zwar in seinem gewohnten Gang weiter, doch die Atmosphäre ist angespannt, niemand scherzt mehr, alle sind wortkarg, und jede falsche Bemerkung, so scheint es, könnte eine heftige Explosion zur Folge haben. Da ist er also wieder, mein Aggro-Tag. So hatte ich ihn mir zwar nicht vorgestellt – aber *zwischenmenschlich interessant* ist es heute tatsächlich noch geworden.

Im dritten Anlauf, unter Einsatz des Beruhigungsmittels, entstehen Aufnahmen von annehmbarer Qualität. Auf ihnen ist zu sehen, dass das Aneurysma im Gehirn der Patientin offenbar nicht geplatzt ist. Es hat sich allerdings deutlich erweitert. Dadurch übt es nun wahrscheinlich Druck auf die umgebenden Hirnareale aus, was die aktuellen Symptome verursachen könnte. Die Aussackung an der Arterie wird deshalb neurochirurgisch behandelt werden müssen, doch eine Notoperation ist erst mal vom Tisch. Mike sucht am Bildschirm bereits ein freies Bett für die Verlegung der Patientin auf eine Station.

Das Team arbeitet äußerlich reibungslos weiter, doch für den Rest der Schicht bleibt die Stimmung seltsam angeknackst.

»Kommt so was öfter vor?«, frage ich Mike, als wir die Notaufnahme um neun Uhr abends an den Nachtdienst übergeben haben.

»Das hängt davon ab, wer mit wem zusammenarbeitet«, antwortet er.

Wir treten durch die automatischen Schiebetüren am Hinterausgang ins Freie. Eine bedrohliche Wand aus dunklen Wolken ist gerade dabei, die Herrschaft über den abendlichen Himmel zu übernehmen.

»Wir sind ein großes und sich ständig veränderndes Team, gerade wenn man das ärztliche und das pflegerische Personal der Notaufnahme als Einheit betrachtet. Da treffen nun mal verschiedene Meinungen und unterschiedliche Herangehensweisen aufeinander. Wichtig ist doch nur, dass es am Ende um das Wohl der Patienten geht und nicht um persönliche Eitelkeiten.«

Ein Donnergrollen bringt die noch immer schwüle Luft zum Zittern. Nicht weit von uns entfernt lacht jemand. Ich sehe mich um, auf einer Bank unweit des Fahrradständers sitzen zwei gut gelaunte junge Männer. Der ältere hebt die Hand, der jüngere schlägt ein. Ich kenne die Gesichter, das sind die Söhne des Mannes, der am Nachmittag mit Verdacht auf Herzinfarkt eingeliefert wurde. Während Mike an seinem Fahrradschloss hantiert, fegt ein Windstoß durch die Wipfel der umstehenden Bäume, das Rauschen der Blätter schwillt bedrohlich an und ebbt dann schnell wieder ab.

»Ich beeile mich mal besser. Bis morgen.«

Mike schwingt sich auf den Sattel, kurz darauf ist er verschwunden. Es donnert noch einmal, dann spüre ich den ersten Tropfen auf meiner Nase. Ich werde es wohl nicht trocken zum Parkplatz schaffen. Mike wird der Regen sicher auch erwischen, bevor er zu Hause ist. Egal, eine Abkühlung schadet uns wohl allen nicht.

Immer geradeaus

Die Kontrolle, die wir nie hatten

Die Ankunft von Josef Plattner wurde uns bereits gestern angekündigt. Das war möglich, weil der 76 Jahre alte Herr eine ungewöhnlich lange Anreise hinter sich hat. Nach einem Unfall mit seinem Pkw auf der Autobahn nahe dem norditalienischen Modena wurde er vor Ort erstversorgt und dann zu uns transportiert. Nach allem, was wir wissen, ist er einigermaßen glimpflich davongekommen. Schleudertrauma, Schädel-Hirn-Trauma, Platzwunde an der Stirn, diverse Schürfwunden und Prellungen. Der diensthabende Unfallchirurg hat sich die Unterlagen aus Modena angesehen und beschlossen, auf jeden Fall noch einmal den Zustand des Schädels und der Halswirbelsäule zu überprüfen.

Im Behandlungsraum neun, auf der unfallchirurgischen Seite der Notaufnahme, lagern wir Herrn Plattner von der Transportliege auf unsere Patientenliege um. Der Mann ist ansprechbar und angesichts der gerade erst überstandenen Strapazen in erstaunlich guter Verfassung.

»So hatten Sie sich Ihre Italienreise bestimmt nicht vorgestellt«, sage ich, während ich die Brustwandableitungen für das Monitoring-EKG an Herrn Plattners Oberkörper befestige.

»Das ist es ja«, antwortet er. Sein Gesichtsausdruck ist plötzlich verwandelt, eine Mischung aus Erstaunen und Trauer. »Ich wollte gar nicht nach Italien.«

»Nicht? Und wohin dann?«

»Zu meiner Frau. Nach Kreidelfing. Sie ist da in so einer ... Einrichtung untergebracht.«

Kreidelfing liegt keine dreißig Kilometer von unserer Stadt entfernt, nahe der österreichischen Grenze. Es gibt dort eine kleine Privatklinik und ein Seniorenheim.

Ich bin mit den Brustwandableitungen fertig, jetzt lege ich die Manschette für die Blutdruckmessung an.

»Aber Sie sind ja dann doch nach Italien gefahren. Wieso denn das?«

»Ich weiß nicht. Ich kann mich nicht erinnern. Also, ich bin ins Auto gestiegen und dann ging es eben … immer weiter.«

»Sie haben vergessen anzuhalten?«

Verblüfft starte ich mit der Blutdruckmessung. Wenn man in Richtung Kreidelfing fährt und dann immer geradeaus, kann man tatsächlich in Modena landen. Allerdings erst gute fünf Stunden später, nachdem man zwei Staatsgrenzen überquert, eine Mautstelle hinter sich gelassen und wahrscheinlich sogar zwischendurch den Tank aufgefüllt hat.

Ich muss eigentlich längst wieder weiter. Draußen wartet bereits eine ganze Reihe unfallchirurgischer Patienten, und vorhin habe ich an der Sichtung eine Schlange von Neuankömmlingen gesehen. Arbeitet man in so einer Lage nicht vorausschauend und holt, sobald es geht, den nächsten Patienten herein, gibt es garantiert irgendwann Probleme. Spätestens wenn plötzlich ein Schockraum angemeldet wird oder etwas anderes Unvorhergesehenes geschieht.

Nachdem ich seine Werte dokumentiert habe, lasse ich Herrn Plattner im Behandlungsraum zurück und begebe mich in den Wartebereich. Die Schlange an der Sichtung ist verschwunden, dafür sind sehr viele der blauen Sitzschalen belegt. Durch die beiden ins Freie führenden verglasten Schiebetüren sehe ich, wie draußen die Sanitäter in den Rettungswagen steigen, mit dem sie gerade einen Neunzigjährigen aus einem Pflegeheim hergebracht haben. Als der Wagen abfährt, gibt er den Blick auf einen jungen Mann frei. Er sitzt auf dem kleinen Mäuerchen hinter dem Parkplatz für Notarztwagen. Mit der rechten Hand führt er eine Zigarette zum Mund. Sein Blick ist auf den Bildschirm des Handys in seiner Linken gerichtet.

Ich rufe eine Patientin auf, die bereits seit einer halben Stunde wartet. Sie hat sich bei der Arbeit das Knie verdreht, eventuell ein gezerrtes Band, vielleicht ist auch etwas gerissen. Ich biete ihr an, einen Rollstuhl zu holen, doch sie kommt ohne zurecht, humpelt nur leicht. Gemeinsam begeben wir uns in Richtung Behandlungsbereich.

Wir sind noch nicht bei der automatischen Tür angekommen, als ich im Augenwinkel bemerke: Der junge Mann auf dem Mäuerchen ist verschwunden. Nein, ich habe mich geirrt – er ist noch da. Nur liegt er jetzt mit wild zuckenden Gliedmaßen auf dem Asphalt, sein Körper bäumt sich auf und krümmt sich im nächsten Augenblick wieder zusammen.

Entweder hat Martina die Szene von ihrem Platz an der Sichtung just im gleichen Moment bemerkt, oder mein abruptes Innehalten hat sie darauf aufmerksam gemacht. Jedenfalls muss ich meine Kollegin nicht alarmieren, sie kommt bereits herbeigeeilt.

»Ein Krampfanfall, sag drinnen Bescheid!«, rufe ich ihr zu und bin selbst schon auf dem Weg nach draußen.

Wenige Sekunden später habe ich die Schleuse passiert und den Mann erreicht. Er zuckt noch immer, schaumiger Speichel läuft aus einem seiner Mundwinkel. Der Schaum ist nicht rötlich eingefärbt, demnach dürfte er sich nicht auf die Zunge gebissen haben.

Während jemand einen Krampfanfall erleidet, kann man als Außenstehender wenig tun, außer die Verletzungsgefahr für den Betroffenen – etwa durch das Entfernen von Gegenständen aus der unmittelbaren Umgebung – zu mindern.

Als die Kollegen aus der Notaufnahme erscheinen, lässt das Zucken bereits nach, wenig später liegt der Mann so ruhig und mit geschlossenen Augen da, als habe er sich für ein Schläfchen auf dem Asphalt ausgestreckt. Je nach Ursache kann ein solcher Anfall unterschiedlich lange dauern, meist beschränkt er sich jedoch auf wenige

Minuten. Danach sind Muskeln und Nervensystem derart erschöpft, dass die Person einschläft oder in einen tranceartigen Ruhezustand verfällt. Unser Patient atmet normal, das ist das Wichtigste. Während Bernd seine Vitalfunktionen testet, besorgen wir uns eine Transportliege. Schließlich lagern wir den Mann darauf und bringen ihn in den Behandlungsbereich.

Er war nicht bei uns an der Sichtung, und eine Nachfrage im Wartebereich ergibt, dass niemand der momentan dort Ausharrenden ihn kennt. Wir sehen in seinen Hosentaschen und draußen an dem Mäuerchen nach, ob wir einen Hinweis auf seine Identität oder auf eine Kontaktperson finden. Doch außer dem Handy, bei dem uns die passwortgesicherte Bildschirmsperre den Zugriff verwehrt, einer Zigarettenschachtel und einem Feuerzeug hatte er offensichtlich nichts bei sich.

Für die Krankenhausbürokratie ist das kein großes Problem. Wir werden bei der Dokumentation des Falles mit Platzhaltern für alle persönlichen Angaben arbeiten und diese später nachtragen. Was uns jetzt aber wirklich fehlt, sind Informationen zu seiner Krankengeschichte. Hatte der Mann schon einmal einen Krampfanfall? Ist er Epileptiker, oder leidet er unter einer Krankheit, die den Anfall ausgelöst haben könnte? Antworten auf diese Fragen könnten Angehörige wahrscheinlich leicht geben.

Ohne diese Antworten muss die Ursache eben durch systematische Untersuchungen gefunden werden. Wir fangen mit den Standards an: neurologische Tests, Ermittlung der Vitalparameter. Ich lege eine Venenverweilkanüle und entnehme über diese gleich Blut für das Labor. Sollte das alles keine Hinweise liefern, müsste sich der Patient auf eine tiefer gehende Ursachenforschung einstellen.

Doch bereits bei der Blutgasanalyse, die wir direkt in der Notaufnahme durchführen können und deren Ergebnisse nach wenigen Minuten vorliegen, kommt Licht in die Angelegenheit: Der Blutzuckerwert des Mannes beträgt 26. Das ist extrem niedrig und ohne spezielle

Umstände schwer zu erreichen, da der Körper spätestens ab einem Wert um die fünfzig deutliche Alarmzeichen in Form von Zittern, Unwohlsein und Heißhunger gibt. Vielleicht liegt diesem Fall eine bisher unerkannte Erkrankung zugrunde.

Plötzlich erfüllt ein Techno-Beat das Behandlungszimmer. Ich habe das Smartphone vorhin als Wertsache des Patienten dokumentiert, es in einen entsprechenden Beutel gesteckt und auf der Arbeitsfläche an der Wand abgelegt. Dort blinkt nun der Bildschirm. Ein eingehender Anruf, der Name des Kontakts ist »Mama«.

Ohne lange zu überlegen, greife ich nach dem Beutel, ziehe das Telefon heraus und nehme das Gespräch an.

»Ja?«

»Hallo?« Eine aufgeregte Frauenstimme. »Wo bist du denn? Hier gehts gleich los!«

»Entschuldigung, ich nehme an, Sie möchten mit Ihrem Sohn sprechen. Ich muss Ihnen leider sagen, dass er hier bei uns in der Klinik ist, weil …«

»Natürlich! Wir sind alle in der Klinik. Und wenn Mirko nicht sofort zum Kreißsaal kommt, verpasst er die Geburt!« Die Frau unterbricht sich für eine Sekunde, dann folgt die unvermeidliche Frage: »Wer sind Sie überhaupt?«

Ich erkläre es ihr und verknüpfe damit auch gleich die Information, dass Mirko momentan verhindert ist. Dann reiche ich das Telefon an Bernd weiter, der sich bei der Mutter nach eventuellen Vorerkrankungen ihres Sohnes erkundigt. Offenbar weiß sie von nichts.

»Wir werden ihm jetzt hochprozentige Glucose verabreichen«, erklärt der Oberarzt, »damit sein Zuckerhaushalt wieder in den grünen Bereich kommt. Normalerweise sollte er sich danach schnell stabilisieren.«

Die Glucose wird direkt intravenös verabreicht. Nachdem ich anschließend noch einen Infusionsbeutel mit einer Elektrolytlösung angehängt habe, erwacht der Patient. Doch dieses Erwachen ist begrenzt, er verharrt in einem Zwischenzustand, der ihn auf Ansprache und äußere Reize nur behäbig reagieren lässt. Bei einem Krampfanfall entlädt sich spontan eine große Zahl von Neuronen im Gehirn, was auch die heftigen Muskelkontraktionen verursacht. Klingt der Anfall ab, ist sowohl das Nerven- als auch das muskuläre System erschöpft. Die betreffende Person wirkt dann, sofern sie nicht schläft, fast übermäßig entspannt und teilnahmslos.

Der Mann, von dem wir nun wissen, dass er Mirko heißt, sieht sich interessiert im Behandlungsraum um. Den Kopf bewegt er dabei kaum. Nur sein Blick wandert langsam von links nach rechts, von unten nach oben. Ich erkläre ihm, wer ich bin, wo er ist und wie es dazu kam, dass er sich in unserer Obhut befindet. Ein gelegentliches, kaum wahrnehmbares Nicken und ein gemurmeltes »Ach so« zeigen mir, dass er mich versteht und mir wohl auch einigermaßen folgen kann.

Als ich ihn frage, ob er sich daran erinnere, wie und warum er heute in die Klinik gekommen sei, öffnet er zwar für einen Augenblick seinen Mund, schließt ihn dann jedoch wieder und verharrt fortan in reglosem Schweigen. Zuerst nehme ich an, dass er noch über meine Frage nachdenkt. Dann bemerke ich, dass sein Blick bereits wieder wandert. Es sieht so aus, als habe er zuerst tatsächlich antworten wollen, dann aber irgendwie die richtige Ausfahrt verpasst. Und jetzt? Jetzt fährt sein Geist einfach weiter, immer geradeaus, passiert Staatsgrenzen, Maut- und Tankstellen. Für den Moment ist das kein Grund zur Sorge. Wir werden darauf achten, dass er nicht in einen Unfall verwickelt wird.

Als Nächstes sehe ich wieder nach Herrn Plattner. Auch bei ihm sind die Untersuchungen beendet, sein Schädel und seine Halswirbelsäule haben tatsächlich keine schwereren Schäden davongetragen. Doch da ist ja noch die Frage nach der Ursache seines ungeplanten Ausflugs nach Italien. Dabei geht es weniger um seine körperliche als vielmehr um seine geistige Gesundheit. Und die scheint auch ihm selbst weitaus größere Sorgen zu bereiten.

»Wenn mein Kopf nicht mehr funktioniert, das ... geht nicht«, sagt er. »Ich kann jetzt auf keinen Fall krank werden. Wer kümmert sich denn dann um meine Frau?«

Einige Tage wird Herr Plattner noch zur Beobachtung bei uns im Haus bleiben. Der Transportdienst, der ihn auf die Station bringen soll, wurde bereits informiert. Als ich seinen Behandlungsraum verlasse, bringt Martina gerade eine etwa 55-jährige Frau herein, in deren Ausdruck sich Freude und Besorgnis sekündlich abwechseln.

»Es ist ein Junge«, verkündet meine Kollegin grinsend. In diesem Moment begreife ich, dass ihre Begleitung Mirkos Mutter ist.

Ich führe die Frau in den Behandlungsraum ihres Sohnes. Sein Zustand hat sich, seit ich ihn vorhin verlassen habe, sichtlich gebessert, er wirkt kaum noch schläfrig. Nicht nur die Erholung von der Strapaze des Krampfanfalls, sondern auch der nun stetig steigende Glucosespiegel in seinem Blut dürfte daran Anteil haben.

»Mensch, was machst du denn für Sachen?!«

Mutter und Sohn umarmen sich, dann berichtet die Frau kurz, dass die Geburt schnell und ohne Komplikationen vonstattenging. Unser Patient ist soeben Vater eines gesunden Kindes geworden, das den Namen Paul tragen wird.

Als sich die Tür des Behandlungsraums öffnet und Bernd dazukommt, wird bald wieder der Krampfanfall zum zentralen Gesprächsthema. Der Oberarzt erklärt, dass dem extrem niedrigen Glucosewert nachgegangen werden müsse. Er könne sich nicht vorstellen, dass allein die Aufregung wegen der bevorstehenden Geburt ursächlich dafür war.

»So etwas darf man keinesfalls unterschätzen«, betont Bernd. »Sie erleben ja gerade, wie schwerwiegend die Folgen sein können. Da Sie keine Medikamente nehmen, müssen wir davon ausgehen, dass Ihr Zucker- beziehungsweise Insulinhaushalt durch eine innere Ursache gestört ist. Das kann zum Beispiel eine Lebererkrankung sein oder ein Problem mit der Bauchspeicheldrüse. Das sollte auf jeden Fall geklärt werden.«

»Aber das geht doch nicht«, stammelt der Patient. »Ich kann nicht krank sein – nicht jetzt. Ich bin gerade Vater geworden. Ich muss mich doch um meine Familie kümmern.«

Ich verlasse das Behandlungszimmer, der nächste Patient muss hereingeholt werden.

Das geht nicht ... Ich kann nicht ... Ich muss doch ...

Meistens blicken wir so in die Zukunft, als käme es darin hauptsächlich auf unseren Willen, unsere Opferbereitschaft oder unsere Talente an. Dass unser Leben jeden Tag von tausend Zufällen abhängt, auf die wir keinen Einfluss haben, blenden wir lieber aus. Was hätte es auch für einen Sinn, alle Pläne und Versprechen unter Vorbehalt zu stellen: *Sofern ich gesund bleibe ... Wenn ich keinen Unfall habe ... Falls ich bis dahin nicht den Verstand verliere ...*

Unsere Sehnsucht nach Kontrolle ist enorm. Um sie zu stillen, haben wir Gebrauchsanweisungen, Garantien, Versicherungen, Erziehungs- und Ernährungsratgeber und die Stiftung Warentest erfunden. Die Vorstellung, das eigene Wohlergehen und das seiner Lieben irgendwie sicherstellen zu können, beruhigt zweifellos. In der Notaufnahme wird immer wieder deutlich, auf welch wackligem Fundament diese Vorstellung ruht. Nicht weil wir die Kontrolle jederzeit verlieren können. Sondern weil wir sie in Wirklichkeit nie hatten.

Briefing: *Money, Money, Money*

Eine Zentrale Notaufnahme benötigt nicht nur passende Räumlichkeiten, eine Menge Material und hochmoderne technische Diagnosegeräte, sondern auch ausreichend Fachpersonal aus dem pflegerischen und ärztlichen Bereich, um einen Betrieb an 365 Tagen rund um die Uhr zu ermöglichen. All das macht sie für jede Klinik erst einmal zu einem enormen Kostenfaktor.

Das System zur Abrechnung mit den Krankenkassen, über das sich die Krankenhäuser in Deutschland finanzieren, versucht, dem auf verschiedene Weise Rechnung zu tragen. So gibt es für jede Zentrale Notaufnahme einen jährlichen Zuschuss, dessen Höhe von ihrer Versorgungsstufe abhängt. Auf der anderen Seite müssen Kliniken, die nicht am System der Notfallversorgung teilnehmen, mit Abzügen bei der Vergütung ihrer stationären Patients leben. Diese Maßnahmen können jedoch nicht verhindern, dass eine Zentrale Notaufnahme auf dem Papier ein Minusgeschäft bleibt.

Doch bei genauerem Hinsehen zeigt sich die andere Seite der Medaille. Klinikmanager haben längst auch das wirtschaftliche Potenzial erkannt, das eine Zentrale Notaufnahme für ein Krankenhaus bereithält. Die schnelle, tiefgehende Diagnose, die dort stattfinden kann, ermöglicht effizientere und damit kostengünstigere Abläufe in vielen anderen Bereichen der Klinik – denn was in der Notaufnahme bereits geschehen ist, kann man sich dort sparen. Außerdem kann eine Notaufnahme, die täglich von mehr als hundert Patienten und deren Angehörigen besucht wird, ein wichtiger Image- und Werbefaktor sein. Wer sich dort gut aufgehoben fühlt, wird die Klinik weiterempfehlen und ihr Angebot vielleicht auch bei anderen Gelegenheiten in Anspruch nehmen. Dafür, dass die Notaufnahme dieser »Visitenkarten-Funktion« gerecht wird, spielt nicht nur die Qualität der medizinischen Versorgung eine Rolle, sondern auch scheinbar Nebensächliches wie die Atmosphäre im Wartebereich und die Kommunikation mit Patienten und Besuchern.

Am Badesee

Hinter der Front

Endlich wieder Sonne. Nach zwei Frühschichten, einer Spätschicht, zwei aufeinanderfolgenden Nachtdiensten und einem verschlafenen freien Tag genieße ich heute ausnahmsweise mal nicht die künstliche Beleuchtung und die gleichmäßig klimatisierte Atmosphäre der Notaufnahme, sondern echtes, strahlendes Tageslicht, dazu drückende Sommerhitze. Je ein Handtuch für meine Frau und für mich, eine Liegewiese, vor uns der See, zwanzig Meter entfernt der kleine Kiosk, um uns herum Menschen in Badehosen und Bikinis. Ich rieche trockenes Gras und Sonnencreme, und gelegentlich weht ein sanfter Windhauch das Aroma fettiger Pommes vorbei.

Das perfekte Umfeld, um abzuschalten. Aber ich muss zugeben, dass mich die Klinik nicht so ohne Weiteres loslässt. Die Eindrücke, die ich in den vergangenen Wochen gesammelt habe, waren zu neuartig, zu aufwühlend, zu spannend, als dass ich sie nun in einer Rumpelkammer meines Gehirns abstellen könnte.

Unsere Gegend ist mit vielen Badeseen gesegnet. An einem von ihnen, unweit von hier, vergnügen sich die Jugendlichen aus den umliegenden Dörfern bereits seit Jahrzehnten mithilfe eines dicken Seiles, das an einem Ast eines großen, direkt am Ufer stehenden Baumes befestigt ist. Da kann man sich über der Wasseroberfläche hin und her schwingen und, falls man im richtigen Moment loslässt, eine akrobatische Flugeinlage hinlegen, bevor man ins kühle Nass eintaucht.

Erst vor ein paar Tagen sorgte eine Nachricht für Aufsehen: Ein 13-jähriger Junge hatte sich das Seil offenbar zu fest um die Hand geschlungen. Jedenfalls blieb diese hängen, als er sich mit vollem Schwung ins Wasser schleudern wollte. Tatsächlich fiel der Junge hinein, doch sein Unterarm war knapp unterhalb des Ellenbogengelenks abgerissen. Komplett.

»Woran denkst du?«, fragt mich Julia, die wohl meinen abwesenden Gesichtsausdruck bemerkt hat. »Schon wieder die Notaufnahme?«

»Nein«, antworte ich wahrheitsgemäß. Der Junge wurde nicht in ein hiesiges Krankenhaus, sondern direkt mit dem Hubschrauber nach München transportiert. Dort gelang es einem Spezialisten, den Arm in einer mehrstündigen Operation wieder anzunähen.

»Schön«, seufzt Julia. »Ich glaube, es tut dir gut, wenn du zur Abwechslung mal was anderes im Kopf hast als ständig nur Krankheiten und Verletzungen.«

Ja, das täte mir wahrscheinlich gut. Aber es ist nun mal nicht so einfach. Allein wenn ich mich hier umsehe. Die Jungs da drüben haben trotz der Hitze einen Kasten Bier zum See geschleppt, der ein oder andere von ihnen sieht so aus, als sei er bereits über die dritte Flasche hinaus. *Hyperthermie, C_2-Intoxikation.*

Die Frau da hinten ist in der prallen Sonne eingeschlafen, ihr Rücken leuchtet rot. *Dermatitis solaris, Verbrennungen ersten Grades.*

Ein kleines Mädchen hat sich am Kiosk ein Eis am Stiel gekauft, sich damit in den Schatten einer Kastanie gesetzt und wehrt sich nun gegen die Wespen, die es auf die verlockende Süßigkeit abgesehen haben. *Rötung, Schwellung, Atemnot, anaphylaktischer Schock.*

Mit unsicheren Schritten wagt sich ein älterer Herr mit knapper Badehose, unglaublich dickem Bauch und hochrotem Kopf ins Wasser vor. Ich hoffe, er schwimmt nicht zu weit raus. *Arteriosklerose, Angina Pectoris, Myokardinfarkt.*

Ich nehme meine Umgebung wahr, als wäre jeder von uns eine tickende Zeitbombe. Als ginge es gar nicht mehr um das »Ob«, sondern nur noch um das »Was« und das »Wann«.

In letzter Zeit befinde ich mich meistens in einem auf seltsame Weise von der Außenwelt abgetrennten Kosmos. Die Notaufnahme verfügt über ihren eigenen Rhythmus, in dem die Grenze zwischen Tag und Nacht verschwimmt, über eigene Kleidung, eigene Hierarchien und eine eigene Sprache. Je länger ich mich dort aufhalte und je intensivere Erfahrungen ich dort mache, desto mehr scheint die Welt der Klinik zu meiner eigentlichen Wirklichkeit zu werden.

Das Draußen verwandelt sich, während man in dieser Wirklichkeit verweilt, in eine große, dramatische Erzählung, die sich aus den Berichten der Rettungssanitäter, der Patienten und ihrer Angehörigen zusammensetzt. In der Notaufnahme treffen ja ausschließlich die Versehrten ein und bringen ihre Geschichten mit. Als wäre der Alltag eine Art Krieg und wir ein Lazarett knapp hinter der Front. Ist es ein Wunder, dass ich das, was die meisten das »normale Leben« nennen würden, inzwischen wie ein Schlachtfeld betrachte?

»Magst du?«

Julia hat einen Apfel aufgeschnitten und hält mir ein Stück hin.

»Danke«, sage ich, nehme es und beiße hinein.

»Übrigens hat gestern Irene geschrieben. Sie fragt, ob wir nächsten Samstag vorbeikommen möchten.«

Im Hintergrund ein Martinshorn, leise, aber trotzdem deutlich vernehmbar. Ein Rettungswagen. Meine Frau erzählt weiter von unseren italienischen Freunden, denen wir neulich beim Umzug geholfen haben.

»Sie haben ein paar neue Möbel gekauft, und vielleicht könntest du Stefano dann gleich beim Aufbauen helfen? Es ist nicht viel, glaube ich. Nur eine Kommode, ein Tisch und ein paar Regale.«

Die Sirene wird lauter, der Rettungswagen dürfte also auf der Hauptstraße in Richtung Stadt unterwegs sein. Früher Nachmittag, sehr heiß. Gerade ältere Menschen bekommen da schnell Kreislaufprobleme, vor allem wenn sie zu wenig getrunken haben. Mit einer elektrolythaltigen Infusion ist in solchen Fällen schnell geholfen.

»Wir würden dann auch die Kinder wieder einmal sehen. Ich habe ja noch das Bilderbuch zu Hause, das ich Febo schenken möchte.«

Oder eine Hirnblutung infolge eines zerebralen Aneurysmas. Kann immer sein. Dann wäre die Schockraum-Schleife schon aktiviert, das volle Programm. Wer ist jetzt eigentlich da? Im internistischen Bereich müsste Christoph Dienst haben, wenn ich mich richtig erinnere. Außerdem? Was die Ärzte betrifft: Jean-Pierre ist ja seit gestern aus dem Urlaub zurück. Falls es also um eine unfallchirurgische Sache geht …

»… dann einfach noch mal anrufen, oder? Was meinst du?«

»Ich?«

Die Sirene wird schon leiser, in wenigen Sekunden dürfte sie gar nicht mehr zu hören sein.

»Natürlich du. Wer denn sonst?« Julia sieht mich mit einer Mischung aus Ärger und Besorgnis an. »Sag mal, was ist denn mit dir los?«

»Nichts, ich … ich denke nur nach.«

»Weißt du was? Ich glaube, du brauchst eine Abkühlung.« Im nächsten Augenblick ist sie auf den Beinen. »Na los, worauf wartest du?«

Sie hat recht. Ich stehe ebenfalls auf und folge ihr über die Wiese, vorbei an ausgebreiteten Handtüchern, Sonnenliegen und Picknickkörben bis zum Ufer. Trotz der anhaltenden Hitze der vergangenen Tage ist der See angenehm kühl. Wir bleiben einige Sekunden im knietiefen Wasser stehen, um uns daran zu gewöhnen, und stürzen uns dann hinein. Es ist wirklich eine Wohltat: ein anderes Element, erfrischend und belebend.

Plötzlich hinter mir ein gellender Schrei. *Kälteschock, Hyperventilation, Tachykardie.* Ich drehe mich um, erblicke Julia in einigen Metern Entfernung, sie schwimmt mit kräftigen Zügen, ihr geht es gut. Da, noch einmal! Ein panisches Kreischen, es kommt vom Ufer. Mein Blick schweift über die Wiese, taxiert in Windeseile jeden Einzelnen der Badegäste – *Synkope, epileptischer Anfall* –, wandert dann in Richtung der Tischtennisplatte – *Meniskusruptur* – und des Volleyball-Feldes – *Lazeration, dislozierte Radiusfraktur.*

Dann sehe ich es. Einer von den Jungs mit dem Bierkasten hat mit einer Wasserpistole auf eine Gruppe etwa gleichaltriger Mädchen gezielt. Die rächen sich nun offenbar, indem sie ihn mit Eiswürfeln aus einer mitgebrachten Kühltruhe bewerfen. Jedes Mal, wenn sie ihn treffen, schreit er theatralisch auf. Ein harmloses Geplänkel, niemand außer mir nimmt überhaupt Notiz davon.

Genug, es reicht jetzt! Wenn ich so weitermache, drehe ich noch komplett durch. Es muss doch möglich sein, einen entspannten Nachmittag am See ohne Gedanken an irgendwelche Notfälle zu verbringen. Sommer, Sonne, Badespaß – und sonst nichts. Julia ist inzwischen ein ganzes Stück weiter rausgeschwommen. Ich werde sie einholen. Nun mache auch ich kräftige Züge und genieße es, gleichmäßig durchs kühle Nass zu gleiten. Kurz bevor ich meine Frau erreicht habe, tauche ich unter. Als mich das Wasser gänzlich umfängt, fühle ich mich auf einmal leichter, so als würden sich die Eindrücke der vergangenen Wochen, all das, worum meine Gedanken zuletzt unablässig kreisen, mit einem Mal im See auflösen. Alle Geräusche sind verstummt, ich höre nur noch das Rauschen des Wassers und ein leises, gleichmäßiges Pochen.

Blutdruck, Herzfrequenz, Sauerstoffsättigung normal; guter Allgemeinzustand.

Oder in den Zoo

Wie man den Penis wieder aus der Flasche kriegt

Der 53-jährige Mann mit der geschwollenen Zunge kommt während des Nachtdienstes. Seine besorgte Lebensgefährtin hat ihn hergebracht. Sie bleibt im Wartebereich, während er untersucht wird.

Die Schwellung plage ihn schon seit über einer Woche, erklärt er mit etwas undeutlicher Aussprache. Die Internistin fragt, warum er bei derart lang anhaltenden Beschwerden nachts in die Notaufnahme komme, anstatt tagsüber einen Arzt aufzusuchen. Das mit der Notaufnahme sei die Idee seiner Freundin gewesen, antwortet der Patient. Sie mache sich Sorgen, weil die Zunge heute noch stärker geschwollen sei als zuvor, und sie befürchte, dass er vielleicht nachts ersticken könne. Sie habe keine Ahnung davon, dass er bereits vor einigen Tagen beim Arzt gewesen sei. Die Internistin will natürlich wissen, was der Kollege bei dieser Gelegenheit festgestellt habe. Der Hals-Nasen-Ohren-Arzt habe herausgefunden, dass sein Rachen mit Bakterien besiedelt sei, antwortet der Patient. Diese Infektion sei wohl auch der Grund für die Schwellung. Man habe ihm ein Antibiotikum verordnet. Doch er nehme grundsätzlich ungern Tabletten. Außerdem gebe es da noch ein anderes Problem.

»Und das wäre?«, fragt die Ärztin.

Der Mann druckst ein wenig herum, bevor er zugibt: »Ich habe mir diese verfluchten Dinger wahrscheinlich beim Oralsex eingefangen.«

»Das ist möglich«, meint die Ärztin. »Um es sicher sagen zu können, müsste allerdings ein Gynäkologe Ihre Lebensgefährtin untersuchen.«

»Ja. Aber nicht nur die.«

»Ach so.«

Offenbar verfügt der Mann über ein besonderes Talent, das neben seiner offiziellen Freundin noch mindestens drei weitere Damen regelmäßig in Anspruch nehmen.

»Sie müssen mir versprechen, dass Sie ihr nichts verraten«, fleht der Patient. »Sonst krieg ich eine Menge Ärger, obwohl ... obwohl ich doch keinem etwas Böses will.«

»Ich kann Ihnen versichern, dass von mir niemand etwas erfährt«, beruhigt ihn die Internistin. »Das ist ja nun wirklich Ihre Privatangelegenheit, außerdem gibt es eine ärztliche Schweigepflicht. Aber Sie müssen mir auch etwas versprechen.«

»In Ordnung. Was denn?«

»Dass Sie sich das Antibiotikum besorgen – und es dann auch nehmen.«

»Ja, natürlich«, beteuert der Mann. Sichtlich erleichtert verabschiedet er sich von uns und geht nach draußen in den Wartebereich, wo ihn seine Lebensgefährtin bald ebenso erleichtert in die Arme schließt.

Sex ist bei uns in der Notaufnahme immer wieder ein Thema. Nein, nicht so, wie Sie jetzt denken. Es geht um Krankheiten und Unfälle, die im engeren oder weiteren Sinne mit Geschlechtsverkehr zusammenhängen. Sexualität spielt im Leben der meisten Menschen eine wichtige Rolle – ob bewusst oder unterbewusst, offen oder heimlich, klassisch oder experimentierfreudig. Deshalb taucht sie, wie alle Facetten unseres Daseins, eben auch regelmäßig in der Notaufnahme auf. Vielleicht sogar öfter als unbedingt nötig – denn wer mit seinem Hausarzt auf Du und Du steht, der geht mit gewissen Beschwerden vielleicht doch lieber in eine »anonyme« Klinik.

Mit Sexunfällen wird selten so offen umgegangen wie mit anderen Verletzungs- oder Krankheitsursachen. Der sechzigjährige Herr, der zu uns kam und angab, eine Treppe hinuntergestürzt zu sein, weshalb nun »in der Leistengegend alles blau« sei, ist da keine Ausnahme.

Ein schneller Blick des Unfallchirurgen genügte, um ihn unverzüglich in die Urologie zu schicken. Die Diagnose lautete dann schließlich: Penisbruch. Dabei handelt es sich um eine Gefäßverletzung, meist verursacht durch ein Abknicken des erigierten Gliedes bei intensivem Geschlechtsverkehr. Meine Fantasie reicht nicht aus, um mir ein Szenario vorzustellen, das zu einem Penisbruch bei einem Treppensturz führen könnte – noch dazu als einzige Verletzung bei einem ansonsten völlig unversehrten Patienten.

Es ist weder nötig noch hilfreich, einen Arzt oder eine Pflegekraft über den wahren Hintergrund einer Verletzung oder Krankheit im Unklaren zu lassen. Wir kennen die Patienten in der Regel nicht, haben also von vornherein die nötige Distanz, die es leichter machen sollte, aufrichtig zu sein. Außerdem haben die meisten von uns schon so viel gesehen, dass sie schwer aus der Fassung zu bringen sind.

Andererseits gibt es immer ein erstes Mal. Als ich noch nicht lange in der Notaufnahme war, kam eines Nachts ein nicht mehr ganz junges, etwas verlebt wirkendes Pärchen zu uns. Der Mann erklärte mir, es gehe um seine Frau. Sie hätten sich gerade zu Hause im Bett vergnügt, und – er deutete vage in Richtung der Bikinizone seiner Partnerin – er habe ihr dabei einen Dilator eingeführt. Der sei nun leider verschwunden.

Ich nickte verständnisvoll und überlegte währenddessen fieberhaft, ob ich das Wort »Dilator« vorher schon einmal gehört hatte. Ich konnte mich jedenfalls nicht daran erinnern. Was solls, dachte ich, egal ob Dilator, Vibrator, Dildo oder sonst irgendein Gegenstand – wenn etwas in den inneren Genitalien dieser Frau verloren gegangen ist, dann ist das ein Fall für die Kollegen von der Gynäkologie. Anstatt die beiden also mit Nachfragen zu quälen und dabei meine eigene Unwissenheit zu offenbaren, schickte ich sie einfach direkt dorthin.

Kurze Zeit später klingelte das Stationstelefon. Ich hob ab, die diensthabende Gynäkologin war dran, ihr süffisanter Unterton war nicht zu überhören. Sie fragte, was sie denn bitte mit einem Dilator-Unfall anfangen solle. Bevor ich antworten konnte, erklärte sie, dass sie das Pärchen an die Urologie weiterverwiesen habe. Die beiden seien ebenfalls nicht erfreut darüber gewesen, schon wieder weggeschickt zu werden. Sie würden sich inzwischen wahrscheinlich fragen, ob in dieser Klinik überhaupt jemand für sie zuständig sei. Ich stammelte eine Entschuldigung, aber sie hatte schon aufgelegt.

»Sag mal, weißt du, was ein Dilator ist?«, fragte ich kurz darauf den jungen Assistenzarzt, der in dieser Nacht Bereitschaftsdienst auf der internistischen Seite hatte.

»Ein Dilator? Natürlich. Ganz allgemein gesagt ist das ein Instrument zur Erweiterung einer Körperöffnung oder einer Passage. Wird hauptsächlich in der Urologie benutzt, um die Harnröhre zu dehnen.« Er nahm einen Kugelschreiber aus seiner Brusttasche, um mir die Form zu verdeutlichen. »Du musst dir das wie eine Art Metallstift vorstellen, natürlich vorne abgerundet, um Verletzungen zu vermeiden.«

Aha, ein urologisches Instrument, dachte ich. Wahrscheinlich war der Dilator also in der Harnröhre der Frau verschwunden und nicht in den Genitalien, weswegen ich mit der Gynäkologie falschgelegen hatte.

»Alle Fragen beantwortet?«, erkundigte sich der Assistenzarzt, während er seinen Stift wieder einsteckte.

»Ja, danke«, antwortete ich. »Obwohl, eines noch: Hast du schon mal gehört, dass ein Dilator zur« – ich räusperte mich und sprach etwas leiser weiter – »zur sexuellen Stimulation benutzt wird?«

Mein Gegenüber stutzte für einen Augenblick und sagte dann: »Nein, das ist mir neu. Andererseits: Bei dem, was wir hier tagtäglich sehen, frage ich mich eher, welche Gegenstände *nicht* zur sexuellen Stimulation genutzt werden.«

Damit hatte er allerdings recht. Der Fantasie und dem Erfindungsreichtum der Menschen sind in diesem Bereich kaum Grenzen gesetzt. Und am Ende kommen sie mit Matchbox-Autos im Darm oder mit einer Gabel im Penis in die Notaufnahme.

Trotz aller Vielseitigkeit kann man dabei Trends und Dauerbrenner ausmachen. Möchten sie etwas in Körperöffnungen einführen, bedienen sich die Leute unserer Erfahrung nach immer noch gern am Obst- und Gemüsestand: Gurken, Karotten, Bananen, Maiskolben, aber auch Zitronen, Äpfel oder Avocados für Rektum und Vagina, Bohnen, Erbsen oder Erdnüsse für die Harnröhre. Vielleicht liegt der nachhaltige Erfolg solch »natürlichen« Sexspielzeugs daran, dass heutzutage überall vor Weichmachern und Mikroplastik gewarnt wird. Dagegen sprechen allerdings die mangelnde Hygiene und die Tatsache, dass Lebensmittel – sofern sie nicht gleich als Ganzes in der Körperöffnung verschwinden – oft zumindest in Teilen dort zurückbleiben, wo sie wirklich nicht dauerhaft hingehören.

Sobald es dann darum geht, solche Fremdkörper wieder zu entfernen, ist der Einfallsreichtum der Ärzte gefragt. Eile ist vor allem in Fällen geboten, in denen das betreffende Objekt einen vollständigen Darmverschluss bewirkt. Doch die Formenvielfalt der verwendeten Gegenstände und die verschiedenartigen Materialien führen dazu, dass keine Standardmethode existiert, die man immer anwenden kann, sobald mit den Fingern oder einer Geburtszange nichts mehr zu machen ist.

Obst und Gemüse etwa kann mithilfe operativer Instrumente zerkleinert und dann Stück für Stück geborgen werden. Bei Flaschen oder Vasen hingegen haben Ärzte schon mit flüssigem Gips gearbeitet, der in das noch im Darm des Patienten befindliche Objekt gefüllt wurde. Wenn man vor dessen Aushärten einen griffigen länglichen Gegenstand hineinsteckt, kann man den zerbrechlichen Fremdkörper etwas später mit dessen Hilfe herausziehen.

Ein wahrer Tausendsassa ist übrigens die PET-Flasche. In unterschiedlichsten Größen und Formen erhältlich, wird sie von Anfängern wie Fortgeschrittenen rektal eingeführt. Außerdem bringt die – zwar etwas scharfkantige und unflexible – Öffnung manche Männer auf weitere, nicht weniger gefährliche Ideen.

Ich kann mich an einen fast achtzigjährigen Patienten erinnern, der eines Morgens zu uns gebracht wurde, weil er seinen erigierten Penis nicht mehr aus dem Hals einer PET-Flasche bekam. Der Mechanismus, der für dieses Malheur sorgte, ist der gleiche, den sich Hersteller von sogenannten Penisringen zunutze machen: Wird der Schwellkörper an der Basis abgeschnürt, entweicht das Blut nicht mehr, sodass das Glied in der Folge nicht so schnell erschlafft. Ist der Ring – oder die Öffnung des Flaschenhalses – allerdings zu eng, entsteht eine Dauererektion.

Wer nun annimmt, dass eine Dauererektion das Gegenteil eines Problems ist, irrt gewaltig. Die anhaltende Schwellung sorgt nicht nur für höllische Schmerzen, sondern sie schädigt auch das Gewebe, das von Natur aus nur für eine kurzzeitige Dehnung ausgerichtet ist. Wartet der Betroffene zu lange, bevor er eine Klinik aufsucht, kann außerdem das aufgestaute Blut im Schwellkörper gerinnen, die mangelnde Sauerstoffversorgung führt am Ende vielleicht sogar zum Absterben des Gewebes.

Wird die Dauererektion nicht durch äußere mechanische Einwirkung verursacht, sondern beispielsweise durch einen Prostatadefekt oder die falsche Dosierung eines Potenzmittels wie Viagra, spricht man im Fachjargon von »Priapismus«. Damit geht es meist direkt in den OP, wo man mehrere Hohlnadeln in den Schwellkörper sticht, um Blut abzulassen. Das sollte innerhalb von 24 Stunden geschehen, ansonsten droht dem Patienten dauerhafte Impotenz.

Dem älteren Herrn, der in der PET-Flasche stecken geblieben war, wurde bei uns in der Notaufnahme schnell geholfen, weil wir Kunststoff mit den uns zur Verfügung stehenden Instrumenten leicht aufschneiden können. Trotzdem muss man dabei natürlich Vorsicht walten lassen, damit das beste Stück des Patienten nicht noch größeren Schaden nimmt.

Problematischer gestaltet sich die Sache bei Penisringen aus Metall. Die sind in der Regel zu stabil für das in der Notaufnahme vorhandene Werkzeug. Bis vor einigen Jahren hatten wir dann keine andere Wahl, als die Feuerwehr zu holen. Diese rückt dem Intimspielzeug mit schwerem Gerät zu Leibe: einem Winkelschleifer, mit dem der Ring »aufgeflext« wird, oder mit einer hydraulischen Schere, wie man sie zum Öffnen von Autowracks bei der Bergung von Unfallopfern verwendet.

Um Patienten das Hantieren mit solchen Ungetümen an ihren Genitalien möglichst zu ersparen, haben wir uns inzwischen eine spezielle Feinsäge zugelegt, die auch mit sehr harten Materialien fertigwird. Trotzdem gilt: Wer beim Penisring auf Nummer sicher gehen möchte, sollte lieber zu einem Modell aus Kunststoff greifen.

Manchmal führt die entfachte Leidenschaft auch ohne gefährliche Praktiken, mechanische Hilfsmittel oder den Missbrauch potenzsteigernder Medikamente zu Komplikationen. Eine dreißigjährige Patientin, die über Unterleibsschmerzen klagte, meinte zunächst, sie habe keine Ahnung, was die Ursache sein könne. Erst nach längerem Hin und Her erinnerte sie sich plötzlich daran, dass sie und ihr Mann sich am Vorabend ausgiebig vergnügt hatten. Es sei dabei – so die Patientin wörtlich – »schon ziemlich zur Sache gegangen«. Wir gaben in der Gynäkologie Bescheid und schickten sie dorthin. Die Kollegen stellten in der Folge nichts Schwerwiegendes fest, wahrscheinlich wurden die Beschwerden durch außergewöhnlich strapazierte Muskeln und vielleicht auch einige harmlose Mikroverletzungen verursacht.

Ähnliches gibt es auch bei Männern: Vor Kurzem erschien nachts ein junger Mann bei uns, weil ihm seine Hoden wehtaten. Auf Nachfrage erklärte er, dass er sich gestern nach längerer Zeit wieder mit seiner Ex-Freundin getroffen habe und mit ihr im Bett gelandet sei. Was Intensität und Ausdauer betrifft, haben die beiden offenbar versucht nachzuholen, was sie sich in der Zeit der Trennung verwehrt hatten. Jedenfalls litt er nun unter den sogenannten Kavaliersschmerzen, die bei Männern nach längerer sexueller Aktivität auftreten können und normalerweise von selbst wieder abklingen. Natürlich wurde der Patient trotzdem von einem Urologen genauer untersucht, um sicherzustellen, dass keine Verletzung oder Gewebeschädigung vorlag.

Ein anderer junger Mann kam nicht ganz so glimpflich davon. Ihm riss im Eifer des Gefechts das Vorhautbändchen. Das ist eine nicht ungewöhnliche Verletzung beim Geschlechtsverkehr, die meist ohne Komplikationen wieder verheilt, aber zunächst für ein schockierendes Blutbad sorgt. Dementsprechend beunruhigt war der Patient, als er – sein bestes Stück in mehrere blutgetränkte Papiertaschentücher gewickelt – am späten Freitagabend bei uns eintraf. Der Arzt konnte ihn schnell beruhigen, doch er empfahl ihm trotzdem, zumindest bis zum nächsten Tag zur Beobachtung in der Klinik zu bleiben.

»Das geht auf gar keinen Fall!«, entfuhr es dem Patienten. »Meine Freundin absolviert zurzeit ein Auslandssemester in den USA. Wir haben uns heute nach zwei Monaten zum ersten Mal wiedergesehen, sie ist nur für eine Woche hergeflogen. Ich kann sie doch jetzt nicht allein lassen!«

Der Arzt nickte und dachte dann einige Sekunden schweigend nach.

»Ich verstehe«, sagte er schließlich. »Aber eines muss ich festhalten: So groß die Wiedersehensfreude auch ist – Sie werden in den nächsten Tagen nicht ... einsatzfähig sein, verstehen Sie?«

»Sie meinen: kein Sex?«, fragte der junge Mann.

»Kein Sex. Vermeiden Sie, so gut es geht, jede Erektion, sonst platzt Ihnen das womöglich wieder auf. Ich würde vorschlagen, Sie gehen mit Ihrer Freundin ausgiebig spazieren. Dabei kann nichts passieren, und die Bewegung hilft Ihnen vielleicht dabei, sich ein wenig abzulenken.«

»Kino?«

»Halte ich für keine gute Idee. Ist der Film romantisch oder spannend, schmiegt sich Ihre Freundin an Sie, und schon kommen Sie wieder auf dumme Gedanken. Na ja, und falls der Film langweilig ist – was macht man dann für gewöhnlich?«

Der Patient seufzte. »Sie haben recht.«

»Ja«, bekräftigte der Arzt. »Das mit dem Kino lassen Sie mal schön sein. Gehen Sie lieber ins Museum. Oder in den Zoo.«

28. März 2020 – Systemrelevant (Michael Steidl)

Nun bin ich also systemrelevant. Nicht nur ich, sondern alle, die in der Pflege arbeiten. Außerdem die, die im Supermarkt an der Kasse sitzen. Letztere sollten diesen Moment der allgemeinen Wertschätzung besonders auskosten. Es könnte der letzte sein, bevor ihr Berufsstand durch innovative Smart-Pay-Systeme endgültig ins Museum verbannt wird.

So etwas droht uns im Gesundheitswesen erst mal nicht, da sind auch weiterhin Menschen aus Fleisch und Blut gefragt. Aber ich bilde mir nicht ein, dass uns der momentane Corona-Hype langfristig bessere Arbeitsbedingungen bescheren wird. Wer so lange dabei ist wie ich, macht sich diesbezüglich keine Illusionen mehr.

Der Titel »systemrelevant« wird uns gerade auf Zeit verliehen, die Vorbesitzer haben ihn uns für den Augenblick großzügig überlassen. Spätestens wenn diese Krise von ihrer ersten Phase in die zweite übergeht und wirtschaftliche Fragen Gesundheitsthemen verdrängen, werden wir diesen seltsamen Wanderpokal zurückgeben müssen.

Die Banken und Automobilkonzerne werden ihn sich dann wieder in ihre Vitrinen stellen. Vielleicht nicht mehr ganz so prominent platziert wie zuvor, sondern etwas weiter im Hintergrund, weil er an den Supermarktkassen, in den Altenheimen, Intensivstationen und Notaufnahmen ein paar Schrammen und Kratzer abbekommen hat und nicht mehr so makellos glänzt.

Wir Pflegekräfte werden dann wieder warme Worte von Ministern hören, die uns im nächsten Atemzug durch neue Vorschriften mehr Bürokratie bescheren und gleichzeitig mehr Effizienz im Gesundheitswesen fordern werden. Es wird in der Politik auch wieder Gedankenspiele geben, nach denen man doch ein paar Hunderttausend Langzeitarbeitslose in Pflegeberufen unterbringen solle – was zwei Botschaften transportiert. Erstens: Für unsere Arbeit sind keine besonderen Fähigkeiten nötig. Zweitens: Unser Beruf bietet so wenig, dass man die Leute am besten dazu zwangsverpflichtet. Ich werde weiterhin vergeblich auf derartige Vorschläge warten, wenn es mal wieder zu wenige Grundschullehrer oder Hebammen gibt – ähnlich anspruchsvolle Berufe, die mit einer vergleichbaren Verantwortung für andere Menschen einhergehen.

Die Medien werden uns weitgehend ignorieren, doch gelegentlich wird sich ein wohlmeinender Journalist finden, der nicht mit, sondern über uns spricht, weil er längst zu wissen glaubt, wo die Probleme liegen. In einem Artikel oder einer Reportage wird er noch einmal anschaulich erläutern, wie bemitleidenswert wir seien. Er wird betonen, dass diejenigen, die die Bürde auf sich nähmen, Alte und Kranke zu betreuen, unbedingt durch mehr Geld entschädigt werden müssten. Entgegen seiner Erwartung werden derartige Berichte das Image des Pflegeberufs nicht verbessern und nichts dazu beitragen, unser größtes Problem – den eklatanten Personalmangel – in den Griff zu bekommen.

Weil ich all das weiß, sehe ich in der öffentlichen Zuwendung, die wir momentan erfahren, einfach nur einen Bonus in besonders anstrengenden Zeiten. Ich freue mich über den Handwerker, der uns geholfen hat, unsere Notaufnahme innerhalb kürzester Zeit für den Eskalationsfall umzubauen, und der zum Abschied bekräftigt, dass wir derzeit diejenigen seien, auf die es ankomme. Über die Gärtnerei, die dem Krankenhauspersonal eine riesige Ladung Blumenstöcke schenkt, und über die örtliche Brauerei, die uns kostenlose Getränke spendiert.

Von denen tut wenigstens niemand so, als würden wir von jetzt an lebenslang Freibier, Gartenbedarf oder den Premium-Handwerkerservice bekommen. Ihre Gesten zeugen einfach von echter Wertschätzung für unsere Arbeit unter momentan wirklich schwierigen Bedingungen. Und die bedeutet mir viel mehr als jeder Wanderpokal.

Tun, was nötig ist

Der Patient ist die einzige Maßgabe

Sta, Ot muss neu verkabelt werden. Trotz eingeschränkter Bewegungsmöglichkeit hat der 82-Jährige es irgendwie geschafft, die Brustwandableitungen des Monitoring-EKG zu entfernen. Auch der Fingerclip lässt ihm keine Ruhe. Sobald Mike ihn ihm wieder anlegt, zuckt seine Hand, und er versucht, das Messgerät abzuschütteln. Seine Finger sind knochig und dürr, die dicken vergilbten Nägel an ihren Enden wirken wie Krallen.

»Ich weiß, das mögen Sie nicht, Herr Stacheder.«

Mike spricht in ruhigem Ton mit dem Patienten, der seine tief in den Höhlen liegenden Augen geschlossen hält. Der alte Mann atmet durch den leicht geöffneten Mund, links hängt die Unterlippe infolge einer halbseitigen Gesichtslähmung etwas herab. Nach mehreren Schlaganfällen in der Vergangenheit kann er nicht mehr sprechen. Seinem Unmut macht er deshalb durch einfache Laute Luft. Mal lässt er nur ein leises Ächzen hören, dann wieder ein tiefes Grollen, das gelegentlich zu einem dumpfen Schrei anschwillt.

Draußen am Arrivalboard kann man noch immer lesen, warum Otto Stacheder heute aus dem Pflegeheim in die Notaufnahme gebracht wurde: *AZ-Verschlechterung*. Mit dieser relativ uneindeutigen Erstdiagnose werden täglich ältere Menschen eingeliefert, das Kürzel AZ steht dabei für »Allgemeinzustand«. Offenbar hat Herr Stacheder nach Ansicht des Pflegepersonals der Einrichtung, in der er untergebracht ist, innerhalb relativ kurzer Zeit zu stark abgebaut.

Solange das Monitoring-EKG seine Arbeit verrichten konnte, sahen seine Vitalwerte nicht wirklich besorgniserregend aus. Trotzdem wird man sich mithilfe einiger Tests und Untersuchungen vergewissern, dass sich kein neues Problem – etwa ein Infekt – zu seinen dauerhaften Leiden gesellt hat. Man wird ihn wohl für einige Tage auf einer Station in der Klinik behalten. Erst wenn die entsprechenden Untersuchungen abgeschlossen sind, kehrt er ins Pflegeheim zurück. Ein Fall, wie jedes Jahr Hunderte die Zentrale Notaufnahme durchlaufen.

Mike kontrolliert noch einmal den festen Sitz der Brustwandableitungen und versucht dann, den Patienten in eine für ihn möglichst angenehme Haltung zu bringen. Die Liegen in den Behandlungsräumen der Notaufnahme sind nicht zuvorderst auf Bequemlichkeit ausgerichtet. Gerade Pflegefälle, die länger hier verweilen müssen, werden auf ihnen schnell unruhig.

»Oh«, sagt Mike, nachdem er die über Herrn Stacheders Beine gebreitete Decke angehoben hat. »Hier muss eine Windel gewechselt werden.« Er dreht sich zu mir um. »Zieh dir mal Gummihandschuhe an, dann kannst du mir helfen.«

Ich nehme mir ein Paar Handschuhe aus der Schachtel am Versorgungswagen und stelle mich dann gegenüber von Mike an die Liege. Er sagt mir, wo ich wie zugreifen soll, während wir den Patienten vorsichtig auf die Seite rollen, sodass Mike die Inkontinenzhose entfernen kann. Routiniert wischt er danach mit mehreren Papiertüchern Herrn Stacheders Po und seine Schenkel ab. Ich erinnere mich, dass er mir einmal von seinem Zivildienst und den ersten »Stuhlgang-Erfahrungen« erzählt hat, die er als unbedarfter Zwanzigjähriger in einem Altenheim sammeln musste. Und ich wage kaum, mir vorzustellen, wie überfordert ich allein mit dieser Aufgabe wäre.

Die neue Inkontinenzhose anzulegen erweist sich wegen der störrischen Gegenwehr des alten Herrn zunächst als schwierig. Als das gute Stück schließlich doch sitzt, schiebt er immer wieder den Daumen seiner rechten Hand unter den Bund und versucht, es auszuziehen. Vergeblich. Ihm scheint nun jede Kraft zu fehlen.

»Den Herrn Stacheder aus der Nummer fünf kenne ich von früher«, erklärt uns kurze Zeit später Christoph, der heute für den Großraum zuständig ist. »Er war unser Nachbar. Ein strenger Mann, ein richtiger Kinderschreck. Wir sind manchmal über seinen Gartenzaun geklettert, das war ihm ein Dorn im Auge. Wenn er uns dabei erwischt hat, hat er aus dem Fenster gebrüllt, und wir sind davongerannt, so schnell wir konnten ...« Christoph lacht bei dem Gedanken leise in sich hinein, dann wirft er noch einen Blick in den Behandlungsraum Nummer fünf, bevor er zu seinen Patienten im Großraum zurückkehrt.

Während ich Mike in der folgenden halben Stunde bei der Versorgung der übrigen Patienten begleite, blicke auch ich immer mal wieder durch die nur halb geschlossene Schiebetür und versuche, mir vorzustellen, wie der alte Mann mit dem kahlen Kopf und dem eingefallenen Gesicht früher ausgesehen haben mag. Das Haar damals vielleicht schon etwas dünn und von grauen Strähnen durchzogen. Sein Gesicht voller, sein Geist hellwach, die Augen geöffnet, ein scharfer, kritischer Blick, dem kaum etwas entgeht. Eine tiefe und laute Stimme. Klare, deutliche Worte.

Irgendwann starrt Mike auf den Überwachungsmonitor am Organisationstresen, der die aktuellen Vitalwerte aller Patienten im internistischen Bereich anzeigt, und runzelt besorgt die Stirn. Wortlos steht er auf, geht in die Nummer fünf, kehrt kurz darauf zurück und fängt Jutta ab, die gerade auf dem Korridor vorbeieilt.

»Wir haben hier ein Problem mit der Sauerstoffsättigung. Der Wert fällt seit einiger Zeit kontinuierlich. Langsam kommt er in den kritischen Bereich. Die Atemfrequenz wird jetzt auch langsamer.«

Ich begleite Mike und die Internistin in den Behandlungsraum. Ihrem Wortwechsel kann ich entnehmen, dass die Lage plötzlich sehr ernst ist. Sollte sich der Trend der vergangenen halben Stunde ungebremst fortsetzen, ist Herrn Stacheders Leben in Gefahr.

»Wir haben die Telefonnummer einer Tochter«, sagt die Ärztin, als wir das Zimmer wieder verlassen. »Da rufe ich gleich an. Kannst du vorher noch in Erfahrung bringen, wie es mit einem Überwachungsbett aussieht?«

Mike nickt, setzt sich vor den Bildschirm am Organisationstresen, ruft mit ein paar Klicks den Belegungsplan der internistischen Intensivstation auf. »Verdammter Mist«, entfährt es ihm wenige Sekunden später.

»Was ist los?« Ich habe mich inzwischen ebenfalls gesetzt und rolle meinen Bürostuhl näher an die Tischkante, um bessere Sicht auf den Bildschirm zu haben.

»Es gibt kein freies Überwachungsbett«, antwortet Mike.

Die 14 internistischen Intensivbetten, über die die Klinik verfügt, sind im Plan als weiße Rechtecke vor gelbem Hintergrund dargestellt. Ist eines mit einem Patienten belegt, ist es mit dessen Namen markiert. Davon zähle ich zehn. Die anderen Rechtecke sind grau schraffiert.

»Und was ist mit denen?«, frage ich und deute auf den Bereich des Bildschirmes, der die offenbar unbelegten Betten zeigt.

»Die sind gesperrt«, lautet Mikes Antwort. Anstelle weiterer Erklärungen markiert er mit dem Mauszeiger ein Wort über einem der schraffierten Rechtecke, das ich bis jetzt übersehen habe: *Pflegepersonalmangel*.

Die Ärztin ruft die internistische Intensivstation an, vergewissert sich, dass dort wirklich kein Bett zu haben ist. Danach versucht sie es bei der operativen und der pneumologischen Intensivstation – ebenfalls vergeblich. Erst dann wählt sie die Nummer aus der Patientenakte.

»Guten Tag, mein Name ist Dr. Jutta Klein. Spreche ich mit Frau Liebig, der Tochter von Otto Stacheder?« Sie erklärt kurz, wann und warum Otto Stacheder heute aus dem Pflegeheim in die Notaufnahme gebracht wurde, und kommt dann gleich zum Wesentlichen: »Wenn die aktuelle Entwicklung fortschreitet, werden wir sehr bald die Entscheidung darüber treffen müssen, ob wir Ihren Vater beatmen. Es gibt in seinen Unterlagen ein offenbar selbst erstelltes Dokument, laut dem er keine ›künstlichen Maßnahmen zur Lebensverlängerung‹ möchte. Das ist leider eine sehr allgemein gehaltene Formulierung. Deshalb muss und möchte ich Sie als Betreuungsbevollmächtigte in dieser Frage zurate ziehen.«

»Ein knappes Drittel der Intensivstation ist nicht einsatzfähig, weil Personal fehlt?«, frage ich Mike mit gedämpfter Stimme, während die Ärztin der Frau am anderen Ende der Leitung zuhört.

»So ist es«, sagt er. »Der Personalschlüssel ist dort besonders strikt. Eine Pflegekraft kann dort in der Tagschicht zweieinhalb Patienten betreuen, in der Nachtschicht dreieinhalb. Wenn Pflegekräfte fehlen, werden entsprechend viele Betten gesperrt.«

Warum Personal fehlt, muss ich Mike nicht fragen. Es genügt, hin und wieder eine Nachrichtensendung zu verfolgen, um unweigerlich auf den Pflegenotstand in Deutschland hingewiesen zu werden. Ich habe von üppigen Einmalzahlungen gehört, die Heime oder Kliniken für wechselwilliges Personal ausschreiben, und davon, dass einige Arbeitgeber inzwischen Prämien für Mitarbeiter in Aussicht stellen, falls diese neue Pflegekräfte anwerben. Nun, da ich den Belegungsplan am Bildschirm sehe, erkenne ich, was das Wort »Pflegenotstand« in der Praxis bedeuten kann: voll ausgestattete und einsatzbereite Intensivbetten, die leer bleiben müssen, obwohl sie dringend gebraucht würden. Teure, hoch spezialisierte Infrastruktur, geschaffen, um Leiden zu mindern und Leben zu retten: einfach lahmgelegt.

»Ich muss Ihnen noch etwas mitteilen.« Die Tochter hat ihre Ausführungen beendet, jetzt spricht die Ärztin wieder. »Wir haben momentan kein freies Intensivbett. Das bedeutet: Sollten wir Ihren Vater intubieren, müsste er in eine andere Klinik verlegt werden, in der man ihn rund um die Uhr überwachen kann. – Ja, ich habe verstanden, dass Sie gerade im Urlaub sind, aber ... – Wir haben leider keine Zeit, die Entscheidung muss jetzt getroffen werden. – In Ordnung. Auf Wiederhören.«

Jutta legt auf und lässt sich mit einem tiefen Seufzer in die Lehne ihres Bürostuhls fallen.

»Die Tochter ist mit ihrer Familie im Urlaub«, sagt sie. »Die kommen nächste Woche nach Hause, dann würde sie ihren Vater gern noch einmal sehen.«

»Und jetzt?«, fragt Mike.

»Sie meinte, sie muss darüber nachdenken. Ich habe ihr gesagt, dass wir keine Zeit haben, jetzt bespricht sie sich mit ihrem Bruder. Hoffen wir, dass das nicht zu lange dauert. Aber auf jeden Fall müssen wir schon mal die Verlegung vorbereiten.«

Die Internistin greift wieder zum Telefon und ruft in einer etwa zehn Kilometer entfernt gelegenen Klinik an, die ebenfalls über eine Intensivstation verfügt. Nach einem kurzen Dialog ist klar, dass dort ein Überwachungsbett frei wäre. Somit stünde einer Verlegung von Herrn Stacheder nichts im Weg.

Am Überwachungsmonitor ertönt ein Alarmsignal. Die Sauerstoffsättigung im Blut des Patienten in der Nummer fünf ist noch weiter gesunken, seine Atmung ist so flach, dass der über die Nasensonde zugeführte konzentrierte Sauerstoff nicht in den Gefäßen ankommt. Jutta greift wieder zum Telefon und fordert bei der Leitstelle den Transport mit Arztbegleitung an.

Mike muss sich nun um eine unter heftigen Bauchkrämpfen leidende Patientin kümmern, die soeben von einer Kollegin aus dem Wartebereich hereingeholt wurde. Ich begleite ihn. Nachdem er sie in einen Behandlungsraum gebracht, ihre Vitalwerte ermittelt und etwas Blut entnommen hat, fragt er sie, ob sie gleich eine Urinprobe werde abgeben können. Sie bejaht, woraufhin wir den Behandlungsraum verlassen. Ich bringe die Blutproben zur Rohrpoststation, um sie ins Labor zu senden. In etwa einer Stunde werden die Analyseergebnisse über die Kliniksoftware abrufbar sein. Als ich wenige Minuten später zurückkehre, spricht Mike wieder mit Jutta über Herrn Stacheder. Offenbar hat sich dessen Tochter inzwischen noch mal gemeldet.

»Ihr Bruder und sie könnten das jetzt nicht endgültig entscheiden, hat sie gesagt. Das sei erst nach ihrem Urlaub möglich. Bis dahin sollen wir einfach tun, was nötig ist.« Die Ärztin schüttelt den Kopf. »Als wäre das so einfach.«

In diesem Moment öffnet sich hinter uns die Eingangstür. Zwei Sanitäter schieben eine leere Transportliege hindurch, ihnen folgt ein etwa 45-jähriger Mann, der wegen seiner signalroten Jacke sofort als Notarzt zu erkennen ist. Ohne Zweifel handelt es sich bei den Ankömmlingen um das Team, das Herrn Stacheder verlegen soll.

Sobald der Notarzt von Jutta die Details des Falles erfahren hat, besteht er darauf, selbst noch einmal mit der Tochter des Patienten zu sprechen. Immerhin ist er im Begriff, die medizinische Verantwortung für Herrn Stacheder zu übernehmen. Er kommt zu uns hinter den Organisationstresen, greift nach dem Stationstelefon und lässt sich die Nummer diktieren. Als sich die Angerufene meldet, stellt sich der Notarzt kurz vor, dann fasst er die Situation aus seiner Sicht zusammen:

»Wenn man ihn künstlich beatmet, hält ihn das am Leben. Wenn Sie jetzt *nicht* entscheiden, dann entscheiden Sie sich effektiv für diese Maßnahme. Aber man muss auch dazu sagen: Das ist ein Eingriff, der mit Schmerz und Leid verbunden ist. Abgesehen davon, dass wir ihn zuerst in eine andere Klinik verlegen müssten, was ebenfalls eine Strapaze darstellt. Und die Existenz einer, wenn auch leider zu schwammig formulierten Verfügung Ihres Vaters deutet ja darauf hin, dass er dem vielleicht nicht zustimmen würde. Das sollten wir meiner Meinung nach berücksichtigen.«

Der Arzt läuft auf dem beengten Raum hinter dem Tresen im Kreis, während er spricht, außerdem gestikuliert er mit der freien Hand, als befände sich Herrn Stacheders Tochter nicht in irgendeinem Hotel in Spanien, sondern stünde ihm direkt gegenüber.

»Ich bin als Notarzt verpflichtet, den *Patienten*willen umzusetzen. Der Patient ist die einzige Maßgabe. – Ja, das mag sein. – Ob er
gewollt hätte, dass Sie ihn noch einmal sehen, ist eine andere Frage.«

Das Gespräch dauert einige Minuten. Schließlich legt der Notarzt auf und wendet sich an Jutta.

»Nichts zu machen. Das heißt, wir bringen ihn jetzt in die nächste Klinik. Und schieben damit den Schwarzen Peter weiter.«

Die Sanitäter verfrachten die Transportliege in den Behandlungsraum Nummer fünf. Mike folgt den beiden, um den Patienten gemeinsam mit ihnen auf die bevorstehende Fahrt vorzubereiten. Nachdem das erledigt ist, kehrt er an seinen Platz am Bildschirm zurück.
Wir sehen zu, wie die Liege mit dem nun reglos darauf ausgestreckten
alten Mann aus dem Behandlungsraum geschoben wird, wie Jutta
ihrem Kollegen die nötigen Papiere aushändigt, wie beide noch ein paar
Worte wechseln und sich dann verabschieden.

Als die Verlegungsmannschaft die Notaufnahme verlassen hat,
schließt Mike den Belegungsplan der Intensivstation, der noch immer
am Bildschirm angezeigt war, und ruft stattdessen die aktuelle Übersicht der Zentralen Notaufnahme auf. Mit dem Mauszeiger greift er
nach dem Kästchen, in dem das Kürzel *Sta, Ot* steht, und verschiebt
es aus dem Rechteck des Behandlungsraums Nummer fünf in den Bereich für stationär Entlassene oder in ein anderes Haus verlegte Patienten am unteren linken Rand des Bildschirmes.

Es ist nicht auszuschließen, dass Otto Stacheder während des
Transportes auf der von Feldern und Bauernhöfen gesäumten Landstraße zwischen unserer Stadt und der Nachbargemeinde sterben
wird. Vielleicht geschieht es auch direkt nach der Ankunft, noch bevor man ihn ins künstliche Koma versetzen, beatmen und mit einer
Magensonde ausstatten kann. Wahrscheinlicher ist jedoch, dass der
Patient die Strapaze eines weiteren Transportes übersteht, woraufhin man seine lebenswichtigen Körperfunktionen mithilfe moderns-
ter medizinischer Geräte und unter hohem Einsatz ärztlichen und

pflegerischen Personals aufrechterhalten wird, bis seine Tochter und sein Sohn sich zu der Entscheidung durchringen, die unter den gegebenen Umständen nur sie treffen können.

»Er ist weg?«, fragt Christoph, als er einen Moment später aus dem Großraum kommt und auf dem Touchscreen an der Wand sieht, dass sein ehemaliger Nachbar bereits entlassen wurde. »Wo geht seine Reise hin?«

»Wer weiß?«, sagt Mike. Er steht auf, greift nach dem Urinproben-Becher, den er er für die Patientin mit den Bauchkrämpfen bereitgelegt hat. Dann wiederholt er so leise, als würde er nur mit sich selbst sprechen: »Wer weiß?«

Eine Prise Zucker

Wie man miteinander spricht und wer hier das Arschloch ist

 »Wenn wir Sie jetzt nicht operieren, dann werden Sie in Kürze sterben. Falls wir operieren, sterben Sie vielleicht auch, ich kann Ihnen da nichts versprechen.«

Ulrikes Stimme ist durch die fast geschlossene Tür des Behandlungsraums fünf bis zum Organisationstresen zu vernehmen. Das hat wohl damit zu tun, dass ihre Patientin schwerhörig ist. Das vordringliche Problem von Frau Kessler ist jedoch ein anderes: Ein Thrombus – also ein Blutgerinnsel – verschließt ein arterielles Gefäß, weshalb ihr linkes Bein nicht mehr ausreichend mit Sauerstoff versorgt wird. Nur eine Operation kann hier Abhilfe schaffen. Doch die 85-Jährige leidet bereits seit Längerem an einer chronischen Herzinsuffizienz. Das Syndrom ist bei ihr inzwischen weit fortgeschritten – das heißt: Atemnot bei Bettlägerigkeit, Ödeme in verschiedenen Körperteilen, Apathie. Dieser schlechte Allgemeinzustand ist eine denkbar ungünstige Voraussetzung für einen chirurgischen Eingriff.

Natürlich muss die Patientin aufgeklärt und ihr die Möglichkeit gegeben werden, die Operation abzulehnen oder ihr zuzustimmen. Mir ist auch klar, dass sie in ihrem Zustand mit komplizierten Erörterungen und unklaren Formulierungen nichts anfangen kann. Trotzdem glaube ich nicht, dass Ulrikes Art der Ansprache die richtige ist. Bei Option A werden Sie sterben, bei Option B vielleicht auch. Kühl und sachlich, scheinbar ohne jede Empathie. Muss das sein? Würde Ulrike selbst so angesprochen werden wollen?

Mein Verhältnis zu der jungen Chirurgin ist etwas angespannt, seit ich ihr neulich in einer ähnlichen Angelegenheit unmissverständlich die Meinung gesagt habe. Dabei ging es um einen Mann, der mit Verdacht auf einen Darmverschluss in die Notaufnahme gebracht wurde. Er litt unter einer schweren Krebserkrankung, hatte bereits Metastasen im ganzen Körper. Zuletzt war der Patient vor drei Tagen bei uns gewesen, damals waren ihm verschiedene Möglichkeiten der palliativen Versorgung dargelegt worden – doch er hatte es vorgezogen, die Klinik entgegen ärztlichem Rat wieder zu verlassen. 72 Stunden später krümmte er sich vor Schmerzen auf seiner Liege und erbrach seinen Kot. Ulrike erläuterte ihm, wie sie bei der Diagnose vorgehen würde – nicht ohne deutlich darauf hinzuweisen, dass die aktuell für den Patienten sehr unangenehme Situation bei seinem Verbleib in der Klinik hätte vermieden werden können.

»Aber Sie wollten ja gehen.«

Als ich das hörte, stellten sich mir die Nackenhaare auf. Einem Sterbenden vorzuhalten, dass er vor ein paar Tagen eine wahrscheinlich unvernünftige Entscheidung getroffen hat – wem soll das nützen? Kann man das nicht einfach bleiben lassen?

Das Diagnoseinstrument der Wahl war in diesem Fall der Computertomograf. Mit seiner Hilfe würde man die Ursache des Darmverschlusses schnell feststellen können. Als alles bereit war, begleitete ich Ulrike in den Überwachungsraum des CT-Bereiches. Während das Gerät die Eingeweide des Patienten durchleuchtete, legte ich ihr meine Meinung dar, was zu einer heftigen Diskussion führte.

»Was du gesagt und wie du mit ihm gesprochen hast, war nicht angebracht«, fasste ich meine Ansicht am Ende zusammen. »Ich würde sogar sagen: Es war unwürdig.«

Eine Frau, die im Umgang mit anderen auf eine schonungslose Ansprache setzt, muss diese Kritik verkraften können, dachte ich. Das war schließlich keine Angelegenheit, aus der ich mich guten Gewissens hätte heraushalten können. Der Patient mit dem Darmverschluss hatte in meinen Augen einfach nicht mehr die Kraft, für sich selbst einzustehen. Seitdem herrscht zwischen Ulrike und mir eine ziemlich frostige Atmosphäre. Ich denke nach wie vor, dass ich richtig gehandelt habe. Ich würde es in der gleichen Situation wohl wieder tun.

Kommunikation ist ein extrem wichtiger Bestandteil der Arbeit in der Notaufnahme – für das ärztliche, aber auch für das Pflegepersonal. Mit dem richtigen Wort oder der richtigen Geste zur richtigen Zeit können wir brenzlige Situationen entschärfen, Ängste bei Patienten und Angehörigen eindämmen und Vertrauen schaffen. Andererseits kann jeder unbedachte Kommentar weitreichende negative Folgen haben.

Frage ich einen übellaunigen Patienten mit einem hohen Promillewert vorwurfsvoll: »Wie kann man nur so viel trinken?«, muss ich mich nicht wundern, wenn die Situation im Anschluss eskaliert. Ähnliches gilt für oft zutreffende, aber selten hilfreiche Kommentare wie: »Das hätten Sie mir auch früher sagen können!« oder: »Sie sind nicht der einzige Patient, um den ich mich gerade kümmern muss!« Und dem Muskelberg mit Vollglatze, auf dessen Fingerglieder Buchstaben tätowiert sind, die bei geballten Fäusten das Wort »HARDCORE« ergeben, sollte man nicht vorhalten, dass er wegen eines winzigen Cuts an seiner Stirn mit den Tränen kämpft.

Verstehen Sie mich nicht falsch, mir geht es keineswegs um Duckmäusertum oder Sprechverbote. In einem Brennpunkt wie der Zentralen Notaufnahme ist es manchmal sogar besonders wichtig, bestimmt aufzutreten und seine Ansichten klar und deutlich zu vermitteln. Das bedeutet allerdings nicht, dass man immer alles aussprechen muss, nur weil es einem gerade auf der Zunge liegt. Vielmehr gilt es, klug abzuwägen, sich zu fragen: Ist es in diesem Fall wirklich nötig und angebracht, mein Gegenüber zurechtzuweisen? Kann es die Situation zum Besseren wenden, wenn ich meinem Ärger Luft mache – oder riskiere ich damit nur weitere Komplikationen, Verzögerungen oder Missverständnisse?

Ein nicht zu unterschätzender Vorteil der Arbeit in der Zentralen Notaufnahme ist, dass wir die Patienten zwar intensiv begleiten, solange sie bei uns sind, die Dauer ihres Aufenthalts aber begrenzt bleibt. Auch der Schwierigste, Unverschämteste, Forderndste unter ihnen wird uns nach absehbarer Zeit wieder verlassen haben. Nüchtern betrachtet bedeutet das: Meistens lohnt sich die ganze Aufregung nicht, das Problem löst sich ja quasi von selbst.

Impulsiven Charakteren fällt es natürlich schwer, sich im Eifer des Gefechts im Zaum zu halten. Ich erfahre das gelegentlich am eigenen Leib. Beispielsweise wenn wir von der Klinikleitung darum gebeten werden, eine Stellungnahme zu einer Beschwerde zu schreiben, ich mir diese Beschwerde dann ansehe und sie für vollkommen unbegründet oder gar unverschämt halte. Dann erwacht mein »Löwenmutterinstinkt«. Sobald jemand die Notaufnahme und vor allem mein Pflegeteam ungerecht behandelt, neige ich dazu, in einen rigorosen Verteidigungsmodus überzugehen. Mit der Zeit habe ich gelernt, dass es besser ist, meine Stellungnahme zwar gleich zu formulieren, um meinem Groll ein Ventil zu verschaffen, sie dann aber bis zum nächsten Tag im Entwürfe-Ordner ruhen zu lassen, um sie mit kühlerem Kopf zu überarbeiten – und dabei gegebenenfalls ein wenig zu entschärfen.

Fast genauso wichtig wie die Kommunikation nach außen ist die Sprache, die wir untereinander sprechen. Die Zentrale Notaufnahme ist immer Teamarbeit, und die kann nur gelingen, wenn man sich versteht, wenn man Verständnis für die Situation des anderen mitbringt und manchmal auch dessen konstruktive Kritik einstecken kann. Das gilt für das pflegerische Personal, aber auch für das Miteinander von Pflegekräften und Medizinern.

Womit wir wieder bei Ulrike wären, die inzwischen die Notoperation von Frau Kessler in die Wege geleitet hat. Einer der Bildschirme am Organisationstresen zeigt den OP-Belegungsplan der Klinik. Der Eingriff ist eingereiht und könnte jeden Moment beginnen, wie die farbliche Markierung zeigt. Aber noch immer stellt sich die Frage, ob Frau Kesslers Zustand das überhaupt zulassen wird. Ich habe beschlossen, mich diesmal zurückzuhalten und keinen Kommentar abzugeben. Als Ulrike vorhin nach ihrem Gespräch mit Frau Kessler aus dem Behandlungsraum kam, genügte ein wortloser, kühler Blickwechsel, um uns erneut unserer gegensätzlichen Standpunkte zu vergewissern. Wir haben wahrscheinlich beide Besseres zu tun, als das noch mal zu diskutieren.

Wenig später zeigt sich, dass ich mich mit dieser Annahme geirrt habe. Als ich gerade im Gipsraum einige Verbandsscheren in das Ultraschall-Reinigungsbecken lege, kommt die junge Chirurgin herein, öffnet eine Schublade des Versorgungswagens, nimmt ein Pflaster heraus und sagt in einem so beiläufigen Ton, als spräche sie über das Wetter: »Ich weiß, dass du mich für ein Arschloch hältst.«

Ich drücke den roten Schalter an der Seite des Ultraschallgeräts, und es beginnt sofort leise brummend mit seiner Arbeit.

»Darum geht es nicht, sondern um Empathie und Respekt gegenüber unseren Patienten. Ich denke, ich habe das letztes Mal schon deutlich gemacht.«

»Das hast du.« Ulrike schließt die Schublade des Versorgungswagens und dreht sich zu mir um. »Ich möchte eines klarstellen: Ich mache mir durchaus Gedanken über das, was ich sage und wie ich es sage. Wahrscheinlich sogar mehr als die meisten hier. Natürlich würde es mir besser gefallen, könnte ich immer positive Stimmung verbreiten und die Leute aufmuntern. Das, was ich zu sagen habe, ist oft unangenehm – und zwar für alle Beteiligten. Soll ich mich deswegen hinter irgendwelchen Phrasen verstecken, die gut klingen, aber die Wahrheit verschleiern? Eine Prise Zucker über die Nachrichten streuen, damit sie nicht so bitter schmecken? Glaub mir, das wäre oft leichter. Aber als Chirurgin ist das nicht meine vordringliche Aufgabe. Meine Verantwortung ist es, den Patienten unsere Erkenntnisse und unsere Handlungsoptionen verständlich zu machen. Damit sie entscheiden können, muss ich ihnen mögliche Konsequenzen unmissverständlich und ungeschönt darlegen. Ließe ich mich durch

Mitleid oder Empathie davon abhalten, würde ich sie praktisch zu Unmündigen erklären, nur weil sie krank sind. Und das wäre tatsächlich ein Zeichen von mangelndem Respekt.«

Damit verlässt Ulrike den Gipsraum. Kurz darauf kehre auch ich zum Organisationstresen zurück. Der OP-Belegungsplan ist noch immer am Bildschirm aufgerufen. Der den Eingriff bei Frau Kessler symbolisierende Balken leuchtet inzwischen grün. Die Operation hat begonnen.

7. April 2020 – Ein stinknormaler Herzinfarkt (Michael Steidl)

Gerade hatten wir hier einen 66-jährigen Mann mit einem Herzinfarkt. Vom Moment der Ankündigung über das Arrivalboard an lief alles wie am Schnürchen: Aufnahme, Erstversorgung, EKG und Ermittlung der Vitalparameter, die kurze Besprechung mit dem Kardiologen. Nach 13 Minuten war der Patient bereits im Katheterlabor. Das ist eine hervorragende Zeit. Gut zu wissen, dass wir unser Handwerk abseits der Pandemie noch nicht verlernt haben.

Eine der schwierigsten Aufgaben in der Klinik ist derzeit, Covid-19-Fälle konsequent von den anderen Patienten fernzuhalten. Eine entscheidende Rolle fällt dabei der Zentralen Notaufnahme zu, denn bei uns wird entschieden, wer als Verdachtsfall gilt und entsprechend isoliert werden muss. Wir müssen dabei äußerste Vorsicht walten lassen: Immer wieder zeigen Patienten, die wegen etwas völlig anderem gekommen sind, bei unseren Routineuntersuchungen Auffälligkeiten und werden anschließend positiv auf Covid-19 getestet. Geht uns so jemand durch die Lappen, landet er auf einer »coronafreien« Station, wo er Patienten und Personal anstecken kann.

Da es oft die Hausärzte sind, die die Einweisung von Covid-19-Patienten in die Klinik veranlassen, haben wir von etwa zehn

Uhr vormittags bis zum späten Nachmittag am meisten zu tun. Der Zustand der Erkrankten, die wir in der Notaufnahme untersuchen, variiert ziemlich stark. Es gibt solche, deren aktuelle Werte nicht besorgniserregend sind, die aber über starke Atemnot klagen und sichtbar verängstigt sind. Andere nehmen nur leichte Symptome wahr, während die CT-Aufnahme ihrer Lunge bereits deutliche Auffälligkeiten zeigt und sich die Sauerstoffsättigung ihres Blutes außerhalb der Norm befindet. Diese Patienten sind erstaunt, wenn sie unverzüglich auf die Intensivstation verlegt werden, doch der rasante Einbruch ihres Allgemeinzustandes lässt in der Regel nicht mehr lange auf sich warten. Eine der Tücken von Covid-19: Das beklemmende Gefühl, schlecht Luft zu bekommen, setzt oft erst bei bereits weit fortgeschrittenem Krankheitsverlauf ein.

Dass wir den momentan recht gleichmäßigen Zustrom an Patienten gut bewältigen können, liegt an zwei Umständen. Erstens hat sich in der Notaufnahme schnell so etwas wie eine Covid-19-Routine eingestellt. Inzwischen wissen alle, was zu tun ist, und haben die bei fast allen Fällen identischen Abläufe von der Aufnahme bis zur Verlegung der Patienten verinnerlicht. Zweitens können wir uns auf diese Abläufe momentan sehr gut konzentrieren, weil die Zahl der Patienten, die wegen anderer Probleme kommen, drastisch abgenommen hat. Bagatellfälle sehen wir ohnehin schon seit Längerem kaum noch. Am Tag, bevor die erste Covid-19-Patientin in unsere ZNA gebracht wurde, herrschte ein um mehr als die Hälfte verringertes Patientenaufkommen. Offenbar hielt die Angst vor einer Ansteckung zunächst vor allem diejenigen vom Besuch der Notaufnahme ab, deren Untersuchung und Behandlung sowieso nicht wirklich dringend gewesen wären. In dieser Phase haben wir fast nur noch echte Notfallpatienten behandelt und durften unsere Arbeit so erleben, wie sie eigentlich immer sein sollte.

Inzwischen bleiben jedoch nicht mehr nur die Bagatellfälle aus. Weil die Baumärkte geschlossen sind, gibt es plötzlich spürbar weniger verletzte Heimwerker. In Verbindung mit der Reduzierung der Sportverletzungen entlastet das unsere Unfallchirurgie enorm. Es werden allerdings auch weniger Herzinfarkte und Blinddarmentzündungen eingeliefert, während Schlaganfallpatienten mit alarmierenden Symptomen jetzt oft erst nach viel zu langem Zögern zu uns kommen. Viele wollen einfach vermeiden, Notarzt oder Rettungsdienst zu alarmieren. Vielleicht liegt das an der Angst, sich in der Klinik mit Covid-19 anzustecken. Manche hält wohl auch das momentane Besuchsverbot davon ab, sich ins Krankenhaus einliefern zu lassen. Es ist gut möglich, dass sich da, während wir noch immer auf den Höhepunkt der Corona-Krise warten, ein zusätzliches Problem zusammenbraut. Die meisten der betroffenen Patienten werden ja irgendwann doch in die Klinik kommen müssen – mit einem fortgeschrittenen Verlauf ihrer schweren Erkrankung und damit einer schlechteren Prognose.

Weil in den vergangenen Wochen alles in Bewegung gesetzt wurde, um uns krisenfest zu machen, arbeiten wir in der Notaufnahme aktuell unter beinahe optimalen Bedingungen. Gleichzeitig werden wir nach wie vor wie Helden behandelt, die sich für die Allgemeinheit aufopfern. Neulich hat sogar der Ministerpräsident bei der Klinikleitung angerufen und seinen Dank und seine Grüße an die Mitarbeiter ausrichten lassen. Kaum ein Patient oder Angehöriger beschwert sich noch, niemand beschimpft uns mehr, immer mal wieder bekommen wir von Firmen Süßigkeiten spendiert. Paradox: Heute vor einem Jahr war unsere Arbeit unter normalen Bedingungen sehr viel anstrengender als jetzt. Das lief von der Öffentlichkeit weitgehend unbeachtet ab, während wir im Alltag kaum mit Anerkennung, sondern immer wieder mit Pöbeleien und Aggression konfrontiert wurden.

Mir persönlich fehlt die Arbeit an den Patienten. Seit Wochen befinde ich mich quasi in der zweiten Reihe, organisiere, nehme an Besprechungen teil und informiere anschließend die Mitarbeiter, sitze im Büro. Das wird zumindest noch für den Monat April und wahrscheinlich auch im Mai so bleiben, auch wenn es mir zunehmend schwerfällt. Zum ersten Mal seit Ewigkeiten arbeite ich nicht mehr im Schichtdienst und habe regelmäßig freie Wochenenden. Einerseits erholt sich mein Biorhythmus langsam. Inzwischen ertappe ich mich sogar dabei, dass ich frühstücke. Wenn ich dazu oder zum Mittagessen in die Kantine der Klinik gehe, kostet mich das nicht einmal etwas – die Rechnung übernimmt derzeit der Staat.

Andererseits ist das auf Dauer trotzdem nichts für mich. Ich will wieder anpacken und selbst ganz vorn an der Front stehen. Vielleicht geschieht das früher, als mir lieb ist. Unsere Klinik befindet sich in einer der am stärksten von der Pandemie betroffenen Regionen des Landes, und noch ist völlig unklar, wie die weitere Entwicklung aussehen wird. Vielleicht ist die Eskalation, auf die wir uns seit Wochen vorbereiten, in Kürze schon Realität. Bis es so weit ist, freue ich mich über ein wenig Abwechslung – und sei es nur ein stinknormaler Herzinfarkt.

Klinikerotik

Das könnte gefährlich werden

Der 22-jährige Mann mit den kurzen blonden Haaren spricht leise und drückt sich dabei klar und präzise aus. Doch sein zwischendurch immer wieder unruhig auf und ab hüpfender Adamsapfel lässt auf ein nicht unerhebliches Maß an Nervosität schließen.

»Es geht also um einen Faden?«, fragt Mike zur Sicherheit noch einmal nach. Es ist zwei Uhr morgens, der größte Teil der bis zum späten Abend eingetroffenen Patienten wurde inzwischen auf eine Station verlegt oder wieder entlassen. Gerade haben wir uns auf zwei Bürostühle am Organisationstresen gesetzt und uns aus der Schachtel voller Süßigkeiten bedient, die heute neben dem Bildschirm-Arbeitsplatz des Pflegepersonals steht. Während mein Schokoriegel bereits zur Hälfte aufgegessen ist, hält Mike seinen noch verpackt in der Hand.

»Ja«, antwortet der Patient. »Oder eher eine Schnur. So eine dünne aus Kunststoff.«

»Wie eine Angelschnur?«

»Stimmt, so ungefähr.«

»Haben Sie denn Schmerzen?«

»Nein.« Der Mann schüttelt den Kopf, dann hüpft sein Adamsapfel wieder. »Aber ich denke, das könnte dennoch gefährlich werden, nicht wahr?«

Ich verstehe trotz der wortreichen Erklärung des Patienten immer noch nicht genau, wie es ihm gelungen ist, diesen Faden in seine Harnröhre zu bekommen, und welche Stimulationstechnik der ganzen Sache zugrunde liegt. Unzweifelhaft ist jedoch, dass er sich nun, da er den Fremdkörper nicht mehr herausbekommt, große Sorgen zu machen scheint. Mike seufzt, legt seinen Schokoriegel auf den Tisch, wirft einen Blick auf den Dienstplan, um herauszufinden, wer von den Urologen heute Nacht Bereitschaft hat, und greift zum Stationstelefon. Bevor er zu wählen beginnt, hält er noch einmal inne, deutet auf den Behandlungsraum Nummer vier und sagt: »Warten Sie bitte da drin, bis die zuständige Kollegin kommt.«

Der junge Mann nickt und entfernt sich mit leicht federnden Schritten vom Organisationstresen. Im nächsten Moment verschwindet er hinter der Schiebetür des Behandlungsraums. Es dauert einige Sekunden, bis die Urologin ans Telefon geht und Mike sie von der Angelegenheit unterrichten kann. Man hört, dass es ihm leidtut, die Ärztin wegen dieser Sache aufwecken zu müssen. Im Vergleich zu den unglaublichen Geschichten von Sex- und Masturbationsunfällen, die er und seine Kollegen mir bereits erzählt haben, klingt das Problem dieses Patienten tatsächlich relativ harmlos. Schließlich handelt es sich nicht um ein großes Objekt, das einen gefährlichen Blutstau oder einen Darmverschluss bewirkt. Der Mann hätte, so wie es aussieht, auch einfach am nächsten Morgen in eine Urologiepraxis gehen können.

Seit ich Mike begleite, ist der junge Mann der erste Fall dieser Art. Wenn man von dem etwas älteren Patienten absieht, der vor einigen Tagen ziemlich verängstigt vorstellig wurde, weil er eine dunkle Verfärbung seines Urins bemerkt hatte. Die Analyse einer entsprechenden Probe im Labor bestätigte den Verdacht, dass sich Spuren von Blut darin befanden. Später stellte sich heraus, dass nicht etwa der vom Patienten befürchtete Tumor die Ursache war, sondern seine ausgeprägte Vorliebe für die Prostatastimulation mithilfe eines in das eigene Rektum eingeführten Fingers. Er hatte sich die Vorsteherdrüse buchstäblich wundgerieben.

Die diensthabende Urologin, eine gebürtige Mexikanerin, dürfte kaum dreißig Jahre alt sein. Als sie wenige Minuten nach Mikes Anruf bei uns am Organisationstresen erscheint, sieht man ihr trotz ihres weißen Kittels und ihrer erstaunlich akkuraten Frisur an, dass sie vor Kurzem noch tief und fest geschlafen hat. Umso bemerkenswerter, dass sie sich ein Lächeln abringt, als sie uns begrüßt.

»Wo befindet sich denn mein Kandidat?«

Mike deutet in Richtung des entsprechenden Behandlungsraums und fasst noch einmal kurz zusammen: »Er ist schmerzfrei und hat keinerlei akute Beschwerden. Aber er befürchtet, dass die Schnur da drin für irgendwelche Komplikationen sorgen könnte. Deswegen wollte er nicht bis morgen warten, sondern ist gleich zu uns gekommen.«

Die Urologin nickt. Dann fällt ihr der Schokoriegel auf dem Tisch ins Auge. Ihr Blick wandert weiter zu der Schachtel, aus der Mike und ich uns bedient haben.

»Euch gehts ja gut«, stellt sie fest. »Hat jemand Geburtstag?«

Mike schüttelt den Kopf. »Geschenk vom Rettungsdienst.«

»Weil wir so nett sind?«

»Natürlich. Und weil wir nicht rumjammern. Auch heute nicht, obwohl sie uns innerhalb von zwölf Stunden dreimal dieselbe Patientin gebracht haben. Hochgradige Alkoholikerin, bei jeder erneuten Ankunft ein Promille mehr. Ziemlich anstrengend, zeitweise aggressiv und insgesamt vollkommen uneinsichtig. Hat sich die ersten zwei Mal selbst entlassen. Bei der dritten Einlieferung haben sich die Sanitäter wohl gedacht, wir hätten eine Entschädigung verdient.«

Die letzte Ankunft der Frau haben Mike und ich zu Beginn des Nachtdienstes erlebt. Bernd, der zuständige Oberarzt, verständigte schließlich die Polizei, die die Patientin wenig später abholte und in eine Psychiatrie brachte. Er konnte diese Maßnahme im Rahmen seiner Fürsorgepflicht veranlassen, weil er davon ausgehen musste, dass sie ernsthaft gefährdet wäre, würde er sie ihrem eigenen Wunsch entsprechend erneut entlassen. Eine dauerhafte Lösung ist so eine Zwangseinweisung allerdings nicht. Sollte die Patientin dem Aufenthalt in der Psychiatrie nichts abgewinnen können, wird sie wohl spätestens übermorgen wieder sich selbst überlassen sein. Alkoholikerin hin oder her, letztlich ist sie ein freier Mensch.

Die Urologin begibt sich in den Behandlungsraum Nummer vier. Wir können von unseren Plätzen am Organisationstresen beobachten, wie sie ein paar Worte mit dem Patienten wechselt und sich Gummihandschuhe überzieht, bevor sie die Schiebetür schließt.

»Kommt es vor«, frage ich Mike, »dass eine Ärztin oder eine Pflegerin bei so einer Sache nicht allein mit dem Patienten in einem Raum sein möchte?«

Vor ein paar Wochen noch hätte ich diese Frage nicht gestellt. Bei einer Urologin gehört der Umgang mit der Intimzone fremder Menschen zum Berufsbild. Wo soll also das Problem liegen? Doch nachdem ich all diese Geschichten über durch Sexualpraktiken verursachte Unfälle und Verletzungen gehört hatte, habe ich im Internet recherchiert. Dabei fand ich nicht nur unzählige weitere Anekdoten dieser Art, sondern ich stieß auch auf ein anderes, in meinen Augen ziemlich bizarres Phänomen: die sogenannte Klinikerotik.

Dass manche Frauen von Ärzten träumen und einige Männer ein Faible für Krankenschwestern hegen, ist nichts Neues. Es hat wohl mit den Vorstellungen zu tun, die wir mit diesen Berufen verbinden: auf der einen Seite attraktive, gut verdienende Herren, die alles im Griff haben und für jedes Problem eine Lösung kennen, auf der anderen Seite Frauen, die sich gern kümmern und dabei wahlweise dominant oder einfühlsam auftreten. Ebenso üble wie weitverbreitete, mit angestaubten Geschlechterbildern verbundene Klischees, die den Keim für das bilden, was als Fetisch die wildesten Blüten treiben kann. Da wird genäht, geklammert und geschröpft, zum Zweck der sexuellen Stimulation werden Fieberthermometer, Zäpfchen und Einläufe verabreicht, Katheter und Magensonden gelegt, urologische und gynäkologische Untersuchungen inszeniert. Weil es für viele im privaten Umfeld schwierig sein dürfte, ein passendes – und hoffentlich auch ausreichend qualifiziertes – Gegenüber für derartige Praktiken zu finden, existieren professionelle Anbieter, die ihre Dienste oft sogar in eigens eingerichteten, täuschend echten Pseudo-Behandlungszimmern verrichten. Manche Menschen schrecken nicht davor zurück, sich während eines solchen Rollenspiels örtliche Betäubungen verabreichen zu lassen. Außerdem werden Unterspritzungen mit Flüssigkeit vorgenommen, vorzugsweise im Umfeld der Brustwarzen oder Geschlechtsteile. Nachdem ich bei Wikipedia auf das Foto eines Hodensackes gestoßen bin, der zur sichtlichen Freude seines Besitzers durch eine Kochsalzinfusion auf die Größe eines Handballs aufgebläht worden war, beendete ich meine Recherchen abrupt.

»Natürlich ist das manchmal heikel«, antwortet Mike, während er wieder nach seinem Schokoriegel greift. »Wir haben immer wieder Patientinnen oder Patienten, die sich eigenartig verhalten, seltsame Bemerkungen machen oder Berührungen provozieren. Da weißt du nicht: Nutzt hier vielleicht jemand die Kliniksituation aus, die sich zufällig ergeben hat? Oder ist er oder sie sogar ganz gezielt hergekommen und erzählt eine erfundene Geschichte oder gibt bestimmte Symptome an, um eine Situation zu inszenieren? Wenn ich so einen Verdacht habe, hole ich mir auf jeden Fall jemanden dazu. Die Ärztinnen und Ärzte halten es sicher genauso. Aber grundsätzlich gilt: Wir müssen den Leuten erst mal glauben. Ich denke, mit der Zeit bekommt man ein ganz gutes Gefühl dafür, ob etwas nicht stimmt.«

Ich deute in Richtung des Behandlungsraums Nummer vier. »Und was sagt dein Gefühl zu ihm?«

»Der ist meiner Meinung nach harmlos. Und falls doch nicht, weiß Benita sich zu helfen.«

In diesem Augenblick öffnet sich die Tür des Behandlungsraums wieder, die Urologin tritt heraus, blickt sich suchend um, schnappt sich das auf dem Korridor geparkte Ultraschallgerät und kehrt damit zu ihrem Patienten zurück.

»Sieht so aus, als wäre die Suche noch nicht beendet«, sagt Mike. Inzwischen hat auch er seinen Riegel aufgegessen. Er beugt sich nach vorn und wirft die leere Verpackung in einen der beiden unter dem Tisch platzierten Mülleimer. Es ist der für normale Abfälle. In den anderen kommt ausschließlich sogenannter Datenmüll. Dazu gehören angefangene Arztbriefe, überzählige Patientenaufkleber, nicht mehr benötigte Kopien aus Krankenakten – also alles, was persönliche Informationen enthält und deshalb vor der Entsorgung geschreddert werden muss.

Nach zehn Minuten öffnet sich die Tür des Behandlungsraums ein weiteres Mal. Die Urologin zieht die Gummihandschuhe aus und wirft sie in den dafür vorgesehenen Plastiksack, sagt noch etwas zu ihrem Patienten und kommt dann zu uns.

»Und?«, fragt Mike. »Fündig geworden?«

Die Ärztin lässt sich in einen Bürostuhl fallen. »Die Schnur ist in der Blase gelandet. Bei einer Zystoskopie wird man sie entfernen können. Wir nehmen ihn auf, dann können das gleich morgen die Kollegen übernehmen. Ich schreibe noch den Brief.«

Sie rückt ihren Stuhl näher an die Tischkante, legt die Hände auf die Tastatur und beginnt zu tippen. Plötzlich komme ich mir lächerlich vor. Ich habe mich zu wilden Spekulationen hinreißen lassen, nur weil jemand getan hat, was ihm jeder vernünftige Mensch geraten hätte – nämlich nach einem Zwischenfall bei einer vielleicht etwas ungewöhnlichen Sex- oder Masturbationspraktik ärztliche Hilfe in Anspruch zu nehmen wie bei jedem anderen Leiden.

Nach wenigen Minuten rattert der Drucker, kurz darauf landet der Arztbrief in einem Umschlag, den der junge Mann ausgehändigt bekommt, bevor er auf die Station gebracht wird. Die Ärztin steht auf, gähnt ungeniert und ist bereits im Begriff, sich zu verabschieden, als Mike sie aufhält.

»Moment, Benita! Eine Sache noch.« Er greift nach der Schachtel mit den Süßigkeiten und hält sie ihr hin. »Hier, bedien dich.«

»Oh, danke«, sagt sie und greift zu. Sie will sich schon wieder umdrehen, hält dann aber in der Bewegung inne und fragt: »Weil ich so nett bin?«

»Natürlich«, antwortet Mike. »Und damit du nicht rumjammerst.«

10. April 2020 – Pressemitteilung I (Fabian Marcher)

Die Meldung, auf die ich heute gestoßen bin, wurde bereits vor einigen Tagen veröffentlicht: Der britische Online-Versandhändler MedFetUK, der eine breite Palette an medizinischer Originalausrüstung für Freunde von Fetisch-Rollenspielen anbietet, hat Ende März seinen gesamten Bestand an OP-Kitteln an eine Klinik in Südengland gespendet.

Frau Möller will leben
Eine endlose Reihe von Abschieden

Während einer der letzten Schichten hat es irgendwer beim Auffüllen des Materials im Unfall-OP besonders gut gemeint. Auf den Hängeschränken, in denen wir das Verbandsmaterial griffbereit halten, liegen Kartons mit unsterilen Einmalhandschuhen. Die einzeln verpackten chirurgischen Abdecktücher wurden auf der für sie bestimmten Ablage zu beeindruckend hohen, etwas windschiefen, aber immerhin nach Größen sortierten Türmen gestapelt. Als ich den Schrank mit den sterilen Wundversorgungssets öffne, ist er so vollgestopft, dass mir beim Herausziehen eines einzelnen gleich noch vier weitere entgegenkommen.

Ich habe die Platzwunde an Frau Möllers Stirn gereinigt und dabei auch das Blut abgewischt, das ihr über Schläfe und Wange bis zum Kinn gelaufen und bereits angetrocknet war. Anschließend habe ich eine sterile Wundauflage mit einem Pflasterstreifen auf der betroffenen Stelle befestigt, um den weiteren Blutfluss einzudämmen. Den Rückenteil der Liege habe ich aus demselben Grund in eine aufrechte Position gebracht. Nun kontrolliere und dokumentiere ich Frau Möllers Vitalzeichen und bereite dann alles für die Wundversorgung durch den Unfallchirurgen vor. Er wird den etwa drei Zentimeter langen Riss, den sich die 88-jährige Frau bei einem Sturz im Pflegeheim zugezogen hat, mit einigen Stichen nähen.

Als Frau Möller vor einer knappen Viertelstunde vom Rettungsdienst in die Notaufnahme gebracht wurde, war sie ansprechbar. Zum Unfallhergang konnten wir von ihr nichts in Erfahrung bringen, was aber hauptsächlich an ihrer fortgeschrittenen Demenz liegen dürfte. Die Sanitäter erklärten, sie sei von einer Pflegerin gefunden worden, unmittelbar nachdem sie – ihrer Lage nach zu urteilen – in ihrem Zimmer gestolpert und im Fallen mit der Stirn an eine Tischkante gestoßen war.

Patrick, der diensthabende Unfallchirurg, hat sofort die üblichen Kraft-, Reflex- und Koordinationstests durchgeführt, die bei Kopfverletzungen erste Hinweise auf neurologische Schäden liefern können: Er leuchtete ihr mit einem Lämpchen in die Pupillen, bat sie, seinem erhobenen Zeigefinger mit den Augen zu folgen, während er ihn nach oben und unten sowie nach rechts und links bewegte. Er legte seine Hände in ihre und ermutigte sie, fest zuzudrücken. Abgesehen von den demenzbedingten Kommunikationsschwierigkeiten traten bei Frau Möller keine Auffälligkeiten zutage.

Ich schließe den Schrank wieder, nehme das Wundversorgungsset mit zum Instrumententisch aus Edelstahl und öffne es. Das Set ist in ein Tuch eingeschlagen, das ich nun vorsichtig auseinanderfalte, sodass es eine sterile Unterlage bildet, auf der eine in drei Kammern unterteilte Plastikschale mit Kompressen steht. Ich befülle eine der Kammern mit Desinfektionsmittel. Dann hole ich nacheinander Nadelhalter, Faden, Pinzette, Schere und Lochtuch aus der Schublade, öffne jeweils die sterile Verpackung und lasse den Inhalt auf die Unterlage fallen.

»Ich weiß nicht, ich weiß nicht«, seufzt Frau Möller. Es klingt, als denke sie noch immer über Patricks unbeantwortet gebliebene Fragen von vorhin nach: »Wie ist Ihr Name? Wann sind Sie geboren? Welchen Tag haben wir heute? Können Sie mir sagen, wo wir uns hier befinden?«

Ich schiebe den Instrumententisch neben die Liege und bereite auch gleich das Lokalanästhetikum vor. Dann verabschiede ich mich fürs Erste von der alten Dame und verlasse den Unfall-OP, um Patrick Bescheid zu geben. Er ist draußen nicht zu sehen, kümmert sich wohl gerade um einen der anderen unfallchirurgischen Patienten. Statt seiner werde ich schon wieder von einem Rettungssanitäter begrüßt. Hinter ihm sehe ich eine Transportliege. Darauf liegt ein Mann, der zur kürzlich am Arrivalboard erschienenen Meldung passt: *m 30, Prellung großer Zeh, GCS 15, nicht intubiert.*

Der Wortlaut der Ankündigung hat für einen kurzen Moment der Heiterkeit in der Notaufnahme gesorgt. Ein dreißigjähriger Mann stößt sich den großen Zeh und ruft daraufhin den Rettungsdienst? Andererseits wissen wir, dass die Vorstellung, die wir uns aufgrund der Meldung am Arrivalboard machen, manchmal wenig mit der Realität zu tun hat. Vielleicht sieht dieser Zeh in Wirklichkeit furchtbar ramponiert aus, und der Sanitäter wollte nur nicht der Diagnose eines Arztes vorgreifen, indem er von sich aus einen Knochenbruch vermutet. Vielleicht ist die Prellung auch – was durchaus vorkommt – extrem schmerzhaft, sodass der Patient sich tatsächlich nicht mehr selbstständig fortbewegen kann?

Der Mann, den ich nun auf der Transportliege ausgestreckt vor mir sehe, wirkt allerdings ziemlich entspannt. Er hat die Hände unter dem Hinterkopf verschränkt und hält die Augen geschlossen, bis ich ihn anspreche. Dann hebt er die Lider, sieht mich müde an und bestätigt, was die Kollegen vom Rettungsdienst gerade erklärt haben: Ja, es sei ein Arbeitsunfall gewesen. Bei seiner Tätigkeit als Lagerist habe er sich den Fuß an einer Palette gestoßen. Es tue ziemlich weh.

Patrick erscheint, grüßt die beiden Rettungssanitäter und den Mann auf der Liege und zeichnet den Transportschein ab. Sobald er registriert hat, dass es sich hier nicht um einen akuten Notfall handelt, entschuldigt er sich für den Moment, überlässt das Trio wieder mir und begibt sich zu Frau Möller. Ich halte es für verantwortbar, den neuen Patienten absteigen zu lassen und ihn zu begleiten, während er in die Elf humpelt.

»Können Sie mich hier gleich krankschreiben?«

»Das wird dann der Unfallchirurg mit Ihnen besprechen«, antworte ich. In mir wächst der Verdacht, dass die Krankschreibung das hauptsächliche Ziel dieser ganzen Aktion – inklusive Transport durch den Rettungsdienst – ist. Im Behandlungsraum angekommen, stelle ich noch ein paar Fragen zum Unfallhergang, lege die Dokumentation an und erkläre dem Patienten, dass der Arzt gleich nach ihm sehen werde.

Patrick ist mit dem Nähen von Frau Möllers Wunde fast fertig, als ich wieder in den Unfall-OP komme. Ich warte seine letzten Handgriffe ab und versehe anschließend die Wunde mit einem Netzverband.

»Ich weiß nicht«, seufzt Frau Möller. »Ich weiß nicht.«

Als der Verband sitzt, räume ich auf. Fast alles, was für die Wundversorgung gebraucht wurde, landet in den nach Materialien getrennten, verschiedenfarbigen Abfallbehältern: die Tupfer, die für die örtliche Betäubung verwendete Spritze, aber auch die Gegenstände aus Edelstahl: Nadelhalter, Pinzette und Schere. Diese Instrumente nach jedem Einsatz wieder zu reinigen und in sterilen Zustand zu bringen – und das alles vorschriftsmäßig zu dokumentieren – wäre am Ende teurer, als sie neu zu kaufen. Der Stahl kann recycelt werden, weshalb auch die Ökobilanz der Einmalinstrumente nicht so verheerend ist, wie man zunächst vermuten würde.

Draußen sitzt Patrick am Bildschirm-Arbeitsplatz der Unfallchirurgen.

»Frau Möller wirkt sehr stabil«, sagt er. »Keine Anzeichen für weitere Schäden. Ich würde sagen: Zu 99 Prozent wars das. Trotzdem muss ich sie zum CT schicken.«

Auch bei einem leichten Schädel-Hirn-Trauma – also dem, was landläufig »Gehirnerschütterung« heißt – muss mit der Möglichkeit einer Blutung gerechnet werden, deren Folgen erst mit einiger Verzögerung deutlich werden, dann aber lebensgefährlich sein können. Deshalb ist es sehr wichtig, den Betroffenen nach der Behandlung über einen gewissen Zeitraum zu beobachten. Fitte Patienten mittleren Alters, die nicht im Krankenhaus bleiben wollen, bekommen von uns ein Merkblatt, auf dem die wichtigsten Alarmsignale aufgeführt sind, bei denen sie sofort ärztliche Hilfe in Anspruch nehmen sollen: Gleichgewichts-, Sprach- oder Sehstörungen, Taubheitsgefühl, Wesensveränderung, Übelkeit.

Wegen ihrer Demenzerkrankung könnten bei Frau Möller die meisten Warnzeichen leicht übersehen werden. Zudem bekommt sie regelmäßig ein gerinnungshemmendes Medikament. Durch solche umgangssprachlich als »Blutverdünner« bezeichneten Wirkstoffe sollen Thrombosen vermieden oder vorgeschädigte Herzen entlastet werden. Eine Hirnblutung ist bei künstlich verlangsamter Gerinnung jedoch besonders gefährlich, weshalb man sich in solchen Fällen mit dem Computertomografen absichert.

»Das CT wird für sie in ihrem Zustand nicht ganz einfach«, meint Patrick. »Und stell dir mal vor, da ist tatsächlich was. Dann gehts erst richtig los, wir bohren ihr den Schädelknochen auf und so weiter. Da könnte man schon ins Grübeln kommen.«

Auch wenn sich jeder Fall im Detail von allen anderen unterscheidet, werden wir immer wieder mit derselben Frage konfrontiert: Kann es nicht irgendwann genug sein? Ist es für jemanden, der ein langes Leben hinter sich hat und nun von einer schweren Krankheit gezeichnet ist – der in gewisser Weise geistig schon in einer anderen Welt lebt –, nicht würdiger, wenn man den Dingen ihren Lauf lässt? Wenn man den oder die Betroffene mitfühlend begleitet, nötigenfalls schmerzlindernde Medikamente verabreicht, aber eben auch auf größere Operationen oder gar Wiederbelebungsmaßnahmen verzichtet?

»Ich rufe bei ihrem Sohn an und informiere ihn«, sagt Patrick. »Der hat die Betreuungsvollmacht.« Er greift nach dem Diensttelefon und wählt eine Nummer, die er aus den Patientenunterlagen abliest. Als sich am anderen Ende jemand meldet, stellt er sich kurz vor und erklärt, warum er anruft. »Sie sind der Sohn von Frau Möller, richtig?«, vergewissert er sich noch einmal. »Gut. Also: Wir haben die Platzwunde versorgt, Ihre Mutter zeigt momentan keine Anzeichen einer schwereren Verletzung. Trotzdem müssen wir, um ganz sicherzugehen, eine Untersuchung im CT vornehmen ... – Ja. – Genau. – Es tut mir leid, dass sie da jetzt noch durch muss ... – Ach so. – Dann ... dann ist ja alles in Ordnung. Bis später.« Er drückt den Knopf, der das Gespräch beendet, legt das Telefon vor sich auf den Tisch, sieht mich an und murmelt: »Frau Möller will leben.«

Ich weiß, was er jetzt denkt: Was wird aus diesem schönen Satz, wenn »leben« bedeutet, dass du deine Kinder ansiehst und berührst, dass sie mit dir sprechen, du sie aber nicht mehr erkennst? Wenn du nicht weißt, wo du dich befindest, während dich wildfremde Menschen verkabeln, dir Schläuche in verschiedene Körperöffnungen stecken, dich betäuben und deinen Schädel aufbohren?

Patrick untersucht den Mann mit der geprellten Großzehe und veranlasst, wie in derartigen Fällen üblich, eine Röntgenaufnahme. Nur so kann ausgeschlossen werden, dass eine Fraktur vorliegt. Während der Unfallchirurg den entsprechenden Auftrag für die Radiologie verfasst und ausdruckt, sehe ich noch einmal nach Frau Möller. Sie sitzt ruhig auf ihrer Liege und nestelt mit der rechten Hand an dem Netzverband herum, den ich über ihr dünnes weißes Haar gezogen habe und der die auf der Wunde liegenden Kompressen fixiert. Ich greife nach dem gepolsterten Hocker an der Wand des Unfall-OP, schiebe ihn an Frau Möllers Seite und setze mich darauf.

»Stört Sie der Verband?«, frage ich und ziehe das Netz vorsichtig ein bisschen nach oben, damit es nicht mehr ganz so nah an ihre linke Augenbraue reicht. »So besser?«

Sie lässt ihre Hand sinken und nickt kaum merklich. Vielleicht ist es gar kein Nicken, sondern nur ein langsames Zittern. »Ein Durcheinander ist das«, sagt sie, während ihr Blick über die Ablage mit den wild gestapelten Schachteln und von dort zu den schiefen Türmen aus Abdecktüchern schweift.

Jetzt bin ich dran mit Nicken. »Da haben Sie recht, Frau Möller.«

Für ein paar Sekunden starren wir beide auf das Material, dann stehe ich auf, hole einen Plastikbecher vom Organisationstresen und fülle ihn zur Hälfte mit stillem Wasser. Der Patient mit dem geprellten Zeh humpelt gerade zum Röntgenbereich. Nachdem ich in den Unfall-OP zurückgekehrt bin und mich wieder gesetzt habe, führe ich den Becher vorsichtig an Frau Möllers Lippen. Sie trinkt einen Schluck, ich warte ein paar Sekunden, dann wiederholen wir das Ganze.

»Heute kommt noch mein Sohn zu mir«, sagt sie.

Wie oft ich diesen Satz schon gehört habe. Hier im Krankenhaus, aber vor allem während meiner Zeit als Zivi im Altenheim. Manchmal ist es die Tochter, in der Regel aber der Sohn. Und immer: heute noch. Meistens kommt er nicht, und wenn doch, wird der Besuch zu einer weiteren Etappe in einer endlosen Reihe von Abschieden.

»Ja, das stimmt«, bestätige ich, und es ist nicht einmal gelogen. Glückstreffer. »Er ist schon unterwegs.«

Das Gesicht meines Großvaters taucht vor meinem inneren Auge auf. Wie lange ist es her? Mehr als zehn Jahre. Im Januar hat mein Bruder Geburtstag. Für den Nachmittag ist eine Feier mit Freunden in der Bowlinghalle geplant, ich bin dabei, natürlich. Großvater ruft an, wünscht alles Gute, sagt, er müsse gleich los. Ein paar Besorgungen. Lasst es euch gut gehen. Das lassen wir uns nicht zweimal sagen. Wir ziehen los, feiern, lachen, bowlen, trinken. Dann das Handy. Moment, Moment, seid mal kurz still jetzt! Die Klinik. Er ist dort, es geht zu Ende. Wenn wir ihn noch sehen möchten, sollen wir kommen. Sofort.

»Ich weiß nicht, ich weiß nicht«, murmelt Frau Möller, und ich gebe ihr noch einen Schluck Wasser. Von draußen ist die Stimme des Patienten mit dem geprellten Zeh zu hören, der mit Patrick spricht. Er wolle nur ganz sichergehen, sagt er, wegen der Krankschreibung.

Ein paar Besorgungen.

Die Nachbarn haben das Auto in der Einfahrt bemerkt. Die Handbremse war angezogen, er dürfte also gespürt haben, dass etwas nicht stimmt. Ihm blieben nur Sekunden, bevor er das Bewusstsein verlor. Hirnblutung unter Einfluss von Gerinnungshemmern. Rettungsdienst,

Notarzt, Reanimation an Ort und Stelle, Transport in die Klinik, künstliches Koma. Das hätte er alles nicht gewollt. Wir haben darüber geredet, und ich habe es schwarz auf weiß. Die Patientenverfügung liegt in meiner Hand, während ich durch einen Tränenschleier und durch das nur sehr oberflächlich vom Eis befreite Fenster in die vorbeiziehende Winterlandschaft starre, auf der Rückbank neben meinem Bruder. Seine Frau sitzt hinter dem Steuer, meine ist Beifahrerin. Wir Männer haben ja getrunken.

Lasst es euch gut gehen.

Auf dem Parkplatz der Klinik angekommen, steigen wir aus, hetzen durch die Korridore, fragen nach, werden schließlich in den Raum geführt, in dem er liegt. Die Kabel und Schläuche, der Monitor, der den notdürftig wiederhergestellten Herzschlag protokolliert. Der Körper meines Großvaters. Wir nähern uns zögerlich. Wir sind da, Opa. Wir sind bei dir. Ich greife nach seiner Hand. Er bleibt regungslos, doch dann sehe ich die Träne, die in seinem Augenwinkel glitzert. Es wird ein stummer, viel zu plötzlicher Abschied. Ich kann es nicht fassen, damals wie heute.

Ein höfliches Klopfen an der offen stehenden Tür. Ich drehe mich um und sehe einen hochgewachsenen fülligen Mann, etwa sechzig Jahre alt, mit kurzen grauen Haaren. Das Grübchen an seinem Kinn gleicht dem seiner Mutter.

»So, jetzt ist er hier«, sage ich zu Frau Möller, dann stehe ich auf, um den Neuankömmling zu begrüßen. Nachdem ich ein paar Worte mit ihm gewechselt habe, geht er zur Patientenliege und nimmt den Platz auf dem Hocker ein. Seine linke Hand will den Kopf seiner Mutter streicheln, verharrt jedoch einen Zentimeter über dem Netzverband in einem unschlüssigen Schwebezustand, so vorsichtig, als handle es sich bei ihrem Schädel um ein zerbrechliches Kunstwerk. Seine Lippen bewegen sich, er spricht leise. Dann nimmt er ihre Hand. Ihr Blick streift für einen Moment den seinen, doch sie wendet sich sofort wieder ab.

»Heute kommt noch mein Sohn zu mir«, sagt sie, als ich den Unfall-OP verlasse.

15. April 2020 – Die Schwachstelle (Fabian Marcher)

Ich erinnere mich an eine Nachtschicht in der Notaufnahme, in der gegen drei Uhr ein 45-jähriger Patient ohne spezifische Beschwerden zu uns kam. Er sagte, er sei hier, um sich »mal durchchecken zu lassen, weil bei euch ja noch Licht brennt und ich gerade in der Nähe war«. Logisch – immerhin muss man für eine normale Vorsorgeuntersuchung lästige Termine vereinbaren, außerdem gilt es dann, tagelang auf Laborergebnisse zu warten, die man in der Notaufnahme binnen weniger Stunden bekommt. Dass es ungehörig sein könnte, eine für Notfälle vorgehaltene Infrastruktur ohne triftigen Grund, sondern aus reiner Bequemlichkeit in Anspruch zu nehmen, kam dem Mann offenbar nicht in den Sinn. Mikes Kollegen erzählten mir, dass das für sie nichts Neues sei. Immer wieder gebe es Leute, die für sich selbst eine Ausnahme oder eine Spezialbehandlung wünschten, obwohl ihnen klar sein müsse: Das System würde es nicht verkraften, handelten alle auf diese Weise.

Warum fällt mir das gerade jetzt ein? Vielleicht, weil sich diese Form der Selbstgerechtigkeit auch heute wieder Bahn bricht, wenn Menschen, die sich nicht zu einer Risikogruppe zählen, darauf beharren, keine Einschränkungen ihres gewohnten Alltags in Kauf nehmen zu wollen.

Wenn ich Nachrichten aus Deutschland verfolge und die Kommentare unter den Artikeln deutscher Zeitungen lese, muss ich tatsächlich oft an die Patienten und Angehörigen denken, die ich im vergangenen Jahr in der Notaufnahme beobachtet habe. Dann sehe ich wieder den Schock in ihren Gesichtern, das ungläubige Erstaunen darüber, dass es tatsächlich sie selbst oder jemanden aus ihrem nächsten Umfeld erwischt hat. Dass das, was sie nur aus eher beiläufig registrierten Nachrichten kennen, plötzlich zu ihrer eigenen Realität wird. Dass sie wider Erwarten nicht unverwundbar sind.

Das Gleiche nun auf globaler Ebene: Längst gibt es viele neue Bergamos auf dieser Welt, sie tragen so klangvolle Namen wie London, Madrid, New York. Zu den Bildern von nächtlichen Lastwagenkolonnen haben sich solche von hastig ausgehobenen Massengräbern gesellt – aufgenommen nicht irgendwo in einem Kriegsgebiet in Afrika oder im Nahen Osten, sondern in den USA, dem Land, das bis vor Kurzem für Optimismus und Fortschritt, für den Glauben an »unbegrenzte Möglichkeiten« stand. In Deutschland scheinen einige trotz all dieser Meldungen noch immer anzunehmen, das alles habe mit ihnen selbst nicht viel zu tun. Die deutsche Gesellschaft lebt als Kollektiv offenbar in der Überzeugung, unverwundbar zu sein. Wie oft habe ich im vergangenen Sommer dieses Selbstbild bei einzelnen Patienten im Moment ihrer Einlieferung in die Notaufnahme zerplatzen sehen.

Natürlich ist es unter den gegebenen Umständen ein großes Glück, über vergleichsweise viele Intensivbetten und Beatmungsgeräte zu verfügen. Diese Geräte helfen zwar enorm – aber sie heilen nicht. Mikes Kolleginnen und Kollegen auf der Intensivstation können das bezeugen. Sie betreuen diejenigen, bei denen die durch Covid-19 hervorgerufene Lungenentzündung zu einer gefährlich niedrigen Sauerstoffsättigung des Blutes führt und die über einen Trachealtubus künstlich beatmet werden müssen. Um die Lunge zu entlasten, werden manche Patienten in die Bauchlage gebracht. Auch andere Organe, wie etwa das Herz oder die Nieren, werden bei einigen Covid-19-Patienten in Mitleidenschaft gezogen. Ob sie ebenfalls direkt durch das Virus angegriffen werden oder es sich um Folgeschäden der Infektion handelt, ist noch nicht geklärt. Fest steht jedoch: Nur jeder zweite Patient mit schwerem Verlauf

*überlebt derzeit die ersten fünf Tage nach seiner Intubation. Die
vermeintliche Sicherheit, die eine ausreichende Zahl an Intensivbetten verspricht, ist dementsprechend trügerisch.*

*Vor Kurzem habe ich in einem Zeitungsartikel gelesen, dass
das Virus schonungslos die Schwächen der Staaten offenlege, in
denen es sich ausbreite. Wo die Infrastruktur marode oder die
politische Führung ihrer Aufgabe nicht gewachsen sei, schlage es
besonders hart zu. Es niste sich in den Bruchlinien einer Gesellschaft ein, vor allem bei den Alten und Vorerkrankten, bei denen,
die ausgeschlossen sind, die eine Ansteckung schwer vermeiden
könnten oder kaum Zugriff auf medizinische Versorgung hätten.*

*Tatsächlich: In Frankreich sterben überdurchschnittlich
viele Menschen aus den Banlieues – den Vororten der Hauptstadt,
die schon lange als soziale Brennpunkte gelten. Großbritannien,
dessen Gesundheitssystem seit Jahren für Negativschlagzeilen
sorgt, ist Europas neuer Corona-Hotspot. In Venezuela, wo die
Versorgung der Krankenhäuser in den vergangenen Jahren bereits katastrophal war, herrschen nun erst recht erbarmungs-
würdige Zustände. Die USA taumeln unter der Führung eines
egozentrischen und grotesk unfähigen Präsidenten in eine Katastrophe, die nicht nur hunderttausend Menschenleben kosten,
sondern außerdem die globale Führungsrolle des Landes im politischen wie im kulturellen Bereich endgültig beerdigen könnte.*

*Auch in Deutschland sterben inzwischen täglich Hunderte,
eine Trendwende in diesem Bereich steht bei allen hoffnungs-
vollen Meldungen noch immer aus. Über die Opfer im eigenen
Land spricht man trotzdem erstaunlich wenig. Die Schlagzeilen
der Zeitungen drehen sich stattdessen um die Fragen, ob man
jetzt noch alleine auf einer Parkbank sitzen und ein Buch lesen
dürfe und wann das Ganze wohl wieder vorbei sei. Ansonsten
finde ich hauptsächlich Abhandlungen über statistische Spitz-
findigkeiten.*

*Manche sehen in den ohnehin vergleichsweise lockeren Vor-
gaben der Regierungen eine Bedrohung für die Demokratie. Die
ausbleibende Kritik an den staatlichen Maßnahmen, heißt es,
zeuge von besorgniserregender Autoritätshörigkeit. Ich bin erstaunt: Hier in Italien, wo die Bürger nun wirklich nicht in erster Linie für ihre Disziplin bekannt sind, käme niemand auf die
Idee, unter den gegebenen Umständen eine solche Diskussion zu
führen. Vielleicht zeigt sich der wahrhaft autoritäre Charakter
von uns Deutschen gerade darin, dass wir selbst das Gute erst
auf ausdrücklichen Befehl zu tun bereit sind – sogar wenn es nur
darum geht, unser verdammtes Buch zu Hause auf dem Sofa zu
lesen.*

*Vielleicht hat Deutschland weiterhin das Glück, dass sein
Gesundheitssystem die Auswirkungen dieser Pandemie eindämmen kann. Das Land verfügt unbestreitbar über Stärken, die jetzt
von Nutzen sind: effiziente Organisation, ein stabiles politisches
System, ausreichende finanzielle Mittel. Doch das ist kein Grund,
sich allzu sicher zu fühlen. Die Schwachstelle, an der Covid-19 uns
noch immer hart treffen könnte, ist nicht unser Gesundheitssystem,
sondern unsere Ignoranz.*

Stayin' Alive

Warum wir trotzdem hier sind

Die 88-jährige Patientin kommt mit dem Rettungsdienst. Ihre Symptome: Atemnot, diffuse Schmerzen im Brust- und Bauchbereich, Schwächegefühl, Schweißneigung. Wir bringen die Frau unverzüglich in einen Behandlungsraum, wo wir so schnell wie möglich ihre Vitalwerte ermitteln: Blutdruck, Puls, Sauerstoffsättigung, Atemfrequenz und Temperatur. Eine zentrale Rolle spielt die Anfertigung eines Zwölf-Kanal-EKG, denn die ausgedruckten Wellenlinien sind ein wichtiges Instrument, um einer Herzproblematik auf die Spur zu kommen.

Diesmal zeigt die EKG-Kurve tatsächlich eine typische Veränderung: die sogenannte ST-Hebung. Sobald der diensthabende Internist das sieht, zieht er einen Kollegen aus der Kardiologie zurate. Der bestätigt den Verdacht: Die Frau leidet sehr wahrscheinlich unter einem akuten Herzinfarkt. Der Kardiologe schlägt eine Herzkatheteruntersuchung vor. Dabei wird ein dünner Kunststoffschlauch durch ein Blutgefäß bis zum Herzen vorgeschoben, ein Kontrastmittel eingeleitet und anschließend eine Röntgenvideoaufnahme erstellt, auf der man Verengungen oder Verschlüsse der Herzkranzgefäße erkennen kann. Derartige gefährliche Veränderungen werden heutzutage oft noch während derselben Sitzung behoben, indem man die betreffende Stelle – wieder mithilfe des Katheters – mit einem winzigen Ballon öffnet und sie dann durch ein im Gefäß verbleibendes Gitterröhrchen, den sogenannten Stent, stabilisiert.

Trotz der schwerwiegenden Verdachtsdiagnose wirkt die ältere Dame äußerlich ziemlich stabil. Sie ist ansprechbar und orientiert. Während ich sie im Behandlungsraum der Notaufnahme auf die anstehende Untersuchung im Katheterlabor vorbereite, kann ich mich problemlos mit ihr unterhalten.

»Es ist so eigenartig«, sagt sie, als ich ihr beim Anziehen des Krankenhaushemdes helfe, »an einen Herzinfarkt habe ich gar nicht gedacht, als ich den Notfallknopf in meiner Wohnung gedrückt habe. Ich habe geglaubt, ich hätte vielleicht was Falsches gegessen.«

Es gehört zu den Tücken des Herzinfarktes, dass er nicht immer mit typischen, weithin bekannten Symptomen wie starken, teilweise in den linken Arm ausstrahlenden Brustschmerzen einhergeht. Gerade bei Frauen gestaltet sich das Beschwerdebild manchmal sehr viel unklarer. Nicht selten bleibt ein sogenannter stiller Infarkt zunächst sogar völlig unbemerkt, was die Gefahr durch Folgeschäden immens erhöht.

Gemeinsam mit dem diensthabenden Internisten bringe ich die Patientin ins Katheterlabor. Ich hab mir den in derartigen Fällen für den Transport vorgeschriebenen mobilen Notfallrucksack umgeschnallt. Dieses signalrote, etwa sieben Kilogramm schwere, kastenförmige Ungetüm liegt stets am Organisationstresen der Notaufnahme bereit. Es enthält alles, was man bei einem unvorhergesehenen Ereignis während des Krankentransportes innerhalb der Klinik benötigen könnte: ein Intubationsset mit einem Beutel zur manuellen Beatmung, ein Infusionsset, Spritzen und Ampullen mit vorgefertigten Dosen bestimmter Medikamente, eine RR-Manschette zur Blutdruckmessung, außerdem Stethoskop, Schere und Pflasterrolle.

Zusätzlich haben wir einen tragbaren Defibrillator dabei, in den ein Überwachungsbildschirm integriert ist. Wenn man Brustwandableitungen, Fingerclip und die RR-Manschette dort anschließt, wird das Monitoring auch während einer Verlegung nicht unterbrochen, und man kann die Vitalwerte des Patienten auf den Korridoren oder im Lift jederzeit im Blick behalten.

Im Katheterlabor empfängt uns die zuständige Pflegekraft, mit deren Hilfe wir die ältere Dame sogleich auf den Untersuchungsplatz umlagern und sie mit dem hiesigen Überwachungsmonitor verkabeln.

Ich verabschiede mich, und als ich gerade die Liege durch die Tür auf den Korridor schieben will, höre ich den Internisten hinter mir rufen:

»Mike, komm zurück! Schnell!«

Ich fahre herum und sehe den Arzt über die Patientin gebeugt, sein Blick ist jedoch auf den Überwachungsbildschirm gerichtet. Erst jetzt vernehme ich den charakteristischen Warnton und erkenne, was der Monitor anzeigt: Herzstillstand.

Ob innerhalb oder außerhalb einer Klinik – bei einem Herzstillstand gilt es, keine Zeit zu verlieren. Erstens muss sofort ein Notruf abgesetzt werden. Zweitens muss man den Kreislauf und die Atmung der betroffenen Person in Gang halten, damit ihr Körper weiterhin ausreichend mit Sauerstoff versorgt wird. Die Kollegin vom Katheterlabor hält bereits das Diensttelefon in der Hand, ich weiß: Sie wählt jetzt viermal die Drei und aktiviert damit unsere hausinterne Herzalarmschleife. In wenigen Minuten wird ein Team aus Ärzten und Pflegekräften eintreffen. Den Defibrillator einzusetzen wäre nur sinnvoll, wenn das Monitoring-EKG ein Kammerflimmern anzeigen würde. Das ist nicht der Fall, also beginnen wir sofort mit der Herzdruckmassage.

Auch dabei gelten zwei Regeln: nicht zu langsam und nicht zu zaghaft. Etwa einhundert Kompressionen pro Minute, möglichst gleichmäßig und kräftig. Das entspricht dem Beat des Hits *Stayin' Alive* von den Bee Gees. Es soll tatsächlich Ersthelfer geben, die sich diesen Ohrwurm ins Gedächtnis rufen, um im Stress des Ernstfalls die richtige Geschwindigkeit zu finden und sie konstant zu halten. *Another One Bites the Dust* von Queen wäre übrigens auch geeignet. Bei einer korrekt ausgeführten Herzdruckmassage überträgt man das Gewicht des eigenen Oberkörpers über die durchgestreckten Arme. Das Brustbein des Patienten soll bei jeder Kompression etwa fünf Zentimeter nach unten gedrückt werden, was gerade bei älteren Menschen zu Rippenbrüchen führen kann. Da die Prozedur für den Ausführenden schnell sehr anstrengend wird und die Gefahr besteht, dass die Kraft nachlässt, arbeiten wir möglichst im minütlichen Wechsel. Jeweils nach dreißig Thoraxkompressionen – wir zählen laut mit – wird zweimal beatmet, dazu nutzen wir eine Gesichtsmaske und den Beatmungsbeutel aus dem Notfallrucksack. Alle zwei Minuten pausieren wir kurz, um die Vitalwerte der Patientin zu überprüfen. Schließlich ist das Ziel des Ganzen, ihr wieder zu einem eigenständigen Herzschlag zu verhelfen.

Es dauert nicht lange, bis der erste über die Herzalarmschleife alarmierte Kollege eintrifft. Kurz darauf ist auch schon das gesamte Notfallteam beisammen, löst uns ab und führt die Wiederbelebungsmaßnahmen lückenlos fort. Als ich mit dem Internisten das Katheterlabor verlasse, atmen wir erst mal tief durch. Doch es dauert noch eine Weile, bis meine innere Anspannung nachlässt. Als es so weit ist – ich schiebe inzwischen wieder die Liege und bin gerade auf halber Strecke zwischen Katheterlabor und Notaufnahme –, überkommt mich plötzlich ein Gefühl von Zufriedenheit. Nicht etwa, weil wir die alte Dame gerettet hätten. Wie die Sache endgültig ausgehen wird, weiß ich ja noch nicht einmal. Aber entscheidend ist, dass meine Kollegen und ich, als es darauf ankam, das Richtige getan und dass die eingeübten Mechanismen gegriffen haben. Für wenige Minuten lag die Verantwortung für das Leben dieser Patientin in unseren Händen – und wir sind dieser Verantwortung gerecht geworden. Wenn das kein Erfolgserlebnis ist!

Kranken und verletzten Menschen helfen, Schmerzen lindern, gelegentlich sogar Leben retten, das klingt jedenfalls nach einer sinnvollen und befriedigenden Arbeit. Bei allem Stress und trotz aller Probleme sollten wir in der Notaufnahme in der Kategorie »Erfolgserlebnisse« ziemlich weit vorne liegen, oder?

Ganz so einfach ist das leider nicht. Es kommt vergleichsweise selten vor, dass das Team der Notaufnahme einen Fall tatsächlich abschließen kann. Meist sind wir eine Art Durchgangsstation, die der Patient nach der Diagnose und ersten Therapiemaßnahmen wieder verlässt, ohne dass wir Klarheit über den weiteren Verlauf haben. Bei unspektakulären Angelegenheiten, vor allem in der Unfallchirurgie, ist das etwas anders. Da kommt es tatsächlich vor, dass eine Verletzung in der Notaufnahme komplett »repariert« wird, etwa durch das Nähen einer Platzwunde, durch das Aushängen und Eingipsen einer unkomplizierten Fraktur oder auch nur durch das Anlegen eines Salbenverbandes um einen verstauchten Knöchel. Auf der internistischen Seite ist das schwieriger, weil dort diffuse Krankheitsbilder vorherrschen und Therapien erst nach längerer Zeit Wirkung zeigen. Immerhin kann man gelegentlich einen wegen eines Magen-Darm-Infektes dehydrierten Patienten mit ein paar Infusionen aufpäppeln und ihn im Anschluss in weit besserem Zustand direkt wieder nach Hause entlassen. Ein gutes Gefühl.

Doch der Großteil der Fälle verläuft langwieriger, komplizierter, weniger eindeutig. Am Ende wird der Patient oder die Patientin auf eine Station verlegt, wir verlieren ihn oder sie aus den Augen und erfahren wahrscheinlich nie, wie es weitergegangen ist, ob sich die Erstdiagnose bestätigt hat, ob die eingeleitete Therapie die richtige war. Man hat sich gekümmert, eine, zwei oder drei Stunden, hat das ärztliche Personal bei verschiedenen Maßnahmen unterstützt und zwischendurch mit dem oder der Betroffenen und vielleicht auch mit den Angehörigen gesprochen. Irgendwann hat man ein Bett auf einer Station oder die Verlegung in ein anderes Krankenhaus organisiert. Während der eine Patient von den Sanitätern oder dem Transportdienst abgeholt wird, bringt der Rettungsdienst schon den nächsten.

Wer kann da noch darüber nachdenken, was aus denen geworden ist, die vor Stunden, Tagen oder Wochen bei uns waren? Unsere Arbeit ist immer die Gegenwart – der Mensch, dem wir uns in diesem Augenblick gegenübersehen –, manchmal auch die nahe Zukunft: der Signalton des Arrivalboards oder der Anruf aus einer Arztpraxis, der einen neuen Notfall ankündigt.

Gelegentlich frage ich unsere Auszubildenden scherzhaft: »Was ist die Belohnung für uns Pflegekräfte in der Notaufnahme, wenn wir besonders gut sind? Was passiert, wenn wir als Team reibungslos zusammenarbeiten, wenn wir wach sind und durch vorausschauende Leitung der Patientenströme dafür sorgen, dass keine allzu langen Wartezeiten entstehen?« Die einfache Antwort lautet: Zur Belohnung für gute Arbeit bekommen wir noch mehr Arbeit. Es ist ja nicht so, dass irgendwann ein Stunden- oder Tagespensum an Patienten versorgt wäre und wir uns dann erst mal entspannen könnten. In der Regel wartet draußen noch jemand. Und noch jemand. Und wenn die Rettungssanitäter oder die Leitstelle merken, dass es bei uns besonders gut läuft, heißt es: »Da geht es heute schnell!« Dann schicken die uns wahrscheinlich gleich wieder Nachschub. Haben wir also überhaupt echte Erfolgserlebnisse?

Natürlich, nur liegen die nicht so offen zutage, wie man es sich wünschen würde. Um zu verstehen, wie unser Erfolg beschaffen ist, gilt es, die eigene Perspektive auf die Arbeit in der Notaufnahme zu korrigieren. Wenn ein Unfallopfer mit schwersten Verletzungen bei uns eingeliefert, im Schockraum untersucht, erstversorgt und dann in den Operationssaal verlegt wird, wissen wir nicht, ob die Person während des anstehenden Eingriffs verstirbt. Für das Schockraum-Team ist es jedoch schon ein Erfolg, dass eine OP überhaupt möglich wurde.

Ähnliches gilt für weniger schwere Fälle. Auch wenn wir die meisten Patienten nur während eines Bruchteils ihrer Wegstrecke begleiten, können wir auf diesem Abschnitt akute Gefahren abwenden, Schmerzen lindern, stabilisieren, Ängste abbauen, Vertrauen schaffen, den weiteren Weg aufzeigen. Kurz: Wir können ziemlich viel richtig machen. Bei dem, was wir tun, geht es fast nie um das endgültige Gelingen des großen Ganzen, sondern meist um kleine Teilaspekte, um die eigene Rolle im Team der Notaufnahme – und um die Rolle der Notaufnahme im Rahmen der Klinik. So wird es zum Erfolg, wenn ich im Schockraum einen kühlen Kopf bewahre und dadurch meinen

Teil dazu beitrage, dass komplexe Vorgänge auch unter Zeitdruck gelingen. Wenn die Sichtungskraft ankommende Patienten mit der richtigen Mischung aus Erfahrung und Fingerspitzengefühl triagiert und die Notaufnahme dadurch ihrer Funktion als »Visitenkarte« der Klinik gerecht wird. Oder wenn drei Rettungswagen innerhalb einer Minute bei uns eintreffen und wir uns davon nicht aus dem Tritt bringen lassen.

In den frühen Morgenstunden sitze ich gemeinsam mit Patrick in unserem Aufenthaltsraum. Wie fast immer während des Nachtdienstes läuft dort der Fernseher ohne Ton, es kommt die Wiederholung eines Neunziger-Jahre-Actionstreifens mit Sylvester Stallone.

Patrick und ich haben uns schon oft über die Nachteile unserer Jobs ausgetauscht. Der Unfallchirurg hat über Bereitschaftsdienste geklagt, in denen bis drei Uhr morgens nicht mal Zeit war, um auf die Toilette zu gehen – geschweige denn, um sich, wie eigentlich vorgesehen, zwischendurch ins Bett zu legen –, und ich über die Schwierigkeiten, den Drei-Schicht-Betrieb des Pflegepersonals mit einem geregelten Familienleben zu koordinieren. Wir haben uns gegenseitig bestätigt, dass man nach dem Nachtdienst manchmal total erschöpft nach Hause kommt und wegen des eigenen verkorksten Biorhythmus trotzdem keinen Schlaf findet, dass man sich deshalb erst mal vom Fernseher berieseln lässt und dabei irgendwas halbwegs Essbares in sich hineinstopft, bis man schließlich doch wegdöst, nur um ein paar Stunden später aufzuwachen – auf dem Sofa und noch geräderter als zuvor.

Heute ist es anders. Ich habe den ganzen Tag immer wieder über den Herzstillstand der alten Dame im Katheterlabor nachgedacht und über das gute Gefühl, im entscheidenden Moment das Richtige getan zu haben.

»Es ist zwar wichtig, zwischendurch mal seinen Frust abzulassen«, sage ich. »Aber vielleicht reden wir insgesamt zu selten über das Positive, die guten Momente. Nicht nur untereinander, sondern auch mit Außenstehenden.«

»Ja, vielleicht«, antwortet Patrick, den Blick auf den Fernseher gerichtet.

»Wie ist das denn bei dir?«, hake ich nach. »Was motiviert dich?«

Der Unfallchirurg überlegt einige Sekunden lang, während sich Stallone auf dem Dach eines mehrstöckigen Gebäudes ein stummes Feuergefecht mit den bösen Jungs liefert.

»Das klingt jetzt vielleicht blöd«, sagt Patrick schließlich, »aber manchmal, wenn ich nach dem Dienst hier rausgehe ...«

Er unterbricht sich. Stallone wird von der Druckwelle einer explodierenden Granate über ein Geländer geschleudert und stürzt in die Tiefe. Die Kamera folgte ihm bis an die Kante des Daches. Zuerst verdecken Pulverdampf und Qualm die Sicht. Als sie von einem Windstoß beiseitegeweht werden, sieht man den Helden inmitten unzähliger leerer Kartons, die die Wucht seines Aufpralls entscheidend gedämpft haben.

»Du kennst das«, setzt Patrick neu an. »Du hast die Nachtschicht hinter dir, bist müde. Und draußen geht gerade alles wieder los. Die Geschäfte öffnen, Leute sind auf dem Weg zur Arbeit. Ich setz mich aufs Fahrrad, dreh mich noch mal um. Ein paar Bilder der vergangenen Stunden kommen hoch: Gesichter von Patienten, Szenen aus dem Unfall-OP. Und ich denke: Gut, dass ich hier war.«

Stallone reißt die Augen auf. Er erkennt die schemenhaften Umrisse der Bösewichte am Rand des Daches, springt auf und sucht gerade noch rechtzeitig Deckung hinter einer niedrigen Mauer, bevor die Kugeln aus ihren Maschinenpistolen einschlagen.

»Das ist es eigentlich auch schon«, meint Patrick. »Aber ich sag ja: klingt blöd.«

Stallone rennt über die Straße, die Einschläge der Projektile folgen ihm dicht auf den Fersen, bis er in einer Lagerhalle verschwindet.

»Das klingt überhaupt nicht blöd«, sage ich. »Ich glaube sogar, dass man es kaum besser ausdrücken kann.« Ich werfe einen Blick auf die Uhr über der Tür. »Jedenfalls nicht um halb vier morgens.«

Briefing: Was tun im Notfall?

Bei schweren Verletzungen, bei Verdacht auf Herzinfarkt oder Schlaganfall, aber auch wenn nach einem Unfall oder durch plötzlich auftretende Krankheitssymptome eine Einschätzung der Gefahr für Laien schwer möglich ist, gilt: Wählen Sie die inzwischen europaweit vereinheitlichte Notrufnummer **112**. Sie werden dann mit einer der Leitstellen verbunden, die die Einsätze der Feuerwehren und Rettungsdienste koordinieren. Man wird Ihnen alle nötigen Fragen stellen und Sie anleiten, falls Sie selbst vor Ort Maßnahmen ergreifen müssen, bevor die alarmierten Einsatzkräfte eintreffen.

Auch wenn ein selbstständiges Aufsuchen der Notaufnahme noch möglich wäre, ist es manchmal sinnvoller, den Notruf zu wählen, etwa beim Verdacht auf einen Herzinfarkt. Im Fall einer plötzlichen Verschlechterung Ihres Zustandes riskieren Sie im Rettungswagen keinen Unfall, und Sie erreichen trotzdem sicher die Notaufnahme. Außerdem kann die Leitstelle bereits im Vorfeld eine Klinik auswählen, die für Ihren Fall gerüstet ist und momentan freie Kapazitäten hat. Andererseits ist zu beachten: Ein Missbrauch des Notrufs aus reiner Bequemlichkeit ist kein Kavaliersdelikt, denn er bindet Kapazitäten, die für echte Notfälle gedacht sind.

Ist das Problem weniger akut, aber eine Behandlung durch den Hausarzt momentan nicht möglich, dann wählen Sie die Nummer des Kassenärztlichen Bereitschaftsdienstes: **116 117**. Der Notdienst wird sie mit der Ärztin oder dem Arzt verbinden, die oder der in Ihrer Region momentan Bereitschaftsdienst verrichtet, Sie beraten und, falls nötig, auch vor Ort aufsuchen kann.

Hält der Bereitschaftsdienst es für geboten, wird er einen Notarzt oder den Rettungsdienst einschalten.

An der Pforte der Zentralen Notaufnahme wird niemand abgewiesen, und es gibt viele gute Gründe, sie aufzusuchen. Bagatellfälle müssen sich dort jedoch auf längere Wartezeiten einstellen. Fragen Sie sich also im Zweifel, ob der Hausarzt oder eine Praxis des Bereitschaftsdienstes der Kassenärztlichen Vereinigung Ihres Bundeslandes nicht die bessere Anlaufstelle ist.

Auf eigene Gefahr

Lauter Unschuldige und ein nettes Wort für Schlägerei

Dieses und nächstes Wochenende werde ich je eine Nachtschicht bei Mike und seinen Kolleginnen und Kollegen in der Notaufnahme verbringen. Für mich werden es die letzten sein. Trotzdem denke ich momentan nicht an das Ende, denn heute Abend beginnt für mich noch einmal etwas völlig Neues. Der Herbst ist angebrochen und mit ihm die Zeit des großen Volksfestes. Den ganzen Sommer über wurde mir immer wieder gesagt: Das sind derart intensive 16 Tage und Nächte für die ZNA, dass sie jede andere Periode des Jahres locker in den Schatten stellen.

Der Festplatz befindet sich nur wenige Hundert Meter von der Klinik entfernt. In keiner Nebenstraße rund um das Krankenhaus finde ich einen freien Parkplatz. Während meiner Suche nehme ich mir vor, nächste Woche das Auto stehen zu lassen und stattdessen mit dem Fahrrad zu kommen. Schließlich entdecke ich eine winzige Lücke zwischen zwei Wohnmobilen mit italienischen Kennzeichen und manövriere meinen Kleinwagen in Millimeterarbeit hinein.

In den letzten Jahren hat sich nicht nur in Deutschland und Österreich, sondern offenbar auch im übrigen Europa herumgesprochen, dass das hiesige Volksfest eine Alternative zum notorisch überlaufenen Oktoberfest in München darstellt: zwei riesige Bierzelte mit Livemusik, eine Schickimicki-Champagnerhütte für die Bussi-Bussi-Gesellschaft, rundherum eine Mischung aus halsbrecherischen Fahrgeschäften und nostalgischen Kirmesbuden, außerdem Riesenrad, Geisterbahn, Autoscooter und Kettenkarussell, Steckerlfisch, Bratwurstsemmeln, Liebesäpfel und gebrannte Mandeln. Aus unzähligen

Lautsprechern tönen die werbenden Stimmen der Ansager über stampfende, bis in die Eingeweide dringende Retortenbeats. Knallbunte blinkende Lichter, wohin man auch sieht – und überall Menschen, Menschen, Menschen.

Nur ein paar Straßen entfernt bleibt davon nicht mehr als ein diffuses Flackern am dämmerigen Abendhimmel, ein leises, gelegentlich von hysterischem Kreischen und Melodiefetzen garniertes Rauschen in den Ohren sowie ein Hauch von Zuckerwatte in der Luft. Der Abend ist angenehm kühl, die drückende Hitze der vergangenen Wochen hat sich mit den letzten Augusttagen endgültig verabschiedet. Ich atme noch einmal tief durch, werfe die Autotür ins Schloss und mache mich dann auf den kurzen Fußweg zur Klinik.

»Der Großraum ist jetzt unser inoffizieller Ausnüchterungsbereich. Da kommen nur die rein, die in erster Linie ihren Rausch ausschlafen müssen. Betreten auf eigene Gefahr.« Den letzten Satz hat Andi mit einem Augenzwinkern nachgeschoben. Mike musste bei Schichtbeginn sofort in den Unfall-OP, wo eine mit Dirndl bekleidete Frau mit ihrem weinenden, höchstens vier Jahre alten Sohn wartete. Also zeigt mir nun Mikes hochgewachsener, etwa dreißigjähriger Kollege, wie die Notaufnahme während des Festes funktioniert. Wir haben uns gerade erst in der Umkleide kennengelernt. Allein das Pflegeteam der Notaufnahme besteht aus knapp fünfzig Personen, ich bin noch immer nicht allen begegnet.

Was mir heute Abend als Erstes aufgefallen ist, als ich mich umgezogen und die Notaufnahme durch den Hintereingang betreten hatte, war: Es ist voll – und es ist lauter als sonst. Gerade bringt der Rettungsdienst wieder eine junge Dirndlträgerin herein, die mit blassem, verheultem Gesicht auf der Patientenliege sitzt und einen Speibeutel in der Hand hält. Im internistischen Bereich legt sich eine Pflegerin Schutzkleidung an, in ihrer Obhut befindet sich unter anderem ein potenziell infektiöser Patient. Auf der unfallchirurgischen Seite verabschieden sich die Sanitäter, die eine ältere Dame mit Verdacht auf Oberschenkelhalsbruch eingeliefert haben.

»Was die Organisation betrifft, ist diese räumliche Einteilung eigentlich die wichtigste Maßnahme. Wie du sicher schon weißt, haben wir auch sonst jede Nacht alkoholbedingte Einlieferungen – aber eben nicht annähernd in dieser Masse. Und die müssen wir ja zusätzlich zum normalen Patientenaufkommen bewältigen.«

Ich werfe einen Blick in den provisorischen Ausnüchterungsbereich. Wegen der Vorhänge, die zum Schutz der Privatsphäre zwischen den einzelnen Behandlungsplätzen angebracht sind, kann ich nicht den kompletten Raum einsehen, aber ich erkenne, dass hier momentan mindestens drei Herren in Lederhosen friedlich schlummern. Eine unangenehme Mischung aus Bierdunst und Schweißgeruch liegt in der Luft. Von Chaos kann keine Rede sein, aber es ist ja auch erst 21 Uhr. Der Ausschank in den Bierzelten läuft noch zwei Stunden – und danach geht es für die meisten Festbesucher weiter durch die Lokale der Stadt.

»Ansonsten herrschen momentan natürlich etwas schärfere Sicherheitsvorkehrungen«, fährt Andi fort, während wir zum Organisationstresen zurückkehren. »Der automatische Türöffner ist durch einen Zahlencode gesichert. Und die Security hast du ja bestimmt schon gesehen.«

Stimmt, ein Mann und eine Frau in der schwarzen Uniform eines privaten Sicherheitsdienstes standen bei meiner Ankunft in der Schleuse zwischen dem Wartebereich und dem Parkplatz für die Fahrzeuge des Rettungsdienstes.

»Ach ja, und hier ist das Statistikheft. Wir tragen die groben Eckdaten aller Fälle ein, die mit dem Volksfest in Zusammenhang stehen. Die Auswertung hilft uns im nächsten Jahr bei der Vorbereitung.«

Andi deutet auf ein aufgeschlagenes, kariertes DIN-A4-Heft, das neben einem der Bildschirme hinter dem Tresen liegt. Ich blättere ein paar Seiten zurück und sehe mir die mit unterschiedlichen

Handschriften verfassten Einträge an. Es gibt vier Spalten: Datum, Uhrzeit, Alter und Geschlecht der betreffenden Person, Grund für das Erscheinen in der Notaufnahme.

In der letzten Spalte steht einmal »Fuß verstaucht«, anderswo »Schwindel, Hypotonie«, meistens aber einfach nur das mir schon bekannte Kürzel »C$_2$« für Alkohol. In manchen Zeilen sehe ich an dieser Stelle auch ein Wort, das mit »R« beginnt und das ich nicht sofort entziffern kann.

»Raufhandel.«

Andi hat meinen etwas irritierten Blick bemerkt und klärt mich auf: »Es gab hier mal einen österreichischen Unfallchirurgen. Der hat Patienten mit offensichtlichen Folgen einer körperlichen Auseinandersetzung immer gefragt: ›Sind Sie denn in einen Raufhandel geraten?‹ Die Bezeichnung hat sich bei uns seitdem eingebürgert. Klingt ja auch viel netter als ›Schlägerei‹, oder?«

Aus dem Behandlungsraum neun ertönt plötzlich die laute, alkoholgeschwängerte Stimme des dort untergebrachten Patienten: »Hallo? Hallo! Ist da draußen jemand? Hallo!«

Wie ich vorhin im Vorbeigehen bemerkt habe, trägt der 62-Jährige Lederhosen, Trachtenhemd, Haferlschuhe und Wadenstrümpfe, wobei Letztere wegen seiner Unterschenkelverletzung blutbefleckt sind. Sobald der Mann den Mund öffnet, entpuppt er sich trotz seines oberbayerischen Outfits unverkennbar als Sachse. Es stellt sich heraus, dass er Wasser lassen muss. Während Andi abwägt, ob in diesem Fall die Urinflasche oder der Toilettengang die unkompliziertere Lösung ist, sehe ich nach Mike. Als ich den Unfall-OP betrete, ist er gerade dabei, dem mit weit geöffnetem Mund auf der Patientenliege sitzenden Jungen die Innenseite der Wange sorgfältig mit etwas einzupinseln, das er als »Zauberwasser« bezeichnet. Die Mutter steht dicht bei ihrem Sohn, ihr Ausdruck wechselt sekündlich zwischen Mitleid, Sorge und aufmunterndem Lächeln.

»Die Wunde ist jetzt gereinigt und desinfiziert«, meint Mike, als er fertig ist. »Vielleicht genügt das auch schon. Aber der Unfallchirurg wird sich die Verletzung natürlich noch ansehen.«

Ich erfahre, dass das Kind zu Hause in der Obhut eines Babysitters von einer Couch gefallen ist und sich dabei eine ziemlich tiefe Bisswunde in der Wange zugezogen hat. Die Mutter war währenddessen mit Freundinnen auf dem Volksfest.

»Ich wollte eigentlich gar nicht hingehen«, sagt sie, als müsse sie sich uns gegenüber rechtfertigen. »Aber eine Freundin feiert da heute ihren Junggesellinnen-Abschied, da konnte ich doch nicht absagen, oder?«

Draußen humpelt der lederhosentragende Sachse auf dem Rückweg von der Patiententoilette vorbei.

»Wo ist denn mein Zimmer?«, lallt er. »Hören Sie, junger Mann, ich finde mein Zimmer nicht mehr ...«

Möglicherweise wäre die Urinflasche doch die klügere Wahl gewesen. Der »junge Mann«, der dem Patienten in die Arme gelaufen ist, ist Patrick – der diensthabende Unfallchirurg. Er schickt den Herrn zurück in den Behandlungsraum neun und kommt dann zu uns in den Unfall-OP. Nachdem er den Mund des Jungen gründlich inspiziert hat, verkündet Patrick die schlechte Nachricht: »Die Wunde ist doch sehr tief. Das muss genäht werden.«

Die nun folgende Prozedur ist nichts für schwache Nerven. Während der Arzt die Spritze mit der örtlichen Betäubung vorbereitet, heult der Junge herzerweichend. Seine Mutter hat sich zu ihm auf die Liege gesetzt, redet ihm gut zu und drückt ihn immer wieder an sich, sodass er sich bald einigermaßen beruhigt.

Schließlich wird der Kopf des Kindes mit einem sterilen OP-Tuch abgedeckt, dessen kreisrunde Öffnung nur die untere Gesichtshälfte freilässt. Immerhin hat der Junge die Spritze und die chirurgischen Instrumente jetzt nicht mehr permanent vor Augen. Patrick verabreicht die Betäubung, und erneut bricht das Kind in bitterliches Weinen aus – ein Geräusch, von dem ich befürchte, dass es bis in den Großraum vordringt und sogar die dortigen Patienten aus ihrem bierseligen Schlaf zu reißen vermag.

Als Patrick beginnt, die Wunde zu nähen, verlassen Mike und ich den Unfall-OP, denn draußen werden schon die nächsten Patienten für den unfallchirurgischen Bereich gebracht.

In den kommenden Stunden lerne ich: Ein Dirndl mag schön anzusehen sein, doch es gibt praktischere Kleidung, wenn man mal eben die Saugnapf-Elektroden eines EKG-Geräts anbringen oder den Oberkörper nach einem Sturz auf Verletzungen untersuchen muss. Außerdem: Beim Volksfest sind es nicht nur die Feiernden, die gelegentlich medizinische Hilfe brauchen. Da ist zum Beispiel der Ordner, der im Bierzelt erfolgreich eine Schlägerei unterbunden hat, dabei jedoch selbst eine rechte Gerade ans Kinn bekam, weshalb er nun von Patrick versorgt werden muss. Oder der 19-jährige Spüler, der in der Hektik seiner Arbeit in einen zersprungenen Maßkrug gegriffen hat und kurz darauf mit einer in blutgetränkte Lumpen gehüllten Hand bei uns erscheint. Die klaffende Wunde an seinem Ringfinger wird mit drei Stichen genäht.

Der Endspurt vor dem Schließen der Bierzelte macht sich mit ein wenig Verzögerung auch bei uns bemerkbar. Um 23.15 Uhr ist der Großraum fast zur Gänze gefüllt, in den Alkohol- und Schweißgeruch mischen sich dort längst strengere Noten von Urin und Erbrochenem. Von den in kurzen Abständen wiederkehrenden Sanitätern erfahren wir, wie sich die Lage draußen entwickelt. Es sei trocken und nicht zu kühl, erzählen sie – beste Bedingungen für die Feiernden, um noch für einige Stunden durch die Klubs und Bars der Stadt zu ziehen. Auf den Straßen der Innenstadt seien so viele Fußgänger unterwegs, dass man mit dem Rettungswagen kaum noch durchkomme. Nun fordern weniger Unmengen von Bier als vielmehr Cocktails und Schnäpse ihre

Opfer, gelegentlich steht auch die Möglichkeit einer Kombination von Alkohol mit Kokain, Ecstasy oder anderen Drogen im Raum.

Auf der unfallchirurgischen Seite näht Patrick jetzt fast pausenlos. Seit sich das Geschehen weg vom Festplatz auf die Straßen verlagert hat und härtere Getränke konsumiert werden, scheinen die Handgreiflichkeiten deutlich zuzunehmen. Ein 18-Jähriger, dem Mike gerade das Blut aus dem Gesicht wischt, erzählt: »Ich hab ein Mädel kennengelernt. Wir haben getanzt, uns unterhalten. War eigentlich ganz harmlos.« Seine schlingernde Stimme verrät: Er ist ziemlich betrunken, so wie fast alle, die jetzt eingeliefert werden. »Dann steht auf einmal so ein Typ neben mir und sagt, dass er ihr Freund ist. Als Nächstes habe ich seine Faust im Gesicht.«

»War sie hübsch?«, fragt Mike, der nun die Platzwunde am Jochbein des Patienten desinfiziert.

»Ja, schon.« Jetzt huscht sogar ein Lächeln über das versehrte Antlitz des jungen Mannes. »Genau mein Typ, eigentlich. Blond. Wunderschöne grüne Augen hat sie, das hab ich sofort bemerkt.«

»Na, dann hat sich das Ganze doch gelohnt. Wie heißt sie denn?«

»Keine Ahnung. Ich hab nicht mal ihre Telefonnummer. Aber ist vielleicht auch besser, wenn ich das Ganze möglichst schnell vergesse. Falls meine Freundin von der Geschichte erfährt, könnt ihr mich nämlich gleich noch mal zusammenflicken.«

Ein so entspanntes Gespräch mit einem Beteiligten an einem »Raufhandel« bleibt die Ausnahme. Gemeinsam haben aber alle derartigen Fälle: Im Unfall-OP der Notaufnahme sitzt immer das Opfer.

»Es muss irgendwo eine andere Klinik geben, in der ausschließlich die behandelt werden, die mit der Schlägerei angefangen haben«, kommentiert Andi meine Beobachtung, als ich ihm etwas später im Aufenthaltsraum begegne. Zwischen Tür und Angel isst er Obstsalat aus einer Tupperdose. »Bei uns landen die jedenfalls nie.«

Ich frage ihn, wie lange er schon in der Notaufnahme arbeite.

»Seit zwei Jahren«, antwortet er. Dann erzählt er, dass seine Freundin und er in ihrer Freizeit auch für die sogenannten First Responder aktiv seien. Diese ehrenamtlichen Einsatzkräfte verfügen mindestens über eine erweiterte Erste-Hilfe-Ausbildung. Ihre Organisation ist an das Leitstellensystem angebunden, sodass sie gleichzeitig mit den Rettungsdiensten alarmiert werden, eventuell noch vor diesen an einem Notfallbrennpunkt eintreffen und gegebenenfalls lebensrettende Maßnahmen ergreifen können.

Als wir nach unserer kurzen Pause aus dem Aufenthaltsraum kommen, sitzt Mike am Organisationstresen vor dem Bildschirm und singt leise vor sich hin: »*Was ich noch zu sagen hätte, dauert eine Zigarette und ein letztes Glas im Stehen ...*«

»Was singst du denn da?«, frage ich.

»Das spielen sie jetzt gerade im Sintflut als Rausschmeißer. Dann wissen alle: Wir müssen die letzte Runde bestellen, bald ist Schluss. Aber du bist ja nicht bei uns in der Gegend aufgewachsen. Musst mal deine Frau fragen.«

Neulich haben wir uns zu dritt getroffen, um über die Arbeit an unserem Buchprojekt zu sprechen. Julia und Mike schwelgten bei dieser Gelegenheit begeistert in Erinnerungen an frühere Zeiten. Ohne sich damals je bewusst begegnet zu sein, haben beide als Jugendliche die gleichen Bars – unter anderem eine Kultkneipe namens Sintflut – unsicher gemacht.

»Das heißt, die Lokale schließen jetzt auch?«, frage ich. Die Gepflogenheiten des hiesigen Nachtlebens sind mir tatsächlich fremd.

»Längst nicht alle«, antwortet Mike. »Wir werden in den nächsten Stunden genug zu tun haben, keine Sorge.«

Das Diensttelefon klingelt, Patrick geht ran. Nachdem er eine halbe Minute mit dem Anrufer gesprochen hat, legt er auf und sagt zu Mike: »Autounfall auf der Landstraße Richtung Norden. Da hat ein Wagen mit stark überhöhter Geschwindigkeit die Fahrbahn verlassen. Mehrere Verletzte, zwei davon sind auf dem Weg zu uns.«

Ich helfe Mike, den Unfall-OP vorzubereiten. Die Patienten sind offenbar bei Bewusstsein, der Notarzt hat vor Ort keine Hinweise auf schwere Verletzungen oder ein Polytrauma gefunden – deshalb wurde die Schockraum-Schleife vorerst nicht ausgelöst. Die Unfallopfer sind eine 28-jährige Frau und ihr fünf Jahre älterer Lebensgefährte. Als sie nur wenige Minuten später eintreffen, erfahren wir, wie viel Glück im Unglück sie hatten.

»Die beiden waren Passagiere auf dem Rücksitz einer BMW-Limousine, glücklicherweise angeschnallt«, erklärt der Notarzt. »Der Wagen war wohl deutlich zu schnell unterwegs, um die 160 auf der Landstraße. In einer Kurve hat der Fahrer die Kontrolle über das Auto verloren, dann ging es querfeldein. Gott sei Dank waren da keine Bäume, der Wagen hat sich auch nicht überschlagen. Am Ende landete er unsanft in einem Entwässerungsgraben.«

Den männlichen Patienten, dem nach eigenen Angaben vor allem das rechte Knie schmerzt, bringt Mike mit den Sanitätern in den Behandlungsraum neun. Die Frau kommt in den Unfall-OP. Sie klagt über starke Unterleibsschmerzen, die von einer durch den Anschnallgurt verursachten inneren Verletzung herrühren könnten. Außerdem wurde ihr bereits am Unfallort vorsorglich eine »Stifneck« genannte, starre HWS-Schiene, ähnlich einer Halskrause, angelegt. Offenbar schließt der Notarzt nicht aus, dass die Halswirbelsäule in Mitleidenschaft gezogen wurde. Während Mike die Patienten unterbringt, berichtet der Notarzt, was er im Rettungswagen von ihnen erfahren hat.

»Bei dem BMW handelte es sich wohl um ein illegales Taxi. Die beiden wurden vorhin in der Innenstadt vom Fahrer angesprochen und haben sich auf sein Angebot eingelassen. Nachdem der Mann noch eine weitere Person eingesammelt hatte, haben sie die Stadt Richtung Norden verlassen. Auf der Landstraße habe der Fahrer plötzlich zu rasen begonnen, die Passagiere hätten Angst bekommen und gefordert, dass er langsamer fahren solle – aber da war es auch schon zu spät.«

Patrick untersucht beide Unfallopfer nacheinander gründlich auf Verletzungen, testet außerdem ihre Reflexe sowie ihre Bewegungs- und Wahrnehmungsfähigkeit, um eventuellen neurologischen Schäden auf die Spur zu kommen. Während die Frau im Unfall-OP noch immer benommen wirkt, wird ihr Lebensgefährte zunehmend unruhig.

»Ist der Typ auch hier?«, fragt er Mike, während Patrick sein Bein anhebt und die Funktionen des Kniegelenks prüft.

»Welcher Typ?«

»Der, der gefahren ist. Wenn ich den Idioten erwische, kann er was erleben. Das Schwein hätte uns fast umgebracht.«

»Die übrigen Insassen des Wagens wurden in eine andere Klinik gebracht«, sagt Mike ruhig. Der auf der Patientenliege ausgestreckte Mann schnaubt verächtlich, er scheint Mike in dieser Sache nicht zu trauen.

»Da ist jedenfalls nichts gebrochen oder gerissen«, kommt Patrick wieder auf das Knie des Patienten zu sprechen. »Ich untersuche gleich auch noch Ihren Bauch mit dem Ultraschallgerät. Außerdem bekommen Sie etwas gegen die Schmerzen. Wir werden Sie jedenfalls noch eine Zeit lang überwachen. So lange bleiben Sie bitte ruhig liegen. Falls Sie etwas brauchen, drücken Sie einfach hier drauf.« Er deutet auf den Schalter der Notfallglocke.

Kurz danach sind wir wieder im Unfall-OP, wo die Lebensgefährtin des Mannes liegt. Sie hat die Augen geschlossen und zittert leicht, Tränen haben dunkle Wimperntuschespuren auf ihren Wangen hinterlassen.

Mike geht nach nebenan und kehrt nach wenigen Sekunden mit einer blauen Patientendecke zurück, die er über ihre Beine legt.

»Schwanger sind Sie nicht?«, fragt der Unfallchirurg.

Sie schüttelt den Kopf. Bei den neurologischen Tests zeigte sie, ebenso wie ihr Freund, keine Auffälligkeiten. Jetzt tastet Patrick ihren Bauch ab und gibt ihr dabei Anweisungen zur Atmung. Bei der anschließenden Ultraschalluntersuchung stellt er endgültig fest, dass Leber und Milz unbeschädigt sind.

Plötzlich sind draußen polternde Geräusche und kurz darauf laute Stimmen zu hören. Mike verlässt den Unfall-OP, ich folge ihm. Wir umrunden den Organisationstresen. Dahinter beugen sich Andi und ein junger Assistenzarzt zu einem korpulenten, rücklings auf dem Boden liegenden Herrn hinunter, der, einem schwerfälligen Käfer gleich, mit Armen und Beinen in der Luft herumrudert.

»Kein Problem, wir haben alles im Griff.« Andi entfährt ein Ächzen, als er den sichtlich orientierungslosen Patienten wieder in die Senkrechte hievt. »Der Herr ist auf dem Weg zur Toilette gestolpert. Ich habe den Sturz gesehen, er ist nicht auf den Kopf gefallen.«

Auf den zweiten Blick erkenne ich den dunkelhaarigen Mann mit den buschigen Augenbrauen. Er wurde vor einigen Stunden auf dem Festplatz aufgelesen und eingeliefert, seitdem lag er im Großraum. Jetzt murmelt er etwas Unverständliches auf Italienisch, und ich muss unwillkürlich an die beiden Wohnmobile denken, zwischen denen mein Auto steht.

»Seinen Rausch in der Notaufnahme auszuschlafen ist nicht unbedingt das Schlechteste«, scherzt Mike, während wir in den unfallchirurgischen Bereich zurückkehren. »Du wirst überwacht, bekommst wahrscheinlich sogar eine Infusion, die dafür sorgt, dass du am nächsten Tag kaum einen Kater hast. Das Dumme ist nur, dass die ganze Flüssigkeit irgendwann wieder rauswill. Deswegen müssen wir die Leute in der Regel nicht wecken, der Harndrang erledigt das früher oder später für uns. Aber dann passiert eben auch mal so was.«

Wir beide halten gleichzeitig inne, als wir den Mann aus der Neun erkennen, der nur mit Boxershorts und T-Shirt bekleidet über den Korridor humpelt.

»Wo ist der Kerl?«, ruft er mit vor Wut zitternder Stimme. Offenbar vermutet er den Fahrer des Unfallwagens noch immer in der Nähe.

Gerade rechtzeitig, bevor der Mann die Tür von Behandlungsraum zehn aufreißen und die dahinter befindliche, völlig unbeteiligte
junge Frau zu Tode erschrecken kann, stellt Mike sich ihm in den Weg.

»Sie bleiben jetzt in Ihrem Behandlungsraum.« Mikes Ton ist
sehr bestimmt. »Erstens hat der Arzt sie vorhin gebeten, liegen zu
bleiben. Zweitens ist die Zentrale Notaufnahme nicht der Ort für
persönliche Rachefeldzüge. Und drittens: Wenn ich Ihnen sage, dass
sich der Mann, den Sie suchen, nicht in dieser Klinik befindet, dann
ist das so. Ich habe Besseres zu tun, als meinen Patienten Märchen
zu erzählen.«

»Aber ich ...«, setzt der Patient an, dann winkt er ab, schüttelt
den Kopf und hinkt schließlich in unserer Begleitung zurück in die
Neun.

»Wie geht es meiner Verlobten?«, fragt er, nachdem er sich wieder auf der Patientenliege ausgestreckt hat. Plötzlich klingt er besorgt und beinahe kleinlaut. Als hätte Mikes Intervention den un-
bändigen Zorn weggefegt und den Blick auf das wirklich Wichtige
freigegeben.

»Sie wird gerade untersucht«, antwortet Mike. »Soweit ich informiert bin, ist ihr Zustand stabil.«

»Wann kann ich zu ihr?«

»Sobald der Unfallchirurg noch mal nach Ihnen gesehen hat.«

Um kurz nach halb drei stehe ich neben Mike am Hinterausgang,
und wir starren gedankenverloren auf die Rücklichter eines abfah-
renden Rettungswagens. Mike zieht an seiner Zigarette und bläst den
Rauch in die tiefe Dunkelheit, die uns umgibt. *Stressbewältigung*, ich
weiß. Mein erster Nachtdienst, wie lang ist das eigentlich schon her?
Nur ein paar Wochen, doch mir erscheint es wie eine Ewigkeit.

Der Himmel ist bewölkt, man sieht keinen einzigen Stern. Der
Lichtschein über dem Festplatz ist längst erloschen, die dazugehörige
Geräuschkulisse verstummt. Das Fest pausiert bis in die späten Mor-
genstunden. Irgendwo in der Ferne ertönt ein Ruf, dann hören wir

das Geräusch von splitterndem Glas. Kurz darauf aus der entgegengesetzten Richtung ein Martinshorn.

23. April 2020 – Sicherheitsabstand (Michael Steidl)

Der Herr, der seit einigen Tagen zur Klinik kommt, dürfte etwa 75 Jahre alt sein. Wenn ich aus dem Fenster schaue oder zwischendurch kurz vor die Tür gehe, sehe ich ihn im Garten vor dem Bettenhaus Nummer vier auf einer Bank sitzen. Er legt seinen Kopf in den Nacken und richtet seinen Blick auf das oberste Stockwerk. Dort, wo bis vor Kurzem unsere Premium-Station untergebracht war, befindet sich nun – in sicherer Entfernung zum Covid-19-Bereich – die onkologische Station. Eine der vielen Maßnahmen, mit denen die Gefahr einer Ansteckung der am meisten gefährdeten Patienten minimiert werden soll. Gestern habe ich gesehen, wie eine ältere Patientin, die oben auf dem Balkon stand, dem Mann im Garten zuwinkte. Er lächelte traurig, winkte zaghaft zurück. Die beiden haben wahrscheinlich jahrzehntelang miteinander gelebt, alles Mögliche durchgestanden. Und jetzt? Sie ist schwer krank, und er kann nicht bei ihr sein. Was soll der Mann tun? Sich zu Hause vor den Fernseher setzen? Nein, lieber kommt er jeden Tag hierher – so nah zu ihr, wie es eben geht. Und dann wartet er, Stunde um Stunde, und hofft, dass sie auch heute wieder auf den Balkon treten wird.

So wie sich das Leben der meisten Menschen mit der Pandemie verändert hat, wird auch unsere Arbeit in der Notaufnahme mindestens in den nächsten Monaten nicht mehr die gleiche sein. Strenge Isolations- und Hygienemaßnahmen, das aufwendige Hantieren mit der persönlichen Schutzausrüstung, die ständige Sorge, durch eine Unaufmerksamkeit Patienten, Kollegen oder sich selbst zu gefährden, werden auch weiterhin unsere Arbeit bestimmen. Wir wissen noch immer nicht, wann für uns der

Höhepunkt der Infektionswelle erreicht sein wird und ob dieser ersten Welle weitere, vielleicht noch schwerere folgen. Was wir jedoch wissen: Einen Alltag ohne Covid-19 wird es auf absehbare Zeit nicht geben. Erst ein Impfstoff oder ein hochwirksames Medikament könnte daran etwas ändern.

Katastrophale Zustände, wie sie zuerst aus Italien und dann aus vielen anderen Teilen Europas und der Welt berichtet wurden, sind bei uns bisher glücklicherweise nicht eingetreten. Trotzdem nimmt die Belastung zu, das Virus dominiert seit Wochen jeden Bereich unserer Arbeit – und wer bei uns landet, gehört nun mal nicht zu denjenigen, die mit leichten Symptomen oder ganz ohne Beschwerden davonkommen. Wir erleben immer wieder, welche Wucht die Krankheit bei denen entwickeln kann, die geschwächt oder vorerkrankt sind oder einfach nur weniger Glück haben. Wie inzwischen fast überall, gibt es auch in unserer Umgebung Alten- und Pflegeheime, in denen sich Covid-19 mit verheerender Wirkung ausbreitet. Zudem werden einzelne Familien hart getroffen: Vor zwei Wochen kam eine knapp sechzigjährige Frau in besorgniserregendem Zustand auf unsere Intensivstation. Vier Tage später wurden ihre Eltern eingeliefert, beide ebenfalls an Covid-19 erkrankt. Kürzlich konnte die Mutter nach Hause entlassen werden. Sie hat es überstanden, doch die Krankheit hinterlässt in diesem geretteten Leben eine Schneise der Verwüstung: Ihr Mann und ihre Tochter sind tot.

Eine fatale Nebenwirkung von Covid-19 ist die Distanz, zu der uns das Virus nicht nur in der Klinik, sondern in beinahe allen Lebensbereichen zwingt. Für schwer Erkrankte ist sie eine zusätzliche Bürde. Direkten Kontakt haben sie ausschließlich zu den sie betreuenden Ärzten und dem für sie zuständigen Pflegepersonal – wobei selbst diese Personen gezwungenermaßen hinter einer Barriere aus persönlicher Schutzausrüstung verborgen bleiben. Die Kollegen auf der Intensivstation geben sich alle Mühe, ihren Patienten trotzdem nah zu sein. Sie telefonieren außerdem regelmäßig mit den Angehörigen, die momentan zur Untätigkeit verdammt zu Hause sitzen und die Vorstellung ertragen müssen, dass ihr Mann, ihre Frau, ihr Vater oder ihre Mutter alleine kämpft und vielleicht auch alleine sterben wird.

Plötzlich klingt von draußen Musik bis zu uns in die Notaufnahme. Trompeten, Posaunen, eine Tuba. Ich stehe auf und gehe zum Fenster. Im Garten, wo vorhin noch der ältere Herr auf seiner Bank saß, stehen nun – aufgrund des nötigen Sicherheitsabstands über eine weite Fläche verteilt – etwa zehn Frauen und Männer in Alltagskleidung mit in der Sonne blitzenden Blasinstrumenten. Ihnen gegenüber gibt ein Dirigent den Takt vor, das Lied ist beschwingt. Wieder eine dieser Szenen, die vor Kurzem noch für helle Aufregung und ungläubiges Staunen gesorgt hätten. Gut möglich, dass sich dieses Konzert an eine bestimmte Person richtet, die hinter einem der vielen Fenster des Bettenhauses vier liegt. Vielleicht handelt es sich um jemanden aus den Reihen der Musikanten. Doch die Melodie überbrückt den Sicherheitsabstand, dringt durch jede Schutzausrüstung und erreicht so nicht nur alle Patienten, sondern auch die Ärztinnen und Ärzte, das Pflegepersonal und all die anderen, die seit Wochen Tag für Tag neue Lösungen finden müssen, um den Klinikbetrieb unter völlig neuen Bedingungen zu organisieren.

Aus dem Gleichgewicht
Die Stimme des Instinkts

Als die Sanitäter einen Zwanzigjährigen namens Simon Wittmann zu uns bringen, ist der Ausschank in den Bierzelten schon seit über zwei Stunden beendet. Der Patient, den man schlafend, eingenässt und eingekotet an einer Bushaltestelle aufgefunden hat, muss auf der Transportliege in die Notaufnahme manövriert werden. An selbstständige Fortbewegung ist bei ihm momentan ebenso wenig zu denken wie an ein konstruktives Gespräch. Doch damit bildet er unter all den alkoholbedingten Einlieferungen dieser Tage keine Ausnahme.

Wir lagern den Patienten auf eine freie Liege im Großraum um. Ich säubere ihn, soweit es unter diesen Umständen möglich und sinnvoll ist, dann knöpfe ich sein Trachtenhemd auf und bringe die Elektroden für das Monitoring-EKG an. Als ich den Clip für die Ermittlung der Sauerstoffsättigung seines Blutes am Zeigefinger seiner linken Hand befestige, hebt er kurz den Kopf und lallt etwas Unverständliches, driftet dann aber sofort wieder in sein Delirium ab. Mit seinem blassen, rundlichen Gesicht unter dem rötlich blonden Haarschopf wirkt der junge Mann noch beinahe kindlich.

Hinter mir ertönt eine seltsame Mischung aus Schnarchen und Stöhnen. Ich drehe mich zu Mahmoud Zaidan um, der schon seit drei Stunden den Behandlungsplatz neben Simon Wittmann belegt. Der massige, 41-jährige Mann libanesischer Herkunft ist heute einer der wenigen Patienten ohne bayerische Tracht. Gleich nach seinem Eintreffen streckte er sich bäuchlings auf der Liege aus und schlief ein, die rechte Wange auf das grüne Laken gepresst und die Arme zu beiden Seiten hinabbaumelnd. Alle Versuche unsererseits, die Position

265

des Patienten zu ändern, scheiterten. Also brachten wir die Elektroden für das Monitoring-EKG an seinem Rücken an, wo sie noch immer ihren Dienst verrichten.

Nachdem ich die Dokumentation angelegt und die ersten Werte eingetragen habe, schicke ich mich an, den Großraum wieder zu verlassen. An der Tür drehe ich mich noch einmal um. Da liegen sie einträchtig nebeneinander: Simon Wittmann in seiner schwarz glänzenden Hirschledernen und Herr Zaidan in seinen ausgebeulten Jeans. Alles wirkt – setzt man die Maßstäbe der Zentralen Notaufnahme in Zeiten des Volksfestes an – völlig normal und unter Kontrolle. Und doch beunruhigt mich etwas.

Es heißt, manche Tiere, die an den Hängen eines Vulkans leben, spüren einen nahenden Ausbruch lange vor jedem menschengemachten Gerät. Mein über die Jahrzehnte geschulter Instinkt warnt mich gerade auf ähnliche Weise vor. Die Messwerte und die Anzeigen auf den Monitoren bilden es noch nicht ab – doch hier ist etwas dabei, aus dem Gleichgewicht zu geraten. Sieh dich vor, Mike.

»Mike?«

Vom Organisationstresen ruft Svenja nach mir. Ich verlasse den Großraum. Auf dem Korridor: eine Menge Sanitäter, ein Notarzt, die Internistin, die mit einer mit Erbrochenem besudelten jungen Frau auf einer Transportliege spricht, ein bärtiger Mann mit blutüberströmtem Gesicht, dem Jean-Pierre den Weg zum Unfall-OP weist. Im Hintergrund öffnet sich bereits wieder die automatische Eingangstür, der nächste Rettungswagen ist eingetroffen. Eine gewöhnliche Nacht zu Zeiten des Volksfestes.

Manche der Festbesucher bringen ihre Feierlaune mit, sind überdreht und lassen sich auch vom Besuch der Notaufnahme in ihrer Euphorie nicht bremsen. Dann gibt es gestandene Männer, die plötzlich sentimental werden und in Tränen ausbrechen, weil sie sich wegen einer im Rausch zugezogenen Verletzung im Behandlungsraum wiederfinden.

Häufiger müssen wir während des Festes jedoch mit aggressiven alkoholisierten Patienten umgehen. Mal wird der Ärger bereits von außen mit hereingetragen, mal ist es die vermeintliche Gängelung durch die Ärzte oder das Pflegepersonal, die sie ausrasten lässt. All das zerrt nicht nur an den Nerven der übrigen Patienten, es verlangt auch besonderen Einsatz vom gesamten Team. Trotz aller Anstrengung kann das sogar befriedigend sein – sofern die Chemie stimmt und die Abläufe ineinandergreifen, wir das Gefühl haben, die Patientenflut nicht nur irgendwie zu bewältigen, sondern sie zu beherrschen und in einigermaßen geordnete Bahnen zu lenken. Dann vergeht die Zeit auch im Nachtdienst plötzlich wie im Flug, ohne Leerlauf, ohne Kampf gegen die eigene Müdigkeit.

Das ist ein ähnliches Phänomen wie beim Dienst an besonderen Festtagen. Natürlich reißt sich kaum jemand von meinen Kolleginnen und Kollegen darum, an Weihnachten oder Silvester zu arbeiten. Doch es hilft nichts, die Notaufnahme muss nun mal jeden Tag rund um die Uhr voll einsatzfähig sein. Wir haben zwar Mitarbeiter muslimischen und jüdischen Glaubens, aber die können den Heiligen Abend nicht alleine stemmen.

Auch hier gilt: Manchmal haben gerade diese Dienste ihren eigenen Reiz. Wer an Weihnachten wegen einer Krankheit oder einer Verletzung die Notaufnahme aufsuchen muss, bringt mehr Verständnis für das ärztliche und pflegende Personal mit – im Bewusstsein, dass jede und jeder von uns auf das Fest im Kreis der Familie verzichten muss, um für die Patienten da zu sein. Und wenn später die Verzweifelten bei uns eintreffen, die am Heiligen Abend mit Schnaps oder Tabletten gegen ihre Einsamkeit gekämpft oder ihren Frust in irgendeiner Kneipe heruntergespült haben, wissen wir: Es gibt immer jemanden, der es schwerer hat.

In der Silvesternacht finden sich, sofern es die aktuelle Situation in der Notaufnahme zulässt, gegen Mitternacht große Teile des Teams auf dem Hubschrauberlandeplatz auf dem Dach der Klinik ein, um das Feuerwerk von oben zu betrachten und sich gegenseitig alles Gute zu wünschen – bevor es wieder hinuntergeht, wo wir die versorgen, die es mit dem Alkohol übertrieben oder sich mit einem Böller einen Finger von der Hand gesprengt haben.

»Mike, ich brauch dich hier mal!«

Ich bin dabei, die Vitalwerte einer 91-jährigen Patientin zu dokumentieren, als die diensthabende Internistin aus Richtung des Großraums nach mir ruft. Keine Minute später bin ich vor Ort und sehe, wie der erwachte Mahmoud Zaidan sich schnaubend aufzurichten versucht. Auf Knie und Handflächen gestützt, hat er trotz der Hilfe der zierlichen Ärztin alle Mühe, seinen massigen, schwankenden Körper auf der recht schmalen Patientenliege zu halten. Mit einem Satz stehe ich bei ihm und greife mit zu. Der Patient zuckt daraufhin spürbar zusammen. Als er sich mir zuwendet, blicke ich in ein von Orientierungslosigkeit, Angst und Wut verzerrtes Gesicht.

Sieh dich vor, Mike.

Die Sekunden dehnen sich zäh, während Mahmoud Zaidan und ich uns anstarren. Ich spüre, wie sich der muskulöse Oberarm, den ich mit meiner Hand nicht zur Hälfte zu umfassen vermag, anspannt. Auch mein Körper ist in Alarmbereitschaft. Äußerlich ruhig, rechne ich jeden Augenblick mit einem Vulkanausbruch.

Dann atmet Mahmoud Zaidan geräuschvoll ein – und lacht. Noch immer auf allen vieren versucht er, seinen Rausch abzuschütteln, wie ein nasser Hund das Wasser aus seinem Fell. Sein anschließender tiefer Seufzer lässt vermuten: Der Erfolg hält sich in Grenzen.

»How are you?«, fragt die Ärztin. Und nachdem der Patient mit einer vagen Handbewegung geantwortet hat: »Did you only drink alcohol? No drugs?«

Der Mann nickt.

»What kind of alcohol? Beer? And how much? Do you remember?«

Mahmoud Zaidan bewegt sich wie in Zeitlupe, dreht sich mit unserer Hilfe um. Ich entferne die Elektroden von seinem Rücken, auf den er sich anschließend sinken lässt. Dann hebt er die geballte Faust der rechten Hand, spreizt Daumen, Zeige- und Mittelfinger ab. Drei Maß. Die meisten Männer vergleichbarer Statur, die in diesen Tagen bei uns im Großraum landen, haben deutlich mehr als drei Liter Bier getrunken. Mahmoud Zaidans Körper ist demnach nicht sehr gut an Alkohol gewöhnt, was auch an der Kultur liegen mag, der er entstammt. Vielleicht war dieser Abend im Festzelt sogar sein erster dieser Art. Wahrscheinlich hat ihn der Harndrang geweckt.

Ich begleite den auf wackeligen Beinen stehenden und sich immer wieder staunend umblickenden Mann sicherheitshalber bis zur Toilette. Nachdem ich ein paar Handgriffe für andere Patienten erledigt habe, ist er fertig. Ich bringe ihn zurück in den Großraum und schließe ihn wieder an die Messgeräte an, die seine Vitalwerte überwachen. In dem Moment, in dem Mahmoud Zaidan die Augen schließt, um noch einmal wegzudämmern, höre ich hinter mir den keuchenden Atem des jungen Mannes auf der Liege nebenan.

Ob Simon Wittmann wach ist oder noch schläft, ist zunächst nicht auszumachen. Er wirft seinen Kopf unruhig hin und her, der Monitor zeigt eine gesteigerte Herzfrequenz.

»Herr Wittmann?«

Ich beuge mich zu ihm hinunter und tätschle seine Wange. Daraufhin reißt er die Augen auf, seine Zähne klappern, seine Stirn und sein Gesicht glänzen plötzlich schweißig.

»Herr Wittmann, geht es Ihnen nicht gut?«

Keine Antwort, stattdessen spüre ich im nächsten Augenblick den festen Griff seiner linken Hand an meinem rechten Unterarm. Ein Ertrinkender, der sich festklammert. Noch einmal überprüfe ich die Zahlen auf dem Monitor, Atem- und Herzfrequenz des Patienten steigen weiter. Ich verlasse den Großraum und rufe nach der Internistin.

Als ich mit der Ärztin im Schlepptau zurückkehre, hat sich Herr Wittmann wieder ein wenig stabilisiert, die Werte am Bildschirm nähern sich dem Normbereich, sein Blick wirkt jetzt weniger panisch als erschöpft.

»Herr Wittmann?«

Die Stimme der Internistin lässt den Patienten sichtbar aufhorchen.

»Können Sie uns sagen, was Sie getrunken haben? Und ob Sie außerdem noch etwas genommen haben?«

Die Antwort ist ein unverständliches Murmeln, begleitet von zuckenden Kopfbewegungen. Die Ärztin und ich beugen uns ein wenig vor, um Herrn Wittmann besser hören zu können. Zuerst verstehe ich nur einzelne Silben, dann die Worte »Hilfe« und »Angst«.

Ein Alarmton. Der Monitor zeigt an: Der Blutdruck ist jetzt extrem niedrig, die Herzfrequenz dagegen sehr hoch. Mein Instinkt hat mich vorhin nicht vor einem Vulkanausbruch gewarnt. Stattdessen ist es ein bodenloser Abgrund, der plötzlich aufgebrochen ist und Simon Wittmann in die Tiefe zu reißen droht.

»In den Schockraum.« Die Ärztin spricht ebenso ruhig wie bestimmt. »Schnell.«

Mit einem Fußtritt löse ich die Feststellbremse. Dann nehme ich den Überwachungsmonitor aus seiner Verankerung, manövriere die Patientenliege aus dem Großraum und schiebe sie über den Korridor in Richtung Organisationstresen.

»Svenja, komm mit!«

Meine Kollegin hat die Brisanz der Situation sofort erfasst und läuft los. Ein sichtlich betrunkener Lederhosenträger mit Kopfverband beobachtet mit einigem Erstaunen, wie ich die Liege mit Simon Wittmann darauf an ihm vorbei um die Organisationsinsel und dann in denjenigen der beiden Schockräume bugsiere, den wir hauptsächlich für die Versorgung von Schlaganfallpatienten nutzen. Sollte sich der Zustand des jungen Mannes weiter verschlechtern, ist er hier deutlich

besser aufgehoben als in unserem provisorischen Ausnüchterungsbereich.

Svenja versucht mit mäßigem Erfolg, beruhigend auf den Patienten einzuwirken.

»Sie müssen keine Angst haben, Herr Wittmann«, sagt sie. »Sie
sind jetzt hier bei uns im Krankenhaus, und wir kümmern uns um
Sie.«

»Da ist noch was anderes im Spiel als Alkohol«, meint die Internistin an mich gewandt. »Wir benötigen dringend eine Urinprobe für
einen Drogentest. Noch besser wäre, wenn wir irgendjemanden erreichen könnten, der heute mit ihm unterwegs war und weiß, was er
eingeworfen hat.«

Ich bemühe mich vergebens, Simon Wittmann verständlich zu
machen, dass ich eine Urinprobe von ihm bräuchte. Die Vitalwerte
des Patienten geraten immer wieder in Schieflage, er wirkt sehr verwirrt und ängstlich.

Nach ein paar Minuten kehrt auch die Internistin in den Schockraum zurück.

»Die Telefonnummer der Eltern war bei den Unterlagen des Notarztes. Ich habe dort angerufen, mit dem Vater gesprochen und ihm die
Situation geschildert.« Sie unterbricht sich für einen Augenblick und
schüttelt den Kopf. Dann fährt sie fort: »Er sagte, er wisse nicht, mit
wem sein Sohn heute Nacht unterwegs gewesen sei, was er gemacht und
welche Substanzen er eventuell eingenommen habe. Ich glaube, meine
Frage nach eventuellem Drogenkonsum hat er als Zumutung empfunden. ›Wenn Simon jetzt bei Ihnen ist, ist ja alles in Ordnung‹, war sein
letzter Kommentar. Dann hat er mir eine gute Nacht gewünscht und
aufgelegt. So was kann man sich nicht ausdenken, oder?«

Simon Wittmanns Ringen dauert noch dreißig Minuten, in denen
sich sein Zustand zwei weitere Male besorgniserregend verschlechtert.
Einmal hyperventiliert er mit vor Panik weit aufgerissenen Augen,
später schreit er und schlägt um sich, sobald er eine Berührung spürt.

Schließlich sinkt er in einen tiefen Schlaf, aus dem er nur noch einmal kurz erwacht, woraufhin er sich mit einem verzerrten Grinsen umsieht. Unsere Fragen beantwortet er mit Kopfschütteln und seltsamem Gekicher. Nachdem seine Werte über einen längeren Zeitraum stabil geblieben sind, organisiere ich seine Verlegung auf eine Station.

Die unerwartet dramatische Entwicklung dieses zuerst wie ein Routinefall wirkenden Patienten hat jeden Ansatz von Müdigkeit und Lethargie aus dem Team gefegt. In den kommenden Stunden sind wir wach, flink und effizient. Egal wen uns die Sanitäter bringen und egal wie betrunken die Patienten sind, wir kommen damit klar.

Irgendwann erscheint eine trotz mangelnder Deutschkenntnisse ziemlich resolut wirkende, dunkel gekleidete Frau mit Kopftuch, um den noch immer etwas unsicher auf den Beinen stehenden Mahmoud Zaidan abzuholen. Den frei gewordenen Platz im Großraum nimmt kurz darauf ein dreißigjähriger Mann ein, der selbst im Schlaf noch den Refrain des Bierzelt-Hits *Atemlos* anstimmt.

Während die Lage für Svenja und mich auf der internistischen Seite langsam übersichtlicher wird, versorgt Jean-Pierre mit der Unterstützung von Christoph weiterhin im Akkord Platzwunden, Prellungen und gelegentlich auch mal einen Knochenbruch. Zwischen Gipsraum und Unfall-OP hat der Chirurg sogar noch genügend Humor übrig, um seinen frisch verarzteten Patienten launige Sprüche mit auf den Heimweg zu geben.

Auf der Zielgeraden dieser langen und turbulenten Nacht bin ich Teil eines perfekt funktionierenden, unermüdlich arbeitenden Uhrwerks. Ich kann mir beim besten Willen nicht vorstellen, dass uns vor Ende dieser Schicht noch etwas aus dem Takt zu bringen vermag.

Zuerst fällt mir die Polizistin auf, die ich im Augenwinkel wahrnehme, als die automatische Eingangstür sich öffnet und für ein paar Sekunden den Blick bis zum Wartebereich freigibt. Ich denke mir nicht viel dabei. An Volksfest-Wochenenden zählt die Polizei zu unseren häufigsten Besuchern. Außerdem muss ich in den Großraum, wo der *Atemlos*-Sänger soeben die auf der letzten Station seiner Kneipentour konsumierten, farbenfrohen Cocktails erbrochen hat.

Als ich wieder zum Organisationstresen zurückkehre, bemerke ich es sofort. Es ist nicht mehr als ein Flüstern, das sich, den anwesenden Patienten diskret ausweichend, wie ein Lauffeuer unter den Kollegen verbreitet. Wo es eintrifft, wischt es jeden Elan beiseite, ersetzt ihn durch betretenes Schweigen oder hilflosen Zorn. In einem separaten Raum außerhalb des eigentlichen Behandlungsbereiches der Notaufnahme befindet sich seit wenigen Minuten eine junge Frau, die von einem Passanten in einer ruhigen, nachts kaum frequentierten Gasse der Innenstadt aufgefunden wurde. Sie gibt an, von einem ihr unbekannten Mann überfallen und vergewaltigt worden zu sein.

Die Wahl des abgeschiedenen Raumes für die erste ärztliche Untersuchung ist nur eine der Maßnahmen, die zum Schutz der vermutlich schwer traumatisierten Patientin ergriffen werden. Die Polizei agiert professionell zurückhaltend, vom Klinikpersonal kommen ausschließlich meine Kollegin Svenja und die Gynäkologin der Nachtbereitschaft mit der Frau in Kontakt. Die Patientin bleibt nicht lange im Haus, und sie verlässt es ebenso diskret, wie sie gebracht wurde. Doch der Mehltau des Entsetzens, der sich mit dieser Episode über uns gelegt hat, ist nur schwer abzuschütteln und haftet noch immer an uns, als um sechs Uhr die Kolleginnen und Kollegen der Frühschicht eintreffen.

Wenig später habe ich mich umgezogen und trete durch die Hintertür nach draußen. Im Osten kämpft ein schwacher Lichtschein gegen die noch immer dominierende Dunkelheit. Der Herbst ist da, die Nächte werden länger.

Gute Nacht, Freunde

Die Party ist vorbei

»Hier, greif zu!«

Das lasse ich mir nicht zweimal sagen und nehme mir eine Handvoll gebrannter Mandeln aus der weißen, mit roten Herzen verzierten Papiertüte, die Martina mir hinhält.

»Hat uns vorhin die Mutter einer Patientin mitgebracht. Nett, oder?«

Ich nicke mit vollem Mund. Die Mandeln schmecken köstlich. Sie erinnern mich daran, dass das, was da draußen stattfindet, für die meisten einfach ein fröhliches, unbeschwertes Fest ist. Hier in der Notaufnahme könnte man nach einiger Zeit zu der Überzeugung gelangen, das Volksfest sei eigentlich eine Art Patientengenerator, der seine hilflosen Opfer in einer Tour verprügelt und mit Alkohol vergiftet.

Ich bin, wie ich mir vorige Woche vorgenommen habe, mit dem Fahrrad gekommen. Das war bei dem schönen Wetter kein Problem. Allerdings weiß ich noch nicht, wie es mir morgen früh auf dem Heimweg ergehen wird – kurz vor Sonnenaufgang, mit einer schlaflosen Nacht in den Knochen. Der letzten Nacht, in der ich das Personal der Notaufnahme bei seiner Arbeit begleite.

Mike ist wieder für die unfallchirurgische Seite eingeteilt. Deshalb bekommen wir vom stetigen Strom Alkoholisierter, der in der Regel auf ziemlich direktem Weg in den Großraum auf der internistischen Seite gelenkt wird, nur am Rand etwas mit. Doch bald herrscht drüben offenbar Platzmangel, während bei uns noch zwei Behandlungsräume frei sind. Mike erklärt sich bereit, in einem dieser Räume einen 75-jährigen Patienten aufzunehmen. Mit akutem Harnverhalt ist eine längere Wartezeit kaum zumutbar. Ich bin inzwischen schon ein paarmal Zeuge der heftigen Schmerzen geworden, die die Unfähigkeit, die Blase zu entleeren, auslösen kann. Abgesehen davon können die Folgen gravierend sein und bis zum Nierenversagen reichen. Ursache ist bei Männern meist eine vergrößerte Prostata.

Die Urologin ist im OP, deshalb legt Mike den Blasenkatheter. Er hat das sterile Katheterset vorbereitet, sich Handschuhe angezogen, den Penis des Patienten desinfiziert, ein örtlich betäubendes Gleitmittel in die Harnröhre des Mannes appliziert und dann den Kunststoffschlauch vorsichtig hineingeschoben.

»Bitte die Beine ausgestreckt lassen ... So, jetzt ausatmen ... mit den Zehen wackeln ... wunderbar.«

Nach einigen routinierten Manövern – Penis nach oben, den Schlauch weiter vorschieben, Penis nach unten – läuft der Blaseninhalt in den transparenten Katheterbeutel. Die Erleichterung ist dem Patienten sofort anzusehen.

Ich gehe nach nebenan in den Unfall-OP. Dort ist Patrick dabei, die Nase eines 25-Jährigen zu begutachten, aus der bis vor Kurzem noch eine beeindruckende Menge Blut floss.

»Ich hab einfach neben dem falschen Typen gestanden«, erklärt der junge Mann. Seine Stimme klingt nicht nur nach einer lädierten Nase, sondern auch nach reichlich Bier und vielen lautstark mitgegrölten Stimmungsliedern. »Ich hab gar nichts gemacht. Und dann, auf einmal: zack – Kopfnuss.«

Wieder ein Unschuldiger. Ich muss an Mikes Kollegen Andi und seine Theorie von einer Klinik denken, in der nur die behandelt werden, die mit der Schlägerei angefangen haben. Auch dort dürfte in diesen Tagen ordentlich Betrieb herrschen.

Gegen halb eins wird vom Rettungsdienst ein 31-jähriger Mann mit HWS-Stütze und provisorisch verbundener Kopfwunde sowie Schürfwunden im Gesicht und am rechten Unterarm auf der Transportliege in den Behandlungsbereich gebracht. Der Patient ist wach, wirkt aber sehr benommen.

»Sturz vom Fahrrad auf den Bordstein«, referiert der ältere der beiden Sanitäter. »Mit dem Kopf aufgeschlagen, kein Helm.«

Erst jetzt sehe ich die ebenfalls etwa dreißigjährige Frau im Dirndl, die an der Seite des jüngeren Sanitäters steht. Sie hält ihre rechte, blutverkrustete Hand mit der linken fest, doch ihre Aufmerksamkeit gilt ausschließlich dem Mann auf der Liege. Tränen rinnen über ihre blassen Wangen, in ihrer Stimme liegt panische Angst.

»Sie müssen ihm helfen, bitte!«

Der Sanitäter erklärt, dass das Paar nach Angabe der Frau gemeinsam auf dem Fahrrad saß – er auf dem Sattel, sie hinter ihm auf dem Gepäckträger. Sie seien zum Zeitpunkt des Unfalls nicht gefahren, sondern hätten gerade am Rand einer Nebenstraße angehalten, um sich von Freunden zu verabschieden. Dann sei plötzlich ein Auto um eine Kurve und direkt auf sie zugerast. Durch ihr instinktives Ausweichen hätten die beiden eine schwere Kollision verhindert, doch ihr Rad wurde trotzdem touchiert, was den Sturz auf den Asphalt zur Folge gehabt habe. Der Wagen sei offenbar ohne anzuhalten weitergefahren.

»Die Polizei ist gemeinsam mit uns am Unfallort eingetroffen und hat bereits Ermittlungen aufgenommen«, schließt der Sanitäter seinen Bericht.

Der Mann wird sofort in den Unfall-OP gebracht, wo Patrick erste neurologische Tests vornimmt und seinen Körper nach eventuell bisher noch nicht bemerkten Verletzungen absucht. Mike bringt währenddessen die Lebensgefährtin des Mannes in Behandlungsraum zehn und reinigt und desinfiziert dort die Schürfwunde an ihrer rechten Hand.

»Unser Unfallchirurg wird gleich auch nach Ihnen sehen«, erklärt er ihr. »Schließlich muss ausgeschlossen werden, dass Sie sich bei dem Sturz eine Fraktur zugezogen haben.«

Doch die Frau scheint ihre eigene Verletzung kaum wahrzunehmen, die Sorge um den Mann im Unfall-OP alles andere zu überlagern.

»Sie müssen ihm helfen«, wiederholt sie immer wieder. »Bitte.«

In der kommenden halben Stunde warten einige Prellungen und Platzwunden ein wenig länger auf ihre Versorgung, während Patrick sich diesem Fall widmet. Nach den radiologischen Untersuchungen steht fest: Der Mann hat keine Fraktur der Halswirbelsäule erlitten. Allerdings ist hier von einem mittelschweren Schädel-Hirn-Trauma auszugehen. Eine weitere Überwachung in der Klinik ist demnach unumgänglich, denn eine Hirnblutung oder ein Hirnödem könnte auch erst in den kommenden Tagen auftreten.

Bei der Lebensgefährtin des Mannes offenbart die Röntgenaufnahme der rechten Hand eine Kahnbeinfraktur, also einen Knochenbruch im Handwurzelbereich. Ihr wird eine Gipsschiene angelegt und empfohlen, in den kommenden Tagen die Handchirurgie aufzusuchen.

Gegen halb zwei beginnt Patrick, die Platzwunden und Prellungen abzuarbeiten, die sich in der Zwischenzeit im Wartebereich angesammelt haben. Vom Organisationstresen aus beobachte ich, wie Mike einen Patienten nach dem anderen hereinholt und die jeweilige Wunde erstversorgt, bevor der Unfallchirurg ans Werk geht. Die beiden sind so eingespielt, dass sie es binnen einer Stunde schaffen, den Stau im Wartebereich aufzulösen.

Etwas später höre ich hinter mir eine dezent auf der Gitarre gezupfte Melodie. Nach wenigen Sekunden kommt eine melancholische Stimme dazu. *»Gute Nacht, Freunde, es wird Zeit für mich zu gehen. Was ich noch zu sagen hätte, dauert eine Zigarette und ein letztes Glas im Stehen.«*

Das Lied, von dem Mike mir letzte Woche erzählt hat. Der »Rausschmeißer« aus dem Sintflut. Jetzt spielt er ihn auf seinem Smartphone ab.

»Hast dus inzwischen mal gehört?«, erkundigt er sich.

Ich nicke. »Julia hat sich sofort erinnert. Sie ist richtig sentimental geworden, als ich sie danach gefragt habe.«

»Für die Freiheit, die als steter Gast bei euch wohnt«, singt Reinhard Mey. *»Habt Dank, dass ihr nie fragt, was es bringt, ob es lohnt. Vielleicht liegt es daran, dass man von draußen meint, dass in euren Fenstern das Licht wärmer scheint. Gute Nacht, Freunde ...«*

Ein junger Mann in Lederhose, Trachtenhemd und Trachtenweste verlässt den Unfall-OP, die Wunde über der Schläfe genäht und mit einem Kopfverband abgedeckt. Er winkt uns mit den Unterlagen zu, die ihm Patrick ausgehändigt hat, dann begibt er sich zum Ausgang und drückt auf den Schalter an der Wand. Sobald sich die Tür öffnet, dringt Gelächter aus dem Wartebereich. Die Clique, die den Mann herbegleitet hat, nimmt ihn nun erleichtert wieder in ihren Reihen auf, als sei er ein mythischer Held und der Eingang zum Behandlungsbereich das Tor zur Unterwelt.

Draußen herrscht tiefschwarze Nacht. Die Sanitäter berichten, dass noch immer Feiernde durch die Straßen der Innenstadt ziehen, wobei die Lage langsam übersichtlicher wird.

Einige Kilometer außerhalb beginnt für Franz Gröbmeier der Arbeitstag. Gerade hat er sich umgezogen, jetzt betritt der Bäckermeister die Produktionsräume. Hier stehen nicht nur Backöfen mit gewaltigen Ausmaßen, sondern auch Maschinen, die in der Lage sind, Unmengen an Teig in einer riesigen Schüssel zu kneten oder einen großen Teigfladen in wenigen Sekunden in einen Haufen Semmel-Rohlinge zu verwandeln, alle exakt mit der gleichen, makellos runden Form, dem gleichen Durchmesser und dem gleichen Gewicht. Ohne all diese hochmodernen Werkzeuge wäre es unmöglich, in einer Nacht genügend Ware für die im gesamten Umland verteilten zwei Dutzend Wimmer-Brot-Filialen und -Verkaufsstellen zu produzieren.

Trotzdem müssen Franz Gröbmeier und seine Kollegen bei vielen Arbeitsschritten noch selbst zupacken. Mit seinen 46 Jahren schafft er das natürlich, allerdings nicht mehr ganz so mühelos wie in seinen Zwanzigern. Damals war auch der Schlafmangel kaum ein Problem. Man erholt sich einfach schneller, wenn man jung ist.

Zwei Kollegen sind bereits dabei, den Sauerteig für das Roggen-mischbrot vorzubereiten. Franz Gröbmeier grüßt sie mit einer kurzen Handbewegung, die Antworten beschränken sich auf ein müdes Ni-cken und ein leise gemurmeltes »Servus«. Morgens um drei finden hier keine ausufernden Gespräche statt, da sind sich alle einig.

Um 3.17 Uhr befindet sich erstmals seit Beginn dieser Nacht-schicht kein Patient mehr im unfallchirurgischen Bereich. Patrick kommt aus dem Gipsraum, wirft einen Blick auf den Übersichtsbild-schirm und stellt fest, dass auch der Wartebereich leer ist. So weit, dass er sich gleich zum Schlafen zurückziehen würde, reicht sein Optimis-mus nicht. Also setzt er sich zu uns an den Organisationstresen und unterhält sich mit Mike über Mountainbike-Touren in Slowenien. Ich höre halbwegs interessiert zu, kämpfe nebenbei gegen schwere Augenlider und den fast ununterbrochenen Drang zu gähnen.

Im internistischen Bereich liegen noch ein paar betrunkene Fest-besucher, außerdem kümmert sich die Neurologin dort um eine Frau mit einem heftigen Lagerungsschwindel. Dieses Leiden wird durch Otolithen – kleine Steinchen – verursacht, die sich aus dem Gleichge-wichtsorgan des Ohres gelöst haben und nun die Bewegungsrezepto-ren im Innenohr reizen, was zu sehr unangenehmen Schwindelatta-cken führt.

»Damit ist nicht zu spaßen«, sagt Patrick. »Meine Freundin hatte das letztes Jahr, als wir zusammen mit dem Campingbus in Skandi-navien unterwegs waren. Sie hat sich hundeelend gefühlt, musste sich sogar übergeben. Ich kannte das aus der Klinik und habe versucht, ihr mit den Manövern zu helfen, die den Lagerungsschwindel beseitigen können. Irgendwann sagte sie zu mir: ›Patrick, ich glaube, ich brau-che einen Arzt.‹ Ich meinte: ›Ich bin doch Arzt!‹ Ihre Antwort war: ›Ja, aber ich brauche jetzt einen *richtigen* Arzt.‹« Mike und ich la-chen, Patrick hebt in gespielter Empörung die Augenbrauen. »Mo-ment mal, Leute! Ich weiß bis heute nicht genau, wie sie das gemeint hat ...«

Der Signalton des Arrivalboards unterbricht ihn. Unsere Köpfe drehen sich synchron zum großen Bildschirm unter der Decke.

3.40 Uhr, m 46, Unterarm in Brotpresse, GCS 15, nicht intubiert.

»Was ist denn eine Brotpresse?«

Meine Frage bleibt unbeantwortet. Mike ist bereits auf dem Weg in den Unfall-OP, Patrick greift nach dem Diensttelefon, auf dem in diesem Augenblick ein Anruf eingeht. Es ist der Notarzt, der den Rettungswagen mit dem Patienten in die Klinik begleitet und Patrick vorab informiert.

Der Patient ist bei seiner Arbeit in der zentralen Produktionsstätte für Wimmer-Brot mit der Hand in eine Maschine geraten, die Teig portioniert und gleichzeitig mit einer rüttelnden Bewegung in Form bringt. Der Mann ist bei Bewusstsein und wurde mit einem Schmerzmittel versorgt, Kreislauf und Atmung sind stabil. Doch die erheblichen Verletzungen an Hand und Unterarm konnten vor Ort weder eingehend untersucht noch behandelt werden.

Minuten später lagern die Rettungssanitäter Franz Gröbmeier mit Mikes und meiner Hilfe von ihrer Transportliege auf die Liege des Unfall-OP um. Der Patient ist kreidebleich, und das rührt bestimmt nicht nur von dem feinen weißen Mehlstaub her, der seinen kurzen dunklen Haaren einen Graustich verleiht. Der Bäckermeister wirkt apathisch, steht offensichtlich unter Schock. Zusätzlich dürfte die kräftige Dosis eines Schmerzmittels, die ihm der Notarzt intravenös verabreicht hat, seine Sinne vernebeln.

Herrn Gröbmeiers rechter Unterarm ist locker mit einem blutbefleckten Tuch bedeckt. Als Patrick es abnimmt, muss ich mich zwingen, nicht wegzusehen. Die unnatürlich verformte Hand lässt die Kraft der Maschine erahnen, die die Sanitäter bei ihrer Meldung für das Arrivalboard mangels besseren Wissens »Brotpresse« genannt haben. Am Unterarm, am Handballen und am kleinen Finger des Patienten klaffen blutende Wunden, deren Tiefe ich nicht abschätzen kann.

Mike schiebt die Liege mit dem Patienten nach nebenan zum Röntgenbereich. Nachdem sich die schweren Schiebetüren geschlossen haben, geht die medizinisch-technische Radiologieassistentin ans Werk. Sie muss Aufnahmen aus verschiedenen Winkeln anfertigen, und die Umstände machen ihre Arbeit nicht leichter. Immer wieder dringt Franz Gröbmeiers Stöhnen zu uns nach draußen, beim notwendigen Positionswechsel des Armes wird es zu einem markerschütternden Schrei. Das Schmerzmittel hat hier offenbar seine Grenze erreicht.

Wenig später kann ich über Patricks Schulter einen Blick auf die soeben entstandenen Bilder werfen. Selbst als Laie erkenne ich die heillose Unordnung, in die Franz Gröbmeiers teilweise zersplitterte Mittelhandknochen geraten sind.

»Sie haben mehrere Frakturen und Absplitterungen erlitten«, erklärt der Unfallchirurg nach der Untersuchung der Hand und nach eingehender Begutachtung der Röntgenaufnahmen dem Patienten. »Dazu kommen die teilweise doch recht tiefen Wunden, die außerdem mit Teigresten verunreinigt sind. Sie müssen unverzüglich operiert werden. Ich habe bereits den Oberarzt der Handchirurgie informiert, er ist auf dem Weg hierher.«

Franz Gröbmeier nickt schicksalsergeben, während er über den anstehenden Eingriff und mögliche Komplikationen aufgeklärt wird. Ich versuche, mir vorzustellen, was dem Bäckermeister jetzt durch den Kopf geht. Er hat einen Beruf, bei dem er ordentlich zupacken können muss. Was, wenn er bleibende Schäden davonträgt?

»Sie haben eine schwere Verletzung erlitten«, schließt Patrick seine Ausführungen. Und als hätte er meine Gedanken vernommen, fügt er hinzu: »Aber es ist möglich, das zu reparieren. Wir werden unser Bestes tun.«

Die Morgendämmerung bricht herein, von Minute zu Minute wird es heller. Die frische Luft wirkt belebend. Mike und ich lassen unsere

Räder über die abschüssige Straße hinabrollen, die von den Zugängen zur Notaufnahme zum Haupteingang der Klinik führt. Bevor wir unten in die Querstraße einbiegen, bremsen wir ab, damit ein weißer Lieferwagen passieren kann. Auf seiner Heckklappe ist eine riesige Breze abgebildet, darunter verkündet ein schwungvoller Schriftzug: »Wimmer schmeckt immer.«

Vor wenigen Minuten habe ich zum letzten Mal die Arbeitskleidung des Pflegepersonals der Zentralen Notaufnahme abgelegt. Seitdem keimt in mir ein seltsames Gefühl von Wehmut. Mir ist jetzt erst richtig klar geworden, dass ich doppelt privilegiert bin.

Einerseits durfte ich in eine mir bis dahin völlig unbekannte Welt eintauchen. Das Team der Notaufnahme hat mich dabei mit offenen Armen empfangen, niemand hat sich über meine unzähligen Fragen beklagt. Im Gegenteil: Mike und seine Kolleginnen und Kollegen haben mich bereitwillig an ihrem Arbeitsalltag teilhaben lassen, mir vieles geduldig erklärt. Sie alle haben mein Interesse nicht als Neugierde betrachtet, sondern als Wertschätzung für einen ebenso anspruchsvollen wie faszinierenden Beruf.

Für Mike ist die Notaufnahme keine abenteuerliche Episode. Er wird nächste Woche wiederkommen und gemeinsam mit seinen Kolleginnen und Kollegen dafür sorgen, dass es weitergeht. Vom Bagatellfall bis zum Polytrauma werden sie unermüdlich daran arbeiten, den Patientenstrom im Griff zu behalten. Sie werden Verlegungen organisieren, Verbände anlegen, Blut abnehmen, erklären, beruhigen, aufmuntern, diskutieren und manchmal auch streiten. So tragen sie dazu bei, das Netz aufzuspannen, in das wir alle fallen können.

In stiller Übereinkunft verlassen wir nach einigen Hundert Metern die Straße, nehmen die Abkürzung über das Festgelände. An den Los- und Schießbuden, Süßigkeiten- und Bratwurstständen sind die Markisen heruntergelassen, die Lautsprecher stumm, die Lichter erloschen. Das Riesenrad und all die anderen Fahrgeschäfte mit ihren weit in den Himmel ragenden Aufbauten warten regungslos darauf, durch einen Knopfdruck ins Leben zurückgerufen zu werden. Wir weichen Glassplittern aus, fahren über zerknüllte Servietten, Lose, die keinen Gewinn eingebracht haben, achtlos weggeworfene Zigarettenkippen. Relikte einer turbulenten Nacht in einer nun menschenleeren, beinahe gespenstisch wirkenden Kulisse, deren unmissverständliche Botschaft lautet: Die Party ist vorbei.

Vor den verrammelten Türen des Champagner-Stadls verabschieden wir uns, für Mike geht es geradeaus weiter, ich biege in Richtung Stadtzentrum ab. Schichtdienst und Schockraum-Einsätze, Gewalt, Leid, Krankheit und Tod – mit der Dienstkleidung habe ich all das abgestreift. Stattdessen werde ich nun wieder in mein gleichmäßig strukturiertes, weitgehend selbstbestimmtes Autorenleben schlüpfen, dem ich mich an diesem frühen Sonntagmorgen mit jedem Tritt in die Pedale ein weiteres Stück nähere. Mein Teil des Projekts beginnt jetzt erst so richtig. Unsere Geschichten werde ich hauptsächlich in Italien am Gardasee niederschreiben. Die Familie meiner Frau besitzt dort eine Wohnung, in der wir während der Wintermonate in Ruhe arbeiten können.

Meine Zeit in der Notaufnahme war ein Abenteuer, das ich nie vergessen werde. Es hat meinen Blick auf unsere fragile Existenz und unsere vermeintlichen Sicherheiten für immer verändert. Normalerweise gehen wir wie selbstverständlich davon aus, jederzeit souverän über unser Leben entscheiden zu können. Wir sind gesund, wir sind stark. Wir arbeiten, treiben Sport, reisen spontan in ferne Länder, machen Pläne, organisieren Feste. Wir verabschieden uns heute in der sicheren Annahme, uns morgen wieder zu begegnen. Tatsächlich gibt es vieles, womit wir fest rechnen dürfen: Auf den kommenden Winter wird wieder ein Frühling folgen. Wir werden Weihnachten und Ostern feiern, bald darauf werden viele von uns in den Urlaub fliegen. Die Fahrgeschäfte und Bierzelte, die man in den kommenden Tagen abbauen wird, werden im Spätsommer des nächsten Jahres wieder aufgestellt. So viel ist sicher.

Doch nach all dem, was ich in den vergangenen Wochen erlebt habe, weiß ich: Im Grunde besteht keinerlei Garantie dafür, dass alles bleibt, wie es ist. Für jede und jeden von uns kann sich das Leben von einem Moment auf den anderen fundamental ändern. Das ist eine durchaus beunruhigende Erkenntnis. Sie wäre noch viel beunruhigender, hätte ich nicht gemeinsam mit ihr eine weitere gewonnen. Sie lautet: In dem Moment, in dem es ernst wird, sind wir nicht auf uns allein gestellt. Es gibt Menschen, deren Job es ist, auf genau diesen Augenblick vorbereitet zu sein. Diese Menschen sind für uns da. Jeden Tag, jede Nacht, ohne Unterbrechung.

4. Mai 2020 – Pressemitteilung II (Michael Steidl)

Heute wurde bekannt gegeben, dass es in diesem Herbst in unserer Stadt kein Volksfest geben wird.

Jede Episode, die wir in diesem Buch erzählt haben, beruht auf tatsächlichen Ereignissen. Es ging uns jedoch nie darum, die Patienten und das Personal der Notaufnahme als Staffage für eine Realityshow zu benutzen. Aus diesem Grund und um niemandes Privatsphäre zu verletzen, haben wir sowohl für das Klinikpersonal als auch für die Patienten an keiner Stelle Originalnamen verwendet sowie Personenbeschreibungen und Details der beschriebenen Fälle teilweise verfremdet. Eventuelle Übereinstimmungen mit realen Personen sind somit Zufall und nicht beabsichtigt.

Anmerkungen

[1] H. Schuffenhauer, G. Güzel-Freudenstein, Gewalt gegen Pflegende in Notaufnahmen, in: ASU – Zeitschrift für medizinische Prävention, 06/2019. Neben dem Alkohol (24 %) wurden vom teilnehmenden Personal Unzufriedenheit über die Wartezeit (16 %) und Desorientiertheit beziehungsweise Demenz (12 %) als Hauptursachen für die erlebte Aggression genannt.

Impressum

Michael Steidl mit Fabian Marcher
Weil es ohne uns nicht geht
Akutes aus der Notaufnahme. Ein Krankenpfleger erzählt
ISBN: 978-3-95910-297-1

Eden Books
Ein Verlag der Edel Germany GmbH
Copyright © 2020 Edel Germany GmbH, Neumühlen 17, 22763 Hamburg
www.edenbooks.de | www.edel.com
1. Auflage 2020

Einige Personen sind aus Gründen des Persönlichkeitsschutzes anonymisiert.

Projektkoordination: Nina Schumacher
Lektorat: Katharina Theml
Umschlaggestaltung: 2do Marketing Services GmbH
Layout und Satz: Datagrafix GSP GmbH, Berlin | www.datagrafix.com
Druck und Bindung: GGP Media GmbH, Pößneck

Dieses Buch ist auch als E-Book erhältlich.

Um die kulturelle Vielfalt zu erhalten, gibt es in Deutschland und in Österreich die gesetzliche Buchpreisbindung. Für Sie, liebe*r Leser*in, bedeutet dies, dass Ihr verlagsneues Buch überall dasselbe kostet, egal ob Sie Ihre Bücher gern im Internet, in einer großen Buchfiliale oder der kleinen Buchhandlung um die Ecke kaufen.

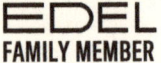

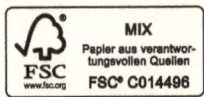

reichem Haus vorstellte. Mit einer Energie, die er für sich selbst nicht aufgebracht hätte, trieb Shelley im Vorgriff auf sein Erbe Geld auf, um Godwins beträchtliche Schuldenlast zu erleichtern, und hat ihn von nun an immer weiter mit großen Summen unterstützt, die dennoch für dessen verschwenderische Lebensführung nicht ausreichten. Ohne Skrupel forderte er immer neue Zahlungen von Shelley, wogegen dieser allmählich zu rebellieren begann. Da beide sich darüber einig waren, daß Eigentum allen zugute kommen müsse (Godwin verdammte auch den Besitzanspruch gegenüber dem Partner in der Ehe), pochte der Philosoph auf sein Recht, vom Reichtum der Familie Shelley zu profitieren, und der abtrünnige Adelssproß gab ihm darin prinzipiell recht.

Wieder einmal war Shelley Opfer seiner Theorien geworden. Mit seinem besten Freund, Jefferson Hogg, hatte er während des gemeinsamen Studiums beschlossen, später jeden Besitz zu teilen. Doch als dieser seine Frau verführen wollte, wurde er »halb verrückt, elendiglich verzweifelt« und brauchte seine ganze Willensstärke zur Unterdrückung seiner spontanen Gefühle: »Eifersucht hat in meinem Busen keinen Platz; zeitweise neige ich tatsächlich dazu, den Entwurf Godwins für den besten zu halten. Doch Harriet denkt nicht so. Sie hat Vorurteile; doch ich hoffe, sie wird nicht immer so sein, – und allein von ihrer Auffassung über Richtig und Falsch hängt die Moral dieses Falles ab. Wenn sie von dessen Unschuld überzeugt ist, wäre ich doch ein versoffener Sklave der geltenden Meinung, wollte ich etwas monopolisieren, was, wenn es geteilt wird, meinem Freund Vergnügen bereitet, ohne mein eigenes zu mindern.«

Doch die Qualen der letzten Konsequenz seiner Einsicht werden ihm erlassen: Harriet spielt nicht mit, der Freund muß gehen. Harriet glaubt die Krise beigelegt, als sich Shelleys Freundschaft mit Godwin vertieft, sie ahnt nicht, welches Unheil ihr diese Begegnung bringen wird.

Eines Tages kehrt Mary, die sechzehnjährige Tochter Godwins, von einem längeren Aufenthalt in Schottland zurück nach London und verliebt sich in den jungen Dichter. Und er findet in ihr, wonach er sich bislang vergeblich gesehnt hat: eine Frau, die seine Sinne und seinen Verstand bezaubert. Die Tochter der legendären Liebe zwischen Godwin und Mary Wollstonecraft entzückt ihn mit ihrer Schönheit, der Grazie ihres Denkens, ihrem breitgefächerten Temperament (»sie ist sanft, lenkbar und zart, aber nicht unfähig zu glühender Empörung und Haß«), außerdem dichtet sie selbst seit ihrem zehnten Lebensjahr. »Wir sind so sehr eins, daß ich mich, während ich ihre Vorzüge beschreibe, wie ein Egoist fühle, der seine eigene Vollkommenheit ausbreitet.« Seine Ehe mit Harriet erscheint ihm nur noch als »unbesonnene und herzlose Verbindung«, diese »ekelhafte und schreckliche Gemeinschaft« muß sofort beendet werden. Auf der Stelle wird die Ehefrau von seinem neuen Glück in Kenntnis gesetzt und erfährt, daß es zwischen ihm und ihr nie Begehren und Leidenschaft gegeben habe, sondern nur Freundschaft, und die würde ihr auch erhalten bleiben – doch leider haben Harriet und Percy ein Kind zusammen und ein nächstes ist unterwegs, so daß die erschrockene Achtzehnjährige gar nicht so unbeschwert in die Trennung einwilligen kann, wie ihr Mann dies von ihr erwartet. Godwin, der Verächter der Ehe, ist dennoch über das Verhalten Shelleys wütend und verweigert der Liebe Marys seine Zustimmung, also wird der Coup von vor zwei Jahren wiederholt und Mary entführt.

Mary Godwin – für Shelley ein »Kind der Liebe und des Lichts« – erfüllt sich den Traum vom überwältigenden und einmaligen Glück. Die Liebe ihrer Eltern mußte so gewesen sein, und da Marys Mutter elf Tage nach ihrer Geburt gestorben war, konnte das Idealbild durch keine Enttäuschung getrübt werden. Täglich hat sie zu Hause das große Porträt der schönen Mary Wollstonecraft bewundert und es mit der derben, ungeistigen Frau verglichen, mit der ihr Vater jetzt verheiratet ist. Sie vergleicht auch den Vater mit dem glänzenden Autor der Bücher, die er früher geschrieben hat, und kommt zu dem Ergebnis, daß der Mensch nur in der richtigen Liebesverbindung seine schönsten Anlagen verwirklichen kann. Sie würde Shelley folgen bis ans Ende der Welt, das steht für sie fest.

Der Ruhm William Godwins beruht auf der Kühnheit seiner Vision von einer Gesellschaft ohne Unterdrückung, Korruption und Ungleichheit (*Political Justice*) und auf dem Roman *Caleb William oder Die Dinge wie sie sind* von 1794, einer finsteren Schicksalsgeschichte über einen Verbrecher und seinen Mitwisser, beides Opfer der »trostlosen Wildnis« menschlicher Existenz. Liebenswert ist dieser trockene Mann wegen eines einzigen Werks, der Lebensgeschichte seiner Frau. Nur das letzte Jahr ihres früh beendeten Lebens war sie seine Gefährtin und hat bei ihm, der selbst zugibt, vor und nach ihr nicht geliebt zu haben, eine wundersame Wandlung bewirkt.

Mit einer Behutsamkeit, die niemand dem spröden Denker zugetraut hätte, präsentiert er ihre Biografie, die sich im engmaschigen Geflecht sittlicher Normen nicht fassen ließ. Er skizziert Marys freudlose Kindheit in einer Farmerfamilie und ihr Leid an der Tyrannei ihrer Erziehung. »Sie war nicht gemacht, zufriedener und widerstandsloser Untertan eines Despoten zu sein.« Wurde sie geschlagen, »fühlte sie ihre Überlegenheit und war fähig, ihre Verachtung auszudrücken«. Mit neunzehn verließ sie ihr Elternhaus und machte sich selbständig, als Gouvernante. Sie wagte sogar, eine private Mädchenschule zu gründen und empörte sich über die Ungleichbehandlung von Mädchen in dem *Essay Thoughts on the Education of Daughters*. Um ihn zu veröffentlichen, ging sie nach London und fand einen Verleger, der ihre Begabung zum Schreiben erkannte und sie ermutigte. Sie lebte von Übersetzungen und verfaßte politische Streitschriften, darunter *A Vindication of the Rights of Women* (1792), Keimzelle weiblicher Emanzipation in England.

Mary lernte einen Kreis interessanter Leute kennen und verliebte sich in den Schweizer Maler Johann Heinrich Füßli, der aber nicht bereit war, sich ihretwegen scheiden zu lassen, und auch nicht auf ihr Angebot einging, mit ihm und seiner Frau zu dritt zu leben. Um mit ihrer Enttäuschung fertigzuwerden, ging sie nach Paris, in die Hauptstadt der Revolution, an der sie aus der Ferne leidenschaftlich Anteil genommen hatte. 1792 lebten viele Ausländer in Paris, und Mary fand schnell gesellschaftlichen Anschluß. Mit dem Amerikaner Gilbert Imlay begann sie selbstbewußt eine Affäre und wurde schwanger. Er verließ sie, sie reiste ihm nach und brachte ihn dazu, mit ihr und ihrer neugeborenen Tochter zusammenzuleben. Als er nach London ging, folgte sie ihm wieder, fand ihn aber in einer neuen Beziehung und versuchte sich umzubringen.

Godwin erzählt die Geschichte von Marys unerwiderter Liebe respektvoll und einfühlsam, äußert sich zurückhaltend über den wankelmütigen Liebhaber und zeigt volles Verständnis für Mary. Er nennt sie einen weiblichen Werther und erklärt ihre Abhängigkeit von Imlay mit dem Zusammenbruch auch ihrer politischen Hoffnungen: ihre girondistischen Freunde waren guillotiniert worden, die Freiheitsideale im Jakobinerterror untergegangen. Private Demütigung und politische Ernüchterung hatten ihre Widerstandskraft geschwächt. Sie faßte aber wieder Mut, als Imlay sie beauftragte, für ihn eine Geschäftsreise in Skandinavien zu machen. Sie erledigte ihre Aufgabe – finanzielle Transaktionen – und verfaßte ihre empfindsamen *Letters written during a short Residence in Sweden, Norway and Denmark*. »Wenn jemals ein Buch verfaßt worden ist, damit sich ein Mann in die Verfasserin verliebt, so scheint es mir dieses Buch zu sein«, meint Godwin dazu. Das Leid hatte ihr Herz zu einer fast übermenschlichen Sanftheit geläutert; und die Milde ihres Geistes entsprach der Romantik unglücklicher Liebe. Nach ihrer Rückkehr fand sie Imlay mit einer neuen Geliebten, und wieder wurde sie von einem Selbstmordversuch nur knapp gerettet. Sie kam erst zur Ruhe, als Imlay England verließ, und fand sich damit ab, mit ihrer kleinen Tochter alleine zu bleiben. Gerade diese Selbständigkeit machte sie für Godwin begehrenswert.

Die beiden waren schon einmal vor Marys Frankreichreise zusammengetroffen und hatten einander nicht gefallen. Sie hatte sich, seiner Meinung nach, in den Mittelpunkt einer Einladung gedrängt, und er hatte, ihrer Meinung nach, griesgrämig reagiert. Jetzt, fünf Jahre später, ist dieser Ärger vergessen, beide erkennen den Wert des anderen und lassen zögernd zu, daß aus dieser Freundschaft Liebe entsteht. Sie behalten ihre beiden Wohnungen, verbringen aber täglich mehrere Stunden zusammen und schreiben einander kleine Briefe, die die Verstörtheit des vierzigjährigen Junggesellen dokumentieren und die Angst seiner bereits siebenunddreißigjährigen Freundin, für leichtfertig gehalten zu werden. Er liest ihr sein neues Drama vor, sie gibt ihm einen neuen Text zur Kritik, erträgt aber seine Einwände nicht und gesteht ihre übertriebene Verletzlichkeit. Daraufhin entschuldigt er sich, und sie kann vergnügt seine Unterweisungen in exakter Grammatik annehmen. Ist ein Zusammentreffen mißlungen, erörtern sie den Grund dafür schriftlich. »Verstand kann zwar das Verhalten regeln«, sagt sie, »aber sogar Philosophen können ihren Stimmungen nicht befehlen, finde ich – doch wenn wir zumindest wissen, was los ist, sind wir, manchmal, glücklich.« Er antwortet sofort: »Rege Dich nicht auf, meine Liebste. Ich bin in bester Verfassung, neige aber dazu, aus einer Mücke einen Elefanten zu machen.«

Als Mary schwanger wird, heiraten sie, halten diesen Schritt aber geheim, zu heftig haben sie in ihren Schriften gegen die Ehe als Einschränkung der persönlichen Freiheit gewettert. Sie gehen auch nicht gemeinsam aus und verabreden, wer welche Einladung annimmt, um einander nicht zu beeinträchtigen. Sie gewinnen immer mehr Vertrauen, und ihre Mitteilungen klingen immer gelöster. Sie: »Ich leide nicht am Alleinsein, und doch hat mir mein einsames Abendessen nicht geschmeckt. (...) Ich brauche Dich wirklich nicht immer an meinen Rockzipfeln, obwohl mir das im Augenblick schon sehr recht wäre.« Darauf er: »Nach all dem Philosophieren muß man doch zugeben, daß es extrem befriedigend ist zu wissen, daß da jemand Anteil nimmt am eigenen Wohlbefinden.« Um so schmerzlicher ist ihr unerwarteter Tod im Kindbett.

Ein Jahr danach hat er in den *Memoirs of Mary Wollstonecraft* beschrieben, was sie für ihn gewesen ist. Er, der sich immer nur auf seinen Verstand verlassen und das Heil der Erkenntnis in präzisester Reflexion gesehen hatte, staunte darüber, wie sie mit ihrer Intuition instinktsicher eine Wahrheit fand, um die er sich vergeblich bemüht hatte. Sie lehrte ihn fühlen und sich an den Schönheiten der Natur erfreuen, sie stärkte seine Urteilskraft, indem er auch an seine spontanen Wahrnehmungen glauben lernte, doch »dieses Licht war mir nur für kurze Zeit verliehen worden, jetzt ist es erloschen für immer«. Ihr Einfluß hatte ihn nur vorübergehend verändert. Sehr bald war er wieder so steif und knöchern wie zuvor, und die Briefe, die er an seine Tochter während ihrer Ehe mit Shelley schrieb – etwa anläßlich des Todes eines ihrer Kinder – zeigen, wie erfolgreich er sich wieder gepanzert hatte.

In der Gemeinschaft mit Shelley sah Mary das Ideal, das ihre Eltern miteinander gefunden hatten. Deshalb nahm sie alle Schwierigkeiten gelassen auf sich, die Geldprobleme, die Unrast, die familiären Konflikte, ohne auch nur mit einem Wort am Verhalten ihres Mannes Kritik zu üben. Dem Liebespaar hatte sich auch Claire angeschlossen, die Tochter von Godwins Frau aus deren früherer Ehe. Und auch Freund Hogg war wieder aufgetaucht, um an der neuen Beziehung Shelleys zu partizipieren. Aus Marys Briefen geht eindeutig hervor, daß sie zu ihm ein erotisches Verhältnis hatte, wohl auch seine Geliebte war. Wie ist das zu verstehen?

Mary kannte Shelleys Theorie von einer vertrauensvollen Partnerschaft ohne Eifersucht und Besitzanspruch und wollte etwas schaffen, was ihrer Vorgängerin nicht gelungen war: eine von allen Zwängen befreite Sexualität. Die zärtlichen Worte an Hogg sind Teil einer komplizierten Inszenierung, geliebt hat sie nur Shelley. Da beide zudem unentwegt schrieben, verstanden sie sich selbst als Spieler in einer literarischen Erfindung – bald allerdings zerstörte die Realität das Vergnügen an fiktiven Szenarien. Die blutjunge Harriet beging nach der Geburt eines Sohnes Selbstmord. Godwin verbreitete das Gerücht, Harriet habe ihren Mann betrogen, sei schwanger in den Tod gegangen – nichts davon ist bewiesen, im Gegenteil, der rührende Abschiedsbrief Harriets müßte sie gegen jede Verleumdung schützen. Doch auch Shelley beteiligte sich an den Verunglimpfungen seiner Frau, entlasteten sie ihn doch von Schuldgefühlen. Die beiden jungen Rebellen Mary und Percy entschlossen sich jetzt zur Heirat, nicht so sehr, um ihren eigenen kleinen Sohn zu legitimieren, sondern um vor Gericht das Sorgerecht für die beiden Kinder aus der ersten Ehe zu erkämpfen. Doch das Gericht hielt den skandalumwitterten Vater nicht für seriös genug, um die Kinder zu erziehen. Sie wurden an Harriets Familie übergeben.

Nach dem verlorenen Prozeß mieteten die Shelleys in Marlow ein Haus, in dem tatsächlich so etwas wie ein geordnetes Familienleben stattfand. Es kamen Gäste, Shelley kümmerte sich als Wohltäter um die Bauern in seiner Nachbarschaft, publizierte politische Traktate (darunter *Vorschlag für eine Reform des Wahlrechts*), er verfaßte sein Versepos *Die Revolte des Islam*, und Mary brachte ihren Roman *Frankenstein* zu Ende, den sie während eines zweimonatigen Aufenthalts am Genfer See begonnen hatte. Mary Shelley bemühte sich, für das Werk, das anonym erscheinen sollte, einen Verleger zu finden. 1831, bei einer Neuauflage, erzählt sie im Vorwort, was sie der Aufmunterung ihres Mannes verdankt: »Mein Mann war allerdings von Anfang an darauf bedacht, daß ich mich meiner Eltern würdig erweisen und selbst literarische Lorbeeren verdienen sollte.« In der ersten Zeit des Zusammenlebens war sie mit Schwangerschaften, Geburten und der ständigen Sorge um den Lebensunterhalt beschäftigt, so daß sie erst auf ausdrückliches Insistieren Shelleys den Plan Lord Byrons, eine Gespenstergeschichte zu schreiben, verwirklichte. Ihre Hauptfigur, ein Wissenschaftler, schafft einen künstlichen

Menschen, der vergeblich versucht, in die menschliche Gesellschaft aufgenommen zu werden. Da seine Bemühungen, Liebe zu finden, scheitern, entwickelt er sich zu einem zerstörerischen, rachsüchtigen Monster. »Zwar verdanke ich meinem Mann nicht einen einzigen Einfall, kaum einzelne Empfindungen, und doch hätte die Geschichte ohne seine Anregungen niemals die Form angenommen, in der sie die Welt kennenlernte.« Jeden Abend lasen Shelley und Mary einander vor, was sie geschrieben hatten, und wichen von dieser Gewohnheit niemals ab.

Die geruhsame Zeit in Marlow ging zu Ende, Shelley wurde von seinen Gläubigern verfolgt, die darauf brannten, ihn ins Gefängnis werfen zu lassen. Seine Lungenkrankheit machte ihm zu schaffen, es bot sich also an, den Schulden und dem feuchten Klima zu entfliehen. Auch Marys Halbschwester Claire hatte Probleme. Es war ihr mit zudringlicher Hartnäckigkeit gelungen, für kurze Zeit Byrons Geliebte zu werden. Jetzt hatte sie ein Mädchen geboren, und Byron verlangte, daß ihm sein Kind gebracht werde – die Mutter wünschte er nicht mehr zu sehen. Da er zur Zeit in Venedig lebte, bot sich die Entscheidung für die Shelleys, sich ebenfalls in Italien niederzulassen, geradezu an. Durch eine Erbschaftsregelung war der Unterhalt für die nächste Zeit gesichert. Shelley verließ mit seiner Frau, den Kindern, Claire und Personal England. Er sollte nicht wiederkommen.

Die Zeit in Italien war von der üblichen Hektik geprägt. Lucca, Este, Venedig, Neapel, Rom, Livorno, Florenz und schließlich Pisa waren die Stationen dieser vier Jahre. Der Verlust ihrer Kinder – das Töchterchen starb mit einem Jahr, der Sohn mit dreieinhalb Jahren, und Byrons kleine Tochter, die er in einem Kloster hatte aufziehen lassen, erlag dem Typhus – ließ Mary in eine tiefe Depression versinken. Bei aller Fürsorge stand Shelley der zunehmenden Verdüsterung seiner Frau ratlos gegenüber und flüchtete in Verliebtheiten, die ihn zu Poesie inspirierten. Er erholte sich gesundheitlich, war von unerschöpflicher Kreativität, lud den Verleger Hunt mit Familie nach Pisa ein, um gemeinsam mit Byron eine Literaturzeitschrift zu produzieren, er ließ sich ein Segelboot bauen, das er mit seinem Freund Williams zu bedienen lernte. Am 8. Juli 1822 wollte er von Livorno, wo er die Hunts in Empfang nahm, zurück nach Pisa segeln und kam auf dieser Fahrt ums Leben.

Über die Umstände seines Todes ist viel gerätselt worden, anscheinend war das Boot nicht im Sturm gekentert, sondern gerammt worden – die Gründe sind unbekannt. Die Leichen Shelleys und seines Freundes Williams wurden, nachdem sie an Land gespült worden waren, verbrannt.

Mary blieb noch ein Jahr in Italien und kehrte dann nach England zurück. Jane, die Frau des ertrunkenen Williams, fügte Mary, die sehr an ihr hing, erhebliche Schmerzen zu. Nicht nur stilisierte sie sich als letzte Liebe Shelleys, sondern verbreitete bösartige Gerüchte über Marys Ehe. Ihr Lebensgefährte wurde Jefferson Hogg, jener Freund Shelleys, der immer dessen Frauen begehrte. Für England war Shelley mehr als je ein Reizthema, ein »Schreckgespenst«, wie Byron höhnisch formuliert. Über seine Freidenkerei und seine kunterbunten sexuellen Beziehungen kursierten schaurige Geschichten. Byron setzt dagegen: »Er ist, meines Wissens, der am wenigsten selbstsüchtige und der sanfteste aller Männer; – ein Mann, der für andere größere Opfer von seinem Vermögen und seinen Gefühlen gebracht hat als jeder andere, von dem ich jemals gehört habe.«

Über seine Visionen, die Menschheit zu beglücken, mokierte sich Byron, und auch andere Freunde verfertigten von ihm bissige literarische Porträts. Thomas Love Peacock karikiert ihn in seinem Roman *Nightmare Abbey* (1818) als ständig verliebten romantischen Schwärmer, der sich von Liebeskummer erholt, indem er ein Traktat verfaßt, das die ganze Menschheit aufrütteln soll. Es wird aber nur siebenmal verkauft. Das stört ihn nicht: »Laß mich die sieben Käufer der sieben Exemplare finden, sie sollen die sieben Leuchter sein, mit denen ich die Welt illuminieren will!« In Wirklichkeit machte Shelley seine Erfolglosigkeit zu schaffen. »Zu seinen Lebzeiten kamen seine Werke als Totgeburten aus den Druckerpressen, aber nie beklagte er sich über die Vernachlässigung seitens der Öffentlichkeit; auch äußerte er nie etwas anderes als Verwunderung angesichts der Schmähungen, die man an einen Autor zu verschwenden beliebte, der keine Leser hatte. – ›Gäbe es die Kritiker nicht‹, sagte er lachend, ›wäre ich vollkommen unbekannt‹«.

Das berichtet E. J. Trelawny, der ihn in seinem letzten Lebensjahr kennengelernt hatte. Auch er betont den »Zauber seines einfachen, ernsten Wesens«, das zu dem Bild »jenes mit aller Welt in Streit liegenden Ungeheuers« nicht passen wollte. Mary rühmt »seinen Scharfsinn, seinen klaren Verstand, sein Wissen und sein unerschöpfliches Gedächtnis«, seinen Übermut und seinen Humor. Doch in der Figur des Adrian in ihrem Roman *Der letzte Mensch* (1826) setzt sie einen anderen Akzent: »Oft war er der fröhlichste in unserer Runde und doch zugleich der einzige, der von Anfällen der Verzweiflung heimgesucht wurde; es hatte den Anschein, als trage seine schlanke Gestalt zu schwer an der Bürde des Lebens, und als wohne seine Seele in seinem Körper, anstatt mit diesem eins zu sein.« Diese Zwiespältigkeit bestätigt auch Trelawny: »Er war ein grüblerischer, stiller, sehr sensibler Mann, der nie klagte – die Wunden, die nach innen bluten, sind die gefährlichsten.«

Am 18. Juni 1822 hatte Shelley an ihn eine merkwürdige Bitte gerichtet: er solle sich in Livorno nach einer »Person mit naturwissenschaftlichen Kenntnissen« umsehen, die Blausäure oder Bittermandelessenz herstellen könne. Er wolle diese Arznei besitzen, »um unnötiges Leiden zu vermeiden«. »Ich brauche Ihnen nicht zu sagen, daß ich gegenwärtig nicht an Selbstmord denke, aber ich gestehe, daß es mir ein Trost wäre, diesen goldenen Schlüssel zur Kammer der ewigen Ruhe zu besitzen.« Trelawny behauptet: »Der Dichter hatte keinerlei Beschwerden, von gelegentlichen Krämpfen abgesehen, diese wurden vermutlich durch die maßlose und fast unablässige Anstrengung seiner geistigen Kräfte, die Einsamkeit seines Lebens und seine langen Fastenzeiten verursacht, die übrigens nicht beabsichtigt, sondern auf die Geistesabwesenheit und Vergeßlichkeit des Dichters wie auch seiner Frau zurückzuführen waren.« Es sind aber viele schwere Erkrankungen Shelleys bekannt, vor allem seine Schwindsucht. Daß er vergaß zu essen, wird dagegen mehrfach erzählt. Er aß meist nur Brot und Obst, war strikter Vegetarier und »betrachtete geregelte Mahlzeiten gleich welcher Art als lächerlich«.

Einerseits wird er als sehr sportlich beschrieben – er war ein guter Reiter und legte Gewaltmärsche bis zu 60 km zurück, schwimmen konnte er allerdings nicht –, andererseits als schwächlich und gefährdet. Auffällig geplagt war er von Alpträumen und Halluzinationen, er berichtete von Begegnungen, die nach Aussage von Zeugen nie stattgefunden hatten, hatte Visionen und Absencen – möglicherweise schlummerte in ihm eine Geisteskrankheit, die nicht ausbrach, weil er so jung starb, mit 29 Jahren.

Widersprüche ziehen sich durch sein ganzes Leben. Als er sich endlich mit seinem Vater auf die Finanzierung seines Lebensunterhalts geeinigt hatte, gab er bis auf das Nötigste, was Mary für den Haushalt brauchte, alles für die Unterstützung wildfremder Leute aus. Alltägliche Probleme in seiner unmittelbaren Umgebung nahm er dagegen überhaupt nicht wahr, belud sich aber mit Sorgen, die ihn nichts hätten angehen müssen. Bis heute ist nicht geklärt, was es mit dem Baby in Neapel auf sich hatte, das er als sein eigenes Kind anmeldete. Offenbar hatte er, mit Wissen Marys, eine Patenschaft übernommen. Dieses Kind starb nach etwa einem Jahr, und wieder gab es wilde Gerüchte um diesen mysteriösen Vorfall.

Er stellte für sich selbst keine Ansprüche und war außerordentlich fleißig. Er stand um sechs, spätestens sieben Uhr morgens auf, las die griechische und lateinische Klassiker, die großen Philosophen und Renaissancedichter – auch Mary bewältigte ein gewaltiges Lektürepensum –, aß ein Stück Brot und Trauben, schrieb, fast nie in einem Zimmer, sondern im Boot, am Strand oder im Wald, abends kam er nach Hause und redete mit seiner Frau oder las ihr vor. Mary hatte für ihn nie an Bedeutung verloren. Zu Beginn ihrer Beziehung war er davon überzeugt, daß sie ihn aus finsterer Gefahr würde retten können: »Ohne Dich ist mein Geist tot und kalt wie der mitternächtliche Fluß, wenn der Mond untergegangen ist. Es scheint so, als ob nur Du mich schützen könntest gegen Unkeuschheit und Laster. Wäre ich lange von Dir getrennt, würde ich schaudern aus Ekel vor mir selbst.« Er war von ihrem Intellekt fasziniert, von ihrer Ursprünglichkeit und Ruhe. Er förderte ihre Begabung, und sie kannte jede Zeile, die er schrieb, auch seine Entwürfe, so daß sie diese mit treffenden Kommentaren zur Entstehung dieser Werke später veröffentlichen konnte. Wenn er dichtete, war er für Wochen absorbiert und sehr glücklich, nach getaner Arbeit wieder mit Mary zusammenzusein. Nach seinem großen Versepos *Der Aufstand des Islam* schenkte er ihr ein Gedicht: »So now my summer task is ended, Mary / And I return to thee, mine own heart's home…« Stolz wie ein siegreicher Ritter findet er zur »Heimstatt seines Herzens« zurück. Als sich in Italien nach dem Tod der Kinder ihr Gemüt verdüsterte, klagte er über ihre Kälte und fühlte sich von ihr verstoßen.

My dearest Mary, wherefore hast thou gone,
And left me in this dreary world alone?
Thy form is here indeed – a lovely one –
But thou are fled, gone down the dreary road.

Um schreiben zu können, brauchte er erotische Anregung und projizierte seine Sehnsucht auf ein weibliches Wesen in seiner Umgebung. Was er von Liebe erwartete, ließ sich nicht verwirklichen. Er träumte von vollkommener Übereinstimmung, einer symbiotischen Spiegelung durch den geliebten Menschen, in dem er nur seine eigene Stimme zu hören hoffte. Jede Abwendung verletzte ihn tief. Selbstkritisch sagt er: »Ich glaube, daß man immer in irgend etwas oder irgend jemanden verliebt ist; der Irrtum – und ich gestehe, daß er für Geister, die in Fleisch und Blut stecken, nicht leicht zu vermeiden ist – besteht darin, in einem sterblichen Abbild das zu suchen, was ewig ist.« Aber nicht nur ihre Schwermut entfernte Mary von ihrem Mann. Der Konflikt, der im Lauf ihres Zusammenlebens an Bedeutung gewann, war ihrer beider unterschiedliche Auffassung von Dichtkunst. Sie, eine Prosaerzählerin, warf ihm vor, zu abstrakt zu schreiben, ohne Handlung, ohne Figuren, sogar ohne erkennbaren symbolischen Bezug, mit so »ungezügelter Fantasie«, daß die Leser nicht mehr erreicht würden. Diese Kritik traf ihn nicht nur im Zentrum seines dichterischen Wollens, sondern war für ihn die Aufkündigung ihrer Solidarität. Sie hatte sich also seinen Kritikern angeschlossen. In einem Gedicht bittet er sie, nicht seine Verse zu verdammen, »weil sie keine Geschichte, ob wahr oder falsch, erzählen«. Sie möge seine Visionen annehmen – »for this one time«. In diese Bereiche seiner Kunst konnte sie ihm nicht folgen und hielt, als sie viele Jahre später seine Werke herausgab, an ihren Einwänden fest.

Gefährdetes Gleichgewicht

Leonard und Virginia Woolf
Virginia Woolf und
Vita Sackville-West

»Ich werde Leonard Woolf heiraten. Er ist Jude und hat keinen Pfennig. Ich bin glücklicher, als je jemand für möglich gehalten hat...« Und dann fügt Virginia Stephen hinzu, was für sie den Ausschlag gegeben hat, die Beziehung zu wagen: »L. hält mein Schreiben für das Beste an mir. Wir werden sehr viel arbeiten.« Achtundzwanzig Ehejahre werden geprägt sein von dem Bemühen, optimale Arbeitsbedingungen für beide Partner zu schaffen, die Grundlage einer stabilen Zuneigung, wie sie zu Beginn der Ehe noch niemand vermutete. Zwei Menschen erkannten aneinander die Chance, eine bereits bedrohliche Stagnation ihrer Lebensverhältnisse zu überwinden. Beide galten als so eigenwillig und anspruchsvoll, daß die Familienangehörigen und Freunde über diese Verlobung fast einhellig Erleichterung bekundeten.

Leonard Woolf, 32 Jahre alt, hatte vor sieben Jahren eine Stelle in der Kolonialverwaltung Ceylons angenommen, weil sein nur durchschnittlicher Studienabschluß in Cambridge ihn von einer Karriere in England ausschloß. Mit seiner Ernsthaftigkeit, seiner Disziplin und seinem Organisationstalent hatte er sich eine respektable Position aufgebaut. Dennoch überwog in Briefen an Freunde zu Hause ein Ton von Niedergeschlagenheit, fast Verzweiflung, kaum kaschiert durch Spott und Selbstironie. Er erledigte seine Aufgaben einfallsreich und effektiv, sorgte für hygienische und technische Verbesserungen im Alltag der ihm unterstellten Einheimischen, sah aber die unüberbrückbaren Barrieren, die die beiden Kulturkreise trennten.

Schon lange, bevor er 1911 einen längeren Heimaturlaub antrat, kreisten seine Gedanken um die schönen Schwestern seines Studienfreundes Thoby Stephen. Nach dessen frühem Tod an Typhus hatte der Freundeskreis die Bewunderung für ihn auf seine Schwestern übertragen und heckte ständig Heiratspläne aus, die mit der Realität wenig zu tun hatten. Lytton Strachey beispielsweise hatte sich trotz seiner allgemein bekannten Homosexualität zu einem Heiratsantrag an Virginia hinreißen lassen. Am Tag

darauf revidierte er mit ihrem Einverständnis den seltsamen Wunsch, empfahl aber seinem Freund Leonard im fernen Ceylon: »Ich glaube, es gibt keinerlei Zweifel, Du solltest sie heiraten. Du wärst groß genug, und Du hättest auch den unendlichen Vorteil der körperlichen Begierde.« Traumtänzereien, denn zwar war Leonard tatsächlich »groß genug« für das 1,78 m große Mädchen, aber da sie ihn bisher nur flüchtig gesehen und er weder Vermögen noch eine einflußreiche Stellung anzubieten hatte, die Stephen-Töchter außerdem einem gehobeneren gesellschaftlichen Umfeld angehörten als er und über eine stattliche Zahl von Verehrern verfügten, stand es um die Pläne der Freunde nicht gerade günstig.

Allerdings schätzte Virginia ihre Lage eher als bedrückend ein, wie sie im Juni 1911 ziemlich verzagt resümierte: 29 Jahre zähle sie bereits, sei »unverheiratet – ein Versager – kinderlos – dazu geisteskrank und kein Schriftsteller«. Kein Gedanke galt ihrem späteren Ehemann, den sie für immer im Dschungel untergetaucht glaubte. Virginia hatte mit dreizehn Jahren die Mutter verloren, ein Schock, der ihren ersten Nervenzusammenbruch verursachte. Die folgenden neun Jahre lebte sie unter der tyrannischen Obhut ihres Vaters, nach dessen Tod mit ihren Geschwistern in einem geräumigen Haus, versorgt von treu ergebenem Personal. Hier entstand der legendäre Bloomsbury-Kreis, eine Gruppe junger Intellektueller, die die hohe Schule des Gesprächs pflegten, sich, zumindest verbal, über die bürgerlichen Tabus hinwegsetzten, mit frivoler Skepsis nichts von den übernommenen Werten gelten ließen und einen Anspruch auf Unabhängigkeit verfochten, der im viktorianischen England provozierte – besonders da kein Unterschied zwischen den jungen Männern und Mädchen galt. Die Freunde parlierten ungeniert auch über Sexualität, natürlich nur über die männliche, die sich bei den meisten von ihnen an das eigene Geschlecht richtete. Vanessa, die ältere Stephen-Schwester, nahm Malunterricht, zeigte ein unbefangen provokantes Verhalten gegenüber der pikierten Öffentlichkeit und galt, ebenso wie Virginia, als außerordentlich klug.

Virginia verfügte über ein wunderbares Talent zu subtiler Rhetorik und bezauberte mit ihrem blitzenden Esprit, konnte ihre Gaben aber nur einsetzen, wenn sie sich ihrer selbst sicher war, also unter Freunden. Sie hatte außerhalb des Hauses keinerlei Ausbildung erhalten und sich ihre Kenntnisse mit Hilfe der Eltern und einiger Hauslehrer selbst beigebracht, so daß sie sich in Gesellschaft, wenn etwa ihre beiden wesentlich älteren Halbbrüder mit ihr glänzen wollten, meist scheu und linkisch verhielt. Nach dem Tod des vergötterten Bruders Thoby und der Heirat Vanessas fehlte ihr eine sinnvolle Perspektive. Sie besaß etwas Vermögen, das ihr einen bescheidenen Lebensstandard gestattete, hatte bereits einige Texte in Zeitschriften veröffentlicht und wußte, daß sie immer würde schreiben müssen, aber wie sich ihr weiteres Leben konkret gestalten sollte, bereitete ihr Sorgen. Mehrfach schon war sie nach schweren Zusammenbrüchen in Privatkliniken behandelt worden und sehnte sich nach zuverlässiger Betreuung.

Der Heiratsantrag Leonard Woolfs kam also keineswegs ungelegen. Sie selbst erzählt von ihrer Neugier für »diesen erstaunlichen Burschen«, lange, bevor sie ihn kennengelernt hatte. Thoby berichtete Merkwürdiges von ihm, z. B., daß er »fortwährend am ganzen Leibe zittere«. Nach dem Grund dafür gefragt, antwortete Thoby, »daß es zu seinem Charakter gehöre – er sei so heftig, so wild, er verachte die gesamte menschliche Rasse«. Darauf Virginia: »Ich war natürlich von tiefstem Interesse an diesem wilden, zitternden, misanthropischen Juden beseelt, der bereits seine Faust gegen die Zivilisation erhoben hatte und der im Begriff war, in die Tropen zu verschwinden, so daß keiner von uns ihn je wiedersehen würde.«

Tatsächlich überfiel Leonard manchmal ein unkontrollierbares Zittern, so daß in einer Gesprächspause während eines Essens nur das Klappern seines Löffels gegen seinen Teller zu hören war. Es trat nur bei starker Erregung auf und bewahrte ihn davor, während des Ersten Weltkriegs eingezogen zu werden. Er war ein starrköpfiger Mann, schroff und abweisend in seinem Benehmen. Virginia hatte vom ersten flüchtigen Kennenlernen an Bewunderung und Respekt in ihm ausgelöst – und das Bedürfnis, sie zu beschützen. Er war hingerissen von ihrer fragilen Schönheit und ihrer unnahbaren »jungfräulichen« Aura. In einem unveröffentlichten Text skizzierte er ein Bild von ihr, die er Aspasia nannte, wie die geistvolle Gefährtin des Perikles. »Wenn ich an Aspasia denke, denke ich an Hügel, die sich sehr klar, aber in weiter Ferne gegen einen kalten blauen Himmel abheben; auf ihnen liegt Schnee, den nie eine Sonne zum Schmelzen gebracht und auf die nie ein Mann seinen Fuß gesetzt hat. Aber die Sonne ist auch in ihrem Haar, in dem Rot und Gold ihrer Haut, in dem Bogen ihrer Lippen und in dem Leuchten ihres Verstandes. Und am wunderbarsten von allem ist ihre Stimme, die aus der Mitte der Felsen Dinge hervorzulocken scheint, tiefe Ströme, die sich lange an uranfänglichen Plätzen unter der Erde befunden haben. Wer einmal daraus trinkt, ist für immer berauscht.«

Virginia zögerte, seinen Heiratsantrag anzunehmen, und wehrte Leonard mit einer Fülle von Selbstbezichtigungen ab. Er ließ sich davon nicht abschrecken: »Mag sein, daß Du eitel, egoistisch und unaufrichtig bist, aber das alles ist nichts, verglichen mit Deinen anderen Eigenschaften als: Großartigkeit, Intelligenz, Witz, Schönheit, Spontaneität. Hinzu kommt noch, daß wir einander mögen; wir mögen dieselben Dinge und dieselben Leute; wir sind beide intelligent; vor allem aber, wir haben Sinn für Realitäten; sie sind uns wichtig…« Trotz seiner Beteuerungen, er liebe ihren Geist, ihr Wesen, erschreckte sie der Gedanke an die praktischen Konsequenzen, die mit einer Eheschließung verbunden sind, dermaßen, daß sie einen Wall aus geistiger Verwirrung zwischen sich und Leonard auftürmte. Aus der Klinik, in der sie behandelt wurde, schrieb sie ihm allerlei Bizarres, etwa daß sie zum König der Verrückten gewählt worden sei und ein Konklave einberufen habe, oder: »Heute kam Lytton zum Tee (…). Er stimmte mit mir überein, daß der Kaminvorleger abgetreten sei und die Wale schon stänken. Ich sagte, Du meintest das auch, und er stöhnte über die Verbreitung dieses Lichts.«

In seiner Verliebtheit interpretierte Leonard diese Mitteilungen als poetische Fantasterei. Niemand hatte ihm gesagt, daß Virginia in Wahnzustände abglitt, einmal auch ernsthaft versucht hatte, sich das Leben zu nehmen. Das hätte ihn nicht davon abgehalten, sie unbedingt heiraten zu wollen, aber er wäre besser gewappnet gewesen für die Schrecknisse, die ihm ihre Krankheit nach der Heirat bereitete. Virginia wollte ihn nicht über sich täuschen und erklärte sich sehr deutlich: »Ich sage mir: wie auch immer, du wirst glücklich sein mit ihm; er wird dir Gesellschaft leisten, dir Kinder schenken und ein ereignisreiches Leben.« Aber sie schrak vor dem Fremdartigen an ihm zurück und: »Dann natürlich ärgert mich manchmal die Stärke Deines Begehrens.« Sie wußte nicht, was sie sich selbst zutrauen konnte. »Ich habe beinah Angst vor mir selbst. Ich glaube manchmal, daß keiner je etwas geteilt hat oder teilen kann – Das ist es, was Dich dazu bringt, mich einen Hügel zu nennen oder einen Felsen. Dann wieder will ich alles – Liebe, Kinder, Abenteuer, Intimität, Arbeit.« Noch bevor er ihre Zusage hatte, brach er alle Verbindungen zu seinem alten Leben ab und bat um seine Entlassung aus dem Kolonialdienst. Kurz darauf, aber unabhängig davon, entschloß sie sich zur Heirat (»Es überwältigt mich fast, wie gern Du mich hast.«).

Am 10. August 1912 findet die Hochzeit statt.

Bereits wenig später kommt Leonard nach Rücksprache mit verschiedenen Ärzten und durch seine eigenen Erfahrungen mit der gefährdeten Stabilität seiner Frau zu der Überzeugung, sie sollten keine Kinder haben. Im Sommer 1913 bricht ihre Krankheit wieder sehr heftig aus. Nach einem erfolglosen Klinikaufenthalt ist Leonard davon überzeugt, daß die Bedrohlichkeit dieses Rückfalls von den Ärzten unterschätzt wird. Sie leidet unter Schlaflosigkeit, manischer Unruhe, Depressionen und lebensgefährlichem Ekel vor jeder Art von Essen. Trotz Leonards Wachsamkeit gelingt es Virginia fast, sich mit Veronal umzubringen. Auch jetzt läßt Leonard seine Frau nicht wieder in die Klinik einweisen, sondern pflegt sie selbst, unterstützt von mehreren festangestellten Krankenschwestern. Da er bereits ein halbes Jahr nach der Hochzeit mit täglichen Aufzeichnungen über ihr Befinden begonnen hatte, weiß er aus seinen eigenen Beobachtungen so viel über die Krankheit, daß er Virginia mit einer von ihm entwickelten Methode in die Normalität zurückführen kann: Ruhe, Regelmäßigkeit und vor allem gehaltvolle Ernährung, zu der er sie in stundenlanger Mühe überlistet. Virginia erholt sich allmählich, erleidet aber im Februar 1915 eine neuerliche Attacke des Irreseins, tobt im Delirium, hört Stimmen, ist von Wahnvorstellungen gepeinigt, gegen die sie sich mit wüstesten Beschimpfungen zu wehren sucht. Fast zwei Monate lang duldet sie Leonard nicht in ihrer Nähe und kann nur mit Mühe gebändigt werden – aber im Sommer kommt sie langsam wieder zu sich und hat gegen Ende des Jahres diese schlimmste Krise überwunden.

Von nun an vertraut sie ihrem Mann bedingungslos. Er hat die Feuerprobe bestanden, sich nicht abgewandt, sondern mit ruhiger Zuverlässigkeit dem Schrecken standgehalten. Sie akzeptiert das Programm, das er entworfen hat, um sie vor Anspannung und Überanstrengung zu bewahren. Er selbst aber sieht, daß er nur äußere Überforderung von ihr fernhalten kann. Man konnte sie daran hindern, in Gesellschaft zu gehen, oder sie zwingen, spätestens um 23 Uhr im Bett zu sein, »aber die geistige Belastung ihrer Fantasie oder ihres Genies durch ihr eigenes Innere war genauso gefährlich oder gefährlicher, und wenn man auch einem Menschen wie V. sagen kann, sie solle keinen Spaziergang machen oder nicht zu einer Party gehen, kann man ihr nicht verbieten zu denken, zu arbeiten, zu schreiben«.

Für Leonard ist ihre Krankheit die Begleiterscheinung ihres Genies, die es zu ertragen gelte. »Die schöpferische Fantasie in ihren Romanen, ihre Fähigkeit, in einer Unterhaltung ›abzuheben‹, und die redseligen Halluzinationen ihrer Zusammenbrüche kamen alle aus derselben Ecke ihres Geistes. Es waren die geistige und körperliche Überbeanspruchung und Erschöpfung, die ihre innere Stabilität gefährdeten.« Diese Gedanken Leonards erleichterten ihr den Umgang mit ihrem Wahnsinn, denn auch sie selbst erlebte diese Grenzsituationen als Quelle schöpferischer Kraft. »Als Erfahrung, versichere ich Dir, ist Wahnsinn etwas Großartiges, worüber man nicht die Nase rümpfen sollte; und in seiner Lava finde ich noch immer das meiste von dem, worüber ich schreibe. Es schleudert alles geformt aus einem heraus, endgültig, nicht bloß als Kleinigkeiten, wie im gesunden Zustand. Und die sechs Monate (…), die ich im Bett lag, lehrten mich viel darüber, was man das Selbst nennt.« So distanziert kann sie sich fünfzehn Jahre später zu dieser Krise äußern, ein Zeichen, wie sehr es Leonard gelungen ist, ihr seine Auffassung zu vermitteln, daß zu einem außergewöhnlichen Geist untrennbar auch Geisteskrankheit gehöre – was er mit Aussagen von der Antike bis zur Gegenwart belegt. Ein anderer Aspekt spielt in seiner Darstellung dagegen überhaupt keine Rolle, der aber unverzichtbar ist zum Verständnis der Krankheit. Gemeint ist Virginias Trauma, als Frau zu versagen. In dem bereits zitierten Brief, in dem sie ihre zwiespältigen Gefühle gegenüber der Ehe darlegt, schreibt sie die fürchterlichen Sätze: »Ich sagte Dir neulich mit brutaler Deutlichkeit, daß Du mich körperlich nicht anziehst. Es gibt Augenblicke – einer davon war, als Du mich neulich küßtest –, in denen ich nicht mehr empfinde als ein Stein.« Ein paar Wochen davor hatte sie aber einer Freundin anvertraut: »Ich will nur einen, der mich leidenschaftlich macht, und den werde ich dann heiraten.«

Bei allem guten Willen auf beiden Seiten ist es den Jungverheirateten nicht gelungen, Virginias Sinnlichkeit zu wecken. Von der

Hochzeitsreise wagt sie ein mattes Späßchen darüber, daß der Verlust der Unschuld (»vielleicht wegen meines hohen Alters eine geringere Katastrophe«) sie nicht verändert habe. Und nach dieser Enttäuschung, die sich in ihrer Sicht mit massiven Schuldgefühlen verband, kam die Entscheidung Leonards, eine kinderlose Ehe zu führen. Durfte sie sich denn überhaupt als vollwertige Frau fühlen? Noch zehn Jahre später ist die Wunde, auf Kinder verzichten zu müssen, nicht verheilt. »Tu nie so, als ob das, was du nicht hast, nicht wert wäre, es zu besitzen... Tu nie so, als ob zum Beispiel Kinder durch etwas anderes zu ersetzen wären«, beschwört sie sich selbst in ihrem Tagebuch. Für ihre mangelnde Fähigkeit, Genuß am Geschlechtsverkehr zu empfinden, schämt sie sich, verspottet sich als Eunuch, als Zwitter. Ob ihre Abwehr gegenüber Sexualität daher stammte, daß sie als kleines Mädchen sexuelle Übergriffe der älteren Halbbrüder George und Gerald hatte erdulden müssen und nach dem Tod des Vaters als Fürsorge getarnte Zudringlichkeiten von George, die erst mit dessen Heirat endeten? Sie schreibt in ihren Jugenderinnerungen, die sie in ihren letzten Lebensjahren verfaßte, sehr offen darüber, und die neueste Literatur sieht darin nicht nur die Ursache für ihre Verweigerung, sondern auch für die spezifischen Formen ihrer Wahnsinnsschübe. Vielleicht waren von ihrer Veranlagung her ihre sexuellen Bedürfnisse nicht stark ausgeprägt, anders als ihre Wünsche nach Liebkosung und Zärtlichkeit, wovon sie nie genug bekommen konnte – ein Feld der Spekulation.

Fest steht, daß ihr Begehren sich nie auf Männer richtete, und sich zu diesem Zeitpunkt lesbisches Verlangen einzugestehen, wäre ihr nicht in den Sinn gekommen. Aber auch später, als sie Vita Sackville-West leidenschaftlich und schmerzhaft liebte, hätte sie sich selbst nicht zu den »sapphischen Frauen« gezählt. Sie empfand sich als unzulänglich, beneidete ihre Schwester um deren turbulente Liebeserfahrung und zog sich im Umgang mit den ihr vertrautesten Menschen auf eine spielerische Ebene in den Rollen verschiedener Tiere zurück, um erwachsenen Anforderungen ausweichen zu können. Sie nannte sich ein Känguruhbaby, einen Spatzen, einen Mandrill (dies gegenüber Leonard) und war für Vita Potto, ein Äffchen, das auch zu einem kleinen Hund mutieren konnte. Maskenspiele, hinter denen sich das Eingeständnis ihrer unreifen Weiblichkeit verbarg.

Nach der Heirat schrieb Leonard einen Schlüsselroman mit

dem Titel *The Wise Virgins*. Das Gleichnis von den törichten Jungfrauen, die das Öl ihrer Lampen verschwenderisch verbrauchen, bevor der Bräutigam zum Fest gekommen ist, und den klugen, die maßvoll bis zum richtigen Augenblick damit haushalten, erscheint hier mehrfach gebrochen. Der junge jüdische Maler Harry gerät in einen Konflikt zwischen dem Kleinbürgermädchen Gwen (so auch der Name des Mädchens, dessen naiven Reizen Leonard auf Ceylon widerstanden hatte), das ihn mit seiner Bewunderung und einem lockenden Körper verführt, und Camilla, die er liebt. Camilla, eine unnahbar schöne, intellektuelle, nur auf sich selbst bezogene »virgin«, weist ihn ab. »Er begehrt sie und sie ihn nicht. Das war es, in einem Satz.« Diese Figur ist zwar mit Faszination, aber ohne Wohlwollen gezeichnet. Ihre Schönheit wird gerühmt, die bestechende Klarheit ihres Denkens, aber auch die Bloomsbury-Eigenart, aus kühnem Reden keine Konsequenzen abzuleiten, ironisch vorgeführt. Bei ihrem Anblick dachte man »vielleicht an Reinheit, Kühle sogar, an Hügel und Schnee, an irgend etwas darunter, unter der Oberfläche, das jeden Augenblick hervorbrechen könnte, das einen zerstört – sich selbst auch?« Bezeichnend die Entwicklung vom Aspasia-Porträt mit identischen Metaphern zu diesem Charakterbild, in das die Enttäuschungen des ersten Ehejahres unübersehbar eingeflossen sind. Sogar Camillas ältere Schwester (deutlich erkennbar Vanessa) warnt Harry, sie sei unfähig zur Liebe, da sie nur in einer Traumwelt lebe, und versucht, ihr ins Gewissen zu reden: »Ein Ehemann wäre wohl kaum für immer damit zufrieden, in dich verliebt zu sein. Das ist nicht die übliche männliche Vorstellung von einer idealen Ehefrau.« Camilla gibt zu: »Ich wünsche mir Liebe und ich will Freiheit. Ich will sogar Kinder. Aber ich kann mich nicht hingeben; Leidenschaft läßt mich kalt. Du wirst denken, daß ich alles fordere und selbst nichts gebe. Vielleicht stimmt das.« Aber als Harry ihr mitteilt, daß er Gwen heiraten werde, weil er mit ihr geschlafen habe und einen Skandal vermeiden müsse, erstarrt sie »mit einem Ausdruck von Leid im Gesicht, weit aufgerissenen Augen und kleinen Furchen auf der Stirn«. Niemand würde sie nun erlösen, die im Gleichnis behauptete Klugheit erwies sich als Fehlkalkulation.

Leonard hatte das Buch schon 1913 beendet, im Oktober 1914 war es erschienen – der Kriegsausbruch verhinderte, daß es sich in der Presse und auf dem Markt bewähren konnte –, aber Virginia liest es erst Ende Januar 1915, gewarnt von der Schwester und Freunden, die von den entlarvenden Porträts wenig angetan sind. Sie notiert in ihrem Tagebuch einige Gedanken über die schwankende literarische Qualität der Darstellung, behauptet, daß sie sich über Leonards »poetische Seite« freue und bedauere, daß diese von seiner politischen Arbeit erstickt werde, geht aber nicht auf den Inhalt ein. Unmittelbar darauf folgt ihr Krankheitsrückfall, in dem sich ihre Haßausbrüche gegen Leonard richten, den sie nicht in ihre Nähe läßt. Daß hier der »Wahnsinn« ein Ventil für die erfahrene Demütigung bildet, über die sie sich sonst nie geäußert hat, liegt nahe. Nach ihrer Genesung sind die Rollen in dieser Ehe festgelegt und werden nie mehr diskutiert. Nie mehr, auch nicht auf Reisen, wird es ein gemeinsames Schlafzimmer geben. Leonard ist der verwöhnende Beschützer, der jeden Tag damit beginnt, daß er ihr das Frühstück zum Bett bringt, und Virginia dankt ihm, daß er sie nie bedrängt, mit Bekundungen des Glücks, das er ihr bereite.

An ihrem ersten Roman *Die Fahrt hinaus* hat Virginia fast sieben Jahre lang geschrieben, bis sie endlich das fertige Manuskript, in Panik wegen der ablehnenden Reaktionen, mit denen sie rechnete, an den Verlag ihres Halbbruders Gerald gibt. Auf ein begeistertes Gutachten des Lektors hin soll das Buch veröffentlicht werden, aber mit Rücksicht auf ihre Krankheit geschieht dies erst im März 1915.

Jedesmal nach Fertigstellen eines Manuskripts brach eine heftige Attacke von Angst und Verzweiflung über Virginia herein, weil sie mit ihrer rabiaten Selbstkritik so sehr gegen sich wütete, als wolle sie sich mit dieser Vorwegnahme aller nur denkbaren Einwände gegen tatsächliche Ablehnung wappnen. Zudem drohte sie im horror vacui zu versinken, bis ein neues Werk konzipiert und auch begonnen war. Daß das Erscheinen ihres ersten Romans immer wieder hinausgeschoben wurde, hatte ihr also sicherlich geschadet, indem es das Verharren in der Unsicherheit verlängerte. Aber da Leonard mit liebevoller Aufmerksamkeit die geheimen Gesetzmäßigkeiten ihres Lebens beobachtete und sorgfältig registrierte, gelang es ihm im Lauf der Zeit, die Ursachen ihrer Zusammenbrüche und deren Vorboten zu erkennen und schließlich die Krisen zu meistern. Von 1915 bis zu ihrem Selbstmord 1941 hatte sie keinen ernsthaften Rückfall mehr, war aber mehrfach knapp davor. Leonard reagierte sofort auf jede Veränderung in ihrem Verhalten und ergriff strikte Maßnahmen zu ihrer Schonung. Bei Anlaß zur Sorge beschränkte er ihre Kontakte auf ihre engsten Vertrauten, so daß ihre weitere Umgebung von den latenten Gefährdungen kaum etwas mitbekam. Virginia verließ sich völlig auf seine Wahrnehmung und seine Vorschriften und nannte sich in ihren Tagebüchern wiederholt einen ungewöhnlich glücklichen Menschen. Da ihre Tagebücher allerdings grundsätzlich für Leonard, bei Kenntnis des Aufbewahrungsplatzes im Wohnzimmer auch für andere zugänglich waren, sind diese ostentativen Beteuerungen ihres Wohlbefindens vielleicht als Liebesbotschaften für ihren Mann gedacht, dem die Obhut ihrer Person und ihrer Kreativität als die kostbarste Aufgabe seines Lebens galt.

Von Anfang an war das Ehepaar Woolf entschlossen, seinen Lebensunterhalt durch Schreiben zu verdienen. Leonard hatte einen Roman über die Erfahrungen seiner Kolonialzeit verfaßt, *Das Dorf im Dschungel*, eine außerordentlich einfühlsame Geschichte des Lebens (und Scheiterns) einer Außenseiterfamilie in einem ceylonesischen Dorf, das von der magischen Gewalt des Dschungels verschlungen wird. Das Buch war ein Achtungserfolg wie Virginias Erstling, aber die enormen Kosten der Krankheit Virginias hatten das Mißverhältnis von Einnahmen und Ausgaben in schwindelnde Höhen getrieben. Auch scheint Leonard nach seinem zweiten Roman *The Wise Virgins* geahnt zu haben, daß ihm für fiktive Literatur die Begabung fehle. Am 19. Januar 1915 vermerkt Virginia in ihrem Tagebuch die schwere Melancholie ihres Mannes, die ihn von der Arbeit abhielt. »Alles, was ich tun kann, ist zurücknehmen, was ich gesagt habe; und sagen, was ich tatsächlich meine. Romane schreiben ist eine schlechte Angewohnheit – sie verfälscht Leben, denke ich. Nach meinem fünfminütigen sehr aufrichtigen Lob für L.s Schreiben sagt er ›Halt‹, worauf ich einhalte, und es gibt nichts mehr zu sagen. Wenn ich seine Verfassung analysiere, rechne ich viel davon seinem simplen Mangel an Zutrauen zu seinem Schreiben zu; so als ob er im Grunde doch kein Schriftsteller wäre; und weil er ein Praktiker ist, zieht ihn seine Melancholie tiefer hinunter als die halb akzeptierte Melancholie selbstbewußte Leute wie Lytton (…) und mich selbst.«

Leonard wird keinen Roman mehr produzieren, sich zwar noch einmal an einem Theaterstück versuchen, ohne Erfolg übrigens, sich aber ansonsten auf politische und historische Bücher verlegen. Weder in ihren Briefen noch in ihren Tagebüchern wird Virginia jemals ein Wort über diese Werke Leonards verlieren. Das ist nicht Schreiben, von dem sie etwas versteht. Wird er für den Rang seiner Erzählungen gelobt, gesteht sie sich Eifersucht ein. »Denn das Dumme ist – das Idiotische ist –, daß ich mich dann sofort für einen Versager halte – mir den ausdrücklichen Mangel der Qualitäten L.s einbilde.« Sie hält sich für ungenau, verworren, unlebendig, blutleer – die Selbstzweifel lassen sich kaum bändigen. Schwimmt Leonard aber auf einer »Woge der Berühmtheit«, ist er im Rundfunk gefragt, wird er nach Amerika eingeladen, um Kolumnen in den angesehensten Blättern gebeten – aber als Sachbuchautor, so macht ihr das überhaupt nichts aus. Sie ist davon überzeugt, daß er diese Arbeit vorzüglich bewältigt, beteiligt sich auch an seinen Plänen, aber es gibt keinen Grund für sie, sich damit zu vergleichen. »L. ist in der Garage am Schreiben. Ich nehme zur Kenntnis, daß er nicht gefragt zu werden wünscht, wann wird es fertig sein? Er hat amüsanterweise alle Feinfühligkeit eines Künstlers.«

Beide schätzen den Wert von Virginias Leistung wesentlich höher ein als seine vielfältigen Erfolge, so gibt es diesbezüglich nie einen Konflikt. Er hat sich einen Namen gemacht als Berater der Labour Partei und der Genossenschaftsbewegung, als Redakteur, Herausgeber von Zeitschriften, Buchrezensent und politischer Theoretiker. Sein Buch *International Government* z. B. wird ein Standardwerk zur Konzeption internationaler Zusammenarbeit und später als eine der Grundlagen bei der Organisation des Völkerbunds dienen. Er kann es sich leisten, verehrungsvoll und behutsam das Schaffen seiner Frau zu fördern, weil er nie in deren Schatten steht.

Auch Virginia schrieb nach ihrer Gesundung 1915 regelmäßig Buchbesprechungen, einerseits, um das zum Leben Nötige zu verdienen, andererseits aber auch, um sich von der absorbierenden Arbeit an ihren Romanen zu entspannen. Das kreative und das analytische Schreiben waren für sie so unterschiedlich, daß Leonard sogar an ihrer Gesichtsfarbe erkennen konnte, ob sie am Roman oder an einem Artikel arbeitete. Nur das poetische Schreiben brachte sie in so unmittelbaren Kontakt mit ihrem Unbewußten, daß es die Schleusen öffnen konnte zwischen ihrer hellsichtig-kontrollierten Intelligenz und dem verborgenen

Fundus, in dem auch ihr Wahnsinn lauerte. Mehrfach zitiert Leonard in seiner Autobiografie einen Eintrag in Virginias Tagebuch über den Abschluß ihres Romans *Die Wellen*, der ihm als Zugang zum Verständnis offenbar besonders geeignet schien: »...nachdem ich die letzten zehn Seiten mit einigen Augenblicken solcher Intensität und solchen Rausches abgespult habe, daß ich hinter meiner eigenen Stimme herzustolpern schien, oder hinter einer Art Sprecher, als wäre ich verrückt. Fast bekam ich Angst, weil ich mich an die Stimmen erinnerte, die mir vorauszufliegen pflegten« (7. Februar 1931).

Als rationaler Mensch hat Leonard viel zuviel Achtung vor diesen Rauschzuständen flirrender Imagination, als daß er sie nicht als den Wesensunterschied zwischen seinem Schreiben und ihrer Kunst begreifen könnte, aber er sucht nach Möglichkeiten, Virginias Genie vor dem Abstürzen zu bewahren, sie aber dennoch diese ihm unzugänglichen Enklaven der Trance nutzen zu lassen. So kommt er auf die Idee, für sie eine Tätigkeit zu schaffen, die ihre Seele entlasten sollte. »Es galt also für mich, ein Spiel zu finden, das spannend genug war, um sie völlig von ihrer Arbeit abzulenken.« Dieses »Spiel« sollte eine manuelle Tätigkeit sein, und weil sich beide für Drucken interessierten, kaufte er »eine Druckmaschine, Lettern, Schließrahmen, Setzkästen«, zusammen mit einer 16 seitigen Broschüre, »die uns zuverlässig beibringen würde, wie man druckt«. Hogarth Press war gegründet, und der Anfang für einen Verlag gegeben, der als exotische Liebhaberei startete und sich unter Leonards geschickter kaufmännischer und Virginias treffsicherer künstlerischer Leitung zu einem Erfolgsunternehmen entwickelte. Mit kindlicher Leidenschaft ließen sie nicht locker, bis sie mit ihren primitiven Hilfsmitteln Bücher in kleinen Auflagen herausbringen konnten, ausgezeichnet durch besonderes Papier und eigenwillige Ausstattung, meist von ihnen selbst gebunden und sogar verpackt und versendet. Das erste Bändchen aus dem Jahr 1917 enthielt je eine Geschichte von Virginia und Leonard, später verlegten sie noch unbekannte Autoren, die es zu beträchtlichem Erfolg brachten, wie Katherine Mansfield, Vita Sackville-West und T. S. Eliot, bis sie schließlich in ihrem Verlag das Gesamtwerk des 1938 nach England emigrierten Sigmund Freud herausbrachten, mit beachtlichem kommerziellen Gewinn. Die Arbeit bekam Virginia gut, sie hatte Spaß daran und unterstützte mit ihrem Vertrauen und ihrer ausglei-

chenden Gelassenheit Leonard, der sich des öfteren durch sein
unwirsches Betragen in Schwierigkeiten brachte und sich mit den
Mitarbeitern zankte.

Die Bekanntschaft mit Katherine Mansfield und ihrem späteren Mann John Middleton Murry beeindruckte Virginia und
Leonard nachhaltig. Ein Autorenpaar wie die Woolfs – aber geradezu konträr in der Struktur der Partnerschaft. Katherine hatte
in ihren an Tschechow geschulten Erzählungen einen unverwech-
selbaren Ton poetischer Lakonie gefunden, und John, der sich
gerne als romantischer Dichter gesehen hätte, begriff bald, daß
seine Stärken in dem Beruf des Literaturkritikers und Verlegers
lagen. Beide gefielen sich in hysterischen Bekundungen gegensei-
tiger Hochachtung, um das Mißtrauen zwischen ihnen zu über-
spielen. Leonard kommentiert diese Beziehung in seiner Autobiografie: »Meiner Meinung nach hat Murry auf irgendeine abstruse
Art Katherine als Mensch und als Schriftstellerin korrumpiert
und pervertiert und zerstört. Sie war eine ernsthafte Schriftstellerin, aber mit den Gaben einer empfindsamen Realistin, mit einem
wundervollen Sinn für Ironie und tiefgreifenden Zynismus. Sie
verstrickte sich in der klebrigen Sentimentalität Murrys und
schrieb gegen ihre eigene Natur. Ganz tief in ihrem Inneren
wußte sie das, vermute ich, und es machte sie wütend.«

Virginia bewunderte Katherine, suchte immer wieder das Gespräch mit ihr und zog Gewinn aus ihrer scharfen, gnadenlosen
Kritik. Aber sie fürchtete sie auch als Rivalin, mit der sie sich
messen mußte. Die Unkonventionalität Katherines, ihre Amoral,
die ihr gestattete, sich so zu verhalten, als seien ihr die Normen,
gegen die sie verstieß, unbekannt, zogen die scheue Virginia an
und machten ihr die eigene Zaghaftigkeit, die schon ihre Wünsche zensierte, bewußt.

Das Paar Mansfield-Murry bastelte während der elf gemeinsamen Jahre unentwegt an der Legende seiner einmaligen Liebe,
und die Turbulenzen der Streits und Trennungen beruhigten sich
in immer neuen Versuchen, einander zu ertragen. Beide zelebrier-
ten ihre Traumbilder voneinander, besonders Murry gab sich alle
Mühe, Katherine zu idealisieren, um den Preis ihrer Verharmlo-
sung. Ob Leonards hartes Urteil über Murrys negativen Einfluß
auf sie zutrifft, sei dahingestellt. Er jedenfalls wollte an Virginia
nichts beschönigen, nichts verändern, im Gegenteil: ihre Eigen-
art, ihre Begabung fördern durch steten Zuspruch. Auch dafür,

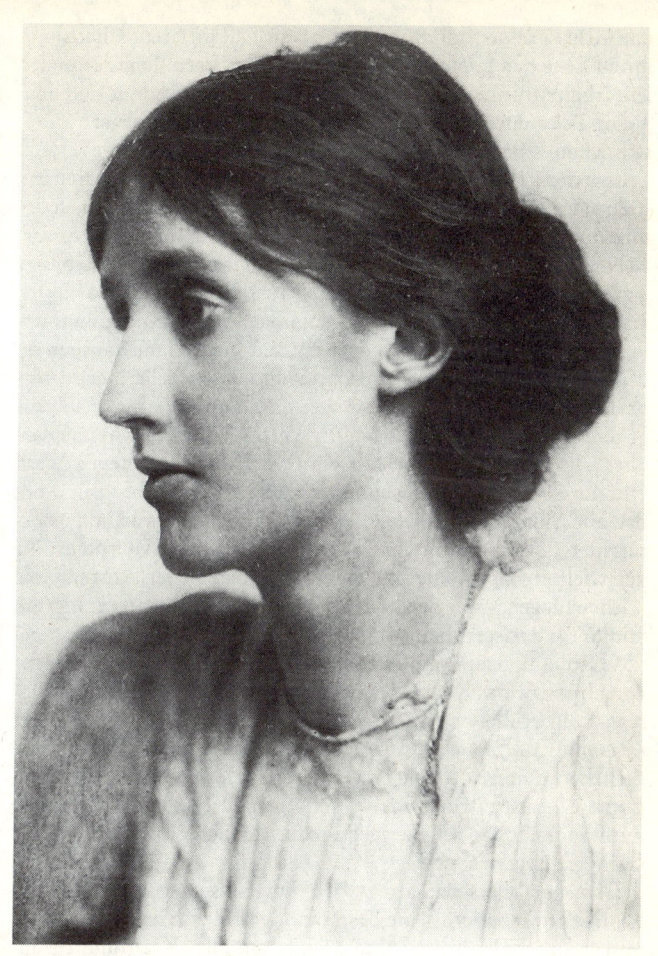

12 Virginia Woolf (1882-1941)

daß Murry seine todkranke Frau allein ließ in ihrem Chaos und ihrem Leiden, an dem sie mit nur 34 Jahren starb, fehlte Leonard jede Sympathie. Murry schien ihm »immer bereit, laut und ausgiebig über das Elend der Welt zu weinen«, aber seine Anteilnahme an Katherine bezweifelte er.

Leonards Liebe zu Virginia bewies sich in fast unbegrenzter Rücksicht. Er ordnete sein Leben den wechselnden Rhythmen des ihren unter und erhielt zum Lohn die Bestätigung seines unverzichtbaren Wertes. »Ich habe keine Umrißlinie«, schreibt sie 1938, »nur mein unantastbares Zentrum: nämlich Leonard.« Er war der erste Leser ihrer fertigen Manuskripte (im Stadium der Entstehung wollte sie nichts zeigen und auch nicht darüber reden: »Ich bin schrecklich egoistisch mit meinem Schreiben, denke praktisch an nichts anderes, aber teils aus Dünkel, teils aus Scheu, Empfindlichkeit, was Dir lieber ist, rede ich nie darüber.«). In ihren Tagebüchern findet sich zu jedem neuen Werk von ihr der Eintrag: »Er hält es für mein bestes Buch.« Sein Lob, das ein einziges Mal nicht ganz ehrlich gemeint war, als er befürchtete, durch Kritik eine bereits schwelende Krise zu verstärken, befreite sie aus den Qualen des Selbstzweifels. »Man wird mich schlagen, man wird mich verlachen, ich werde dem Hohn und Spott preisgegeben werden – diese Worte habe ich mich gerade selber sagen hören«, stöhnte sie am 2. März 1937. Nach der Beendigung eines Romans erwartete sie jedesmal etwas Furchtbares – »ein brüllendes Gelächter – auf meine Kosten«, Witze über »das langatmige Geschwätz eines gouvernantenhaft prüden bürgerlichen Gehirns«. Seine Bewunderung erlöste sie. In seiner konstanten Wertschätzung war sie geborgen. Dennoch hätte sie auch mit ihm nicht den schwierigen Prozeß des Schreibens, der sie auf noch nie begangene Wege lockte, diskutiert. Sie brauchte nicht die Auseinandersetzung mit den Fragen seiner intellektuellen Kompetenz, sondern seine Bestätigung. Und er hätte sich nie herausgenommen, ihre Genialität, die er mit aller Kraft und Behutsamkeit zu beschützen suchte, durch Einwände zu profanieren. Ihre fast wahnhafte Angst vor Kritik konnte dadurch etwas abgebaut werden, daß ihre Werke von der Hogarth Press verlegt wurden, das Urteil von Verlegern und Lektoren damit vermieden war. Nur an Sachtexten wagte er Kritik, hielt sich aber auch da zurück, weil seine uneingeschränkte Bewunderung für Virginias Geist ihn eher an seiner eigenen Wahrnehmung zweifeln ließ als an der Vollkommenheit dessen, was sie schrieb.

Nie noch wurde der Vorgang des Schreibens vom Partner eines Autors so liebevoll beobachtet und so einfühlsam dargestellt. »Im Prozeß ihres Schreibens – der künstlerischen Erschaffung eines Werks – gab es am Anfang lange Phasen stillen, intensiven, träumerischen Grübelns, in denen sie sich durch die Straßen Londons treiben ließ, durch die feuchten Wiesen von Sussex lief oder einfach nur still am Kamin saß, und am Ende dann die angespannte, analytische, kritische Überarbeitung dessen, was sie geschrieben hatte. Kein Autor hat wahrscheinlich mehr Zeit und Intensität in die Vorbereitung und Überarbeitung seiner Arbeiten investiert.« Davon grenzt er den eigentlichen Schreibvorgang ab: »Jetzt herrschten Emotion und Imagination. Zeitweise schienen Genie oder Inspiration die Kontrolle zu übernehmen (...). Die besessene und permanente Spannung war es, die das Schreiben zu einer ständigen Bedrohung für ihre innere Stabilität machte, da auf sie geistige Erschöpfung folgte.«

Er schildert, wie sie morgens, wenn sie an einem Roman schrieb, in einem sehr niedrigen Lehnstuhl saß, eine große Sperrholzplatte mit einem angeleimten Tintenfaß auf den Knien und emsig in ein selbstgebundenes Notizbuch schrieb. Später tippte sie den so entworfenen Text ab und verbesserte ihn dabei. Auch alle weiteren Überarbeitungen, oft zwischen zehn und zwanzig, fertigte sie an der Schreibmaschine an. Trotz ihrer üblicherweise starken Lärmempfindlichkeit konnte sie sich beim Schreiben »in eine Schutzhaut oder Hülle verkriechen, die sie von der Umwelt abschirmte«. Ihr Zimmer geriet immer an die Grenzen der Verwahrlosung, sie saß zwischen »Kehrichthaufen von Papieren, Briefen, Manuskripten und großen Flaschen Tinte, Häufchen von alten Schreibfedern, Bindfäden, abgebrannten Streichhölzern, rostigen Büroklammern, zerknüllten Briefumschlägen, kaputten Zigarettenspitzen, usw.«.

So sicher sie war, daß die Zeit des traditionellen Erzählens vorbei und sie auf dem richtigen Weg war, angemessene Ausdrucksformen und einen eigenen Stil zu finden (später von der Literaturkritik unter dem Begriff des »Bewußtseinsstromes« subsumiert), so sehr ängstigte sie ihr Verdacht, ihre Schreibweise wäre möglicherweise Ausgeburt ihrer Geisteskrankheit. Und erst, wenn sie von Leonard in der objektiven Qualität des Ergebnisses bestätigt war, kam der Moment, »wo sie es mit den Kritikern, sich selbst und der Welt aufnahm«. Sie war nie irre an ihrer Überzeugung, wohin sich Literatur entwickeln müsse, zweifelte aber stets daran, selbst dazu ausreichend befähigt zu sein. »Wenn ich davon ausgehe, daß sich eins aus dem andern entwickelt (...), müßte mir das nicht die Luftigkeit und Leichtigkeit geben, die ich haben möchte; würde das nicht dichter werden und doch Form und Tempo bewahren und alles, alles einschließen? Ich weiß nur nicht, wie weit es auch das menschliche Herz einschließen wird – bin ich in dem Maße Herrin meines Dialogs, es darin einzufangen? Denn ich stelle mir vor, daß die Methode diesmal eine ganz andere ist: Kein Gerüst, man wird kaum einen Baustein sehen, alles bleibt im Zwielicht, aber das Herz, die Leidenschaft, die Stimmung, das alles leuchtet wie Feuer im Nebel. Das gibt mir Raum für so vieles – etwas Lustiges – eine Inkonsequenz – ein leichtfüßiges tanzendes Schreiten nach meinem Willen und Mutwillen.«

Neben ihrem unerbittlichen Kampf um die vollendete Form, neben den Gefährdungen durch Hypersensibilität und Depression gehörte es ebenso zu ihrer Persönlichkeit, daß es ihr schmeichelte und Vergnügen bereitete, am Gesellschaftsleben der Aristokratie und Prominenz teilzunehmen. Leonard fühlte sich davon wenig angezogen und war bei den Partys der exklusivsten Kreise selten an ihrer Seite zu finden. »Ihr offensichtlichster Fehler als Mensch und Autorin war eine Art intellektueller und gesellschaftlicher Snobismus – das gab sie selbst zu. Auch ist in ihrem Humor manchmal ein Hauch von widersinniger Koketterie, die geradezu ladylike und höchst verwirrend wirkt.« Treffender als versnobt könnte man sie elitär nennen, denn ihr Interesse galt dem Außergewöhnlichen, auch Exzentrischen, und wenn sie an Personen eine durch Abstammung und Reichtum bedingte unerschütterliche Selbstsicherheit feststellte, die sie an sich selbst oft genug schmerzlich entbehrte, so war sie hingerissen und bezaubert.

Alles, was sie begehrenswert und für sich unerreichbar fand, verkörperte Vita Sackville-West, zehn Jahre jünger als sie, auffallend attraktiv, unübertroffen in Geschmack und Eleganz des Auftretens, Bewohnerin des größten englischen Schlosses, Knole (»265 Schlafzimmer«), das sie später allerdings verlieren sollte, weil es in ihrer Familie keine weibliche Erbberechtigung gab, von rücksichtsloser Dominanz, freizügig in ihren lesbischen Affären neben ihrer Ehe mit einem Mann – der seinerseits kein Hehl aus seiner Homosexualität zu machen brauchte – und zwei Söhnen, ein Luxusgeschöpf der ganz großen Welt also, das dabei klug genug war, die geistige und vor allem künstlerische Überlegenheit Virginias zu bewundern.

Virginia, die sich bislang immer gerühmt hatte, gegen Leidenschaft gefeit zu sein, und darüber spottete, wie Liebe sonst kluge Menschen verwandelte (»...und bin zu dem Schluß gelangt, daß Liebe eine Krankheit ist, eine Raserei, eine Seuche; oh, wie langweilig, wie monoton, und sie reduziert die jungen Männer und Frauen unter ihrem Bann auf solche Abgründe der Mittelmäßigkeit!«), war nun selbst verliebt. Sie verzweifelte vor Sehnsucht nach Vita, litt unter deren vielen Reisen mit ihrem Diplomaten-Gatten Harold Nicolson (»Satan, der Du bist, nach Persien zu verschwinden und mich hier allein zu lassen!«) und war den beschämendsten Qualen der Eifersucht ausgeliefert. Vita scheint sie körperlich sehr viel stärker angezogen zu haben, als dies umgekehrt zutraf, und sie erlebte ihre erwachte Sinnlichkeit als unbefriedigend, weil sich Vita ihr entzog. Wahrscheinlich trifft zu, was Vita ihrem Ehemann über diese Beziehung schrieb, daß es sie ängstige, über Sexualität vielleicht die latente Krankheit der Freundin zu stimulieren. Aber sicherlich gehörte Promiskuität so selbstverständlich zu Vita, daß es ihr gar nicht in den Sinn gekommen wäre, Virginia könne sich ihre ausschließliche Liebe wünschen.

Vielleicht aber war der entscheidende Störfaktor für unbefangene Erotik zwischen beiden Frauen der gemeinsame Beruf des Schreibens. Aus Interesse für alles, was Vita betraf, setzte sich Virginia ernsthaft mit deren Texten auseinander, wobei sie mit Kritik und Tadel nicht zurückhielt. Vita hatte für die Hogarth Press eine Erzählung geschrieben, *Verführer in Ecuador*, die Virginia zwar lobte: »Es ist dies eine Geschichte von der Art, wie ich sie selbst gerne schreiben würde«, aber dennoch rät sie, den Text zu straffen, und verweist auf Details, die sie zwar »ganz aufrichtig, aber nicht wirklich gut formuliert« findet. Für sich selbst notiert sie: »...sie hat die frühere Redseligkeit abgelegt und irgendwie einen Schimmer von Kunst erhascht; jedenfalls glaube ich das, und wirklich, ich bewundere ihre Geschicklichkeit und Sensibilität, denn: ist sie schließlich nicht Mutter, Ehefrau, große Dame, Gastgeberin, neben der Schreiberei? Wie wenig ich von alledem tue: mein Gehirn würde sich niemals innerhalb von 14 Tagen 20000 Wörter abringen lassen, und folglich muß mir eine zentrale Energie fehlen.«

Wie zäh geht dagegen ihre eigene Arbeit an *Mrs. Dalloway* voran! Doch bei aller Bewunderung für die schnelle und zupackende Produktion Vitas täuscht sie sich in all ihrer »kindlichen, geblendeten Zuneigung« nicht über die mangelnde literarische Qualität von deren Texten. Und sagt, was sie darüber denkt. Dies nun lähmt Vitas Mut zur Weiterarbeit, etwa an ihrem Gedicht *The Land*, das in über 2500 Versen das bäuerliche Leben in den wechselnden Jahreszeiten besingt und womit sie sich »in die englische Literatur hineinschreiben« wollte. Die schonungslose Kritik Virginias entmutigt sie, obwohl die Freundin sie abzuschwächen sucht (»Ich bin ziemlich reumütig, weil ich Dein Gedicht kritisiert habe, ohne es richtig durchzulesen…«). Später werden sich ihre Romane besser verkaufen als alles, was Virginia je veröffentlicht (Virginia wird ihre Bücher »Romane für schlafwandelnde Dienstmädchen« nennen), aber sie wird begierig bleiben nach Virginias Lob – was sie selten erhalten sollte.

Virginia kann mit ihrem Traditionalismus nichts anfangen und moniert, daß sie sich nie bemühe, Neuland zu erobern. »Wir geborenen Schriftstellerinnen neigen dazu, unsere silbernen Löffel zu früh bereitzuhalten: Ich meine damit, ich glaube, daß es in Deinem Geist merkwürdigere, tiefere, eckigere Gedanken gibt, als Du bisher herausgelassen hast. Trotzdem, Du wirst den Hawthorneorden [einen Literaturpreis] bekommen, oh ja, und ich werde vage eifersüchtig sein, stolz und empört. Ich werde ›The Land‹ ganz durchlesen, sobald ich Zeit finde.« Tatsächlich erhielt Vita diesen begehrten Preis, und Virginia nahm an der Preisverleihung teil, spottete aber über den ganzen Vorgang und das Publikum. Und obwohl Vita sich der Überlegenheit der strengen Freundin bereitwillig unterwarf, konnte sie die Geliebte nicht in der Rolle der Lehrmeisterin ertragen. Virginia merkte dies sehr wohl. Auch sie schwankte in ihrer Einstellung zu Vita, ihr Bedürfnis nach vollkommener Hingabe wechselte mit der Gewißheit, sich schützen zu müssen. Die Angst, Vita könne ihrer überdrüssig werden, bewog sie zu Abwehrmanövern, in denen sie kraft ihrer Hellsicht Vita an ihren verborgensten Empfindlichkeiten traf. »Und ist da nicht etwas Undeutliches in Dir? Es ist etwas in Dir, was nicht mitschwingt; vielleicht ist es Absicht – Du läßt es nicht zu; aber ich sehe es im Umgang mit anderen Menschen

ebenso wie mir gegenüber: etwas Reserviertes, Gedämpftes –
Gott weiß, was es ist (…) Es ist auch in Deinem Schreiben, nebenbei bemerkt. Das, was ich zentrale Transparenz nenne – läßt
Dich auch dort manchmal im Stich. Ich werde Dir in Long Barn
darüber eine Standpauke halten.«

Vita erkannte sofort, daß Virginia sie durchschaut hatte, und
vertraute sich ihrem Mann an: »Verdammtes Weib, sie hat den
Finger genau auf den wunden Punkt gelegt. Es ist da etwas Gedämpftes. (…) Etwas, das nicht mitschwingt, das nicht lebendig
wird. (…) Es macht alles, was ich tue (& d. h. schreibe), ein wenig unwirklich, läßt es als von außen gemacht erscheinen. Das ist
es, was mich als Schriftstellerin verdirbt, als Dichterin zerstört.
Aber wie hat Virginia es entdeckt? Ich habe es niemals jemandem
eingestanden, nicht einmal mir selbst. Es ist auch das, was meine
menschlichen Beziehungen verdirbt, doch das stört mich weniger.« Der erotische Reiz Virginias für Vita hatte sich in Verehrung und Respekt der bewundernden Adeptin verflüchtigt.

Vita stürzte sich in Abenteuer mit anderen Frauen, mehreren
gleichzeitig, und verwies Virginia auf den Platz der Seelenvertrau-
ten. Zurückgewiesen und eifersüchtig nahm diese die treulose
Geliebte nun auf ihre Weise in Besitz. Was sie nicht leben durfte,
darüber wollte sie schreiben, und sie bemächtigte sich Vitas in
Form einer fiktiven Biografie: *Orlando*. In dieser kapriziösen Geschichte durcheilt Orlando, ein betörend schöner junger Adeliger
der elisabethanischen Zeit, während seines Lebens vier Jahrhunderte bis zur Gegenwart. Während eines blutigen Aufstands der
Türken in Konstantinopel gegen ihren Sultan, bei dem Orlando
als Gesandter der englischen Krone akkreditiert ist, fällt er in
einen tiefen Schlaf, aus dem er als Frau erwacht. Die Metamorphose ermöglicht es ihm, spöttisch die grotesken Regeln zu
betrachten, mit denen Männer Frauen einengen, und die trickrei-
chen Manöver, mit deren Hilfe Frauen Männer von sich abhängig machen.

In dieser schillernden Figur hat Virginia mehrere Monate gelebt und sie sich so einverleibt, daß sie am Ende ihrer Arbeit zwei-
felt, ob die Geliebte nicht nur das Werk ihrer eigenen Fantasie sei.
Vita, entzückt und hingerissen von der grandiosen Manifestation
ihres Wesens in diesem Roman, wehrt sich gegen ihre Sublimie-
rung in der Fiktion: »Ich will nicht fiktiv sein. Ich will nicht nur
als Astralleib geliebt werden oder nur in Virginias Welt.« Und sie

beginnt, wieder um Virginia zu werben, schmeichelt sich wieder in die Nähe Pottos, des kleinen traurigen Affen oder, nach Belieben, räudigen Hündchens. Doch Virginia hat sich eine Distanz geschaffen, die sie zwar nicht von ihrer Trauer befreit, aber sie panzert gegen die Versuchung, wieder in Vitas Liebeswirrwarr einzutauchen. Es gelingt ihr sogar, darüber zu spotten, daß eine Geliebte Vitas von ihrem Mann verprügelt wurde, »weil Vita mit ihrem Silber und ihren Adelskronen und ihren Lakaien unbedingt triumphierend in das Leben einer Heringsköchin einbrechen muß«.

Trotz ihrer mühsam erworbenen Souveränität geht es Virginia schlecht, wie üblich nach Beendigung eines Buches, sie ist verzagt bis zum Lebensüberdruß (»Es gibt nichts, was ich tun könnte. Alles scheint schal und wertlos«). Und wie immer ist es Leonard, der ihr neuen Auftrieb gibt: »L. nimmt *Orlando* ernster, als ich erwartet habe. Hält ihn in mancher Weise für besser als *Die Fahrt zum Leuchtturm*; interessanter und lebensnäher und größer.« Das Buch wird sofort ein großer Erfolg. Virginia wird mit Ovationen überhäuft, und endlich sind alle finanziellen Sorgen behoben. Der Tag des Erscheinens aber, der 11. Oktober 1928 – zugleich der Tag, an dem der Roman endet –, markiert auch das Ende der Liebesbeziehung zwischen den beiden Frauen.

Virginia hätte mit Vita in einer Partnerschaft leben wollen, die sogar über die Vertrautheit mit Leonard hinausging: mit ihr hatte sie nun endlich auch die sinnliche Seite der Liebe erfahren, mit ihr wollte sie über den Beruf reden, das Schreiben mit seinen seltenen Glücksmomenten und dem häufigen Kleinmut, dem Nicht-Gelingen, dem Verzagen, aber auch der Ahnung von äußerster Präzision und Schönheit zum gemeinsamen Thema machen, sie wollte Vita zu verantwortungsvollerem Umgang mit ihrer Begabung bringen, sie beflügeln mit ihren eigenen Ambitionen. Und es dauerte noch einige bittere Jahre, bis sie 1935 sagen konnte: »Die Freundschaft mit Vita ist vorbei«, sich also nicht mehr in Sehnsucht verzehrte und einer Erfüllung nachtrauerte, die ihr nur mit Vita möglich war. Vita war mit der Fülle dieses Angebots überfordert. Zwar vertraute sie sich Virginia in ihren Schreibkrisen an (»Liebling, ich bin keine Dichterin, glaube ich. Ich bin ein Klumpen Teig, was Dichtung betrifft. Aber ich würde gern mit Dir darüber sprechen. Ich bin recht traurig deswegen und habe vor, für meine tote Muse Trauer zu tragen«), aber sie wagte literarisch nichts, was die Freundin auf ihrem Weg ins Unbekannte hätte interessieren können. Diese äußerte sich freundlich und wohlwollend zu weiteren Arbeiten Vitas, ließ sich aber auf keine ehrliche literarische Auseinandersetzung mehr ein. Sie begann mit einem Roman, der sich am weitesten von herkömmlichen Erzählmustern entfernte. Dabei konnte Vita sie nicht mehr begleiten.

In ihren Tagebüchern läßt sich verfolgen, wie sie sich mit der formalen Gestaltung dieses Buches quälte. Über Monate hin reflektierte sie ihren Anspruch an sich selbst. Auf Spontaneität und Natürlichkeit wollte sie keinesfalls verzichten, »aber diese Eigenschaften entstanden hauptsächlich deshalb, weil ich andere vernachlässigte. Sie kamen beim Schreiben von außen; werde ich sie nicht verlieren, wenn ich tiefer schürfe?« Sie versucht, jeden Augenblick von innen heraus zu füllen, »den Augenblick als Ganzes wiederzugeben, was auch immer er enthält. Der Augenblick ist eine Kombination des Denkens; der Empfindung; der Stimme des Meeres«. Wenn man aber auch das einbeziehe, was nicht unmittelbar zu diesem Augenblick gehöre, belaste dies den Text und mache ihn zäh und unlebendig. »Dieses abstoßend geschäftige Erzählen der Realisten: vom Mittagessen fortfahren zum Abendessen; das ist falsch, unwirklich, lediglich konventionell. (…) Dichter haben Erfolg, indem sie vereinfachen: sie lassen praktisch alles weg. Ich möchte praktisch alles einbringen…«

Ihre Theorie vom »erfüllten Augenblick« entspricht dem Thema des Romans, der *Die Wellen* heißen wird. Sechs Menschen durchlaufen in Monologen ihr Leben von der Kindheit bis zur Gegenwart. In diese Monologe sind die anderen als reales Gegenüber einbezogen. Die Wellen brechen sich am Strand, das Meer besteht weiter. Diese Menschen erfahren sich als erfülltes Einzelnes und zugleich als Teil in einem größeren Zusammenhang.

Als Virginia Woolf die Arbeit abschließt, ist sie erschöpft: »Mehr kann ich nicht tun. Und ich neige zu der Annahme, es sei gut, aber unzusammenhängend, eingedickt; ein Ruck folgt auf den nächsten. (…) Jedenfalls bin ich meiner Vision gefolgt – falls es nicht gelungen ist, ist es doch ein Wurf in die richtige Richtung. Aber ich bin aufgeregt. In der Gesamtwirkung mag es unbedeutend und gekünstelt sein. Weiß der Himmel.«

Aber nicht nur Leonard rühmt das Ergebnis, dieses schwierige Werk geht bald in die zweite Auflage. Virginia Woolf ist anerkannt, hat eine wachsende Leserschaft und damit sogar finanziellen Erfolg.

Leonard, die Verwandten und Freunde, die Biografen rätseln, weshalb sich Virginia Woolf im März 1941 entschieden hatte, ihr Leben zu beenden. Eine Vielzahl von Gründen verdichtet sich zu einem Syndrom. Der Krieg belastete sie sehr. Da eine deutsche Invasion bevorzustehen schien, mußten sie und Leonard das Schlimmste befürchten: die Deutschen würden mit einem jüdischen Sozialisten und seiner Frau wenig Federlesens machen. Im Ernstfall wollten sich beide bei laufendem Motor in der Garage das Leben nehmen und horteten für diesen Zweck Benzinvorräte. Eine Erleichterung war, daß Virginias Bruder eine ausreichende Menge Morphium auftreiben konnte.

Aber seltsamerweise schien der Krieg ihre Lebensenergie fast zu stärken, am 2. Oktober 1940 notiert sie in ihrem Tagebuch, daß sie jetzt noch nicht sterben wolle. Sie schrieb an einem Buch, das ihr Freude machte – und Vergnügen am Schreiben konnte sie brauchen, hatten ihr doch die letzten Arbeiten sehr viel Mühe gemacht und ihr außerdem – einmalig in der Geschichte ihres Zusammenlebens – harsche Kritik Leonards eingebracht. Ihre Biografie des Kunstkritikers und Malers Roger Fry, eines nahen Freundes seit der Jugendzeit, schätzte er nicht. Ihr Ansatz sei methodisch falsch, meinte er, zu analytisch, voller unergiebiger Zitate, trocken. Auch ihren radikalen Essay zur Frauenbefreiung, *Three Guineas*, lehnte er ab, nicht wegen der gedanklichen Position, sondern weil er ihn grob fand, »vom Gewicht der Fakten und Folgerungen niedergedrückt«. Über dieses Buch, das Virginia sehr am Herzen lag, geriet sie auch mit Vita in den einzigen Streit ihrer lange währenden Beziehung, weil diese ihr »unredliche Argumentation« vorwarf. Der neue Roman ging ihr leicht von der Hand, sie kam gut voran.

Die Lebensverhältnisse wurden allmählich immer bedrückender. Das Haus in London mit den Räumen für die Hogarth Press war durch Bomben fast völlig zerstört worden. »Wind bläst durch die Räume. Hastig begann ich Tagebücher zusammenzusuchen. Was konnten wir in unserem kleinen Auto mitnehmen? Darwin und das Silber, einige Gläser und das Porzellan... Erheiterung über verlorene Besitztümer...« Möbel und vor allem Unmengen von Büchern mußten auf den Landsitz, Monks House, gebracht und dort verstaut werden. Das Chaos in dem kleinen

Haus wurde unüberschaubar. Ein ungewöhnlich strenger Winter trug zu wachsendem Unbehagen bei, da dieses Haus keine Zentralheizung hatte und, aus Holz gebaut, wenig Schutz gegen Kälte bot. Virginia fror so sehr, daß sie manchmal die Feder nicht in den klammen Fingern halten konnte. Aber sie verglich die Ruhe dieses Lebens mit der Hektik der früheren Zeit in London und wollte ihrer jetzigen Ungebundenheit Positives abgewinnen.

Die Versorgungsschwierigkeiten belasteten ihre Gesundheit, die von regelmäßiger und gehaltvoller Ernährung abhing. Vita schickte von Zeit zu Zeit Lebensmittel, und Virginia vergnügte sich damit, sich »imaginäre Speisen« auszudenken. Durch die Benzinknappheit kam selten Besuch, in der Einsamkeit geriet Virginia mehr noch als gewöhnlich ins Grübeln. »Es trifft mich ein merkwürdiges Gefühl: das schreibende Ich ist verschwunden. Kein Auditorium. Kein Echo. Das gehört bereits zum Tod.« Aber alle Unannehmlichkeiten erklären nicht ausreichend ihre fürchterliche Verzweiflung, in die sie allmählich immer tiefer versank. Ihre Angst, so wie im Ersten Weltkrieg von ihrer Krankheit eingeholt zu werden, nahm zu. Octavia Wilberforce, einer mit der Familie befreundeten Ärztin, die Leonard zu Hilfe gerufen hatte, vertraute Virginia sich an. Aber auch die Ärztin bezeichnete es als unnötigen Firlefanz, sich so intensiv mit Erinnerungen abzugeben. Als Virginia ihr letztes Buch *Zwischen den Akten* vollendet hatte, verweigerte sie plötzlich ihre Zustimmung zur Publikation.

Ein stichhaltiger Grund für ihre Entscheidung zum Selbstmord ist nur ihre eigene Aussage in den von ihr hinterlassenen Briefen an Leonard und Vanessa: sie höre wieder Stimmen, fühle sich dem Grauen, das sie seit Wochen quäle, hilflos ausgeliefert und sei davon überzeugt, daß sie diesmal mit ihrer Krankheit nicht fertigwerden könne. Ihre letzten Zeilen galten Leonard: »Was ich sagen möchte, ist) daß ich alles Glück meines Lebens Dir verdanke. Du bist ungeheuer geduldig mit mir und unglaublich gut zu mir gewesen. Das möchte ich sagen – jeder weiß es. Wenn mich einer hätte retten können, dann wärst es Du gewesen. Alles ist von mir gegangen bis auf die Gewißheit Deiner Güte. Ich kann Dir nicht weiter Dein Leben zerstören. – Ich glaube nicht, daß zwei Menschen hätten glücklicher sein können, als wir es waren.«

Sie hatte sich, um ganz sicher zu gehen, die Taschen ihrer Jacke mit Steinen beschwert, bevor sie sich im Fluß, der viel Wasser führte, ertränkte. Auf den Sumpfwiesen vor dem Haus standen zwei Ulmen mit ineinander verflochtenen Zweigen, die das Ehepaar Leonard und Virginia nannte. Unter diesen Ulmen ließ Leonard ihre Asche beisetzen. »Bei einem großen Sturm in der ersten Januarwoche 1943 wurde eine der Ulmen umgeweht.«

In ihrem Abschiedsbrief hatte Virginia geschrieben: »Ich weiß, daß ich Dir Dein Leben zerstöre, daß Du ohne mich arbeiten könntest.« Dabei hatte Leonard während des Zusammenlebens mit Virginia siebzehn Bücher geschrieben. Elf Jahre nach ihrem Tod erschienen seine *Principia Politica*, weitere sieben Jahre später der erste Band seiner Autobiografie. Er übte weiterhin seine vielfältigen Tätigkeiten und Ehrenämter aus und war Herausgeber und Redakteur wichtiger Zeitschriften und Periodika. Er blieb körperlich zäh und widerstandsfähig und fand eine neue Lebensgefährtin. Es freute ihn, daß man in England als alter Mensch einfach durch die Tatsache, daß man nicht starb, immensen Respekt, Hochachtung, sogar Liebe entgegengebracht bekam. Er starb mit 88 Jahren.

Lena Christ und Peter Jerusalem

Der Schriftsteller Peter Jerusalem, der sich nach 1933 in Benedix umbenannte, hat sich mit seiner eigenen literarischen Produktion keinen Ruhm erschrieben. Doch ohne ihn hätte es Lena Christ nicht gegeben.

Sie wird als Magdalena Pichler 1881 ins Taufregister von Glonn eingetragen, als uneheliches Kind. Die Mutter haßt das Mädchen und tobt an ihm ihre gefürchteten Wutanfälle aus. Magdalena, die sich selbst die Schuld gibt an der rabiaten Liebesverweigerung der Mutter, entwickelt sich zu einem gehemmten, labilen Menschen ohne das geringste Selbstvertrauen. Sie flüchtet in eine Ehe, die nicht gutgehen kann, weil Leni, belastet durch Blutarmut, eine angegriffene Lunge, Angst vor Berührungen und einen hysterischen Fluch ihrer Mutter am Hochzeitstag, auf ihren verliebten Mann nicht eingehen kann: »die Zärtlichkeiten meines Mannes verursachten mir körperlichen Schmerz.«

Drei Kinder bringt sie zur Welt, mehrere Fehlgeburten zehren an ihrer Kraft, und als der Ehemann durch Fehlspekulationen das gesamte Hab und Gut verliert, trennt sie sich von ihm. Ihr Sohn bleibt bei den Schwiegereltern, die beiden Töchter werden von den Behörden in ein Erziehungsheim gegeben. Dreißig Jahre ist sie alt und ohne brauchbare Zukunftsperspektive, als sie bei Peter Jerusalem Schreibarbeiten übernimmt. Er erkennt ihre Erzählbegabung und ermutigt sie, ihre Erinnerungen niederzuschreiben. Zuerst sperrt sie sich, will immer wieder ihr Manuskript vernichten, doch allmählich gerät sie in den Sog des Schreibens, verkrochen im Bett, wo sie sich offenbar geborgen fühlt, vergißt sie alles um sich herum, sogar den Trubel im Zwölfbettzimmer des Krankenhauses, wo ihre Lungenkrankheit behandelt wird.

Der Titel ihres ersten Buches, *Erinnerungen einer Überflüssigen*, stammt von Jerusalem, ebenso ihr Künstlername (nach dem Mann, den die Mutter als Vater ihres Kindes genannt hat und der angeblich bei einem Schiffsunglück ertrunken ist). Jerusalem hat lange nach ihrem Tod in ihrer Biografie behauptet: »Über manchen Satz haben wir bisweilen stundenlang nachgedacht, um ihm die endgültige Fassung zu geben.« Das mag stimmen, denn tatsächlich fallen manche Passagen durch besonders gedrechselten

Satzbau, der dem seinen ähnelt, aus dem Erzählfluß heraus. Er kümmert sich um die Veröffentlichung des Buches, dessen Sprödigkeit ihn als literarischer Wert überzeugt.

Die Rezensionen loben einhellig den unaufdringlichen, authentisch bayerischen Ton, die Verkaufszahlen sind bescheiden, bedeuten aber immerhin ein Einkommen. Sie heiratet Jerusalem, kann die beiden Töchter zu sich nehmen, findet Zugang zum Münchner Literaturleben, erhält sogar eine Einladung zum König. Ihre Geschichten zum Kriegsbeginn *Unsere Bayern 1914* bringen beachtliche Einnahmen. Als Jerusalem eingezogen wird, gerät sie in Panik, erträgt es nicht, verlassen zu werden.

Sie versucht, ein Theaterstück zu schreiben, aber ihr Mann macht ihr klar, daß ihre Stärke nicht im Dramatischen, sondern im Gestus des Erzählens liegt. Er vernichtet alle Entwürfe und korrigiert sorgfältig den kleinen Roman *Die Rumplhanni*. Von dem Verdienst kauft sie einen winzigen Bauernhof, der sie und ihre Kinder während der Kriegsjahre ernährt. Mit intensiver Arbeit – *Madam Bäurin* entsteht – versucht sie ihre zunehmenden Depressionen zu überwinden. »Ich war nur durch Dich was und bin nix mehr, seit ich Dich nicht mehr hab«, schreibt sie ihrem Mann an die Front, »...mein eigentliches Leben ist wie in einem Sarg verschlossen.« Und plötzlich zerstört sie alles, was sie sich an Sicherheit aufgebaut hat: sie verliebt sich in einen jungen Kriegsversehrten, einen Sänger, der sich selbst mit der Gitarre begleitet, hilft ihm, seine Handverletzung zu kurieren, verläßt ihren Mann und tritt mit dem Geliebten bei bunten Abenden auf. Sie weiß, daß sie sich ins Unglück stürzt: »Ich falle eben doch dem Schicksal anheim, welches mir meine Mutter gewünscht hat.«

Als der Geliebte ohne sie nach Frankreich geht, gibt sie sich auf. In ihrer Not und Verwirrung begeht sie kleine Betrügereien, und als ihre Verhaftung bevorsteht, bringt sie sich um. Peter Jerusalem hat sie die Töchter anvertraut, er ist es auch, der ihr Gift besorgt, als er sieht, daß sie ihren Entschluß unbedingt durchführen wird. Mit Kleistscher Heiterkeit verabschiedet sie sich aus einem Leben, in dem sie nur im Schreiben ihre Identität erahnte.

Skizze

Laure
und George Bataille

»Von diesem Tag an begann ich – anscheinend ruhig, unerschütterlich – laute Schreie aufs Papier zu werfen.« Die sechzehnjährige Colette Peignot hat das Schreiben entdeckt: »Ich fühle mich auf entsetzliche und herrliche Weise allein.« Jetzt kann sie sich wehren, mit den Sätzen, die sie in ihr Heft kritzelt, hat sie rückhaltlose Offenheit und uneinnehmbaren Rückzug gewonnen. Die Tochter aus wohlhabendem katholischen Haus hatte gewagt, der Mutter die sexuelle Zudringlichkeit des hochgeschätzten Herrn Abbé mitzuteilen. Die Mutter weigert sich, ihr zu glauben, beschimpft und verflucht sie. Colette leidet seit ihrem elften Lebensjahr an Tuberkulose, mit 35 ist sie »an einem Übel gestorben, das sie – ohne sie in irgendeiner Weise zu verkleinern – seit der Kindheit begleitete«. George Bataille, der Lebensgefährte ihrer letzten vier Jahre, gibt die Texte aus ihrem Nachlaß heraus, ordnet und kommentiert.

Als sie wußte, daß ihr Leben zu Ende ging, vernichtete sie von ihren Schriften alles, »was sie für verbrennenswert hielt«, und redigierte mit erlöschender Kraft, was sie zur Veröffentlichung freigab. Bei manchen Texten fehlte ihr die Zeit zur formalen Überarbeitung, die ihr wichtig gewesen wäre. Ihre engsten Freunde hatten von ihren Schriften und Notizen gewußt, »aber keinem von ihnen glaubte sie sie eröffnen zu müssen«. Neben ihrem *Letzten Gedicht*, einer verwirrenden Begegnung mit dem Tod (»glänzend, brausend/über eine schmale/und baufällige Treppe/verschwunden«), lag ein Buch über Teresa von Avila, aufgeschlagen genau an der Stelle, wenn die Heilige ihren Wunsch äußert, alle ihre Manuskripte sollten im Kloster bleiben: »Ich hege Sympathien für die pythagoräische Regel, die gebot, die tiefen und heiligen Dinge zu verbergen…« Colette Peignot, die sich Laure nannte, wollte dagegen ausdrücklich, »daß ihr Zeugnis nicht unveröffentlicht bleibt«, denn sie glaubte, »bloß das habe Sinn, was für andere Menschen existiere«.

Auch ihrem Freund George Bataille hat sie erst zu Beginn ihrer Agonie gezeigt, was sie geschrieben hat. Er sieht darin nicht eine

»streng genommen literarische Arbeit«, sondern das Bemühen, sich von ihren Verletzungen zu befreien, indem sie diese nach außen projizierte. Ein Schlüsselbegriff ihres Denkens ist Kommunikation. Als Bataille in ihrem Nachlaß Aussagen über das Heilige findet, löst dies bei ihm »eine der heftigsten Emotionen« seines Lebens aus: »Ich hatte ihr gegenüber niemals diese paradoxe Idee zum Ausdruck bringen können: daß das Heilige Kommunikation ist« – nicht nur der Menschen untereinander, sondern des Menschen mit dem Universum.

»Kommunikation könnte hier im Sinne einer Verschmelzung verstanden werden, eines Verlustes seiner selbst, dessen Integration erst mit dem Tod vollendet wird, von dem die erotische Verschmelzung ein Ebenbild ist.« Aus diesem Wissen heraus hatte sie, »rechtzeitig aufsässig geworden«, versucht, »ihrem Leben eine Bedeutung zu geben«. Sie hatte zum Beispiel in ihrer Suche nach dem Absoluten ein Jahr in Berlin mit einem Mann verbracht, der sie wie eine Hündin gehalten hatte (»er legte sie auf allen vieren an die Leine…«), oder: »Sie wollte eine militante Revolutionärin werden, besaß jedoch bloß eine nutzlose und fieberhafte Unruhe.«

Nach Jahren verzweifelter Erniedrigung lernt sie 1934 Bataille kennen, der sagt: »Vom ersten Tag an spürte ich zwischen ihr und mir eine völlige Durchsichtigkeit.« 1928 hat er unter Pseudonym *Die Geschichte des Auges* veröffentlicht, in 134 Exemplaren. Er hat in Laure die Partnerin gefunden, die er sich in dieser Geschichte tödlicher Obsessionen geschaffen hat. In der Bereitschaft zur grenzensprengenden Selbstverschwendung erleben beide die vollkommene Passion.

Geschrieben hat in der gemeinsamen Zeit nur sie, geheim, gehetzt von ihrer Krankheit. In der szenischen Folge *Der Tote*, posthum erschienen – Bataille starb 1962 –, huldigt er in dem Mädchen Manie, das sich selbst zerstört, um dem Geliebten in den Tod zu folgen, seiner Gefährtin. »Die anderen streckten sie aus, öffneten ihre Beine. Sie atmete schnell, sie röchelte. Die Szene erinnerte in ihrer Gemächlichkeit an das Abstechen eines Schweins oder an die Grablegung eines Gottes.« Laure hätte verstanden.

Jubelnde Selbstverleugnung

Sylvia Plath und
Ted Hughes

Die ganze große Welt ist nichts weiter als ein angemessener Rahmen für das glücklichste, hochherzigste, schöpferischste Paar«, das mit kosmossprengender Energie »das Fleisch der Erde und den Geist der dünnen, mühsamen Luft, die jenseits der entferntesten Planeten weht«, vereint. Zwei Genies haben sich miteinander verbunden, wie einer »liebsten heißgeliebten herrlichen heiligen Mutter« verkündet wird. Der zickige Überschwang könnte scherzhaft gemeint sein, man will es ja gerne vermuten. Allerdings läßt sich ein Unbehagen nicht unterdrücken, weiß man doch, wie nur sieben Jahre später diese Liebe enden wird. Vorausdeutungen auf Konflikte sind unter diesem Aspekt gar nicht zu übersehen. »Wir besitzen beide eine außergewöhnliche Stärke, Kreativität und schöpferische Disziplin«, heißt es da, »wir sind fähig zu der gewissenhaftesten, unverbrüchlichsten Treue auf der Welt, verlangen einander das Äußerste ab und tun alles, was in unseren Kräften steht, damit der andere das Höchstmaß an Leistungsfähigkeit und Produktivität erreicht…«

Auf der Liebe zwischen Sylvia Plath und Ted Hughes lastet von Anbeginn der Druck des Gelingens. Sie wollen einander die einmalige Partnerschaft bieten, nur Superlative genügen dem Höhenflug der Pläne, ein Wunschbild vom Paar wird geschaffen, wie es noch keines gegeben haben kann. Die »Brownings des 20. Jahrhunderts« werden die beiden angeblich von Freunden und Kommilitonen genannt – die Absurdität des Vergleichs unterstreicht noch die Besonderheit dieser neuen Dichterliebe: jung sind die Liebenden, 23 und 25 Jahre alt, kerngesund, attraktiv, überströmend vor Lebenskraft und Leidenschaft, die offensiv zur Schau gestellt wird. »Wunderbar und kolossal und angsteinjagend« ist diese Beziehung, und beide produzieren »arbeitende, schwitzende, keuchende Gedichte«, was den feinsinnigen Schöngeistern der viktorianischen Epoche nicht im Traum eingefallen und auch kaum möglich gewesen wäre.

Der Alltag dieser »hochfahrenden Liebe«? Verzückt rennt das Paar durch Wald, Feld und Moor, vergnügt sich an der Ausweitung seiner Sprachkompetenz (»Wir toben uns aus in Wörtern!«), sie lesen einander Gedichte vor, diskutieren deren Qualität, schreiben eigene und liefern dazu die schärfste Kritik, sie braten Steaks und Forellen und trinken Sherry; sie lernt für ihre Examina in Cambridge, die er schon hinter sich hat, sie tippt unermüdlich seine Gedichte ab und verschickt sie, ordentlich mit Rückporto versehen, an Verlage und Zeitschriften in England und Amerika (»Er hat mich offiziell zu seiner Agentin ernannt...«), sie sind so hingerissen voneinander, daß sie nach vier Monaten bereits heiraten: am 16. Juni 1956 – literarischer Kotau vor James Joyces' *Bloomsday*. Ein Urlaub in Spanien beweist, wie »phantastisch« sie zusammenpassen: »beide brauchen wir dieselbe Menge Schlaf und Essen und Zeit zum Schreiben; beide sind wir nach innen gewandt, nahezu ungesellig« – und beide sind natürlich auch in der Haushaltsführung perfekt, ernähren sich gesund, weil Sylvia aus den Angeboten des Marktes die köstlichsten Mahlzeiten herstellt, sie haben die günstigsten Einkaufsquellen ausfindig gemacht, und sie verkraften locker die vielen Absagen, mit denen sie die eingesandten Texte zurückbekommen.

Sylvias Briefe an ihre Mutter, die mit zwanghafter Ausführlichkeit über die Tagesabläufe informiert wird, führen ein protziges Glück vor, im Tagebuch klingt ein anderer Ton an: »Der Schmerz dringt ein, sauber wie ein Rasiermesser, und das dunkle Blut quillt. (...) Das Falsche nimmt zu und füllt das Haus wie eine fleischfressende Pflanze.« Sie fühlt sich mit Ted wie »zwei stille Fremde«. Den Anlaß für diese plötzliche Entfremdung erfährt man nicht; wodurch mochte das Ideal, so emphatisch zelebriert, gestört worden sein? Blitzschnelle Stimmungswechsel verwandeln das Paradies in einen Grabhügel für alle Hoffnung. Sylvia hat in ihrem Mann das vollkommen Erstrebenswerte schlechthin gewonnen. Seit ihrer frühen Jugend hatte sie gewußt, wie ihr künftiger Ehemann sein müsse: »intelligent, dabei körperlich anziehend und faszinierend«, ein romantischer Held, mit dem sie »verschmelzen« will. Da sie ihr Ziel erreicht hat, bedarf es ständiger Beschwörung, um die nagenden Verlustängste zu bändigen. Ihren Vater hatte sie verloren, als sie acht Jahre alt war. Sie leidet an dem Trauma, er habe sie böswillig verlassen. Tatsächlich hatte sich Vater Plath so lange geweigert, deutliche Krankheitssymptome untersuchen zu lassen, bis es für jede Behandlung zu spät war und er innerhalb weniger Tage starb. Den Verlust und den

Gedanken an die Schuld des Vaters wird sie niemals überwinden.

Ebenso traumatisch wirkte sich das Verhalten der Mutter nach dem Tod des Vaters aus. Sie hatte es sich zur Aufgabe gemacht, ihre Kinder, Sylvia und einen zwei Jahre jüngeren Bruder, nichts von ihrem Kummer merken zu lassen, was bei Sylvia den Verdacht auslöste, die Mutter habe nicht getrauert. Sie wuchs also mit Vorwürfen gegen beide Eltern auf. Obwohl sich die Mutter aufopferte, um ihren Kindern alles zu bieten, bedrückte die unausgesprochene Forderung, sich so zu verhalten, als gäbe es keinerlei Probleme, das Familienleben.

Selbstbeherrschung, gute Laune, Disziplin und vor allem Leistung – unter der prägenden Wucht dieser Werte entwickelt sich Sylvia zum perfekten Vorzeigekind. Aus der Ehe der Eltern war sie es gewohnt, daß sich die Mutter völlig untergeordnet hatte und auch die Kinder zu äußerster Rücksicht auf den Vater erzogen worden waren. So erhoffte sie sich also auch für sich lediglich, daß ein künftiger Ehemann über so viel Autorität verfüge, damit sie ihm gerne zu Diensten sei: »Mein Gott, ich würde so gern kochen und haushalten, Kraft in die Träume eines Mannes fluten lassen und schreiben, wenn er reden, gehen und arbeiten könnte und leidenschaftlich seine Laufbahn verfolgen wollte. Ich ertrage es nicht, daran zu denken, daß diese Fähigkeit zu lieben und zu geben in mir braun und welk wird«, schreibt sie am 25. Februar 1956 in ihr Tagebuch – am Abend dieses Tages wird sie bei einer Party Ted Hughes kennenlernen. Nie hätte sie »eine alleinstehende Frau, eine Karrierefrau« werden mögen, aber obwohl sie sich bereits zu alt fühlte, um noch ledig zu sein, ging sie auf keines der Heiratsangebote ein und sparte sich auf für die große, die überwältigende Begegnung. Und sie hatte wirklich einen Mann gefunden, den sie nicht nur stark und schön und repräsentativ fand, sondern den sie auch als Dichter bewunderte. An der Seite von Ted Hughes würde sie keine »bittere, frustrierte oder verschrobene Männernachahmerin« werden, sondern ein »weiblicher Sänger«. Er werde aus ihr eine Dichterin machen, »die die Welt in Erstaunen versetzt«, nie werde er dulden, daß sie ihrem »besten, wahren Ich abtrünnig werde«.

Ted ist ihr ebenbürtig und doch »mir intellektuell und kreativ immer so weit voraus, daß ich mich ganz und gar weiblich fühlen und ihn bewundern kann«. Sie hat einen Mann ersehnt, der sie »dauernd zum Studieren, Denken, Zeichnen und Schreiben anregt«, und Ted ist besser als jeder Lehrer, »füllt sogar irgendwie das riesengroße, traurige Loch aus, das ich, die keinen Vater hatte, immer gespürt habe«. Sie genießt es, auf ihn »überhaupt nicht neidisch« zu sein, und steigert sich in unterwürfigen Stolz auf seine Überlegenheit hinein – eine nützliche Haltung, ist er doch tatsächlich bereits sehr viel erfolgreicher als sie.

Er stammte aus West Yorkshire, dem »regengetränkten« Land der Brontës, sein Vater war Tabakwarenhändler, seine Kindheit verbrachte er mit Jagen und Fischen, mit fünfzehn schrieb er Gedichte. Nach seinem Cambridge-Examen in Anthropologie verdiente er als Nachtwächter, Gärtner und Lektor einer Filmproduktion seinen Lebensunterhalt, vom Universitätsbetrieb hielt er sich fern, seine Gedichte verstand er als Protest gegen die poetische Tradition Englands, nie wäre er auf die Idee gekommen, sich an literarischen Wettbewerben zu beteiligen.

Im Alter von 17 Jahren »hatte Sylvia sich mehr als fünfzig Absagen eingehandelt, und bevor die erste Kurzgeschichte von ihr zur Veröffentlichung angenommen wurde, hatte sie etwa vierundvierzigmal eine eingereicht«. Als sie ausgewählt worden war, mit neunzehn anderen College-Girls einen Monat lang Gastredakteurin der konservativen Hochglanz-Frauenzeitschrift »Mademoiselle« zu spielen, hielt sie dies für einen Triumph ihrer schriftstellerischen Laufbahn. Ted und sie waren gleichermaßen besessen vom Schreiben, »aber, wie ich fand, auf unterschiedliche Weise«, berichtet ein Freund. »Sylvia wollte unbedingt, daß es gelesen wurde; Ted wollte unbedingt, daß es existierte.«

Sylvia reichte vierzig seiner Gedichte bei einem amerikanischen Wettbewerb für Nachwuchslyriker ein, *The Hawk in the Ram* gewann und wurde bei Harper's veröffentlicht. Ohne Sylvia hätte er von diesem Wettbewerb gar nichts gewußt und weiterhin »in Rosengärten oder Lagerhäusern arbeiten müssen«. Sie jubelt: »Ich bin glücklicher, als wenn das mein Buch wäre, das veröffentlicht wird! Ich habe mich so eingehend mit diesen Gedichten von Ted beschäftigt, habe sie so unzählige Male abgetippt, wenn er sie wieder und wieder überarbeitet hat…« Sie beteuert, es gäbe keinerlei Rivalität zwischen ihnen, im Gegenteil, gemeinsam verdoppelten sie ihre »schöpferische Produktion«. Sie geht in ihrer Hingabe auf: »Welche Frau hat schon solchen Anteil an der kostbaren Karriere ihres Mannes wie ich?« Ted scheint ihre Anbetung geschätzt zu haben, war sie doch keineswegs eine naive

Schwärmerin, sondern im Gegenteil kritisch und scharfzüngig.

Das Gedicht, das sie unmittelbar nach dem Kennenlernen verfaßt hat, präsentiert stolz die ungestüme Lust, sich dem Zugriff eines »schwarzen Schänders« auszuliefern. »Verfolgung« ist der Titel, ein Panther jagt das lyrische Ich, das sich mit lustvollem Entsetzen verbirgt, überwältigt von der Blutgier und zerstörerischen Raserei des Aggressors (»Den Weg der wilden Katze säumen/Entfacht zu Fackeln seiner Lust/ Verbrannt Frauen, die als Beute/ gelockt den Hunger seines Leibes«). Die so rücksichtslos begehrte Beute entzieht sich nur, um das Spiel der Gewalt hochzupeitschen, der Sieg des Panthers ist höchster Rausch und Vernichtung zugleich: »Nicht lang, dann bringt er mir den Tod.«

Die wohlerzogene junge Amerikanerin, die von keiner einzigen Person jemals als erotisch bezeichnet wird, wagt sich in den Bereich dunkel brünstiger Träume und ist so entzückt von der eigenen Kühnheit, daß das Gedicht sofort der Mutter geschickt werden muß. Der neue Mann in ihrem Leben, der sich so grandios unterscheidet von den smarten, zuvorkommenden bisherigen Liebhabern, wird stilisiert als Einbruch animalischer Grausamkeit, da mögen Freunde und Bekannte noch so einhellig betonen, daß Ted Hughes in seiner freundlichen Sanftheit diesem Bild überhaupt nicht entsprach: »Er (...) tat vor meinen Augen nie etwas Gewalttätiges. Er machte nicht einmal eine drohende Geste. Gewalt gibt es in seinen Gedichten – als Ausdruck der Gewalt des Universums.« Doch Sylvia, unter deren höflicher Angepaßtheit das wütende Bedürfnis lauert, sich für alle Abhängigkeit und Zähmung des geknebelten Ego zu rächen, will mit ihrem Helden einen Feldzug gegen die ganze Welt führen (deshalb ist es ihr auch wichtig mitzuteilen, wie sie beide sich abschotten in der Verachtung des sogenannten Literaturbetriebs), zugleich aber ihn adeln durch ihre bedingungslose Demut. Für sie war klar, daß ihr Mann die selbstbewußte Freiwilligkeit dieser Demut erkennen würde. Da sie sich aber so überzeugend in den Dienst seines Werkes stellte und den eigenen Ehrgeiz ganz zurücknahm, da sie sich mit so glaubwürdiger Dankbarkeit seiner Führung überließ (er verfaßte Listen mit möglichen Themen für ihre Gedichte, er fertigte für sie einen Tagesplan an mit einem Kanon zu bewältigender Lektüre, er lehrte sie Atmungs- und Entspannungsübungen zur Förderung ihrer Konzentration und ging schließlich dazu über, sie erfolgreich zu hypnotisieren), verlor er aus dem Auge, daß seine Partnerin ihm ihre Unterwerfung als Geschenk darbot, und das erotische Experiment entartete zu konventioneller Rollenverteilung in der bürgerlichen Ehe. Nach den Tagebüchern zu schließen (von denen allerdings ein Teil von unbekanntem Umfang nicht zur Einsicht freigegeben wurde), war dieses grundsätzliche Mißverständnis nie Thema der Auseinandersetzung zwischen den beiden.

Ihre Konflikte sind auch Ausdruck unterschiedlicher soziokultureller Prägungen. Sylvia verkörpert die »Ostküstenart« eines begabten amerikanischen Mädchens aus bildungsbeflissenem Mittelstand, der Vater Universitätsbiologe, die Mutter Lehrerin. Da die Familie über kein Kapital – nach dem Tod des Vaters lebt sie nur von den Einkünften der Mutter – und über keine gesellschaftlichen Beziehungen verfügt, kann ein angestrebter Status nur erreicht werden über Leistung, das heißt Ausbildung durch Stipendien. Dabei entsteht eine Mentalität, die sich in ständigem Konkurrenzkampf härtet. Für Sylvias Begabung, das Schreiben, gibt es eine Vielzahl von Wettbewerben, die es zu gewinnen gilt, was das Selbstvertrauen stärken und darauf vorbereiten soll, eventuelle Niederlagen sportlich wegzustecken. Ohne sozialstaatliche Absicherung ist der Existenzkampf Thema jedes einzelnen Tages, Erfolg eine forcierte Anstrengung. Die Auffassung, Kreativität sei erlernbar und permanent zu trainieren, macht Schüler und Studenten abhängig von der Zustimmung ausgebildeter Kreativitätsexperten. Paßt man sich deren Urteil an, kommt man voran. Versucht man einen Alleingang, benötigt man einen fast manischen Glauben an den eigenen Wert gegen jede Bestätigung. Natürlich vermitteln Kurse, abgehalten von Koryphäen der Literatur, jungen Dichtern Maßstäbe der Selbsteinschätzung und Anleitung zur Technik des Schreibens, doch in Europa käme niemand auf die Idee, diesen Weg für den einzigen zu professioneller Kompetenz zu halten.

Die zwanghaften Bemühungen der Sylvia Plath um Veröffentlichung ihrer Gedichte und Erzählungen entspricht genau dem von Kindheit an erlernten Verhalten und wird in Cambridge von den jungen englischen Poeten verspottet. Ted Hughes ist viel weniger als seine Frau angewiesen auf öffentliche Anerkennung, zwar will er sich von seiner Arbeit als Autor ernähren, aber dazu zählen auch Tätigkeiten im Rundfunk, an Schulen, Zeitungsartikeln, Vorträge – er profitiert von Sylvias unermüdlicher Selbstvermarktung, unternimmt aber selbst nichts dergleichen. In die englische Lyrik mit ihren Schwerpunkten im Alltäglichen, ihrem Engagement für soziale Probleme und der Intellektualität der »Movement Poets« ist er wie ein Berserker eingebrochen und hat gegen das Gewohnte den Mythos gesetzt, das Irrationale, die Vision. Er gefällt sich in der »Rolle des primitiven Kelten und erzählt die Geschichte eines Traums, den er in seinem zweiten Jahr in Cambridge gehabt hat. Damals studierte er Englisch, schrieb zahllose kritische Aufsätze und war damit nicht sehr glücklich. Eines Nachts erschien ihm im Traum ein Fuchs (sein Totemtier) – mannshoch, aufrecht und mit menschlichen Händen. Er ging auf Teds Aufsatz zu und legte seine verkohlte Hand darauf, dabei sagte er streng: ›Hör damit auf. Du bringst uns um.‹ Am nächsten Tag, sagte Ted, wechselte er zu Archäologie und Anthropologie.«

Damit auch Sylvia ihren Gesichtskreis erweitere, gibt er ihr Bücher »über Volkstum, Winkerkrabben und Meteoriten«, wie sie dankbar ihrer Mutter mitteilt, aber sie findet dabei nicht ihre Themen. Erst als sie nach ihrem Examen mit Ted für eine Zeit in Amerika lebt und bei Robert Lowell, der damals in seinen *Life Studies* eine radikale Bekenntnislyrik vorstellte, einen Kurs belegt, findet sie ihre authentische Sprache, schreibt nicht mehr Gedichte mit einem riesigen Wörterbuch auf den Knien und wagt es, eigene Erfahrungen zu verarbeiten, also ihre Zusammenbrüche, Klinikaufenthalte, den Selbstmordversuch von 1953. Mit zwanzig hatte sie die ständige Anspannung nicht mehr ertragen: im College die besten Ergebnisse erzielen, vielversprechende Literatur produzieren, zu den beliebtesten Mädchen gehören und Verabredungen mit den begehrtesten Jungen absolvieren, immerzu als strahlender Erfolgstyp auftreten – ihre Widerstandskraft, um das Dunkle, Bedrohliche in Schach zu halten, versagte. Vielleicht hätte ihr die europäische Auffassung vom Künstler als grundsätzlichem Außenseiter mit dem Freiraum für Krankheit, Sucht, Asozialität das Leben erträglicher gemacht.

Sicher ist die Panik, die in ihr brodelte, nicht nur auf den enormen Druck ihrer Erziehung zurückzuführen, immerhin sind aus der Familie ihres Vaters Fälle schwerster Depression überliefert. Sie konnte sich nicht helfen, als immer wieder Verfinsterungen über sie hereinbrachen, die sich nicht in den Anspruch auf Perfektion integrieren ließen. So wurde sie also therapiert, und zwar mit der damals in Amerika üblichen Methode des Elektroschocks.

Nach dieser Horrorerfahrung, deren Grauen sie bis an ihr Lebensende nicht loslassen wird, wollte sie ihr Leben beenden. Sie plante diesen Schritt so sorgfältig, daß er ihr fast gelungen wäre. Mit dem ganzen Vorrat ihrer Mutter an Schlaftabletten verkroch sie sich in einen dunklen, feuchten Kellerverschlag voller Spinnweben und wurde am dritten Tag nur gerettet, weil sie einen Teil der Tabletten erbrochen und ihr Bruder ein leises Stöhnen gehört hatte. Ted Hughes hatte keine Ahnung von dem Ausmaß ihrer Selbstzerstörungsenergie.

Das erste Ehejahr verging in ungetrübter Euphorie, die gemeinsame Arbeit beflügelte beide, sie kritisierten einander mit Liebe und Sachverstand, trotz des Erfolgsvorsprungs von Ted galten beide als aufstrebende Dichter, die eine große Zukunft vor sich hatten, Sylvias Bewunderung für ihren Mann stärkte ihre Selbstsicherheit, und seine Gelassenheit glich manche Krise bereits im Ansatz aus.

Ab Sommer 1957 lebten die beiden in Amerika, Sylvia hatte eine Dozentenstelle an ihrem früheren College bekommen und Ted einen Lehrauftrag an der Universität von Massachusetts in Aussicht. Die Lehrtätigkeit strengte Sylvia dermaßen an, daß für Monate keine Rede davon sein konnte, selbst zu schreiben. Nicht nur, daß sie sich in ihrem Perfektionswahn maßlos überforderte (jede ihrer Unterrichtsstunden sollte außergewöhnlich sein), sie empfand auch den wissenschaftlichen Umgang mit Literatur als schädlich für die eigene Kreativität: »Wenn ich erkläre, wie Henry James Metaphern benutzt, um emotionale Zustände anschaulich und konkret zu machen, sterbe ich vor Sehnsucht, meine eigenen Metaphern zu erfinden.« Das wöchentliche Pensum an Korrekturen erschöpfte sie, ihre Zuständigkeit für etwa siebzig Studentinnen erfüllte sie mit Entsetzen. Das, was sie ihr »mörderisches Ich« nannte, ergriff Besitz von ihr. In ihrem Tagebuch kämpft sie mit ihrem Dämon: »Seine stärkste Waffe ist und war mein Image: die Erfolgreiche. Beim Schreiben, beim Unterrichten und im Leben. Sobald ich Mißerfolg in Form von Ablehnung wittere, verwirrte Gesichter beim Unterricht, wenn ich etwas unklar ausdrücke, oder nacktes Entsetzen in persönlichen Beziehungen, werfe ich mir vor, verlogen zu sein und vorzugeben, ich sei besser, als ich bin, und im Grunde nichts zu taugen.« Sie weiß, daß ihr Dämon ihr »gutes Ich« umbringen will. »Wenn ich dieses Jahr durchstehe und meinem Dämon einen Tritt gebe, wenn er hochkommt, indem ich begreife, daß ich nach einem Tag Arbeit müde sein werde und müde, nachdem ich Arbeiten korrigiert habe, und daß es eine natürliche Müdigkeit ist und nicht etwas, über das ich vor Entsetzen schreie, dann wird es mir Stück für Stück gelingen, mich dem Kampf des Lebens zu stellen, anstatt davonzulaufen, sobald es weh tut.«

Die Beziehung zu Ted ist schwierig geworden. Sie neidet ihm seine Ruhe, seine Konzentration, macht ihn verantwortlich für ihre Überlastung. »Mein Ideal, eine gute Lehrerin zu sein, nebenbei ein Buch zu schreiben und obendrein eine unterhaltsame Hausfrau, Köchin und Ehefrau zu sein, schwindet rapide«, klagt sie ihrem Bruder. Ted beteiligt sich an der Arbeit im Haushalt, dennoch gibt es unerfreuliche Auseinandersetzungen über die Aufgabenteilung in der Küche und über das Instandhalten seiner Kleidung – er läuft Sommer und Winter in abgetragenen Cordhosen und abgewetztem Pullover herum und erwartet von ihr, daß sie Löcher flickt und Knöpfe annäht. Ihren Aufwand um die Zubereitung der Mahlzeiten und die Ordnung in der kleinen Wohnung versteht er nicht, Sylvias Zwanghaftigkeit belastet ihn. Auch er ist stimmungsabhängig und kann in üble Laune versinken, aber an Sylvias Seite kommt ihm der Part des starken, gelassenen Riesen zu, der sie während ihrer Migräneanfälle umsorgt und ihre Verzweiflung auffängt. Allmählich staut sich in ihr eine mörderische Wut, die sich in aggressiven Träumen äußert oder in Tagebuchbekenntnissen wie diesen: »Samstag erschöpft, fertig mit den Nerven. Schlaflos. Habe dich, Buch, hingeworfen, mit der Faust geschlagen. Getreten, geschlagen. Lust, jemanden zu ermorden, nur als Sündenbock.« – »Die Gewalt in mir ist ungezügelt wie Totenblut. Ich kann mich umbringen – oder, das weiß ich jetzt – sogar einen anderen töten.«

Ihre Themenliste für neue Gedichte kreist um Schreckensbilder: »Kliniken und verrückte Frauen. Elektroschocktherapien und Insulintrancen. Mandeln und Zähne herausgenommen. Petting, parken, eine mißglückte Entjungferung und die Notaufnahme, mehrere vergebliche Lieben in New York, Paris, Nizza. Ich erfinde vergessene Einzelheiten. Gesichter und Gewalt. Bisse und verdrehte Worte. Versuche es damit.« Die vergangenen Schmerzen lebendig halten, verhindern, daß Wunden heilen, Erinnerungen vernarben – sie braucht die bitteren Impulse aus dem Fundus ihrer Erfahrungen. Ted Hughes sagt, sie habe nie aus dem

Antrieb freier Fantasie heraus schreiben können, für jedes ihrer Bilder habe sie mit ihrem Leben gezahlt.

Während sie erstickt unter dem Arbeitspensum des Lehrauftrags, quält sie der Neid auf Autoren, die erfolgreich veröffentlichen, und, die schlimmste Belastung für ihre Ehe: sie gerät immer tiefer in den Sog wahnhafter Eifersucht. Wegen eines überraschenden Zusammentreffens mit Ted, der mit einer Studentin spricht und sich nach Sylvias Meinung verdächtig benimmt, sieht sie sich in ihrem Glauben an ihn, in ihrem Vertrauen in diese »gewissenhafteste, unverbrüchlichste Treue« getäuscht, der vermeintliche Verrat treibt sie zu einem tätlichen Angriff auf Ted. Zornig notiert sie in ihrem Tagebuch ihr Bedauern, daß sie Ted vom Geld ihrer Mutter Kleidung kaufe und nach wie vor seine Gedichte abtippe. Dabei ist Kleinlichkeit ihrem Wesen völlig fremd, doch in ihren Erregungszuständen und Wutanfällen kennt sie sich selbst nicht. Seit Monaten nimmt sie Therapiestunden bei der Ärztin, die sie nach ihrem Selbstmordversuch betreut hatte, und klammert sich an diese Frau als Korrektiv ihrer Pein: »Nein, ich werde nicht aus dem Fenster springen oder mit Warrens [ihres Bruders] Wagen gegen einen Baum fahren oder die Garage mit Kohlenmonoxyd füllen und es billig machen oder mir die Pulsadern öffnen und mich in die Badewanne legen. Ich habe allen Glauben verloren und sehe klar.« Sie nimmt sich vor, weiter zu unterrichten und zu schreiben, »gut zu schreiben«. Obwohl sie sich bewußt ist, daß sie die Enttäuschung, von ihrem Vater verlassen zu sein, auf ihren Mann überträgt, kann sie sich aus dieser Fixierung nicht befreien. Der Vater, »die begrabene männliche Muse«, und Ted »der Schöpfergott«, bilden eine Einheit gegen sie, um sie zu vernichten.

Ted und sie beschließen, nicht mehr zu unterrichten, sondern sich ganz auf das Schreiben zu konzentrieren und vorläufig von den Ersparnissen aus der Zeit der Lehrtätigkeit zu leben. Doch statt befreit aufzuatmen, stürzt Sylvia in den Abgrund einer massiven Schreibblockade. Ted versucht, sie durch Telepathie zu stimulieren: mit einem provisorischen Quija-Brett (einer Alphabet-Platte für Geisterbeschwörungen) holen sie sich Anregungen von Geistern aus der Unterwelt, darunter einem »Prinz Otto«, dem Sylvia besonders vertraut, trägt er doch den Vornamen ihres Vaters. »Wenn sie darauf drang, persönlich mit ihm zu reden, bekam sie zur Antwort, daß das nicht möglich sei, da Prinz Otto dem Koloß unterstellt sei. Als sie den dann sprechen wollte, sagten die ›Geister‹, er sei unnahbar.«

Magie, Okkultismus, Astrologie, die Riten primitiver Religionen gehören nicht nur zu den Themenbereichen von Teds Lyrik, sondern er benutzt sie als Kraftquellen seiner schöpferischen Begabung. Die Funktion des Dichters besteht für ihn darin, wie der Seher oder Medizinmann oder Schamane in archaischen Gesellschaften Störungen zwischen Mensch und Natur aufzuspüren und zu benennen, wodurch die verletzten Ordnungen ihr Gleichgewicht wiedergewinnen sollen. Sylvia hat sich mit der ihr eigenen Inbrunst die ihr fremde Materie einverleibt, gehorsam folgt sie ihm bei seiner Suche nach dem Zugang zu den Mysterien, läßt sich führen zur Entdeckung ihres »wahren Selbst«. Ihre Abhängigkeit nimmt zu, kaum eine Stunde verbringt sie nicht in seiner Nähe, und nur im Tagebuch wagt sie einen Hauch von Rebellion: »Ich genieße es, wenn Ted einmal ausgeht. Dann kann ich mein eigenes Innenleben, eigene Gedanken aufbauen ohne sein ständiges ›Woran denkst du? Was hast du vor?‹, was mich sofort und aufsässig mein Denken und jedes Vorhaben beenden läßt.« Sie empfindet die Symbiose als verlockend und bedrohlich zugleich: der Vorsatz, nicht ganz sein Geschöpf zu werden, wechselt mit der Bereitschaft zur völligen Selbstaufgabe. Nur für ihn will sie schreiben und arbeiten. »Keine Kritik an ihm, kein Nörgeln. Er ist ein Genie. Ich bin seine Frau.«

In ihrer anhaltenden Schreiblähmung erscheint ihr sogar das Unterrichten im nachhinein als angenehm, da es ihre leere Zeit, die sie nicht nutzen kann, strukturiert hatte. Um dem horror vacui zu entkommen, nimmt sie eine Stelle als Sekretärin in einer psychiatrischen Klinik an und durchbricht mit dieser kurzen Berufstätigkeit die Blockade. Das Krankenhaus bietet ihr Stoff für neue Erzählungen, der Bann ist gebrochen. Dennoch ist sie unzufrieden. Den eigentlichen Grund wagt sie nicht einmal in ihren Tagebüchern zuzugeben: Ted ist nach seinem ersten Gedichtband unter amerikanischen Lyrikern ein vielversprechender Name. Seine Gedichte werden von allen Zeitschriften, an die sich Sylvia für ihn wendet, angenommen, ihre eigenen nur sehr selten. Er wird von bekannten Autoren eingeladen, natürlich mit seiner Frau. Die Gespräche kreisen um Literatur, aber »über ihre Gedichte wurde nichts gesagt. Ich wußte nicht, daß sie Lyrikerin war«, berichtet ein junger Autor. Ein weiterer Anlaß, sich minderwertig zu fühlen: Sie wird nicht schwanger, befürchtet Unfruchtbarkeit und tippt ausgerechnet ein Gedicht ihres Mannes, das seinem zweiten Lyrikband den Namen geben wird: *Luperkalien*. Fruchtbarkeitsriten der römischen Antike werden beschworen, Athleten (»Ihre bronzenen Körper ölglänzend«) peitschen mit »zähen Riemen aus Ziegenhaut« die »erfrorenen« Frauen, um den »Funken der Blutbrunst« in ihr Bett zu schleudern – die forcierte Männlichkeit vieler Gedichte von Hughes kann für Plath nur erträglich gewesen sein, solange sie sich als starke Gefährtin in der gemeinsamen Sexualität sicher fühlte. Nahmen aber Niedergeschlagenheit und Mutlosigkeit in ihr überhand und wurde die »hochfahrende Liebe« trivialisiert durch häusliches Gezänk, blieb sie ausgeschlossen aus seiner Gedankenwelt, in der natürliche Grausamkeit, das animalische Recht zu töten, Raub, Blutsbrüderschaft und ein überbordender Vitalismus dominieren. Schließlich befreit eine Schwangerschaft Sylvia von dem Druck zumindest dieses Ungenügens. Das Ehepaar kehrt nach England zurück, wo die Kinder geboren werden sollten.

Eine winzige Wohnung wurde gefunden, akute Geldsorgen gab es nicht, da Hughes das Guggenheim-Stipendium erhalten hatte und ständig Angebote eingingen für Lesungen, Vorträge, Rundfunksendungen (die gesamte Post erledigte Sylvia). Endlich, im Februar 1960, erhielt auch Sylvia einen Vertrag zur Veröffentlichung ihres ersten Gedichtbandes (*The Colossus*), und am 1. April brachte sie ihr erstes Kind zur Welt, zu Hause, mit Hilfe einer Hebamme und Teds, der seine Frau nach Kräften verwöhnte. Und doch sind die Berichte fast aller Augenzeugen über diese Ehe besorgt und irritiert. Einhellig wird von den näheren Bekannten die unberechenbare Launenhaftigkeit Sylvias hervorgehoben, ihre jähen Stimmungswechsel terrorisierten ihre Umgebung, mit eisigem Schweigen oder durch plötzliches Verschwinden strafte sie Ted für geringfügige Verfehlungen wie etwa eine Verspätung. »Ted leidet sehr viel mehr, als er je eingestehen würde. Aber er liebt sie auch, und ich glaube, man rechnet am besten damit, daß er bei ihr bleiben wird. Und sie liebt ihn ganz offensichtlich auf ihre selbstsüchtige und besitzergreifende Art sehr.«

Die negativen Urteile über ihre Unfreundlichkeit, sogar Feindseligkeit mehrten sich, ihre unversöhnliche, rechthaberische Art stieß vertraute Menschen genauso wie fremde vor den Kopf. Aus den vielen, zum Teil auch banalen Beispielen für ihr Verhalten entsteht das Bild einer unangenehm egozentrischen Person. Was war geschehen? Trotz der Freude über das Kind fühlte sie sich überlastet. Sie fertigte täglich Listen an, was alles zu erledigen sei, und konnte nie genießen, alles abgehakt zu haben. Daß sie nicht zum Schreiben kam, machte sie rasend und erbitterte sie gegen Ted, dem Freunde ein Arbeitszimmer zur Verfügung gestellt hatten, das sie für die Zeit, in der er das Kind hütete, auch für sich reklamierte.

Ted übernahm durchaus einen Anteil an der Haushaltsarbeit, ungewöhnlich für eine Ehe der späten fünfziger Jahre, aber dafür schmückte ihn die Aura des Außergewöhnlichen, alle Welt lobte ihn für seinen Einsatz, der bei Sylvia als selbstverständlich angesehen wurde. Sein Werk brachte ihm Anerkennung, sogar Prominenz im Literaturbetrieb, er erhielt interessante Angebote und Aufträge, das Echo auf Sylvias Veröffentlichungen blieb dagegen bescheiden. Seine Bemühungen, seine Frau zu entlasten, um Freiraum für ihr Schreiben zu schaffen, wurden allgemein honoriert, seine Geduld mit ihr, seine Rücksichtnahme auf sie in allen Äußerungen über das Dichterpaar Hughes hervorgehoben. Er hatte die undankbare Rolle in dieser Partnerschaft an sie delegiert. Blikken, die ihn bewunderten und sie ablehnten, trotzte sie mit verstärkter Unleidlichkeit.

Ihre Angst, er werde sie verlassen, wenn er sie auf der Erfolgsskala weit überholen würde, schürte ihre Eifersucht, die sich katastrophal entlud. Als er von einer beruflichen Verabredung mit einer Redakteurin, deren Stimme sie am Telefon mißtrauisch gemacht hatte, verspätet nach Hause kam, hatte sie Briefe an ihn, das gesamte Material seiner Vorarbeiten und eine wertvolle Shakespeare-Ausgabe, an der er hing, zerfetzt und verbrannt. Dieses Feuerfanal bestätigte, wie sie in blindwütiger Rage außer sich geraten konnte und ihrem Dämon nichts entgegenzusetzen wußte. Sie rieb sich auf in dem Zwiespalt, daß sie ihren Mann anbeten mußte, um sich ihm unterwerfen zu können – so war offenbar das Grundmuster ihrer Sexualität beschaffen –, daß sie aber in der Konkurrenz mit ihm jeden Halt verlor und sich selbst abhanden kam.

Mit zwanzig hatte sie sich entschieden, nie einen Schriftsteller zu heiraten: »Ich sehe die gefährlichen Konflikte der Egos vor mir – besonders wenn die Ehefrau alle Wertschätzung einheimste!« In der Beziehung zu Ted zwingt sie sich geradezu masochistisch zu Beteuerungen, wie glücklich sie sein Vorsprung an Ruhm und Bedeutung mache, dies ist sogar der Tenor ihrer Tagebucheintragungen, zumindest bis 1959. Später läßt sich ihr Kampf mit ihrem »mörderischen Ich« nicht mehr aus den scharfen Selbstanalysen entnehmen, in denen sie sich schonungslos sezierte: ihre Aufzeichnungen über die letzten Monate ihres Lebens hatte Ted vernichtet: »denn ich wollte nicht, daß ihre Kinder sie lesen müssen (damals hielt ich Vergessen für einen wichtigen Bestandteil des Überlebens)«, ein weiterer Band über die Zeit davor war »verschwunden« und würde vielleicht wieder auftauchen, meinte Ted. Im Herbst 1961 trat zwischen dem Ehepaar eine vorübergehende Entspannung ein, als ein altes Haus in Devon, mehrere Zugstunden von London entfernt, erstanden wurde, das beide einträchtig renovierten. Beinahe alle nötigen Handwerkerarbeiten führten sie selbst aus. Anfang 1962 wurde ein zweites Kind geboren.

Von außen gesehen waren die Lebensbedingungen für beide so günstig wie noch nie. Das Haus bot ausreichend Raum für die kleine Familie und Gäste, es gab keine finanziellen Probleme, beide kamen mit ihrer Arbeit voran – Sylvia schrieb ihren Roman *Die Glasglocke*, Ted versuchte sich als Theaterautor – und dennoch lauerte in der ländlichen Idylle das Unheil.

Sylvia Plath brachte sich am 11. Februar 1963 um. Eine Vielzahl von Faktoren wirkte bei dem Entschluß mit, ihrem Leben ein Ende zu setzen. Vordergründig am entscheidendsten war das Debakel ihrer Ehe. Was Sylvia mit ihren Angstvisionen fast heraufbeschworen hatte, war eingetreten: Eine andere Frau hatte sich in ihre Ehe gedrängt. Ob die Affäre erst durch Sylvias heftige Reaktionen schwerwiegende Bedeutung erlangte – immerhin soll Ted Hughes nach Sylvias Tod davon gesprochen haben, daß die Familie bald hätte wiedervereint sein können – oder ob der Ehebruch nur die Manifestation einer heillosen Zerrüttung war, ist kaum zu klären, letztlich auch unerheblich. Sylvia hatte das abgeschiedene Leben in Devon nicht länger ertragen und in London eine Wohnung genommen. Sie richtete sich mit ihren beiden kleinen Kindern ein und vermißte täglich die zupackende Energie ihres Mannes. Das Gefühl, nicht nur verraten und verlassen zu sein, sondern auch von Pflichten überwältigt zu werden, denen sie nicht gewachsen war – allein die Suche nach einem geeigneten Kindermädchen ließ sie verzweifeln –, kompensierte sie mit über-

schwenglichen Beteuerungen, vor allem an ihre Mutter, wie großartig sie allein zurechtkam, wie geradezu erlöst sie war: »Von
Ted getrennt zu leben ist herrlich – ich stehe nicht länger in seinem Schatten, und es ist himmlisch, um meiner selbst willen ge-
mocht zu werden, und zu wissen, was ich will.« Der extrem kalte
Winter belastete den Neuanfang in der Stadt, die Wasserrohre in
der Wohnung froren ein und platzten, die Gasöfen funktionierten
nicht: »Dummerweise hat es Elektrizitätsstreiks gegeben, und hin
und wieder gehen alle Lichter und Heizkörper für Stunden aus;
Kinder frieren; Abendessen hören auf zu kochen; es besteht eine
wilde Nachfrage nach Kerzen.« Sie wartete vergeblich auf die In-
stallation eines Telefons, was ihre Isolation verstärkte, und
»hatte das Gefühl, überhaupt keine Identität mehr zu haben unter der Dampfwalze der Entscheidungen und Verantwortlichkei-
ten des letzten halben Jahres«.

Im Januar erschien *Die Glasglocke.* Darin hatte sie ihre Colle-
ge-Zeit bis zu ihrem Selbstmordversuch dargestellt und ihrem
unterdrückten Haß auf ihre Mutter freien Lauf gelassen. Wie verletzend sie selbst die nur leicht kaschierten Porträts vieler Menschen, denen sie nahestand, einschätzte, zeigt sich daran, daß sie
es unter Pseudonym veröffentlichen ließ. Die Rezensionen in der
Presse waren zurückhaltend, amerikanische Verlage hatten abgelehnt, den Roman zu publizieren. Auch wenn sie sich selbst einre-
dete, »einer der schöpferischsten Menschen der Welt« zu sein,
fehlte ihr nichts so sehr wie ein deutlicher Erfolg. Ihre letzten Gedichte verschleudern grelle Attacken, jeder Impuls wird genutzt
für gnadenlose Abrechnung. Die verzweifelt ausbrechende Aggression wird in den lyrischen Schmerzensschreien nicht erlöst,
die fantastischen Wortkaskaden bewirken keine Katharsis, diese
Gedichte scheinen den Griff nach dem Tod vorzubereiten, sie
schaffen die Disposition für endgültige Selbstzerstörung. Noch
einmal hatte sie sich in das tiefste Grauen ihrer Erinnerungen hin-
eingewühlt, gewalttätig rächt sie sich für alle Nichtachtung, die
ihr zugefügt worden war, sie schleicht sich nicht unauffällig davon, sie gönnt sich den Triumph, sich in einem Rausch maßlose-
ster Tollheit den Zumutungen des Gewöhnlichen zu entziehen.
»Die Frau ist vollendet. / Ihr toter / Körper trägt das Lächeln des
Erreichten.«

Erst in den Monaten ohne Hughes hat sie den ihr zutiefst eigenen Ton gefunden, jetzt erst gestattete sie ihrem Dämon seine un-

gebärdige Stimme. Ihre früheren Gedichte und der überwiegende Teil ihrer Prosa hätten ohne ihren spektakulären Tod kaum weltweite Beachtung gefunden.

Ted Hughes ist an die Frau, die er verlassen hat, sein ganzes Leben lang gebunden. Erst 1980 hat er ihre *Collected Poems* herausgegeben, zwei Jahre später ihre Tagebücher, soweit sie erhalten sind, und auch diese um etwa ein Drittel gekürzt. Er verweigert seine Mitarbeit an Biografien, lehnt Bitten um Interviews über Sylvia Plath ab. »Sie werden wohl nicht erstaunt sein zu hören, daß ich leider überhaupt kein Interesse an biografischen oder kritischen Schriften über SP habe, außer daß ich mich bemühe, mich selbst vor rechtlichen Folgen zu schützen.« Sein Haus ist der einzige Ort, den er von den »Agitationen und Verrücktheiten der öffentlichen Plath-Debatten freihalten kann«, erklärt er 1988. Gemeinsam mit seiner Schwester, die der Schwägerin besonders feindlich gegenüberstand, sorgt er dafür, daß Biografen, die aus unveröffentlichtem Material oder ausführlich aus dem veröffentlichten zitieren wollen, im Sinne der Familie Hughes über die Tote schreiben, ansonsten drohen Prozesse.

In den wenigen Texten, die er selbst zu ihrem Werk verfaßt hat – einen Beitrag für ein Plath-Symposion 1968, eine Analyse ihres Tagebuchschreibens für einen Essayband 1985 und die Vorworte zu Bänden mit Gedichten und Erzählungen –, entwickelt er ein Bild der Dichterin, wonach nicht nur ihre Kunst, sondern auch ihr Leben erst in den letzten Monaten vor ihrem Tod Erfüllung gefunden habe, als sei alles bis dahin Gelebte und Geschriebene nur Vorbereitung auf diesen glanzvollen Höhepunkt gewesen. Immer habe sie sich hinter Masken verborgen, als Person und als Schriftstellerin. Da sie nur mit dem Ziel der Veröffentlichung geschrieben habe, hätten sich ihre Selbstzweifel aus den Anstrengungen ergeben, marktgerecht zu produzieren. Alle literarischen Posen seien nur Ausdruck »ihres weniger wertvollen, unwahren und vorläufigen Selbst« gewesen. Zum ersten Mal habe sich ihr »wahres Selbst«, »das ich ja schließlich geheiratet habe, mit dem ich lebte und das ich gut kannte«, gezeigt, als sie vor der Rückkehr aus Amerika nach England ein Gedicht über ihren Aufenthalt in einer Nervenheilanstalt schrieb, denn »dies war der erste Ausbruch der Stimme, die später *Ariel* zustande brachte«. Hier habe sich die wahre Dichterin hervorgewagt, und es war, »als finge eine Stumme plötzlich zu sprechen an«. Und so deutet er ihren weiteren Weg: Erst ihre Auseinandersetzung mit dem Tod in ihrer Lyrik hatte sie ins Leben zurückgeführt. »In dieser Matrix hatte der Tod (und in einem gewissen Sinn stand der ganze Komplex, der versucht hatte, sie zu töten und dem dies fast gelungen war, unter dem Zeichen des Todes) eine homöopathische Wirkung auf den überlebenden Kern ihres Wesens.« Mit der Geburt des ersten Kindes habe sich ihre Befreiung fortgesetzt, und jetzt erst sei es ihr gelungen, ihre Disziplin und ihre intellektuelle Erziehung, bisher eher schädlich, zu ihrem Vorteil zu wenden, weil sie daraus die Kraft gezogen habe, in die unbekannten Bereiche einzudringen. Die Geburt des zweiten Kindes habe diese Vorbereitung vervollständigt. Aber selbst »als sie wieder auferstanden war, als Person, die sie als Eva betrachten konnte (...), die das Leben und ihre Kinder liebte, mußte sie immer noch mit dem in ihrem Innern fertigwerden, was eben weiterhin anders blieb, mit all dem, was sie einmal drei Tage im Grab festgehalten hatte.« Daraus leitet Hughes ihre Niedergeschlagenheit ab, aber auch aus dem Erwerb ihrer eigenen Stimme ihre Wiedergeburt.

Die Zeit nach der Trennung (sehr vorsichtig formuliert er: »Im Oktober, als sie und ihr Mann getrennt zu leben begannen...«) beschreibt er als die Phase ihrer intensivsten Produktivität. »Sie hatte in einer erstaunlichen Kraftentfaltung die Schreckgespenster ihres Lebens überwunden«, und sie hatte angeblich über diese letzten Gedichte gesagt: »Sie haben mich gerettet.« Allerdings kann Hughes keine plausible Verbindung herstellen zwischen dieser sieghaften Frau, die strahlend mutig nach einem mühevollen Prozeß im Kern ihres Selbst angekommen war, und dem Menschen, der sein Leben auslöschte. Sein Hinweis auf »eine vertrackte Anzahl verschiedener Krisen« Anfang Februar trägt zum Verständnis nichts bei. Daß ihr neu erworbenes Selbst sie eben nicht hatte retten können, ist die Schwachstelle seiner Argumentation. An seiner kryptischen Sprache zerschellt seine Beweisführung – ratlos versucht man zu verstehen, wie er zugleich die Annahme ihrer Weiblichkeit (»Eva«) hervorhebt und kein Wort darüber verliert, welche Verletzung sie als Frau hatte hinnehmen müssen.

Mehrere Jahre vergingen nach ihrem Tod, bis er wieder Gedichte schrieb.

Später versuchte Ted Hughes, mit eigenartigen Experimenten zu den Wurzeln der Menschheit vorzudringen: für eine Theaterinszenierung Peter Brooks in den Ruinen von Persepolis schuf er eine Art Ursprache, »Orghast«. Laute und Formen des kollektiv Archaischen setzte er auch zusammen, um eine Sprache der Vögel zu kreieren, die in Afrika eine überverbale Verständigung zwischen Brooks' Schauspieltruppe und den Einheimischen ermöglichen sollte. Ein absurder Fehlschlag, obwohl die Schauspieler ihr Bestes gaben, das afrikanische Publikum mit Gekreisch und Gekrächz zu überzeugen. Mindestens ebenso absurd ist allerdings die Ernennung von Ted Hughes zum Poeta laureatus 1985, verbunden mit der Verpflichtung zu Preisgedichten auf die königliche Familie.

Ein so besessenes Miteinander, eine so symbiotische Angleichung wie die sechs Jahre dauernde Lebens- und Arbeitspartnerschaft von Sylvia Plath und Ted Hughes hat es noch nie zwischen zwei Dichtern gegeben, düster verklärt gerade durch das Zerbrechen in hybrider Ausweglosigkeit. Der englische Literaturkritiker A. Alvarez, der die beiden persönlich gut kannte, nennt als Grund für das Scheitern »nicht Meinungsverschiedenheiten, sondern unerträgliche Gleichartigkeiten. Wenn zwei echte, ehrgeizige, hauptberufliche Dichter eine Ehegemeinschaft gründen und beide produktiv sind, wird jedes Gedicht, das der eine schreibt, im anderen das Gefühl wecken, es sei aus seinem eigenen Hirn ans Tageslicht gezerrt worden. Wenn man auf einer gewissen Höhe schöpferischer Intensität angelangt ist, empfindet man die Untreue der Muse, die sich mit dem Partner einläßt, unzulässiger als die Untreue des Partners – oder der Partnerin – mit einer ganzen Armee von Verführern.«

Inge und
Heiner Müller

»Es war schwer für sie, sich frei zu schreiben, auch frei von mir«, sagt Heiner Müller; von ihrer »Erkenntnis, Heiner Müller in der dramatischen Begabung nicht ebenbürtig zu sein«, reden andere; und sie selbst?

> Du hast versprochen mit mir
> In die Sonne zu gehn
> Und an den Fluß, wo die Bäume
> Noch grün sind
> …
> Die Bäume waren grün seitdem
> Zum vierten Mal
> Die freien Tage selten
> Wie Sonne im Spätherbst –
> Blätter rascheln
> Auf unsern Schreibtischen

Wenige Fakten sind bekannt: zu Kriegsende war Inge Müller, in den letzten Kriegstagen eingezogen als Wehrmachthelferin, drei Tage verschüttet. Nach ihrer Rettung hat sie ihre Eltern aus dem Schutt gegraben – tot. Zurück bleibt ein Trauma. Gedichte, die sie viel später schreibt, haken sich immer wieder an 1945 fest. Als wäre die Zeit damals stehengeblieben. Versuche, daß das Leben dennoch weitergeht: die erste Ehe – kurz, friedliche Trennung; Arbeit als Sekretärin, Kulturreferentin; die zweite Ehe – ein Aufstieg, der Mann leitet den Friedrichstadt-Palast, sie schreibt eine Revue, wohnt in einer Siedlung für Funktionäre, gehört zu den »oberen Zehntausend«. Als Heiner Müller sie kennenlernt, regt sich seine »proletarische Gier auf die Oberschicht«. Der Gestus seiner Erinnerungen: was man ihm vorwerfen könnte, sagt er gleich selbst.

Sie läßt sich scheiden, offenbar entspricht Müller auch ihren beruflichen Hoffnungen: Kinderreime hat sie geschrieben, ein Kinderstück, sie will mehr. Dreizehn Jahre dauert diese Ehe.

Nach ihrem Selbstmord dachte er »an die verschiedenen Tode, die sie dreizehn Jahre lang gesucht und verfehlt hatte«. Gab es nur in diesen 13 ihrer 41 Lebensjahre tödliche Schwermut, Lebensverweigerung?

Die Gemeinschaft mit Müller bedeutete Anspannung, Selbstüberforderung. Er sagte ihr, »jung und arrogant«, seine Meinung über das, was sie schrieb. »Dann begann ihr großer Kampf, mir zu beweisen, daß sie auch anders schreiben konnte.«

Bei seinen ersten beiden Stücken wird sie als Mitautorin genannt. »Das hätte ich nicht tun sollen, denn es entsprach nicht den Tatsachen.« Beide erhielten den Heinrich-Mann-Preis. Wenn die Texte nur von ihm stammten, wofür bekam sie den Preis? Zur Preisverleihung war sie krank, kam nicht mit. Sie hat das Material gesammelt. Doch für *Lohndrücker* gab es bereits die Unterlagen, die Käthe Rülicke für Brecht zusammengestellt hatte. Das Thema des Stücks: ein Aktivist provoziert seine Mitarbeiter durch seine Leistung. Er repariert einen beheizten Ringofen. Das ist zwar lebensgefährlich, vermeidet aber den Produktionsausfall, der durch die erforderliche Kaltstellung entstanden wäre – eine Ersparnis für den volkseigenen Betrieb, also für die Werktätigen. – Für *Korrektur* recherchierte Müller mit seiner Frau im Kombinat »Schwarze Pumpe«. »Da war die Inge sehr gut, sie hat schnell Vertrauen erweckt, sie war auch attraktiv, und dann versammelte sich alles um unsern Tisch, denn Frauen waren knapp.«

Geschrieben hat er allein. Sie verwertete ebenfalls das Material der Gespräche in ihrem Hörspiel *Weiberbrigade*, Jahre später hat er es zu einer *Weiberkomödie* umgearbeitet. Am nächsten Stück beteiligte er sie nicht mehr. »Es ist schwer, zusammenzuarbeiten, wenn man zusammenlebt.« *Die Umsiedlerin* wurde verboten, Müller mußte eine Selbstkritik vorlegen. Seine Aussagen über die Haltung seiner Frau sind widersprüchlich: sie soll sein Stück »verantwortungslos« gefunden haben, als aber das Ministerium für Kultur das Manuskript und alle Unterlagen abholen wollte, hat sie es mit ihm in der Nacht noch einmal abgetippt. »Dann haben wir ein Manuskript abgeliefert, ein paar Zettel dazu, unwichtige Notizen.« Das klingt nicht nach mangelnder Solidarität. Die Folgen hat sie mitzutragen. »Danach, von 1961 bis 1963, war ich tabu.« Nicht immer konnte die Miete bezahlt werden. Inge Müller litt darunter und unter der Ächtung. Sie trank viel und versuchte sich umzubringen. Allein in ihrem Zimmer spielte sie Akkordeon bis zur Erschöpfung. Müller ist der Meinung, die Selbstmordversuche wären immer so geplant gewesen, daß er sie rechtzeitig verhindern konnte. »Wenn ich nicht zu Hause war, passierte nichts.«

Von der Beerdigung berichtet er die komische Geschichte, wie Hacks gestolpert und vor ihm auf die Knie gefallen sei. »Natürlich durfte niemand lachen.« In seinem Text *Todesanzeige* findet der Ich-Erzähler seine Frau, die sich umgebracht hat. »Ich hatte sie schon oft wie tot daliegen sehen, wenn ich nach Hause kam, und aufgehoben mit Angst (Hoffnung), daß sie tot war...« Dann fällt ihre Zahnprothese heraus: »Ich hatte nicht gewußt, daß sie eine Zahnprothese trug.«

Die Tote hat dem Erzähler ihre Intimität verschwiegen, Inge Müller ihrem Mann nur selten Gedichte gezeigt. »Sie waren mir fremd«, sagt er und erklärt, er habe ihre Qualität erst nach ihrem Tod erkannt. In einem schmalen Bändchen, *Wenn ich schon mal sterben muß*, sind sie veröffentlicht. Als »Poesie vor dem Absturz« werden sie gerühmt. »Es wird alles so kalt in diesen Gedichten, bis es brennt«, heißt ein respektvolles Lob. Inge Müller benutzt Rhythmus und Reim wie in Kinderversen:

> Da kommt der schwarze Wagen
> Das Pferd, das geht im Schritt
> Und wer allein nicht laufen kann
> Den nimmt der Wagen mit.

Mehrfach wird der Tod angekündigt:

> Vielleicht werde ich plötzlich verschwinden
> Weil die Luft nicht mehr reicht
> Und nicht aufzufinden
> Ist die Leich.

»Beklemmende Alternativlosigkeit« wird den kargen Mitteilungen attestiert. Das trifft auch zu für die Form, die Sprache ist verknappt, kunstlos, sperrig, die ungelenken Reime holpern auf der Suche nacheinander, es gibt keinerlei Geschmeidigkeit im Ausdruck, nur das Allereinfachste an Wort und Struktur steht zur Verfügung. Zeilen wie »Ich nicht ihr habt mich aufgegeben« oder »Bin gar kein oder nur ein Mund« berühren peinlich im Ungeschick der Diktion – Gedichte eines Menschen, dem sich Sprache verweigert. Sich messen wollen gerade mit dem bildmächtigen Sprachekstatiker, der Müller gegen die Kunstdoktrin der Partei zu werden wagte, mag seiner Frau tatsächlich die Luft zum Atmen genommen haben.

Maxie und
Fred Wander

»Eine Schriftstellerin war sie ja eigentlich nicht, nur ungeheuer talentiert«, sagt Fred Wander über seine Frau Maxie, die 1977 mit 44 Jahren an Krebs gestorben ist. Geschichten hat sie geschrieben, »stark in der Aussage, aber formal nicht befriedigend«. Sie kannte die Kritik ihres Mannes. »Fred gefällt sie«, schreibt sie über eine Erzählung, »aber er fordert von mir, daß ich sie noch bearbeite, dazu aber hab ich jetzt keinen Schwung.« Er dagegen »hat einen guten Grundsatz für seine Arbeit gefunden. Er schreibt jedes Kapitel sechsmal um«. Sie weicht aus in die Vielfalt: »Hab viele Seiten vollgeschrieben, vieles begonnen, versucht, Tagebuchnotizen, Briefe, Bekenntnisse, Erzählungen, Kindergeschichten« – vor allem Briefe, bis zu fünfzehn täglich, oft in forciert wienerischem Tonfall, oft angestrengt munter. Da kennt sie ihr Gegenüber, bei Erzählungen drückt immer die Angst: »Und wen wird es interessieren?«

Und doch ist ihr ein Buch gelungen, das geliebt wurde wie kaum ein anderes in der ehemaligen DDR, noch heute, über zwanzig Jahre nach seinem Erscheinen verkauft sich die Neuauflage bestens: *Guten Morgen, du Schöne*. Gespräche mit Frauen in der DDR. Schauspielerinnen brachten die Interviews auf die Bühne, »es war der größte Theatererfolg der DDR, zehn Jahre wurde das gespielt, fast jede Stadt hatte ihre eigene Inszenierung, die Vorstellungen waren Monate im voraus ausverkauft« – Fred Wander ist sichtbar stolz auf diesen Erfolg seiner Frau. Von sich selbst sagt er, er habe nie erreicht, was er hätte erreichen können. Er hadert nicht, er benennt Tatsachen.

1917 in Wien geboren, riß er mit vierzehn aus, streunte als Gelegenheitsarbeiter durch Europa, wurde während des Kriegs in Frankreich an die Deutschen ausgeliefert, nach Auschwitz gebracht, nach Buchenwald. Nach dem Krieg – »mit 28 war ich intellektuell auf dem Stand eines Siebzehnjährigen« – arbeitete er in Wien als Reporter und Fotograf. 1958 ging er mit Maxie in die DDR. Beide waren Kommunisten, und die DDR hatte ihm ein Ausbildungsstipendium zum Schriftsteller angeboten. Sie blieben.

Maxie kam aus einer Arbeiterfamilie, engagiert im Widerstand gegen Hitler. Unentwegt geschrieben hat sie schon in der Schule; der Gedanke, Schriftstellerin zu werden, wagte sich nicht einmal in ihre Träume. Also tippte sie für Fred die Manuskripte. Gemeinsam machten sie Reisebücher, über Paris, die Provence – Verkaufserfolge im Land der Reiseverbote. Wander war privilegiert: als Jude, KZ-Überlebender, Kommunist: »Eine schiefe, verlogene Situation.« Seit dem blutigen Ende des Prager Frühlings überwiesen sie keine Mitgliedsbeiträge mehr an die KP in Wien. Weg aus der DDR? Längst waren sie in Kleinmachnow zu Hause, hier gab es Freunde, hier wurden Freds Bücher veröffentlicht, sogar ausgezeichnet. Erst als er einen West-Verlag hatte, konnte er zurück nach Wien, wo er heute lebt. Die literarische Ausbeute seines Lebens ist nicht groß, mit fünfzig war er gerade Anfänger.

Nach dem Tod seiner Frau hat er von ihr Tagebuchausschnitte, Briefe veröffentlicht unter dem Zitattitel *Leben wär' eine prima Alternative*. In fast allen Texten geht es um das Gefühl des Ungenügens, das Anrennen gegen Blockaden. Und immer um die Sehnsucht zu schreiben: »Worte ziehen mich an, Bücher, Papier, Bleistift, die Maschine.« Hinderlich ist die Realität: Kinder, ein turbulenter Haushalt, die überbordende Gastfreundschaft: »…da richte ich mich vielleicht gerade aufs Schreiben ein, hab mich mühsam herauskatapultiert aus den vielen Eindrücken des Tages, den vielen Menschen, Schicksalen – da kommt schon wieder jemand! (…) …wenn Du wüßtest, wie gierig ich bin auf Ruhe und Arbeit und *eigene* Zeit, die mir gehört.« Fred kann flüchten, hat ein Zimmer im Schriftstellerheim. Manchmal überläßt er ihr seinen Platz, zu selten, wie er zugibt. In wenigen Tagen schreibt sie fünf Geschichten, dann lobt er sie: »Du bist eine Dichterin.« Dennoch bleibt ihr Selbstbewußtsein gering. Die Freundin Christa Wolf wird bewundert: »Unnachahmlich, wie Christa die ihr gemäßen Worte findet oder doch wenigstens Annäherungswerte.« Kleinlaut: »Ich selber hab ja immer gekniffen, war viel zu nachsichtig mit mir, bin's immer noch.«

Fred und Maxie Wander – sie bewunderten einander und zweifelten an sich selbst. Ein Liebespaar.

Gleißende Spiegel

Im andern sehen, was das eigene Selbst erhöht, ihm Festigkeit gibt und Glanz und Wirkung – eine unverzichtbare Bindung, solange der Spiegel keine blinden Flecke aufweist.

Partnerschaftsdenkmal

Simone de Beauvoir und
Jean-Paul Sartre

»Das einzige Ziel meines Lebens war das Schreiben« – Sartre behauptete, bereits mit acht Jahren gewußt zu haben, in seinem künftigen Leben werde nichts anderes zählen als das Schreiben, und bezeichnete die so früh ausgebrochene Sucht als Neurose. Erst Jahrzehnte später sei sie ihm bewußt geworden, und er habe sich von ihr befreien können. »Meine einzige Waffe gegen die Einsamkeit war die Selbstdarstellung«, sagte Simone de Beauvoir über die Zeit ihrer ersten Berufstätigkeit in der Provinz. Nachdem sie sich in Sartre verliebt hatte, war er es, der sie geradezu zum Schreiben zwang: »Wollen Sie etwa Hausfrau werden?« Er forcierte, daß sie im Tagebuch ihre Beobachtungen festhielt, in Briefen minuziös auch von vermeintlich unwichtigen Vorgängen und Begegnungen berichtete und ihren seit der Pubertät gehegten Wunsch, einen Roman zu schreiben, nicht vergaß. »Ich arbeitete ohne Überzeugung; das Schreiben erschien mir bald als Strafaufgabe, bald als Scherz. Jedenfalls hatte ich es nicht eilig. Im Augenblick war ich glücklich, das genügte.« Aber sie merkte die Gefahr, sich in ihrer Liebe zu verlieren, ihren Stolz, ihre Eigenständigkeit aufzugeben.

Mit dem Schreiben sicherte sie sich eine kostbare Enklave, in die sie sich zurückzog, als sie noch überhaupt nicht wußte, was sie denn erzählen wollte, als sie noch gar kein Bedürfnis hatte, sich anderen mitzuteilen. Sie lernte sich zu schützen gegen die Anfechtungen der Langeweile, der Sehnsucht und ihrer lange unterdrückten Sexualität, die sich gegen ihre prüde Erziehung fordernd bemerkbar machte. Von 1929, dem Beginn ihrer Beziehung, bis 1937, als Beauvoir und Sartre beide in Paris Anstellungen als Philosophielehrer am Gymnasium erhielten, überwogen die Trennungen. Nach Sartres Militärdienst in Tours unterrichtete er mehrere Jahre in Le Havre, und Simone hatte nach einem Jahr »Exil« in Marseille einen Posten in Rouen bekommen, was die unentwegten Bahnfahrten der beiden, um einander zu besuchen, auf ein erträgliches Maß reduzierte. Beide verfaßten Romane, Erzählungen, philosophische Abhandlungen, aber wäh-

rend Simones Texte noch abgelehnt wurden, erlangte Sartre mit
seinem Roman *Der Ekel* und seinen Erzählungen in dem Band
Die Mauer Ruhm als Senkrechtstarter. Brillante Essays und Rezensionen in der »Nouvelle Revue française« etablierten seinen
Namen im Literaturbetrieb. Der Krieg unterbrach die hoffnungs-
volle Karriere, Sartre mußte einrücken.

Da er während seines Militärdienstes als Meteorologe ausge-
bildet worden war, wurde er auch jetzt bei der Wettermessung
eingesetzt. Eine beschauliche Tätigkeit, die ihm viel Zeit für private Beschäftigung ließ. Im Juni 1940 geriet er in deutsche Gefangenschaft, aus der er sich mit ein wenig List im April des nächsten
Jahres die Entlassung erschwindelte. Vom Krieg hat er nichts mitbekommen und deshalb recht munter von der Drôle de guerre gesprochen. Daß der Krieg keineswegs komisch war, zeigte sich am
Tod einiger Freunde. Ihn jedenfalls hatte der Krieg nicht interessiert, er sah ihn lediglich als Störfaktor in seiner Laufbahn und
befürchtete, als Autor rasch vergessen zu werden. Aber er machte
das Beste daraus: »Ich muß gestehen, ich habe in Kriegszeiten viel
mehr Zeit zum Schreiben als in Friedenszeiten.« Seine politische
Ahnungslosigkeit verblüfft. Anfang der dreißiger Jahre war es für
ihn selbstverständlich gewesen, daß der Mensch neu geschaffen
werden müsse. »Unseren Beitrag dazu würden wir jedoch ausschließlich in Büchern leisten«, erläutert Beauvoir und beschreibt
sich selbst und Sartre als »kleinbürgerliche Intellektuelle, die sich
auf ihr zukünftiges Werk beriefen, um eine politische Bindung zu
vermeiden: das war unsere Realität, und wir legten Wert darauf,
sie nicht zu vergessen.«

Der Krieg setzte diesem schöngeistigen Selbstverständnis ein
Ende: »schreiben heißt nicht leben, heißt auch nicht mehr, dem
Leben entsagen, um in einer ruhigen Welt die platonischen Ideen
und den Archetyp der Schönheit zu betrachten, heißt auch nicht,
sich von unbekannten und unverstandenen Wörtern hinterrücks
wie von Degen aufspießen zu lassen; schreiben heißt, einen Beruf
ausüben. Einen Beruf, der eine Lehrzeit verlangt, anhaltende Arbeit, ein Berufsgewissen und Verantwortungsgefühl.« Literatur
müsse also Tag für Tag Partei ergreifen, Stellung beziehen. Es ge-
nüge nicht mehr, »in schönem Stil Mißstände und Ungerechtig-
keiten anzuprangern«. Die politische Entscheidung ist gefallen:
»Wir müssen auf allen Gebieten die Lösungen zurückweisen, die
nicht rücksichtslos von sozialistischen Grundsätzen inspiriert

werden; gleichzeitig aber müssen wir uns von allen Lehren und von allen Bewegungen trennen, die den Sozialismus als absoluten Endzweck betrachten. In unseren Augen darf er nicht das letzte Ziel darstellen, sondern das Anfangsziel oder – wenn man das lieber will – das letzte Mittel vor dem Endziel, das die menschliche Person in den Besitz der Freiheit bringen soll.«

Die Heftigkeit von Sartres politischem Engagement überraschte Simone, aber wie gewohnt stimmten sie ihre Positionen in nicht endenwollenden Disputen aufeinander ab und verfochten gemeinsam die Dringlichkeit einer littérature engagée.

1939 hatte der Kriegsausbruch die beiden daran gehindert, den zehnten Jahrestag ihrer Liebe zu feiern. Wie sah sich dieses Paar selbst, das sich bis ans Lebensende als durch nichts und niemanden trennbar präsentieren und das bürgerliche Wertsystem zutiefst erschüttern sollte? Als Liebespaar? Seelenfreunde? Arbeitspartner?

Sie leben nicht zusammen, keiner von ihnen verfügt über eine Wohnung, sondern sie haben sich in Hotels oder in möblierten Zimmern eingemietet, sie nehmen ihre Mahlzeiten in Restaurants ein, schreiben in ihren Stammcafés, unbeirrt von Lautstärke und Trubel. Sie verdienen nicht schlecht, beziehen ihre beiden Lehrgehälter, dazu kommen Vorschüsse von Sartres Verlag und Honorare für seine Zeitungsbeiträge, sie machen gemeinsame Kasse, und während seiner Abwesenheit hat Simone Vollmacht über seine Einnahmen. Dennoch ist Geldmangel ein dauerndes Thema, da eine Reihe junger Leute, Mädchen zumal, finanziell von ihrer Unterstützung abhängen. Dieser Kreis bildet die »Familie«, Schülerinnen Beauvoirs, Schüler Sartres, die sich dem Leben des Paares angeschlossen haben, keine Ausbildung machen und deshalb nicht mehr von den empörten Eltern unterhalten werden. Das Jahr vor Kriegsbeginn bietet Sartre in extremem Ausmaß die Freuden und Anstrengungen komplizierter Polygamie, er bedient sich aus dem »Familien«-Pool zusätzlich zu seinen Zufallsbekanntschaften, mehrfach droht das System zu kippen und jede Übersichtlichkeit zu verlieren, dann beraten Simone und Sartre einander bezüglich zu verbessernder Organisation.

Simone hat eine intensive Liebesbeziehung (zu einem jungen Mann, dessen offizielle Freundin eine frühere Geliebte Sartres ist) und zahlreiche erotische Geplänkel mit mehreren ihrer Schülerinnen, fast alle auch Sartres Gespielinnen. Neben dieser verwirrenden Vielfalt in Gefühl und Sex gibt es nur noch das unentwegte Schreiben. Beide kennen jede Zeile des anderen, sie sind füreinander die unverzichtbaren und immer die ersten Leser, sie kritisieren unerbittlich, sie reden stundenlang über das, was jeder selbst und der andere schreibt, beide verschlingen Unmengen von Literatur (»es war fast schon manisch«) und reden darüber, sie hören dieselben Schallplatten und reden darüber, sie halten, wenn sie nicht zusammen sind, ihre Gedanken schriftlich fest, damit auch nicht einer dem andern nicht mitgeteilt würde. Sie gehen gemeinsam aus, aber auch getrennt mit ihren jeweiligen Geliebten, und berichten einander haarklein von den Erlebnissen, an denen der andere nicht teilgenommen hat; sie verreisen gemeinsam, aber auch getrennt mit ihren jeweiligen Geliebten, und halten einander in ausführlichen Briefen auf dem laufenden; Simone führt zusätzlich noch ein Tagebuch, das sich liest, als habe ein artiges Internatsmädchen alles aufgelistet, was es gedacht, gefühlt, angefaßt, gegessen, sich vorgenommen hat. Sie reden darüber, was sie sehen, und notieren es, um auch über die Notizen reden zu können: reden, schreiben, lesen, reden.

Bekanntermaßen wurde diese Beziehung ein ganzes Leben aufrechterhalten, unerschütterbar im öffentlich-beruflichen Bereich, von prekärer Stabilität im privaten. Forderte aber eine Nebenliebe, aus dem Schatten der Hauptliebe herauszutreten, blieb sie erbarmungslos auf der Strecke. Diese Konstellation provozierte die Empörung der Zeitgenossen und löste verwegene Spekulationen aus. Das unkonventionelle Miteinander war durch einen Pakt zementiert worden: Sartre hatte seiner Kommilitonin Beauvoir sofort beim Kennenlernen erklärt, er sei unter keinen Umständen bereit, sich nur mit einer einzigen Frau zu begnügen, und bot ihr einen Vertrag an, zunächst auf zwei Jahre, später ins Unendliche verlängert: im Zentrum befinde sich die »notwendige« Liebe zueinander, aber daneben könne es eine beliebige Anzahl von »kontingenten« Beziehungen geben, die aber zu keinem Zeitpunkt die Hauptbindung beeinträchtigen dürften. Vollkommene Offenheit wurde vereinbart, Privileg und Anspruch zugleich der beiden Hauptrollen, den Nebenrollen wurden keine Rechte zugestanden. Simone mit ihrer Jungmädchensehnsucht nach einem Mann, den sie rückhaltlos bewundern könne, ging auf alle Bedingungen ein.

Äußerlich betrachtet ein ungleiches Paar – ein kleiner Mann,

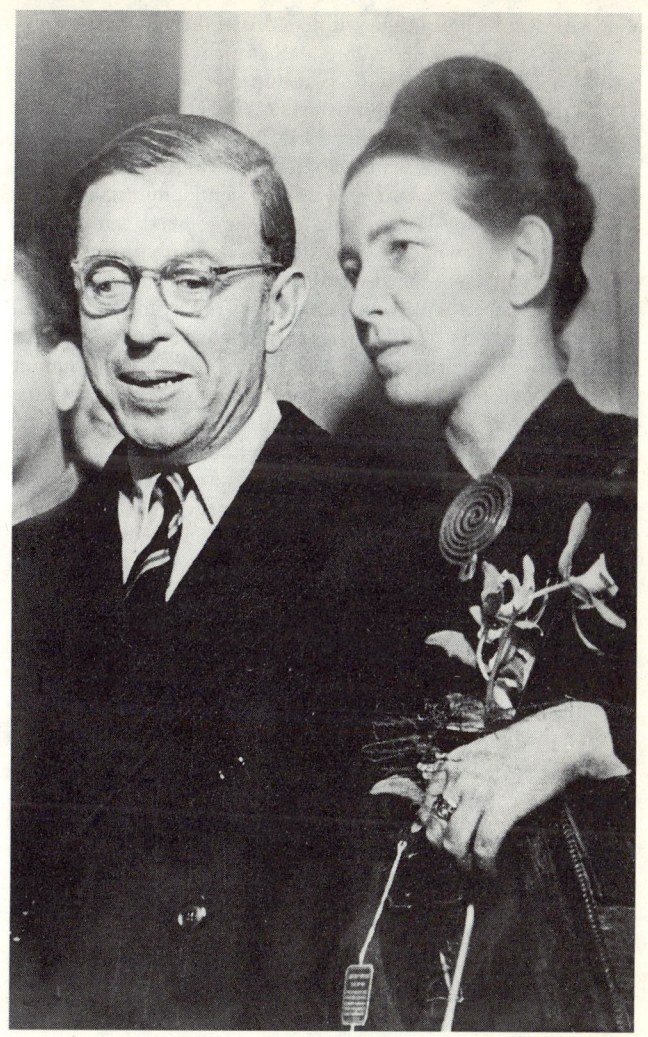

13 Simone de Beauvoir (1908-1986) mit Jean-Paul Sartre (1905-1980).
Aufnahme von 1948

blind auf dem rechten Auge seit dem dritten Lebensjahr, körperlich wenig anziehend, der wußte, daß er nie würde erobern können. Also verlegte er sich auf die Verführung. Er verführte durch den Zauber seiner Worte, mit denen er wundersame Erfindungen zauberte, durch seine Fähigkeit, sich auf sein Gegenüber so zu konzentrieren, als gäbe es nichts Wichtigeres als den Kontakt dieses Augenblicks, seine Aufmerksamkeit, sein Humor nahmen für ihn ein, und schöne Frauen fand er so hinreißend, daß sie ihm nicht widerstehen wollten. »Nur die Gesellschaft von Frauen bereitet mir Vergnügen, nur für Frauen hege ich Achtung, Zärtlichkeit, Freundschaft« – warum? »Bei einer Frau ist die Gesamtheit dessen, was man ist, gegenwärtig.« Ein homme à femmes im lustvollen Gespinst vielfältiger Lieben, Affären, Abenteuer. Simone war sicherlich reizvoller mit ihrem feingezeichneten Gesicht und der bis ins hohe Alter makellos zarten Haut. Aber sie war ziemlich steif, gänzlich humorlos, verklemmt als Ergebnis ihrer körperfeindlichen Erziehung und zunächst ganz ohne Neigung, die ihr zugeteilte erotische Freizügigkeit zu genießen. Im Alter von 22 Jahren machte sie mit Sartre ihre ersten sexuellen Erfahrungen. Sie hatte in ihm einen Liebhaber, der zugab, wenig Lust auf Geschlechtsverkehr zu haben und dabei nur wenig Vergnügen zu empfinden. Er wollte Frauen küssen, streicheln, ihre Haut fühlen, er war »eher ein Frauenmasturbierer als ein Beschläfer«, erklärt er seine Vorlieben. Er scheute sich vor Passivität, konnte sich auch nicht vorstellen, »daß die andere Person ebenfalls Freude daran haben konnte, meinen Körper zu fühlen«, und vermied es tunlichst, »sich fallen zu lassen«. Er bescherte seinen Geliebten eine Lust, die ihm die Überlegenheit des nicht selbst Beteiligten ließ. Für Beauvoir, die ihn später als frigid und sich selbst als sehr sinnlich bezeichnete, kann dies alles kaum befriedigend gewesen sein. Sie »strotzte vor Gesundheit« und erschrak über ihre aufgewühlte Leidenschaft, ihre übererregten Sinne, die sie ihren Körper als Last verachten ließ.

Nach Auffassung Sartres mußte sich das Verhältnis zu Simone, weil er sie achtete, durch Reinheit auszeichnen. Er wirft sich vor, sich »bei körperlichen Beziehungen zu anderen Leuten wie ein ungeratenes Kind aufgeführt« zu haben. »Sie selbst, mein kleiner Castor (›Biber‹ war ihr Spitzname seit der Studentenzeit), für den ich immer nur Respekt gehabt habe, brachte ich sehr oft in Verlegenheit, vor allem in der ersten Zeit, und Sie haben mich schon ein bißchen als obszön empfunden.« Als alte Frau erzählt Beauvoir, fünfzehn bis zwanzig Jahre habe es »sexuelle Kontakte« zwischen ihnen beiden gegeben. Diese scheinen aber schon sehr bald einer Art geschwisterlicher Liebkosungen geglichen zu haben. Als Kind hatte sich Sartre eine Schwester erträumt, später spann er um diese Wunsch-Schwester inzestuöse Fantasien. Simone füllte diese Vakanz, wußte aber instinktiv um das Unzulängliche dieser Sexualität und war demgemäß eifersüchtig auf die Affären Sartres, in denen sie eine Qualität vermutete, die ihr vorenthalten wurde.

Die exzentrische »Toulouse« oder die »Mondfrau« in Berlin konnte sie erst ertragen, nachdem sie die Rivalinnen kennengelernt und als nicht bedrohlich eingestuft hatte. Anders war es, als sich Sartre in Olga, eine ihrer Schülerinnen in Rouen, verliebte und von diesem Mädchen, das ihn lange Zeit abwies, so besessen war, daß Simone die panische Angst, ihren eigenen Platz zu verlieren, nicht bändigen konnte und sich trotz der Beteuerungen Sartres, er würde nie den Pakt verletzen, kaum beruhigte. Allmählich lernte sie, sich mit den Gegebenheiten abzufinden, und verteidigte das, was sie von all den anderen Frauen um Sartre unterschied. »Mit Ihnen ist es ganz anders, mein Kleiner. In dieser Hinsicht wird es zumindest das in meinem Leben gegeben haben, daß ich eine Person mit aller Kraft, ohne Leidenschaftliches und Wunderbares, aber von innen heraus geliebt haben werde. Aber das mußten Sie sein, mon amour, jemand, der so mit mir verschmolzen ist, daß man das Seine nicht mehr von dem Meinen unterscheiden kann. Ich liebe Sie.«

Simone ist mehr als die Schwester, sie ist der Doppelgänger, sein »kleines Ich«, das Einssein in der Osmose. Sie begreift, daß es in dieser Partnerschaft nicht um körperliches Einverständnis geht, sondern um »Ebenbürtigkeit«. (»Wir waren ebenbürtig. Es ist seltsam, aber ich glaube, daß dies meinen Machismus in gewisser Weise verstärkt hat, weil es mir erlaubte, anderen Frauen machistisch zu begegnen.«) Und doch bedrückt sie die Überlegung, wie sie wohl auf den Reigen der Geliebten wirke: »Was auf mir lastet, ist vielleicht das Bild, das sie von mir haben, diese nüchterne Beziehung zu Sartre, diese steife Generosität, diese etwas hassenswerte Macht, die ich in ihrem Leben darstelle.« Die oft überschwenglichen Beschwörungen Sartres, wie sehr er sie liebe und vermisse (»Ich kann nicht getrennt von Ihnen leben,

denn Sie sind so etwas wie die Konsistenz meiner Person«), ent-
larven sich in der ständigen Wiederholung als formelhaft: Ich
küsse Sie mit aller Kraft; ich liebe Sie mit aller Kraft; ich liebe Sie
von ganzem Herzen, und wir sind eins; ich küsse Ihr gutes kleines
Gesicht, Ihre guten kleinen Wangen; Sie sind meine schöne
Blume…

Nirgends läßt sich in diesen Stereotypen die angesprochene
Person erahnen, sie bleibt ein Schemen in den Topoi der Zuneigung. Greifbar wird sie nur, wenn Sartre ihr die Rolle des Richters zuweist, nicht nur über seine literarische Produktion, sondern über sein Verhalten gegenüber den vielen anderen Frauen.
Er erhebt sie zur Ikone der Moral und bittet um ihren Beistand in
einem Mißgeschick, das ihm widerfahren ist: durch die Indiskre-
tion einer flüchtigen Bettgeschichte erfährt seine Hauptnebenge-
liebte, worüber sie allerdings auch nie im Zweifel gewesen sein
konnte, daß sie nur ein Steinchen in diesem erotischen Puzzle ab-
gibt: »Und dann denke ich an dieses Gemisch von Körpern, an
dem ich teilnehmen mußte, ohne etwas davon zu wissen.« Sartre
unterbreitet Simone drastische Selbstbezichtigungen: »Ich habe
nie ein sauberes Sexual- und Gefühlsleben zu führen verstanden;
ich empfinde mich zutiefst und ehrlich als ein Schwein. Und
obendrein als mittelmäßiges Schwein, eine Art akademischer Sa-
dist und verbeamteter Don Juan, bei dem man das Kotzen kriegt.
Das muß sich ändern.« Simone versucht ihn aufzurichten, spart
aber nicht mit Vorwürfen und strenger Kritik. Der mit dem Paar
befreundete Analytiker Pontalis kommentiert die Beziehung sehr
negativ als ein zutiefst bürgerliches Konstrukt, das Sartre alle
Freiheit ließ zu tun, was er wollte, ihn aber zugleich vor den Geliebten mit dem Hinweis auf Simone absicherte, wenn sie zuviel
von ihm fordern wollten. Das Risiko in diesem fragwürdigen
Spiel hatten immer die anderen zu tragen, die einen der beiden
Egozentriker – oder beide – wirklich liebten.

Der kluge, verläßliche Castor, unangefochten von Eifersucht
und Besitzansprüchen, war der allerbequemste Rückhalt, den
Sartre sich hatte schaffen können. Noch dazu mußte er beinahe
gar nichts für den Bestand des Arrangements tun, weil Simone
selbst heftig wünschte, nichts daran zu verändern, und alles vermied, was es hätte gefährden können. Und wenn die Beziehung
beim Eigentlichen angelangt war, beim Schreiben, der Blutbin-
dung dieser Partnerschaft, verloren deren Mängel an Bedeutung.

Anfang 1940: Sartre ist eingerückt, ohne vom Krieg allzusehr behelligt zu werden. Er arbeitet an seinem Roman *Die Zeit der Reife*, Simone de Beauvoir schreibt, bereits seit 1938, an dem ersten Roman, der veröffentlicht werden sollte, *Sie kam und blieb*. Mit Ausnahme von wenigen Tagen Urlaub im Februar und im April verständigen sich die beiden nur über Briefe, dazu führen sie Tagebuch, so daß die Entstehung der Texte und der Anteil des Partners daran exakt dokumentiert sind. Nur zu dieser Zeit hat Sartre Aufzeichnungen im Tagebuch gemacht, grundsätzlich hält er wenig davon, aufzuschreiben, was einem durch den Kopf geht: »Die Literatur beginnt mit der Auswahl, der Ablehnung bestimmter Züge und der Annahme anderer. Es ist eine Arbeit, die sich nicht mit dem Tagebuch verträgt, bei dem die Auswahl gleichsam spontan ist und sich nicht gut erklären läßt.« Als er dies sagt, ist er 69 Jahre alt und fast blind. Simone befragt ihn mit einem Tonbandgerät zu seinem Leben. Bei dieser Gelegenheit gibt er auch zu, daß er bei den vielen Briefen, die er z. B. während des Krieges geschrieben hat, »insgeheim« daran dachte, »daß man diese Briefe hätte veröffentlichen können… Ich hatte den kleinen Hintergedanken, daß man sie nach meinem Tode veröffentlichen würde.« Aber jetzt ist er nicht mehr der Ansicht, daß sich dies lohne: »Ich schrieb in einem Zug, ohne Streichungen, ohne mich um einen anderen Leser zu kümmern als den, dem ich den Brief schickte, und das halte ich nicht für gültige literarische Arbeit.«

Dabei zeigen seine Briefe einen so scharfen Witz, eine so pointierte Gestaltung, daß sie, auch wenn keine verantwortliche literarische Leistung damit verbunden ist, großes Lesevergnügen bereiten: »Kurz, ich bin moralisch ein bißchen desorientiert (seien Sie beruhigt, die moralischen Sorgen bringen mich nicht um den Appetit) wie jemand, der sich darauf vorbereitet hat, eine große Hantel zu heben, und der merkt, daß sie hohl ist – und gleichzeitig, daß er im Grunde seines Herzens ein bißchen wünschte, daß sie hohl sei. Natürlich fällt er auf den Hintern.«

Die Briefe Sartres an Simone während des Krieges sind, situationsbedingt, ohne die langatmigen Schilderungen sexueller Geplänkel, wie sie Sartre sonst zu bieten pflegte. Auch wenn man ihm glaubt – »denn ich denke, Sie sind lüsterner nach Geschichten als nach Liebesbeteuerungen« –, befremdet die Taktlosigkeit seiner Erfolgsberichte, wenn er z. B. die Entjungferung eines

Mädchens als »schmutziges Geschäft« und seine Rolle dabei als »lächerlich« bezeichnet, wobei er offenbar vergißt, daß ja auch Simone ihm einmal diese lästige Aufgabe zugemutet hatte. Zu der eigenwilligen Intimität dieses Paares gehört das Einander-Gewähren von exhibitionistischem Protz und Voyeurismus genauso wie die Anteilnahme an moralphilosophischen Gedankengängen und an den Entstehungsgewittern, die die verschiedenen Fassungen ihrer Romane begleiten.

Bereits 1938 hatte Simone de Beauvoir mit dem Roman begonnen, der später den Titel *L'Invitèe (Sie kam und blieb)* erhalten sollte. Um ihn schreiben zu können, mußte sie eine entscheidende Hürde überwinden, auf deren Vorhandensein sie erst Sartre hingewiesen hatte: Zaghaftigkeit, sich selbst in den Personen, von denen sie erzählte, darzustellen. Dagegen verwahrte sie sich: »Mich als Rohmaterial in ein Buch pressen, keinen Abstand mehr wagen, mich aussetzen – nein, dieser Gedanke erschreckte mich. ›Wagen Sie es!‹ sagte Sartre zu mir. Er drängte mich; ich fühlte, ich reagierte auf meine Art, und genau das müßte ich ausdrücken. Ich hatte Angst. Wovor eigentlich? Mir schien, daß die Literatur, sobald ich sie mit meiner eigenen Substanz nährte, sich in etwas so Schwerwiegendes verwandeln würde wie das Glück und der Tod.«

Sie begann also eigene Erfahrungen aufzuarbeiten und nahm zum Thema, was sie eine bittere Zeitspanne hindurch heftig verunsichert hatte: das Trio zwischen ihr, Sartre und Olga, deren Jugend, deren Schweigen, Stimmungswechsel und Verweigerungen sie zugleich angezogen und abgestoßen hatten. Die Figur, aus deren Perspektive sie erzählen wollte, war Françoise, eine 30jährige Intellektuelle, Dramaturgin am Theater von Pierre Labrousse, mit dem sie eine ähnliche Beziehung verband wie Simone mit Sartre.

»Mir machen diese Geschichten keinen Spaß mehr, sagte Pierre. Wenn ich noch von Natur ein so großer Liebhaber wäre; aber nicht einmal diese Entschuldigung habe ich. Er blickte Françoise verlegen an. Woran mir liegt, das ist jedesmal der Anfang. Kannst du das verstehen? – Vielleicht, sagte Françoise, aber mich selbst würde niemals ein Abenteuer interessieren, das nicht irgendwie weitergeht. – Nein? sagte Pierre. – Nein, gab sie zurück, ich kann einfach nicht; ich bin treu von Natur. – Zwischen uns beiden, sagte Pierre, kann weder von Treue noch von Untreue die

Rede sein. Er zog Françoise an sich heran. Wir beide sind einfach eins; du weißt, das ist wahr, man kann einen von uns ohne den anderen gar nicht richtig beschreiben. – Das liegt nur an dir, sagte Françoise.«

Durch die eigenwillige, ungreifbare Xavière (Olga) gerät dieses harmonische Aufeinander-Eingespieltsein aus dem Gleichgewicht. Françoise hatte ursprünglich gemeint, sich um das junge Mädchen, das, ziemlich desorientiert, die Freundschaft der Älteren offenbar dringend brauchte, kümmern zu müssen, und merkt nun, daß sie nicht nur die Faszination verstört, die Xavière bei Pierre auslöst, sondern daß es sie kränkt, ihren Einfluß auf das Mädchen einzubüßen. Und mit einem Schlag fällt ihr auf, wie sehr sie Pierre, in der schönen Lüge, mit ihm eins zu sein, »als Rechtfertigung für ihr eigenes Dasein« benutzt und darüber vergessen hatte, für sich selbst zu existieren. Sie gewinnt immer stärker den Eindruck, daß ihr Leben, welches sie so frei und souverän zu führen gemeint hatte, auch gegen ihren Willen von außen bestimmt wird. Um Gefahr für ihre Vertrautheit zu vermeiden, bietet ihr Pierre an, die Beziehung zu Xavière aufzugeben, »das Leben würde dann so weitergehen, wie es vor Xavières Auftauchen war. Mit Verwunderung stellte Françoise fest, daß diese Gewißheit in ihr nur eine Art Enttäuschung hervorrief«. Sie lehnt diese bequeme Lösung ab und beschließt, sich den Gefährdungen zu stellen. Sie will beobachten, was mit ihr selbst weiter geschieht, und empfindet dabei »eine unpersönliche und so heftige Neugier, daß ihr warm davon wurde wie von einer Freude«. Françoise hat vage Wünsche, ein Buch zu schreiben, ohne noch recht zu wissen, was sie mitteilen wollen würde. Aber der Blick von außen auf sich selbst, die Wahrnehmung der eigenen Geschichte als eines Themas literarischer Gestaltung weist darauf hin, daß sie mit dem Schreiben etwas Wesentliches in sich freisetzen wird.

Die Erkenntnis, wie sie selbst in dieser Beziehung verschwunden ist, verstört Françoise: »Unsere Vergangenheit, unsere Zukunft, unsere Ideen, unsere Liebe... niemals sagte sie ›Ich‹. Und dennoch verfügte Pierre über seine eigene Zukunft, über sein eigenes Herz; er zog sich an die Grenzen seines eigenen Daseins zurück. Sie aber blieb, wo sie war, getrennt von ihm, getrennt von allen und ohne Verbindung zu ihrem eigenen Selbst, verlassen und in dieser Verlassenheit doch niemals wirklich allein.« Der

Ausbruch einer schweren Lungenentzündung befreit sie zunächst von ihrer Angst, fast erleichtert läßt sie sich in die Krankheit fallen. Danach sieht sie klar: sie begreift die zerstörerische Kraft Xavières, ihre Lügen, die sie braucht, um ihr kleines, armseliges Leben aufrechtzuerhalten, und nutzt schnell entschlossen eine Gelegenheit, Xavière umzubringen, als ihr Tod für einen Unfall gehalten werden kann. Sie hat sich und auch die anderen, die in Xavières Fängen zappeln, befreit. Durch diesen literarischen Mord hat auch Simone de Beauvoir die Bedrohung bewältigt, die vom Vorbild der Xavière ausgegangen war, die Katharsis ersetzt die Notwendigkeit des Handelns in der Realität. »In diesem Roman habe ich mich ausgesetzt, mich dermaßen aufs Spiel gesetzt, daß mir ab und zu der Übergang von meinem Herzen zu den Wörtern unüberwindlich erschien...«

Sartre ist am Entstehungsprozeß dieses Romans beteiligt. Er hatte mit Simone daran gearbeitet und mit ihr gemeinsam die Regel entwickelt, jeweils strikt aus der Sicht einer einzigen Person zu erzählen. »In jedem Kapitel war einer der Helden ich selbst, ich verbot mir, mehr zu wissen oder mehr zu denken als er.« Da aber fast nur Françoise die Sprecherin Simones ist, gewinnt diese Person selbst kaum Konturen. Wenn sie spürt, wie ihr von Xavière allmählich ihre Welt gestohlen wird, muß sie »sich entweder auf ewig verabscheuen oder den Zauberbann brechen«, also Xavière beseitigen. Auf die mangelnde Schlüssigkeit dieser Lösung angesprochen, antwortet Beauvoir bezeichnenderweise nicht auf der Metaebene, sondern erläutert den Vorgang identifikatorisch: »Wenn ich Olga auf dem Papier tötete, entledigte ich mich des Zorns, des Hasses, den ich gegen sie empfunden haben mochte. Ich reinigte unsere Freundschaft von allen schlechten Erinnerungen, die sich in die guten mischten. Indem ich Françoise durch ein Verbrechen aus der Abhängigkeit befreite, in der die Liebe zu Pierre sie gefangenhielt, fand ich vor allem meine eigene Selbständigkeit wieder.«

»Jedes Gespräch muß Handlung sein, das heißt, es muß das Verhältnis der Personen zueinander und die Gesamtsituation verändern.« Dieses Prinzip der Bewegung prägt zwar die Dynamik des Buches, aber die Ungeschicklichkeit, diese Dialoge zu gestalten, läßt den Lesefluß stocken. Fast alle der meist kurzen Äußerungen sind gleichförmig beendet mit: sagte Françoise; sagte Pierre; sagte Françoise... Noch unerträglicher als diese Monotonie wirkt das Bemühen um Abwechslung: meinte Françoise; stellte Pierre fest; gab Elisabeth zu bedenken; rief Françoise fröhlich aus; gab Pierre lachend zurück, usw.

Diese ungelenke Darstellung scheint Sartre nicht gestört zu haben, obwohl sich seine Kritik durchaus auch auf grundsätzliche Probleme der Sprache bezieht, nicht nur auf den Verlauf der Handlung und die Personenzeichnung. Als ihm Simone von der Kritik ihres gemeinsamen Lektors an ihrer Sprache berichtete, antwortete er: »...war ich verärgert, weil ich mich *auch* getroffen fühlte. Auch in meinem Roman haben Mathieu und die anderen diese Sprache: nachlässig, philosophisch, jargonhaft und alles, was Sie wollen, die im Grunde unsere ist.« Und er betont: »Aber es stimmt, diese Sprache sind wir.« Er erläutert sie als Ergebnis ihrer bürgerlichen Erziehung, der Studentenzeit, ihrer beider »Absonderung« und ihrer Gewohnheit, sich mit den Urteilen des anderen zu begnügen, »als seien es Gesetzestafeln«. Ihre Sprache sei auch das »Symbol« ihrer Beziehung, »man muß uns also nehmen, wie wir sind, oder wenn wir nicht so sind, wie es sein soll, müssen wir uns von innen heraus ändern, und die Sprache wird folgen«. Er erinnert sie an die häufig endlosen Diskussionen über bestimmte Formulierungen. Die vom Lektor gerügte Nachlässigkeit sei Absicht, mit Blick auf eine bestimmte Wirkung eingesetzt: »Die Grobheit ist da, um das Tremolo der Zärtlichkeit zu kaschieren und gleichzeitig zu symbolisieren.« In den Romanen, an denen sie gerade arbeiten, seien sie so nah bei sich selbst, daß damit natürlich auch ein Risiko verbunden sei. »Aber in diesem Roman wie in meinem stellen wir uns aus, wir sprechen von uns, von unseren kleinen Geschichten, von der Art Leute, die wir mögen, also, was wollen Sie, wir sind ausgeliefert: die Leute können über uns denken, was sie wollen, von Intellektuellenjargon, Snobismus, Montparnasse usw. reden. Wir können sie nur reden lassen. Hüten Sie sich, irgend etwas daran zu ändern.«

Weder ihm noch ihr macht es offenbar etwas aus, daß sie ihre Romane im selben Milieu angesiedelt, zum Teil sehr ähnliche Figuren entworfen haben, sogar fast identische Szenen präsentieren. Noch bevor der Roman *Der Ekel* angenommen worden war, hatte Sartre den Plan für seinen nächsten gefaßt: »Das Sujet ist die Freiheit.« Nach verschiedenen Vorüberlegungen konkretisiert sich das Projekt. Gezeigt werden soll die philosophische Konzeption, daß jeder Mensch nur das ist, was er zu sein sich entschieden hat. Keiner kann beschließen, sich nicht zu entscheiden, denn selbstverständlich wäre auch dies eine Entscheidung.

Das Paradox, »zur Freiheit verurteilt« zu sein, soll in einem auf vier Bände angelegten Werk dargestellt werden. Er macht einen so genauen Entwurf, daß er Simone schon im Sommer 1939 von der Entwicklung seiner Figuren, wie sie für den dritten Band vorgesehen ist, erzählen kann. Als er den ersten Band fertig und den zweiten konzipiert hat, arbeitet er den ersten unter den neu gewonnenen Aspekten noch einmal ganz um. *Die Zeit der Reife*, der erste Band der *Wege der Freiheit*, setzt am 17. Juni 1938 gegen 22.30 Uhr ein und endet in der Nacht vom 19. zum 20. Juni. In diesen zwei Tagen bemüht sich der Philosophielehrer Mathieu, das Geld für die Abtreibung aufzutreiben, die die Schwangerschaft seiner Freundin beenden soll. Er will »seine Freiheit wahren«, die Geburt des Kindes, die Verantwortung, würde ihn beeinträchtigen. Sein wirtschaftlich erfolgreicher Bruder weigert sich, ihm das Geld zu leihen, und zieht spöttisch Bilanz: »Ich hätte geglaubt, Freiheit bestünde darin, die Situation, in die man sich freiwillig begeben hat, ins Auge zu fassen und alle Verantwortung, die man hat, zu übernehmen. Aber du hast wahrscheinlich eine andere Ansicht: du verurteilst die kapitalistische Gesellschaft, und doch bist du Beamter in dieser Gesellschaft, du stellst a priori eine Sympathie für die Kommunisten zur Schau: aber du hütest dich, dich zu engagieren, du bist noch nie zur Wahl gegangen. Du verachtest die bürgerliche Klasse, und doch bist du ein Bürger, der Sohn und der Bruder von Bürgern, und du lebst wie ein Bürger.« Zweifellos besteht eine große Ähnlichkeit zwischen Mathieu und Sartre, doch entlarvt der Autor das Lebenskonzept seines Helden als äußerst fragwürdig.

Der Roman wird erst 1945 veröffentlicht. Sartre kommentiert ihn in einem Interview: »Mathieu verkörpert diese totale Disponibilität, die Hegel terroristische Freiheit nennt und die wirklich die Gegenfreiheit ist… Er ist nicht frei, weil er es nicht vermochte, sich zu engagieren… Mathieu ist die Freiheit der Gleichgültigkeit, die abstrakte Freiheit, die Freiheit umsonst. Mathieu ist nicht frei, er ist nichts, weil er immer draußen ist…« Die Faszination, die ein junges Mädchen auf ihn ausübt, läßt ihn die Gefährdung durch Abhängigkeit reflektieren. Das Vorbild der Halbrussin Ivich ist die Schwester jener Olga aus dem ersten erotischen Trio, Wanda wird deren Platz einnehmen, ohne daß allerdings Sartre und Simone in der Wiederholung dieselbe Besessenheit und Verzweiflung erleiden. Eine Figur, die in der Wirklichkeit Simone entsprechen würde, gibt es in diesem Roman nicht und auch weiterhin in keinem einzigen Werk Sartres.

Wie die beiden Schriftsteller einander bei der Entstehung dieser beiden Romane beeinflußt haben, geht aus ihrem exzessiven Briefwechsel hervor. Sartre diskutiert mit Simone u. a. die Frage, wie sich eine »Entscheidung als Entscheidung spürbar« machen ließe. »Mathieu entscheidet zum Beispiel, Lola zu bestehlen. Aber er könnte es genausogut aus leidenschaftlicher Verzweiflung über die Verachtung Ivichs tun. Wie kann man den Eindruck des Unterschieds vermitteln? Auch Sie werden auf diese Schwierigkeit stoßen, wenn Ihre Françoise entscheidet, Xavière zu vergiften. Um so mehr, als die Entscheidungen nie ganz rein sind und man in gewisser Hinsicht Zeichen der Leidenschaft darin sehen kann.« Am 31. Dezember 1939 teilt er Simone mit, er habe den Roman beendet, aber bereits Anfang Januar arbeitet er wieder intensiv daran weiter. Im März faßt er den Entschluß, den bisherigen Kapiteln einen Prolog voranzustellen, der die Personen mit Episoden aus ihrer Jugend einführt. Die Arbeit macht ihm Spaß, und er beeilt sich, um ihr das Ergebnis bei seinem Urlaub im April zeigen zu können. »Ich schreibe mit der Hand einen Entwurf, korrigiere ihn, tippe ihn, korrigiere die getippte Fassung mit der Hand und tippe diese korrigierte Fassung. Mir scheint, dadurch werden mir die Fehler bewußter, und gleichzeitig bringt es ein bißchen Abwechslung.« Er hat also sogar seine Arbeitsweise geändert, bisher hat er alle Manuskripte tippen lassen, oft von Simones Schwester. Aber er will keine Zeit verlieren, ist Feuer und Flamme für diesen Prolog und bezeichnet ihn als unentbehrlich. Nach seinem Urlaub berichtet er wie üblich vom Fortschritt der Arbeit am Roman und erklärt, »seit der Geschichte mit dem Prolog« unter dem Komplex zu leiden, mit sich selbst zu nachsichtig zu sein.

Was war geschehen? Simone hatte diesen Prolog schlecht gefunden, und Sartre hatte ihn verworfen. Wie er ihrem Urteil vertraut, zeigt nicht nur, daß er sie bei jeder neuen Änderung um ihre Ansicht fragt (»Was meinen Sie?« – »Geht das?«), sondern daß er schließlich sogar die gesamte Redaktion des Textes an sie delegiert. »Sie haben eine Blankovollmacht, zu streichen, zu kürzen, zu tilgen, alles, was Sie wollen.« Und dann legt er ihn ganz in ihre Hände. »...mein Roman widert mich jetzt an, ich sehe alle Tricks, alle Wiederholungen, alle Fehler. Und ich habe nichts mehr zu sagen, all diese Kapitel sind nur Füllsel. Sie müssen da sein wegen der Geschichte, aber sie bringen nicht viel Neues. Ich dachte folgendes: ich werde, so gut ich kann, daran herumfeilen, dann schicke ich ihn Ihnen. Wenn es geht, dann korrigieren Sie die Fehler und entfernen die Schlacken. Wenn Sie der Meinung sind, daß er noch zu unvollkommen ist, bringen Sie ihn nicht hin [zum Verlag]. Sie behalten ihn für sich bis zum Ende des Krieges [Datum dieses Briefes: 31. Mai 1940!], ich fange mit dem anderen an, und man veröffentlicht nach einer generellen Korrektur beide zusammen. Was halten Sie davon? Sie werden schreien wegen der Verantwortung.«

Die Veröffentlichung ihres ersten Romans hat Simone de Beauvoir mit einem Schlag bekannt gemacht. Nach dem Ende von Sartres Gefangenschaft und erst recht nach dem Ende des Krieges entsteht der Mythos des literarischen Paares, wie es im Bewußtsein der Öffentlichkeit die weiteren Jahrzehnte Bestand haben wird. Sie scheinen unzertrennlich, obwohl sie beide in den Jahren 1946/47 neue Liebespartner finden, in Amerika. Sartre will mit der Schauspielerin Dolores Vanetti mehrere Monate im Jahr zusammenleben, verspricht ihr sogar die Heirat. Simone bekommt Angst: »Eine Verbindung, die seit über fünfzehn Jahren besteht: ist sie nicht bereits zur Gewohnheit geworden? Welche Konzessionen bringt sie mit sich? Meine Antwort kannte ich, nicht aber die Sartres. Ich verstand ihn jetzt besser als früher. Deshalb war er mir undurchsichtiger geworden. Zwischen uns gab es bedeutende Meinungsverschiedenheiten. Mich störte das nicht, im Gegenteil. Aber ihn?« Die quälende Ungewißheit, ob ihm die neue Liebe nicht wichtiger sei als die zwischen ihm und ihr, beantwortet Sartre nüchtern mit dem Hinweis auf den Pakt: er werde sich auch weiterhin an ihn halten.

Simone selbst erlebt für einige Jahre die tiefe Liebe zu dem amerikanischen Autor Nelson Algren. Dennoch behält für sie die Partnerschaft mit Sartre Vorrang. Diesen beunruhigt die Liaison mit dem hünenhaften Amerikaner überhaupt nicht, während Algrens Aufenthalt in Paris verbringen die Haupt- und Nebenlieben angeregte Abende gemeinsam. Dolores macht den Fehler, Sartres Entscheidung zwischen ihr und Simone zu fordern. Er beendet die Beziehung abrupt. Neue Liebeskonstellationen entstehen, viele der früheren Lieben sind stabil in die Organisation des Lebens in Paris und auf Reisen eingegliedert. Simone teilt das immer radikalere politische Engagement Sartres. Einladungen zu Auslandsreisen mit politischem Hintergrund ergehen fast immer an beide gemeinsam, die öffentlichen Auftritte werden fast immer gemeinsam absolviert. Die Stilisierung zum aufgeklärt-toleranten, gleichwohl unverbrüchlich loyalen Paar ist perfekt gelungen, emotional entfernen sich die beiden immer weiter voneinander, aber die eingespielten Mechanismen werden nie aufgegeben. Wozu auch, wenn die neuen Liebespartner einverstanden sind mit den ihnen zugewiesenen Rollen und die gegenseitige Unterstützung beim Schreiben nach wie vor, sogar besser als früher funktioniert?

Simone beschreibt, wie sie an ein Projekt herangeht, zuerst das Material in sich entstehen läßt, bis sie sich bereit fühlt zu beginnen. Geradezu atemlos füllt sie in einem Zug drei- bis vierhundert Seiten. Der »Wortschwall«, der sich hier anhäuft, ist ihr allerdings schnell so zuwider, daß sie noch einmal ganz von vorne anfängt. »Jetzt beginne ich ernsthaft mit der Arbeit. Mein Konzept benutzend, entwerfe ich in großen Zügen ein Kapitel. Dann kehre ich zur ersten Seite zurück, und wenn ich sie wieder durchgelesen habe, schreibe ich sie Zeile für Zeile um. Dann korrigiere ich jede einzelne Zeile im Hinblick auf die ganze Seite, jede Seite im Hinblick auf das ganze Kapitel, und später jedes Kapitel, jede Seite, jede Zeile im Hinblick auf die Gesamtheit des Buches.« Sie verbringt täglich sechs bis sieben Stunden an ihrem Schreibtisch. Wie sie arbeitet, ist eine Manie. »Kaum wache ich auf, habe ich das Verlangen, sogleich nach der Füllfeder zu greifen.« Ein Tag, an dem sie nichts geschrieben hat, hinterläßt »einen Geschmack nach Asche«. Sartres Anteil: »Wenn ich schließlich nach sechs Monaten oder einem Jahr oder sogar erst nach zwei Jahren das Ergebnis Sartre vorlege, bin ich noch nicht zufrieden, kann aber auch nicht mehr weiter: Ich brauche sein strenges Urteil und seinen Zuspruch, um den Elan zurückzugewinnen. Zuerst versichert er mir: ›Das ist ausgezeichnet... das wird ein gutes Buch.‹ Dann ärgert er sich über Kleinigkeiten: Das ist zu lang oder zu kurz geraten, das ist nicht richtig, das ist schlecht formuliert, das ist gestümpert, das ist verpfuscht. Wäre ich nicht seine scharfe Sprache gewöhnt – meine ist nicht sanfter, wenn ich ihn kritisiere –, würde mich diese Kritik niederdrücken.« Sie schreibt den Text also neu, bis zur beiderseitigen Zufriedenheit. Für ihn gilt dasselbe. Natürlich hat er sich gegen ihre Kritik auch zur Wehr gesetzt. »Wir haben einander sogar beschimpft... Aber ich wußte, daß sie am Ende recht behalten würde. Damit will ich nicht sagen, daß ich ihre Kritik immer akzeptiere, meist aber tue ich es.« Und er ergänzt: »Es ist sinnlos, anders als mit äußerster Strenge zu kritisieren, wenn man einander liebt.« Zur Strenge gehört offenbar auch Lautstärke, wenn Freunde die »wilden Anschnauzer« dieser Auseinandersetzungen durch die Tür hören, ziehen sie es vor, später wiederzukommen, sobald sich der Sturm gelegt hat. Für Sartre ist es wunderbar, Simone gegenüber Gedanken formulieren zu können, »die noch nicht ganz zu Ende gedacht waren«, und sich nicht vorsehen zu müssen, »weil sie mich und das, was ich vorhatte, genausogut kannte wie ich selber«.

Simone legt Wert auf die Feststellung: »Ich habe meine Unabhängigkeit behalten, weil ich meine Verantwortung nie auf Sartre abgewälzt habe. Ich habe keine Idee, keinen Entschluß übernommen, ohne zu kritisieren und mir selber Rechenschaft zu geben... Sartre hat mir geholfen, wie ich ihm geholfen habe.«

So haben die gemeinsame Leidenschaft für die Arbeit, das Vertrauen zur Urteilssicherheit des anderen, die Verläßlichkeit der Anteilnahme und die bedingungslose Bereitschaft für die Bedürfnisse des anderen alle Entfremdungen überdauert. Nelson Algren z. B. hat nicht verstehen wollen, daß nicht nur er zurückstehen mußte gegenüber dem Stellenwert Sartres in Simones Leben, sondern daß Simone auch klaglos die Arbeit an einem eigenen Buch vernachlässigte, wenn Sartre sie brauchte, um sein neues Werk von etwa 850 Seiten »zu filtern«, wie sie es nannte.

Da sie Algren liebte, war es für sie selbstverständlich, sich auch an seiner Arbeit zu beteiligen, in Diskussionen, durch Anregungen; sie übersetzte sogar eine seiner Erzählungen, um sie in der Zeitung, die sie mit Sartre zusammen leitete, »Les Temps Modernes«, zu veröffentlichen. Der Gleichklang ihrer Interessen, das Verständnis für den gemeinsamen Beruf und vor allem Simones von allen Hemmungen ihrer Jugendjahre und allen Belastungen der Hauptliebe befreite Zärtlichkeit machten es für Algren unerträglich, teilen zu müssen. Zwar hatte er seine persönlichen und künstlerischen Wurzeln in Chicago, so daß lange Trennungen in Kauf genommen werden mußten, aber dieses Hindernis wäre zu überwinden gewesen, wenn nicht ihre unanfechtbare Bindung an

Sartre seinen Stolz verletzt hätte. Auf 1682 Briefseiten beschwor sie die Nähe zu Algren, in einer Weichheit und Hingabe, die an ihrem sonst spröden Wesen eine unerwartete Saite klingen ließen. Ihm aber blieb nicht nur fremd, daß sie ihre Liebe zu ihm in ihrem Roman *Die Mandarins von Paris* kaum verschlüsselt der Öffentlichkeit preisgab und in ihren Memoiren ausbreitete, sondern er verstand auch nie ihre Position inmitten der öffentlichen Aufmerksamkeit. Mehrfach hatte er sich zu wütenden und beleidigenden Aussagen über seine enttäuschte Liebe hinreißen lassen, und noch 1981 war sein Zorn über ihren Verrat so explosiv, daß er, 72jährig und herzkrank, einen Journalisten beim Interview mit seinen aufgebrachten Vorwürfen, daß sie sogar seine Liebesbriefe der Privatsphäre entzogen hatte, in Schrecken versetzte. Unmittelbar nach diesem Interview erlitt Algren einen tödlichen Herzinfarkt.

Da war aber auch sein Widersacher Sartre bereits seit einem Jahr tot. Lange Zeit hatte er mit seiner Gesundheit Raubbau getrieben, mit Aufputschmitteln in lebensgefährlichen Mengen seine Leistungsfähigkeit für die gewaltigen, umfangreichen Werke seiner letzten Schaffensphase gesteigert und sich in den Intervallen der Erholung mit Alkohol betäubt, und nun war durch Blutungen hinter dem linken Auge auch dessen Sehkraft erloschen. Sartre war also blind. Er konnte weder lesen noch schreiben, nahm nur verschwommen Formen, Lichter, Farben und Bewegungen wahr. »Mit meinen Beruf als Schriftsteller ist es vorbei.« Damit aber meinte er, jede Daseinsberechtigung überhaupt verloren zu haben.

Immer hatte er, was er gedacht hatte, auch niedergeschrieben. »Ich denke immer noch, aber da mir das Schreiben unmöglich geworden ist, ist die wirkliche Tätigkeit des Denkens in gewisser Weise aufgehoben.« Korrekturen waren für ihn unverzichtbar, fünf-, sechsmalige Änderungen, die er handschriftlich vornahm. Wäre er früher erblindet, hätte er sich vielleicht an andere Arbeitsmethoden gewöhnt, etwa ein Tonband zu benutzen, jetzt kann er sich nicht mehr ändern. »Die Arbeit am Stil, so wie ich sie verstehe, setzt unbedingt das Schreiben voraus.« Er definiert Stil als »eine Methode, drei oder vier Dinge auf einmal zu sagen. Da ist der einfache Satz mit seinem unmittelbaren Sinn, und dann sind darunter gleichzeitig andere Bedeutungen, die in der Tiefe liegen. Wenn man nicht imstande ist, der Sprache diesen mehrfachen Sinn zu geben, dann lohnt es sich nicht zu schreiben«.

Mit seiner Behinderung hat sich natürlich auch die Beziehung zu Simone de Beauvoir verändert. Er ist in hohem Maß auf sie angewiesen, auch wenn er noch von anderen jungen Frauen betreut wird, nach einem genau ausgefeilten Plan. »Wenn wir den Abend bei Sartre verbrachten, schliefen sowohl Arlette als auch ich bei ihm. Aber sonnabends war er bis elf mit Wanda zusammen, und es paßte weder Arlette noch mir, so spät zu ihm zu gehen. Michele bot sich an, zu ihm zu kommen, wenn Wanda gegangen war, und im Nebenzimmer zu schlafen. Dieses Arrangement paßte allen und ist lange Zeit eingehalten worden.«

Arlette Elkaim hatte Sartre 1956 kennengelernt, als siebzehnjährige Studentin, die eine Prüfungsarbeit über Sartres Ethik schrieb. Sie war sehr bald seine Geliebte geworden, und Sartre war bereit, sie zu heiraten, da sie als Algerierin ständig von Ausweisung bedroht war. Aber Simone protestierte so heftig, daß Sartre schließlich den Antrag stellte, sie zu adoptieren. Als er 1973 erblindete, teilte sie also sein Leben schon seit geraumer Zeit und blieb bis zu seinem Tod an seiner Seite, wurde von ihm auch als seine Nachlaßverwalterin eingesetzt.

Die Freundinnen betreuen Sartre rund um die Uhr, aber es läßt sich nicht mehr wie früher vermeiden, daß sie einander begegnen. Unbestritten bleibt die Position der prima inter pares. Sie liest ihm Bücher vor und schreibt sogar einen Zeitungsartikel nach seinem Diktat, aber das bleibt eine Ausnahme. 1974, bei einem ihrer regelmäßigen Aufenthalte in Rom, beginnt sie ein Tonbandinterview mit ihm. Ursprünglich wollten sie einander über ihr Leben befragen, aber jetzt hält sie sich zurück, stellt ihm Fragen und läßt ihn reden, was er offensichtlich gerne und sehr offen tut.

Je mehr Sartre verfällt, desto entschiedener formuliert er Elogen auf Castor. »Es sind eben die besonderen Beziehungen zu Simone de Beauvoir, die dazu führten, daß sie in meinem Leben einen Platz eingenommen hat, der keinem anderen Menschen zugänglich ist.« – »Eine so vollkommene Beziehung setzt gleichzeitig vollständige Gleichheit beider Partner voraus. Anders könnten wir nicht miteinander umgehen. Ich habe eine Frau gefunden, die sozusagen dem gleicht, was ich als Mann bin.« – »Eine Geste, die ich beschreibe, ein Vorgang, den ich beobachte, eine Lebenssituation, die ich analysiere – sie bekommen ihre Präzision, ihre realistische Exaktheit, bis hin zum anekdotischen Detail einer philosophischen Erörterung durch die Erfahrensintensität Simone de Beauvoirs.« Fast als müßte er den unverbrüchlichen Zusammenhalt beschwören, stemmt er vor den Augen der Welt den Ruhm dieser Frau und damit den Glanz des Paares.

Die Gewichte haben sich zuungunsten Sartres verlagert, schwerfällig, gedanklich oft verwirrt, phasenweise nicht in der Lage, seine Körperfunktionen zu kontrollieren, ist er nur mehr ein Schatten des früheren Menschenverführers. Simone dagegen ist unverändert schlank, beweglich, diszipliniert, und ihre Ungeduld hat sich verstärkt. Seit 1973 hat sich ein junger Mann in Sartres Tagesablauf eingeklinkt, Benny Lévy, ein politischer Fanatiker, Maoist, Philosoph und Sartre-Spezialist. Er verbringt die meisten Stunden des Tages mit dem alten Mann, mit dem zusammen er ein großes philosophisches Werk zustande bringen will, für welches Ziel er sein eigenes Privatleben völlig zurückstellt. Die Freunde Sartres wundern sich über die Vertraulichkeit des Jüngeren im Umgang mit Sartre, fühlen sich aber entlastet, da sich Lévy mit Sartre tagsüber beschäftigt, was alle anderen doch in seiner jetzigen Verfassung als sehr mühsam empfinden.

Als aber Lévy unter seinem und Sartres Namen Texte veröffentlichen will, die Simone nicht wie üblich zur Kritik vorgelegt werden, kommt es zu einer heftigen Auseinandersetzung. Sie will Sartres Ruhm auch gegen ihn selbst bewahren, verhindert die Publikation und ist von da an mit Lévy verfeindet, der nun seinerseits versucht, Sartre ganz auf seine Seite zu ziehen. 1980 will er Gespräche zwischen ihm und Sartre herausbringen, die treuen Sartrianer aus der Redaktion der »Temps Modernes«, vor allem aber Beauvoir, sind entsetzt über die mangelnde Qualität der Texte, ihre gedankliche Sprunghaftigkeit und Inkonsequenz, und fürchten, Sartres Ansehen werde dadurch Schaden leiden. Sartre selbst schaltet sich ein und bittet den Verleger telefonisch um die Veröffentlichung: »Ich weiß, daß meine Freunde Sie angesprochen haben, aber ich weiß auch, daß sie sich irren: denn der Gang meines Denkens entgeht ihnen allen, einschließlich Castor…« Simone weint, tobt, schleudert die Textblätter auf den Fußboden – in all den Jahrzehnten ist dies die erste grundsätzliche Entzweiung.

Anfang der sechziger Jahre hatte sie geschrieben: »In meinem Leben habe ich einen unbestreitbaren Erfolg zu verzeichnen: meine Beziehung zu Sartre. In mehr als dreißig Jahren sind wir nur einen Abend uneins eingeschlafen.« Und jetzt? Arlette wird Simone später in einem offenen Brief vorwerfen, sich nicht mehr genügend um Sartre gekümmert zu haben: »Nichts hinderte Sie jedenfalls daran, sich mit den Manuskriptblättern in der Hand neben ihn zu setzen und ihm Ihre Kritik Punkt für Punkt mitzuteilen. Er ist gelinde gesagt überrascht gewesen, daß Sie das nicht getan haben.« Zum Zeitpunkt dieses Zwistes trennen Sartre noch zwei Monate von seinem Tod. Die Beziehung des Paares ist angeschlagen, Simone und ihre Lebensgefährtin, die junge Sylvie Le-Bon, »zwei strenge Musen«, wie Sartre etwas gequält spottet, reden während der gemeinsamen Mahlzeiten mit ihm kein Wort. »Sie behandeln mich wie einen Toten, der die Frechheit hat, sich bemerkbar zu machen.« Am 20. März 1980 wird er mit einem Lungenödem ins Krankenhaus eingeliefert, die Sorge um ihn stellt zwischen allen Vertrauten die Eintracht wieder her. Sartre stirbt am 1. April.

Die Veröffentlichung der Briefe und, nach Simones Tod, der Tagebücher, hat bei vielen, die in diesem Paar das Vorbild einer freien, toleranten, souveränen Beziehung sahen, Entsetzen, sogar Abscheu ausgelöst. Sartre und Beauvoir hätten, besonders in den zehn Jahren vor dem Krieg, junge Menschen, die ihnen vertrauensvoll ihre Liebe entgegengebracht hatten, ausgenutzt, verhöhnt, zu Objekten ihrer Lust degradiert, in Abhängigkeit gebracht. Als das vorrangig Schändliche wurde wohl empfunden, daß das Paar sich herausgenommen hatte, einander in aller Offenheit die Eskapaden zu berichten, denn, unnötig darauf hinzuweisen, die Vielfalt der sexuellen Beziehungen ist es nicht, die diese beiden von den geheimen Lüsten bürgerlicher Promiskuität unterscheidet. Ist es also nicht das Faktum selbst, das den Sturm der Entrüstung rechtfertigt, konzentriert sich die Kritik auf das offene gemeinsame Reflektieren des Genusses, auf den Aspekt des Schriftlichen. Beide haben immer betont, daß sie sich weder als Vorbild sähen noch sich dafür geeignet fänden. Sie gaben Brutalität gegenüber den jeweils Dritten zu, aber wer wurde denn in den Bannkreis des Bösen gezwungen? Haben sie unschuldige Mädchen verdorben durch die Verführung der Besonderheit ihrer Persönlichkeiten? Es handelte sich schließlich um keine Kinder, die mißbraucht worden wären, sondern um junge Frauen, die sich fast alle mit Inbrunst und Eigeninitiative um die Zuwendung Sartres und Beauvoirs bemühten. Und fast alle mit lebenslanger

Loyalität belohnt wurden. Wer einmal in die »Familie« aufgenommen war, mußte nicht fürchten, daraus verbannt zu werden, wenn die erotische Bindung nichts mehr taugte.

Sartre und Simone de Beauvoir haben sich über all die Jahrzehnte hinweg Mühe gegeben, eine Balance zu finden zwischen der Bedeutung, die sie unverbrüchlich füreinander haben wollten, und dem Nichtverzichten auf neue Gefühle, die sie nicht bereit waren, auf dem Altar irgendeiner Verzichtsideologie zu opfern. Beide haben sich – Simone mit mehr Mühe als Sartre – verboten, dem bürgerlichen Ausschließlichkeitsanspruch als Kriterium der Liebe zu huldigen. Das letzte Zerwürfnis in all seiner Schärfe und dadurch besonders bitter, als es das unmittelbare Lebensende Sartres belastete, galt dem Heiligsten zwischen ihnen: dem Schreiben. Simone de Beauvoir gibt selbst zu, daß sie bei ihm hätte »bleiben sollen und mit ihm diskutieren müssen wie früher«, dann wäre es Arlette, die »versucht hat, meinen rechtmäßigen Platz im Leben Sartres zu usurpieren«, nicht gelungen, sie zu verdrängen. So zerbrach das Paar nicht an einem privaten Konflikt, sondern daran, daß sie ihm mit ihrer Kompetenz nicht mehr zur Seite stand und sich empörte, für ihn nicht mehr der einzig gültige Qualitätsmaßstab zu sein. Darum beeilte sie sich, kurz nach seinem Tod seine Briefe zu veröffentlichen: »Jeder, der seine Briefe an mich liest, wird erkennen, was ich ihm bedeutete.« Aber damit führte sie selbst den ersten Schlag, das Partnerschaftsdenkmal zu zertrümmern.

Sexus und Arbeitsrausch

Anaïs Nin und
Henry Miller

Ein grandioses »literarisches Fickfest« hatte er ihr versprochen. Beide hätten damals nicht sagen können, was sie inbrünstiger miteinander verband: die entdeckungshungrige Sexualität oder das berufliche Einvernehmen, das sie wie besessen über Bücher, Dichter und das Handwerk des Schreibens reden ließ. »Du machst mich ungeheuer glücklich, weil du mich ungeteilt nimmst – mich Künstler sein läßt, sozusagen, und doch nicht abrückst vom Mann, vom Tier, von dem hungrigen, unersättlichen Liebhaber«, schreibt Henry Miller an Anaïs Nin, zwei Tage, nachdem sie zum ersten Mal miteinander geschlafen haben. Und sie, die ihn noch vor wenigen Tagen gewarnt hat: »Exzessives Leben drückt auf die Fantasie: Wir werden nicht leben, wir werden nur schreiben und reden, um die Segel zu blähen«, befreit sich in ihrer Hingabe aus der bislang unbefriedigten Sehnsucht, sich einem Mann unterwerfen zu wollen, der ihren Körper unterweist und ihren Geist fordert. Sie ist berührt, wie einfühlsam Henry sie liebt, wie es ihn ängstigt, sie zu enttäuschen. »Bin ich weniger brutal, weniger leidenschaftlich, als du es erwartet hattest? Haben meine Schriften vielleicht größere Erwartungen in dir geweckt?« Aber all die »Berge von Wörtern, Niederschriften, Zitaten« kümmern sie nicht mehr. Begierig auf jedes intime Vibrieren des anderen und rücksichtslos selbstsüchtig zugleich, erfinden sie beide jetzt die Sinnlichkeit, die nur ihnen gehört.

Anaïs will in ihrem Tagebuch die unerhörte neue Lust, die ihren Körper zum Bersten bringt, festhalten. Doch ihre Sprache versagt. »Schriftsteller leben nicht nur ein Leben, sondern zwei. Zuerst leben sie, und dann schreiben sie darüber, das ist ein zweites Erleben, verzögerte Reaktion«, vermerkt sie. Nur stehen ihr die Mittel für dieses zweite Leben noch nicht zur Verfügung. Ihre Tagebucherüsse pendeln zwischen armseligen Klischees (»die Lust, wenn ihre Weiblichkeit sich in starken Armen entfaltet«) und naiver Selbstverzückung (»in der ganzen Geste, in dem, was ich sagte, lag etwas so natürlich Hingebungsvolles, Schmiegsames, Menschliches, daß er kein Wort herausbrachte.«). Von diesen unreif schwülstigen Protokollen einer neuen »Lebensgefrä-ßigkeit« unterscheiden sich ihre Briefe. Offenbar achtet sie dar-auf, Henry keine stilistischen Plattheiten zuzumuten, die seine Se-ligkeit abkühlen könnten. Sie orientiert sich am Niveau seines Ausdrucks, der in allem orgiastischen Taumel Präzision und Ei-genwilligkeit behält.

Er hat sich rückhaltlos in die Liebe zu dieser zierlichen, anmu-tigen, fantasievollen Frau gestürzt (»Kannst Du Dir nicht vorstel-len, was es für mich bedeutet, eine Frau zu lieben, die mir in jeder Beziehung ebenbürtig ist, mich nährt und unterstützt?«), sofort spricht er davon, sie heiraten zu wollen, er liefert sich ihr aus mit seinem Begehren, seinem Verstand, seinem Künstlertum und sei-nen fast unüberschaubaren Schwierigkeiten. Vierzig Jahre ist er alt, ohne Beruf, gestützt nur auf seine Überzeugung, zum Schrift-steller geboren zu sein, als Amerikaner in Paris ohne Arbeits-erlaubnis, aber auch ohne großes Bedürfnis, sich mit Gelegen-heitsjobs den Lebensunterhalt zu verdienen, in bedrängenden Geldnöten, die ihn zwingen, von einem billigen Quartier zu je-weils einem noch billigeren zu wechseln oder bei Bekannten zu übernachten, nicht selten schläft er sogar auf dem Fußboden. Der Großzügigkeit von Freunden – Autoren, Journalisten, dubiosen Künstlern – verdankt er es, daß er sich meist einmal am Tag satt-essen kann, noch gibt es keine veröffentlichten Texte von ihm, ein umfangreiches Romanmanuskript hat gerade ein eventueller Verleger verloren, ein anderes schreibt er ständig um, niemand ermutigt ihn bezüglich dessen literarischem Wert – er ist ziemlich heruntergekommen, entspricht, mit alter Cordhose und Schlapp-hut, dem gängigen Bild des Bohemien, und schließlich gibt es in New York auch noch eine Ehefrau, June, an die er in zwiespälti-ger Obsession gekettet ist.

Anaïs Nin hat er im Herbst 1932 kennengelernt. Ihr Mann Hugh Guiler, Chef eines amerikanischen Bankhauses in Paris, ist ebenso wie sie kunstbegeistert und freut sich über die Bekannt-schaft mit dem Amerikaner, von dem es noch keine einzige Zeile zu lesen gibt, dessen Fabulierlust und ausufernde Beredsamkeit aber keinen Zweifel an seiner Begabung erlauben. Anaïs ent-stammt einer Künstlerfamilie, der spanische Pianist Joaquin Nin ist ihr Vater, ihre Mutter war eine berühmte Sängerin, bevor sie sich um ihre drei Kinder kümmern mußte und vom Vater verlas-sen wurde. Sie und ihr jüngerer Sohn leben gemeinsam mit Anaïs und dem Schwiegersohn, der für den Haushalt aufkommt, in einer alten Villa in Louveciennes, einem verträumten Ort bei Paris, mit der Bahn in kurzer Zeit und mühelos zu erreichen. Das Haus mit von Anaïs entworfenen Möbeln im maurischen Stil, Bildern, Büchern, theatralisch drapierten Seidenstoffen, Wänden in »Lackrot, Türkis und Pfirsichfarben« und Lampen, die die Räume in geheimnisvolles Licht tauchen, spiegelt das Bedürfnis der Hausherrin wider, sich in Szene zu setzen, wie dies auch ihre extravagante Kleidung tut, die sie selbst ihre Kostümierung nennt. Sie repräsentiert an der Seite ihres Mannes, bezaubert seine Bankkunden und sehnt sich nach einer Leidenschaft, die sie aus »Monotonie, Langeweile, Tod« erlösen würde. Nach einer unbefriedigenden Affäre mit dem amerikanischen Autor John Erskine hat sie eine literarische Liaison begonnen: sie verfaßt eine Untersuchung über H. G. Lawrence, in der sie ihn gegen die spießig verklemmte Kritik an seiner Entlarvung der viktorianischen Doppelmoral verteidigt – für eine Frau der gebildeten Oberschicht eine ungewöhnliche Position.

Seit ihrer Kindheit führt sie Tagebuch. In diesem Tagebuch entstand ihre Gegenwelt gegen die Unzulänglichkeiten des Alltags. Wenn Henry Miller sagt: »In einem Tagebuch zu lügen, ist der Gipfel der Absurdität. Nur ein Verrückter würde dies tun«, so stimmt dies natürlich. Anaïs lügt nicht, zumindest nicht absichtlich, aber die Ereignisse werden festgehalten in ihrer Bedeutung für die Verfasserin, sie entsprechen selten der Realität, sondern den vielfältigen Rollenbrechungen, in denen sie ihr Leben inszeniert wissen möchte. Durch ihren Blick ist das Triviale geadelt zum Besonderen. Obwohl sie für ihr Buch über Lawrence bereits öffentliches Lob erhalten hat, ist sie lebensüberdrüssig, ohne Selbstbewußtsein, erstarrt in Ausweglosigkeit und beginnt eine Psychoanalyse. Nicht diese Therapie aber – der Arzt beginnt mit ihr ein Verhältnis und bestreitet die Sitzungen weitgehend damit, gegen ihre möglichen und tatsächlichen Liebhaber zu intrigieren – gibt ihr Aufschwung und neue Impulse, sondern die Liebesbeziehung zu Miller.

Zunächst verband sie offenbar ein professionelles Interesse. Sie gaben einander ihre Texte zu lesen und überboten sich in Bekundungen des Entzückens über deren exquisite Einmaligkeit. Sie bezeichnete Miller als »freundlichen Wilden, der sich nur von seinen Launen und Stimmungen, seinen Rhythmen leiten läßt und die Stimmungen und Nöte der anderen nicht bemerkt.« – »Er lebt von einem Tag zum andern, borgt, bettelt, schmarotzt. Er wünscht sich eine Ausgabe von Proust. Ich lege ihr Eisenbahn-Billets bei, damit er zu mir kommen kann, wenn er will. Er hat keine Schreibmaschine. Ich gebe ihm meine. Er liebt ausgiebige Mahlzeiten, also koche ich üppig. Gern würde ich ihm einen Rückhalt bieten, eine Basis, Sicherheit, damit er arbeiten kann.« In dem Tagebuch, wie es unter ihrer Aufsicht mehr als dreißig Jahre später veröffentlicht wurde, erweckt sie den Eindruck, als habe sie sofort den Part seiner Mäzenin übernommen. Aber die Schreibmaschine z. B. bekam er von ihr erst im Februar 1933, also mehrere Monate nach ihrem Kennenlernen.

Eine eigenartige Bindung war zwischen ihnen entstanden: Beim Besuch von Millers Ehefrau June in Paris war Anaïs in den Sog dieser großartigen Mythomanin geraten. Anaïs bewunderte »die schönste Frau der Welt«, ihre morbide Eleganz, ihre Raub-tiergrazie, die auch durch ihre abgetragene, schäbige Kleidung nicht beeinträchtigt wurde. June lebte in New York mit einer Frau zusammen, die sie mit dem Geld aushielt, das sie sich durch undurchschaubare Gefälligkeiten, meist aber direkte Prostitution verdiente. Anaïs mit ihrem Hang zum Extremen, der sich in dem bürgerlichen Lebensstil ihrer Geschwisterehe nie entfalten konnte, war hingerissen von Junes Aura der Kriminalität, des Drogenkonsums und vollkommener Asozialität. Außerdem er-regte sie die Verzweiflung Henrys, aus dem geheimen Zirkel weiblicher Vertrautheit ausgeschlossen zu sein. Sie selbst stilisiert diese Beziehung zu einem dramatischen Verfallensein – ergiebig als ein bisher nicht genutztes Rollenfragment. Nach Junes Abreise gefällt sie sich darin, Henry um die Lektüre ihrer Tagebucheintra-gungen über das, was zwischen den beiden Frauen stattgefunden hat, betteln zu lassen. Aber schon winkt eine neue Maskierung: »Ich will nur noch Frau sein. Nicht Bücher schreiben, nicht der Welt direkt die Stirn bieten, sondern durch literarische Bluttrans-fusion leben. Hinter Henry stehen, ihn füttern. Mich von Selbstbe-hauptung und schöpferischer Arbeit ausruhen.«

Geschmeichelt durch seine Bewunderung für ihre ihm fremde sensitive Ausdrucksweise, bietet sie ihm an, den Wust seines Ro-manmanuskripts – es wird nie veröffentlicht werden – zu redigie-ren: »Ich finde, der Roman ist es wert, durchforstet zu werden. Würden Sie mich das machen lassen? Ich werde ihm Form geben,

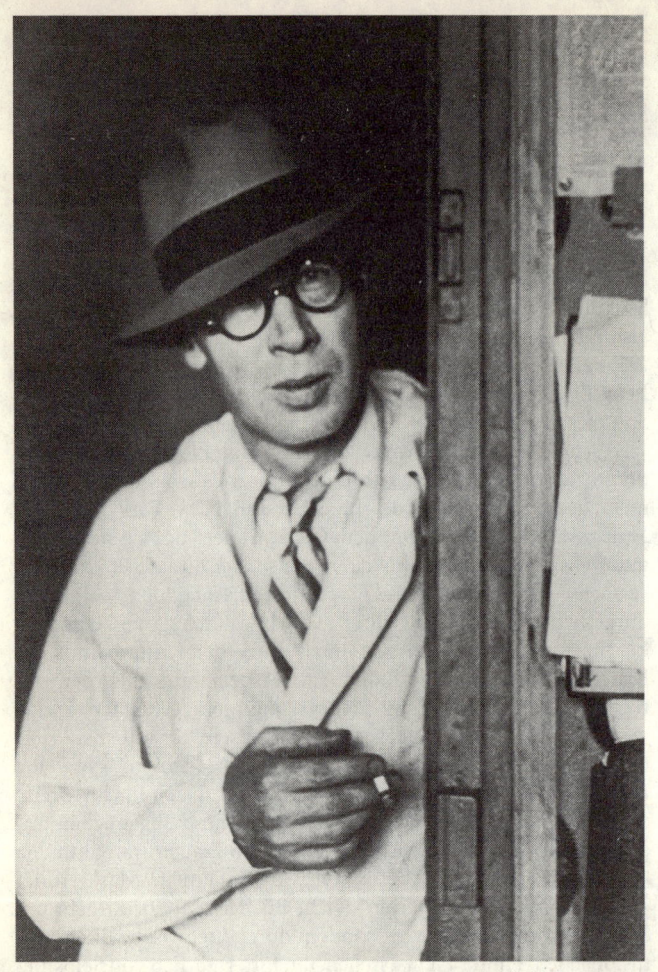

14 Henry Miller (1891-1980). Aufnahme Paris 1932 (Brassai)

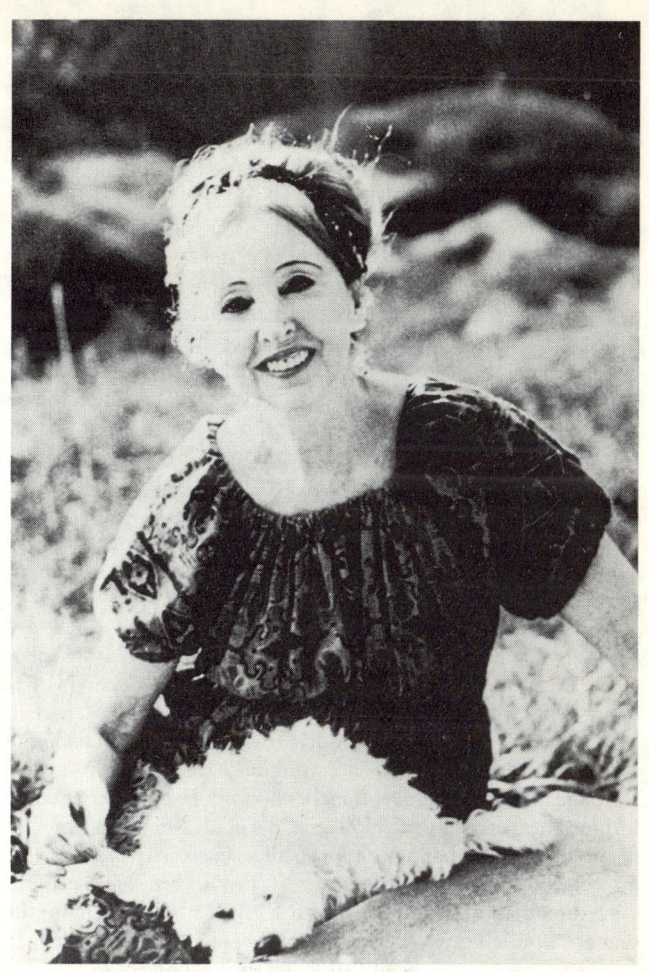

15 Anaïs Nin (1903-1977)

er enthält so viel, was des Bewahrens und Veröffentlichens wert ist. Ich werde ein bißchen an ihm feilen.« Er nimmt das Angebot entzückt an und bietet im Gegenzug – da sitzt er gerade in Dijon und gibt für freie Kost und Logis unbezahlten Sprachunterricht–, ihr Englisch zu verbessern: »Nichts ist mitunter peinlicher und fordert mehr Spott heraus als diese kuriosen Verdrehungen, die Unkenntnis der Sprache verraten.« Sie aber, die mit Französisch und Spanisch aufgewachsen ist, dankt: »Mir liegt nichts an schönem oder perfektem Englisch. Wenn es perfekt oder schön wird – sehr gut – und ich bin auch bereit zu arbeiten, aber das allein interessiert mich nicht genug. Ich bin so erfüllt, so aufgeregt, so fiebrig – die Sprache wird immer hinterherhinken und nicht mitkommen.« Und so wird es ihr Leben lang bleiben: Wenn sie analysiert, seziert, verfügt sie über eine feinsinnige, genaue Sprache auf der Höhe ihrer diffizilen Beobachtungen; versucht sie sich in Kunst, verfängt sie sich in einem atemlosen, symbolüberfrachteten Wortschwall, für den Henry den Begriff »Brokat« findet. Aber für sie »lag Sinn in diesen brokatenen Sätzen« – und angeblich hatte sogar Henry sie bestätigt, »genau in diesem Stil müsse ich weitermachen, ich schreibe da etwas Einzigartiges. Die Menschen müßten sich anstrengen, um mich zu enträtseln«.

Als die freundschaftliche Vertrautheit im März 1932 Liebe geworden war, war er bereit, Anaïs ganz nach ihren Wünschen zu glorifizieren. Für ihn war Sexualität ohne geistige Übereinstimmung genausowenig befriedigend wie für die meisten Menschen auch, nur in seinen kraftmeiernden Texten erscheint animalische Körperlichkeit mit anonymen Partnerinnen als Höhepunkt einer Lust, die durch kein konventionelles Beiwerk beeinträchtigt wird. In June hatte er sich verliebt, als sie, die er als Miettänzerin in einem billigen Vergnügungsschuppen angeheuert hatte, anfing, mit ihm über Strindberg und Hamsun zu diskutieren. Sie hatte ihn von Anfang an in seinem Drang zu schreiben bestärkt, hatte für seinen Unterhalt gesorgt, um seinen Weg zum Ruhm, an den sie felsenfest glaubte, zu ebnen. Nur hatte sie ihn, ohne böse Absicht, durch die undurchdringlichen Geheimnisse, in die sie sich mit ihren widersprüchlichen Geschichten hüllte, durch das Gespinst von Lügen und ständig wechselnden Selbstinszenierungen derart verwirrt, daß er allmählich an seinem Verstand, seiner Begabung und seiner Männlichkeit zweifelte. Hier in Paris war er June zunächst entronnen. Aber mit Entsetzen erfüllte es ihn, daß sich

Anaïs, die ihm intellektuelles Verständnis und Fürsorge entgegenbrachte, mit June verbündete – dies konnte er nur als gegen sich gerichtet verstehen.

Als er dann Anaïs als Geliebte gewann, ihre Bereitschaft spürte, sich ihm als dem Liebeskundigen anzuvertrauen, er also endlich eine Frau in Armen hielt, die sich ihm nicht durch Täuschungsmanöver oder trickreiche Kälte entzog, die mit ihm sachkundig über Kunst und sein Schreiben redete, seinen Lebensstil verfeinerte, eine Mädchenmutter, der er sich ohne Angst ausliefern konnte, da kannte seine Dankbarkeit keine Grenzen, im Überschwang des Glücks war er bereit zu jedem Preislied: »Ich weiß nicht, wie ich meine Gefühle beim Lesen Deines Tagebuchs in Worte fassen soll. (...) Ich glaube, es gehört zum Schönsten, was ich je gelesen habe... (...) Wahrlich, vom ersten Anfang an zeigtest Du Genie.« – »...die großartigste Seite Prosa, die je ein Mensch schrieb... denn besser als Anaïs Nin auf diesen wunderbaren Seiten konnte nur Anaïs Nin sein...« Mit ihr will er »Leben und Literatur miteinander verbinden«, und im September erklärt er ihr: »Es ist an der Zeit, daß wir zusammen ein Buch schreiben – früher oder später mußte das ja kommen.« Sie geht noch über die Ebene seines Lobes hinaus, für sie ist er nicht nur »der größte Schriftsteller der Welt«, sondern sie beschwört eine Symbiose ganz besonderer Art: »Dein Buch wächst in mir genauso wie mein eigenes – sogar noch freudiger als mein eigenes, denn Dein Buch ist für mich eine Befruchtung, meines dagegen ist ein Akt des Narzißmus. Ich meine, laß eine Frau Bücher schreiben, aber sie sollte vor allem durch andere Bücher befruchtbar bleiben! (...) Henry, ich liebe Dich mit einer Erkenntnis Deines Wesens, einem Wissen von Dir, das Dich vollkommen erfaßt, wie Du nie erfaßt worden bist, mit der ganzen Kraft meines Verstandes und meiner Fantasie, neben jener meines Körpers.«

»Wie Du nie erfaßt worden bist« – sie muß die Einmaligkeit ihres Begreifens betonen, ist doch Gefahr im Verzug: June hat sich angekündigt. Trotz ihrer Beteuerung, daß sie nur wünsche, was für Henry gut und wichtig sei, kann Anaïs doch ihre Angst nicht verbergen, gegenüber June zu verlieren. Selbstquälerisch schreibt sie ihm, daß sie ja wisse, sie sei für ihn nur eine Trösterin, um das Leben in Junes Abwesenheit ertragen zu können, aber im Gespräch mit Freunden kann sie kaum ihre Panik unterdrücken. Um ihre Angst vor der Ankunft Junes zu verarbeiten, hat sie damit begonnen, die Rivalin literarisch zu bändigen. Sie verfaßt ein Porträt Junes, das sie später in ihrer Erzählung *Haus des Inzests* verwenden wird. Sie bannt den Dämon June, indem sie ihre Verschmelzung mit ihm betreibt. »Du bist die Frau, die ich bin«, heißt es da, in der mystischen Einheit wird der Gegner entwaffnet, durch die Überhöhung wehrlos. Die Sprache dieses Textes ist überladen, gewollt poetisch (»Die Ärmel fielen wie Seufzer herab«), Erhabenheit verpufft als hysterische Kunstanstrengung. Das Faszinosum June wird zu einer orientalischen Weiblichkeitsimago: »Ihren Augen entsprang ein heißer Wüstenwind, der die Blätter welken ließ und die Erde aus dem Gleichgewicht brachte... Ihr unbeweglicher Blick war alt und schwer von reichen, versunkenen Jahrhunderten, die in Prozessionen aufflakkerten. Ihrer Perlmutthaut entströmten Parfums; sie stiegen wie Weihrauch empor...« Aber auch das schreibende Ich kommt nicht zu kurz: »Ihre Augen folgen wie Wächter meinem sybaritischen Gang... Unsere wollüstigen Augen dringen tief ineinander ein.« Überbordend von Vergleichen und Metaphern – verquält artifiziell alle – taumelt der Text von Anspruch zu Absturz: »Die Straße wand sich wie ein Samtband aus meinem Mund – dort lag sie zusammengerollt wie eine Schlange. Die Häuser öffneten ihre Augen, das Schlüsselloch machte einen ironischen Bogen wie ein Fragezeichen. Der Mund der Frau.«

Henry wußte zunächst nicht, was er davon halten sollte. In seiner Loyalität mit der Geliebten, deren literarische Bemühungen er unbedingt schätzen wollte, bot er seine Hilfe an und schrieb ihren Text einfach um. Vorsichtig sagte er ihr, er sei mit dem Ergebnis selbst nicht zufrieden, weil er zwar vielleicht die Sprache und Ausdrucksweise verbessert, aber die Kraft vermindert habe. »Aber Du wirst daraus erkennen – und es wird Dir beweisen –, wie kompliziert Du formuliert hast und wieviel Arbeit es manchmal erfordert, das, was man zu sagen hat, zu sagen, nachdem man es scheinbar bereits gesagt hat.« Sie soll also nach seiner Vorgabe das Ganze neu schreiben, und er wird jede Seite redigieren. Allerdings verliert er seinen Mut, sich selbst als wertende Instanz einzubringen, als die Ankunft Junes näherrückt.

Jetzt geht es nur noch um ein einziges Ziel: Anaïs davon abzuhalten, die Beziehung zu ihm abzubrechen. Also ändert er radikal seine Einstellung zu dem bisher so skeptisch aufgenommenen Text und nimmt jeden Einwand zurück: »Es war anmaßend von mir, Deine Sprache ändern zu wollen.« Aber er gibt nicht nur klein bei, sondern versteigt sich zu einer Verherrlichung ihrer Kunst, die er plötzlich als poetische Innovation verstanden wissen möchte: »Vor allem ist es die Sprache der Modernität, die Sprache der Nerven, der Repressionen, der versteckten Gedanken, der unbewußten Prozesse, der nicht ganz von ihrem Trauminhalt gelösten Bilder...« – »Es gibt Zeilen darin, die unsterblich sind – nicht nur Zeilen, sondern ganze Absätze. Es gibt Absätze, die jeder Erklärung zu trotzen scheinen, die über den Grenzen von Halluzination, Wahnsinn, äußerstem Chaos schweben«, und er überbietet sie auf ihrer eigenen Stilebene, vergleicht ihren Text mit einem »blutigen Erguß, beim Orgasmus eines Ungeheuers, das vollgestopft ist mit Schlangen und Juwelen und Galle und Arsen«. Und noch eine Verklärungsrakete wird abgeschossen: »Es ist, als würdest Du die Schöpfungsgeschichte wiederholen.« Ihre Sprache ist also nichts Geringeres als »die umgestülpte Welt«, die nicht einmal der Schöpfer selbst wiederzuerkennen vermag, aber »dieses Rätsel ist Dein letzter Sieg«. Von fast allen Freunden und Biografen wird der Hang zum Masochismus in Millers Charakter betont. Die düstere Lust der Erniedrigung, die er sich mit diesem Brief bereitet haben muß, macht schwindelig. Oder ist es doch nur Taktik, Einsatz des Wissens von der hemmungslosen Gier seiner Gönnerin nach Bewunderung, Beifall, kniefälliger Ergriffenheit? Geplant oder ungewollt, schnell zeigt sich Wirkung. Anaïs dankt gerührt: »Deine Worte über mein Schreiben sind außergewöhnlich.« Und sie kündigt an, mit ihm ein Buch verfassen zu wollen, »in dem jeder über das Schreiben, die Versuche, die Fragen und Antworten des anderen schreibt« – was würde das für ein Fest geben: »Sein muskulöser Stil und mein polierter ringen und kopulieren in Abhängigkeit voneinander.«

Die Anwesenheit Junes stürzt Anaïs in Verzweiflung. Aber sie hat vorgesorgt, sich an Henry zu rächen, sie wird mit ihrem Analytiker schlafen. Und um keinen Augenblick etwas so Schäbiges wie Eifersucht empfinden zu müssen, stilisiert sie sich als die »verdorbenste aller Frauen«. »Trotz meines Madonnengesichts schlucke ich Gott und Sperma, und mein Orgasmus ähnelt einem mystischen Höhepunkt.« Getragen von dem ungehemmten Ausbruch ihres Narzißmus wagt sie sich an den Punkt ihres Lebens, als sie das traumatische Leid der Verwerfung erfahren hat: als der angebetete Vater sie und die Familie verlassen hat. »Mir bleibt jetzt nur noch, zu meinem eigenen Vater zu gehen und das Erlebnis unserer sexuellen Gleichartigkeit voll auszukosten, von seinen Lippen die Obszönitäten, die brutalen Ausdrücke zu hören, die ich selbst nie formuliert habe, die ich jedoch an Henry liebe.« Sie wird tatsächlich ihren Vater aufsuchen und in ihrem Tagebuch wortreich den Inzest mit ihm beschreiben. Sie triumphiert über die Ohnmacht des verlassenen kleinen Mädchens, sie hält die Zügel straff in Händen, an denen die von ihr abhängigen Männer sie auf den Siegeswagen ziehen: der Ehemann, der es sich in seiner Unfähigkeit, ohne sie auszukommen, nicht leisten kann, irgend etwas von ihrem außerehelichen Sexualleben zu merken, und der jede Lüge begierig aufsaugt; der Analytiker, der mit ihrem Besitz einen Machtkampf gegen jede Bedrohung seiner eigenen Männlichkeit zu gewinnen hoffte (und der jetzt auf Anaïs' Wunsch auch ihren Ehemann therapiert); und schließlich Henry, der sich ihr mit seinem empfindlichsten Sensorium, seinem literarischen Geschmack, unterworfen hat. June ist endgültig vertrieben. Henry, feinfühlig für die anderen Verhältnisse seiner Geliebten, wird beruhigt: »Du hast jetzt eine spanische Ehefrau, und die sind berühmt für ihre Treue.« Sie übt Macht aus, und wieder ist ihr eigentliches Bedürfnis, sich einem überlegenen Mann zu unterwerfen, auf der Strecke geblieben. »Niemand führt mich. Mein Vater? An ihn denke ich wie an einen Altersgenossen. Alle anderen sind meine Kinder. Ich finde es betrüblich, wieder eine unabhängige Frau zu sein.«

In der Zusammenarbeit mit Henry brilliert sie in der Rolle der verständnisvollen Mentorin. Als er an einem großangelegten Essay schreibt über die ihm wertvollen Autoren Lawrence, Proust, Joyce und sich im Dickicht des Materials verfängt, geleitet sie ihn behutsam auf den ihm angemessenen Weg zurück: er möge die deutsche Leidenschaft für Fußnoten aufgeben, nicht so viel zitieren (»Wage es, durch Dich selbst zu sprechen«), seinen Eingebungen vertrauen und weiterhin gegen erstarrte Formen rebellieren. Am *Wendekreis des Krebses* fordert sie das Streichen von Details, stellt die Reihenfolge der Kapitel um, plädiert für mehr Dichte. Doch Miller ist zwar für Anregungen dankbar, hat aber eine Selbstsicherheit gewonnen, die ihn aus seinen quälenden Zweifeln an sich selbst befreit. Er hat die Perspektive seines Schreibens gefunden.

Der vielzitierte Rat des amerikanischen Autors Michael Fraenkel an Miller, er möge so schreiben, wie er rede, besagt gar nichts, wenn der Schreibende die Position des literarischen Ichs nicht schlüssig definiert hat. In seiner ersten veröffentlichten Erzählung *Mademoiselle Claude* präsentiert er das fiktive Ego, das unverwechselbar zu seinem Markenzeichen werden wird: den brotlosen Dichter, den Außenseiter mit dem rüden Charme, den Gossenpoeten, einen Kerl, der in der Unschuld eines Heiligen eine Hure für sich arbeiten läßt, einen Zwiespältigen zwischen brünstiger Gier nach dem Geschlecht der Frau und hilfloser Schwäche vor dem Rätsel des Weibes, den Nicht-Literaten, der sich mit dem Kulturbetrieb und der ganzen Welt anlegt. Dieses Ich produziert glaubwürdig die offensive Suada im *Wendekreis*: »Ich habe kein Geld, keine Zuflucht, keine Hoffnungen. Ich bin der glücklichste Mensch der Welt. Vor einem Jahr, vor sechs Monaten dachte ich noch, ich sei ein Künstler. Jetzt denke ich nicht mehr darüber nach, ich bin einer. Alles, was Literatur war, ist von mir abgefallen. Es gibt keine Bücher mehr, die geschrieben werden müßten, Gott sei Dank. Und dies hier? Dies ist kein Buch. Dies ist Schmähung, Verleumdung, Diffamierung eines Charakters. Dies ist kein Buch im gewöhnlichen Sinn des Wortes. Nein, dies ist eine fortwährende Beleidigung, ein Maulvoll Spucke ins Gesicht der Kunst, ein Fußtritt für Gott, Menschheit, Schicksal, Zeit, Liebe, Schönheit...«

Stark in der Lust dieses Gelingens, duckt er sich nicht mehr vor den Wortkaskaden und Abstraktionen der verlogenen Poesie seiner Freundin. Er macht sich Vorwürfe, nicht emsig genug dahinter hergewesen zu sein, daß ihre Texte überarbeitet werden. Sie müsse endlich anfangen, ihr Handwerk zu verfeinern. Zwar bescheinigt er ihr Genialität, »aber Du hast keine Sprache, in der Du sie ausdrücken könntest. Und das kann tragisch sein, wenn es nicht überwunden wird. Hier spielt keinerlei Pedanterie meinerseits mit. Das mußt Du Dir eingestehen, nachdrücklich entschlossen, ein für allemal. Du mußt dringend bei mir Sprachstunden nehmen, regelmäßig und gehorsam, bis ich Dich als geheilt erkläre. Andernfalls – nun, andernfalls wirst Du keinerlei Fortschritte machen. Du wirst einfach wunderbare Fehlgeburten produzieren.« Er verlangt von ihr Achtung vor dem heiligen Werkzeug Sprache, bietet seine Hilfe an, um sie zu »retten«: »Ich sollte (jedenfalls habe ich das Gefühl, jeden Brief korrigieren, den

Du mir schickst, jede Äußerung korrigieren, die Du machst. Ich werde Dich nicht tyrannisch beherrschen, wie es Dein Vater könnte, aus blanker Machtliebe oder was auch immer, sondern aus dem einzigen Grund, Deinem Geist genau das bewußt zu machen, was Du überwinden mußt – Deinen Mangel.« Er sieht sich als ihren Lehrmeister, dem sie alle Fragen stellen darf (»gleichgültig, wie dumm sie Dir vorkommen mögen«), als ihren unerbittlichen Trainer. Wieder schreibt er Texte von ihr um, wieder scheitert er: »Warum? Weil ich nicht genau verstehe, was Du zu sagen versuchst? Verstehst Du es selbst? Du bemühst Dich, solch unbeschreibliche Dinge auszudrücken.« Ermutigung braucht sie aber auch: »Hoffentlich bewirkt dieser Brief nicht, daß Du Dich schlecht fühlst. Er widerspricht keineswegs dem Lob, das ich Dir neulich zollte – alles hat gestimmt und war nicht allzu übertrieben. Jetzt gehe ich die Schwächen an, mehr nicht. Mich verwirrt deine Fähigkeit, die subtilsten Dinge in Worte zu fassen und dann beim Niederschreiben zu versagen. Ich wiederhole: Du bist eine große Künstlerin – eine große! –, doch manchmal bist Du wie eine, die ihr Werkzeug vergessen hat.«

Und wie wird sie mit dieser pädagogischen Attacke fertig? Sie genießt es offenbar, daß er auf diesem Gebiet die Führung an sich reißt, die er in der Sexualität längst an sie abgegeben hat, und unterwirft sich demütig: »Ich überarbeite Deine Korrekturen (…), die mir beweisen, was für ein ausgezeichneter Poet und Imaginist Du bist – eindeutig.« – »Ich hatte alles korrigiert, was Du in der letzten Version unterstrichen hattest.« – »Denk an das, was ich Dir sagte, mein Leben ist in erster Linie Deinen Bedürfnissen untergeordnet. Es dreht sich um Deine Bedürfnisse.« Sie überschüttet ihn mit Geschenken »ohne Verpflichtungen und ohne Bindungen.« Aber in den für sie charakteristischen hysterischen Umschwüngen von Verwöhnung zu Bestrafung erklärt sie kurz nach ihren Beteuerungen, alles für sein Wohlergehen leisten zu wollen, daß sie immer gewußt habe, er liebe sie nur, weil sie ihn aushalte, an ihr liege ihm nichts. »Ich werde dafür sorgen, daß Du weiterhin Deine Sicherheit hast, Deine Unabhängigkeit. Aber das ist alles, Henry. Alles übrige ist tot. Du hast es umgebracht.«

Der Brief, mit dem er ihr antwortet, zeigt ihn ohne alle Masken, er muß nicht auftrumpfen, selten wird der Unterschied zwischen dem fiktiven Ich der Romane und der Person Henry Miller so deutlich wie hier. Seine liebevolle Sachlichkeit, sein Ernst und sein Eingehen auf ihre Vorwürfe lassen keinen Zweifel, daß er verletzt ist. Warum kann sie sich nicht an seinem Wohlbefinden freuen, dem Ergebnis all ihrer Bemühungen? »Wenn man für einen anderen Opfer bringt, wie Du es für mich getan hast, wird immer ein Spielraum für ›Undankbarkeit‹ bestehen, für ›Gefühllosigkeit‹, für ›Nichtbegreifen‹, unter dem man leiden wird. Ich werde nie in der Lage sein, Dir zu vergelten, was Du für mich getan hast. Und das erzeugt bei Dir einen geheimen kleinen Groll, für den Du nichts kannst.« Und er bittet sie: »Tu für Dich selbst, was immer Du zu tun wünschst.«

Seltsam, wie beide von Anaïs' Opfern reden, seinen Lebensunterhalt zu finanzieren. Da sie weder über eigenes Kapital noch über Einnahmen verfügt, stammt alles Geld, womit sie Henry unterstützt, von ihrem Ehemann. Sie schränkt sich zwar ein (»Heute früh gab mir Hugh 200 Frs, damit ich mir Unterwäsche und Strümpfe kaufe. Ich bringe sie Dir«), aber daß beide von der Großzügigkeit des Ehemanns leben, scheint keinen von ihnen zu stören. Sie braucht unentwegt die Bestätigung, unersetzlich zu sein (»Ich werde eine Freundin der Künstler sein, Mutter und Muse, und Dienerin und Inspiration«), und rächt sich sofort, wenn sich Wohl und Wehe nicht ausschließlich auf sie konzentrieren. Henry nimmt es gelassen: »Du kannst auf mir herumtrampeln, wenn Du willst – wenn das bewirkt, daß Du Dich besser, stärker fühlst. Aber ich werde nicht auf Dir herumtrampeln. Das bringt mir nichts.« Und unverdrossen beteuert er ihr seine Sehnsucht, sein Begehren, sein Verständnis. Davon läßt sie sich zwar besänftigen, aber sie scheint begriffen zu haben, daß er sich bei all seiner Liebe auch allmählich Distanz schafft. So erklärt er, daß ihre geheimen Seelenqualen »über seinen Horizont« gingen und daß er sich hüten würde, von ihrem Tagebuch mehr lesen zu wollen als die Ausschnitte, die sie ihm zeigt.

Offenbar ahnt er die tiefe Unaufrichtigkeit, mit der sie sich in ihren verschiedenen Aktionsbereichen bewegt, bei jedem Mann mit dem Ehrgeiz, ihn glauben zu machen, er sei der einzige für sie. Sie bespiegelt sich in der Faszination ihres Analytikers, in der Bewunderung und Zuneigung Antonin Artauds, der nur ihr Eingang gewährt in seine vom Wahnsinn bedrohten Fantasien, in dem Entzücken ihres Vaters, der sich mit seiner Tochter schmückt und sie auf einer gemeinsamen Reise als seine Verlobte ausgibt, und in der Loyalität ihres Ehemanns. Henry weigert sich, in ihre Kapriolen verwickelt zu werden. Er verteidigt seinen Freiraum. Für sie, die mit Andeutungen kapriziös die Irritationen um sich herum schürt, muß die Entscheidung ihres Mannes, sich nicht nur blind zu stellen, sondern es tatsächlich zu sein, und die Weigerung Henrys, die Sphinx enträtseln zu wollen, wie blanke Mißachtung wirken. So kreisen ihre Inszenierungen immer mehr in sich selbst – Theater ohne Publikum. Deshalb braucht sie ihr Tagebuch immer nötiger, um die Selbstdarstellung zelebrieren zu können.

Selig ist sie, als sie Hugh, den sie doch zur Lektüre überredet hat, einreden kann, die oft pornografisch-detaillierte Beschreibung ihrer Erlebnisse mit den verschiedenen Männern sei nichts als schriftstellerisches Training, und sie verfaßt ein zweites Tagebuch, das angeblich der Wahrheit entspricht. Henry wird in das Verwirrspiel eingeweiht: »Ich glaube, würdest Du dieses Tagebuch lesen, könnte ich Dich fast davon überzeugen, daß Du mich überhaupt nicht besessen hast! Der Vergleich der beiden Tagebücher könnte einen Mann leicht in den Wahnsinn treiben. Ich würde liebend gern sterben und Hugh beobachten, während er beide liest.« Da aber auch das »Original«-Tagebuch keineswegs für bare Münze zu nehmen ist, sondern eine Wirklichkeit abbildet, wie sie Anaïs Nin für sich angemessen fände, verliert sie schon auch selbst den Überblick und fragt sich, ob nicht sie selbst wie alles, was sie schreibt, nur Schwindel sei. »Ich bin hoffnungslos in das Garn meiner Fantasie verstrickt.« Und sie erkennt ihre zunehmende Abhängigkeit von diesem Gespinst aus Träumen und Reflexionen. »Dieses Tagebuch ist mein Kif, Haschisch, meine Opiumpfeife. Es ist für mich Droge und Laster.« Die ganze Welt bricht sich in der Linse dieses Lasters, und es entsteht Anaïs Nin, Kunstfigur aus der Magie selbstverliebter Ekstase.

Ein einziges Mal noch wird Miller versuchen, die Freundin künstlerisch zu erziehen, es wird die letzte Krise sein, die das Schreiben zum Thema hat. Im Oktober 1933 gab es eine vage Möglichkeit, ihre Texte zu veröffentlichen, es hatte sich ein Interessent für ihr Tagebuch gefunden. Für die Publikation hatte sie nicht nur die Namen aller Personen verändert, sondern auch ihre Einträge in eine Art fortlaufende Handlung umgestaltet. Henry hält die so entstandene Form für grundsätzlich falsch: »Was du zu schaffen versuchst, ist ein Kunstwerk, das als solches vollkommen ist und dennoch die Unvollkommenheit, die menschlichen

Merkmale des Fragmentarischen, Chaotischen, eines spontan in Weißglut geschriebenen Tagebuchs bewahrt. (...) Es ist, als wolle man zwei verschiedene Metalle zusammenlöten, die sich einfach nicht verschmelzen lassen.« Noch einmal, zum letzten Mal, will er mit konstruktiver Kritik ihre Arbeit verbessern. »Du mußt viel, viel weniger schreiben und stärker schwitzen...« Rigoros packt er die Mängel ihres Stils: »Generell ist eine zu stakkatohafte, zu ruckartige, zu hektische und hysterische Formulierung des Satzes festzustellen. Zu dramatisch, nur Höhepunkte, und wenig oder keine Abwechslung. Gebrauch zu vieler abstrakter Ausdrücke, abstrakter Emotionen. Was oft in lächerlichen Hyperbeln kulminiert. Etwa: ›Ich war in meinem innersten Schoß erregt‹ ... ›Ich bin licht‹. Usw.« Er erläutert ihr den wesentlichen Unterschied zwischen dem Tagebuchschreiben und dem Produzieren eines künstlerischen Textes, der erst dann zustande kommen kann, wenn Abstand gewonnen ist, Widerstand überwunden werden muß. »Der Widerstand, das ist das Material, sind die Ereignisse, die Rätsel, die obskuren Motive der Charaktere. Vermeide es aber, damit zu kämpfen, und Du hast eine oberflächliche Sache – ein lineares Muster, eine Solomelodie in einer konstanten Tonart, monoton und schließlich ärgererregend.« Aber seine Einwände seien »kein Anlaß zur Verzweiflung. Anlaß zu arbeiten, das ist alles«.

Nie hätte Miller sich einem anderen Menschen gegenüber kritisch über ihr Werk geäußert. Im Gegenteil: er beschwört den potentiellen Verleger, er möge sich Genies wie Tizian, Michelangelo oder Goethe weicher, geschmeidiger vorstellen, dann hätte er eine Ahnung von der Qualität der Texte Anaïs Nins. Aber im privaten Austausch mit ihr ist seine Kritik kompromißlos und durchaus verletzend. Fast sämtliche Biografen werfen ihr Unfähigkeit vor, Kritik anzunehmen, rügen ihre Empfindlichkeit. Aber hält sie ihm nicht zu Recht vor: »Auch Du könntest nicht schreiben, wenn ich darauf ausginge, Deinen kleinsten Irrtum zu verspotten«? Hat er denn vergessen, »daß wir uns sagten, die Welt werde uns schon noch genug Prügel verabreichen, also sei das, was wir brauchten, gegenseitige Unterstützung«? Sie jedenfalls wird ihm keine Seiten mehr zur Korrektur schicken. Darauf bittet er sie um Nachsicht für seine Fehler als Lehrer, denn »Unterrichten ist nicht mein Beruf«. Sie müsse begreifen, »daß Kunst ein langwieriger, schmerzhafter und nie endender Prozeß ist. Daß man nicht Künstler wird, um sich selbst großes Vergnügen zu bereiten...«

Anaïs hat nie verwunden, daß er seine Kompetenz der ihren so überlegen ansah, hat nie verstanden, daß er sie mit seiner Kritik gerade als ebenbürtig ernst nahm. Bei der Veröffentlichung ihrer Tagebücher in ihrer Auswahl ab 1966 findet sich nichts von dieser Kontroverse. Die Krise dieses Oktobers 1933 wiegelt sie mit einem einzigen Satz ab: »Henry versucht, meine Übertreibungen zu reduzieren.«

Anfang der sechziger Jahre fragte sie Miller, ob er damit einverstanden sei, wenn sie eine Auswahl seiner Briefe an sie veröffentliche. Die Bitte kam aus finanzieller Bedrängnis, und Miller stimmte sofort zu. Er war froh, ihr etwas von dem zurückzahlen zu können, was sie während der etwa zehn Jahre dauernden Beziehung für ihn aufgebracht hatte. In diesem Briefband findet sich keine Andeutung auf eine Liebesbeziehung zwischen den beiden, was zu dem Kuriosum führte, daß die deutsche Übersetzung von 1968 Miller seine Geliebte durchgehend per Sie anreden läßt. Diese Briefe aber enthalten auch nicht eine einzige kritische Bemerkung Millers an ihrem Werk. Dem Leser werden lediglich die Briefe bzw. Passagen daraus mitgeteilt, in denen sich Miller über allgemeine Fragen, über andere Autoren und sein eigenes Werk äußert. Bei ihrem Erscheinen wurde diese Briefausgabe als das »dümmste Buch des Jahres« bezeichnet, das irreführendste war es allemal.

Möglicherweise als unmittelbare Folge der Auseinandersetzung im Oktober 1933 begann Anaïs eine zweite Analyse, da das private Verhältnis zwischen ihr und ihrem ersten Analytiker die Fortsetzung der Therapie unmöglich machte, nun bei dem österreichischen Arzt Otto Rank. Auch dieser Mann wurde ihr Liebhaber. Ein Erfolg dieser Sitzungen ist nicht zu übersehen: die Stärkung ihres Selbstbewußtseins gegenüber Henry. Es liegt sehr wenig Material aus dieser Zeit vor, kaum Briefe, Tagebucheintragungen mit großen Sprüngen.

Die Fakten: Im Sommer 1934 bringt Anaïs – sie ist 31 Jahre alt – ein Kind zur Welt, als Totgeburt, wahrscheinlich als Folge der versuchten Abtreibung. Der Ehemann, Miller und Rank halten sich für den Vater des Kindes. »Vielleicht war ich für eine Schöpfung anderer Art ausersehen. Durch eine Laune der Natur soll ich eine Frau für den Mann sein, nicht Mutter, oder nicht eine

Mutter für Kinder, sondern für Menschen.«

Im September wird nach langem, zermürbendem Hinhalten der *Wendekreis des Krebses* veröffentlicht, finanziert von Anaïs, mit dem Geld von Otto Rank, was sie Henry erst später eingesteht. Sie hat für Henry eine Wohnung besorgt, im selben Haus, in dem er vor vier Jahren die Arbeit an diesem Buch begonnen hatte.

Bis zum Jahresende führt sie ein dreigeteiltes Leben: in Louveciennes mit Hugh bourgeoise Bequemlichkeit mit Dienstboten und Frühstück im Bett; mit Henry ein Bohemeleben als Madame Miller, da kocht sie in Geschirr, das man in Louveciennes weggeworfen hatte, und repariert das Grammophon; und mit Rank macht sie eine Lehranalyse, um sich zur Analytikerin ausbilden zu lassen. Im November geht sie zu ihm nach New York, behauptet aber Henry gegenüber, sie begleite Hugh auf einer Geschäftsreise. Als er den Betrug aufdeckt, bestürmt er sie mit Briefen und Telegrammen, in denen er um ihre Liebe kämpft, er will sogar das Schreiben aufgeben, nur um sie zu halten. Aber seit der Totgeburt ihrer Tochter plant sie kein gemeinsames Leben mehr mit ihm, sie wirft ihm seine Unfähigkeit vor, sich selbst und erst recht auch sie zu erhalten. Er ist beschämt über seinen Mißerfolg als Autor, den keiner lesen will: »Was ich auch zu tun versuche, als Schriftsteller, es bringt nichts. Man will mich nicht haben. Nirgends öffnen sich Türen.« Seine Konsequenz: »Mein Leben als Schriftsteller ist gefährdet. Schön. Ich werde mir ein anderes Leben schaffen. (...) Kompromisse kann ich beim Schreiben nicht eingehen – will sagen, ich kann es nicht so mildern, daß es dem schwachen Appetit zusagt. Das wäre Verrat an mir selbst.« Dennoch: »Ich werde alles für Dich tun – denn mein ganzes Leben ist auf Dich ausgerichtet.« Offensichtlich läßt sie sich erweichen, gestattet Henry, nach Amerika zu kommen, und beendet die Beziehung zu Otto Rank.

Aber die Entfremdung ist nicht aufzuhalten, sie vermerkt in ihrem Tagebuch nur noch Negatives über Henrys Wesen, seinen Charakter und, was neu ist und Zeichen dafür, daß die frühere Nähe nie mehr wiederhergestellt werden kann, Kritik an seinem Schreiben. Sie ist abgestoßen von diesem »fremdartigen Henry mit anonymen Liebesbeziehungen, der alles einrollt in einen universalen Orgasmus (...), einem Lumpensammler, der mit seinem Zinkenstock philosophierend herumwühlt in Abfällen, Trödelkram und Exkrementen«, das neue Buch, an dem er leidenschaftlich und selbstbewußt arbeitet, *Der Wendekreis des Steinbocks*, scheint ihr geschrieben »mit Sperma und Blut«, das erträgt sie nicht, ebensowenig seine obsessive Beschäftigung mit June, um die auch in den Kapiteln, in denen sie nicht vorhanden ist, die rastlose Suche des Erzählers kreist.

Anaïs und Henry haben sich voneinander entfernt, auch wenn sie noch einige Jahre daran festhalten, ein Paar zu sein. Vorwürfe, Beschuldigungen, Wutattacken, Rechtfertigungen – erbärmlich wie jedes zähe, quälende Verenden einer Liebe.

Als Miller 1971, als Achtzigjähriger, ein illustriertes Buch mit dem Titel *My Life and Times* autorisiert, schreibt er lapidar über seine Beziehung zu Anaïs Nin: »Im Lauf der Jahre haben wir uns gegenseitig inspiriert – aber ich schulde ihr mehr als sie mir.«

Lebenslang

Auf die Frage »Wie haben Sie es bloß geschafft, zusammen alt zu werden?« antwortete Louis Aragon lapidar: »Wir sind nicht zusammen alt geworden, wir haben zusammen gelebt. Und dann hat es sich ergeben, daß die Zeit vergangen ist und wir nicht länger jung waren, das ist alles.« Ganz so einfach war es wohl auch bei diesem Paar nicht. Bilden der private und berufliche Bereich eine 24-Stunden-Einheit, kostet es einen beträchtlichen Aufwand an Fairneß und Disziplin, um die Balance zwischen Autonomie und Abhängigkeit zu schaffen.

Welche Opfer werden in Kauf genommen, welche Lügen gezimmert, welche Aspekte ausgeklammert, damit die Legende vom unzertrennlichen Paar nur ja nicht beschädigt wird? Oder gibt es das tatsächlich: die Symbiose als lebenslange Glückserfüllung?

Skizze

George Eliot und
George Henry Lewes

Mary Ann konnte von ihrem Lebensgefährten behaupten, daß ihm das, was sie machte, »mehr am Herzen liegt als seine eigene Arbeit«. Sie schrieb Romane. Zwei Berühmtheiten im viktorianischen Literaturbetrieb, so geschätzt wie skandalumwittert, äußerlich so abstoßend wie intellektuell bezaubernd – ein Paar, das es 24 Jahre lang schaffte, einander nicht von der Seite zu weichen, und dabei nicht den Eindruck erweckte, als müsse es sich dazu überwinden.

Als sie einander kennenlernten, schien ihrer beider Lebenssituation reichlich verfahren. Mary Ann, eine mittellose Waise weit über dreißig, war eine erfolgreiche berufstätige Frau, die ihre Arbeit allerdings fast ohne Bezahlung verrichtete. Für das Kulturjournal »Westminster Review« war sie Chefredakteurin, Lektorin und Rezensentin in einer Person, durfte dafür kostenlos im Haus des Verlegers wohnen und essen, zudem an den geselligen Veranstaltungen teilnehmen. An diesen Abenden erwarb sie sich den Ruf der geistreichsten Frau Londons. Aber niemand wäre auf die Idee gekommen, sich in sie zu verlieben, und auch sie hielt es für undenkbar, daß sie jemals ein solches Gefühl auslösen würde. Verbittert und mit ihrer Sinnlichkeit hadernd, richtete sie sich auf ein Leben ohne Wärme und ausreichendes Einkommen ein, verlassen konnte sie sich nur auf ihren Fleiß und ihre Feder.

George Henry Lewes, ein kleiner, unansehnlicher Mann mit Geistesgaben von einigem Rang, Autor und Kritiker, war an einem Wendepunkt seines Lebens angelangt. Er mußte sich eingestehen, daß seine Ehe auch bei seinem außerordentlichen Bemühen um Toleranz nicht mehr zumutbar war: Seine Frau hatte gerade ihr sechstes Kind zur Welt gebracht, die letzten drei Kinder aber stammten nicht von ihm, sondern von seinem Freund, einem ebenfalls verheirateten Berufskollegen. Als das ältliche Mädchen und der seiner Misere überdrüssige Ehemann gemeinsam zu einer Reise auf den Kontinent aufbrachen, konnten beide nur gewinnen. Sie fuhren nach Weimar, wo Lewes für sein Buch über Goethes Leben recherchierte (*The Life of Goethe* sollte ein anhaltender Erfolg werden). Trotz des Orkans aus Klatsch und Verleumdungen behielten beide die Nerven. Sie waren von der Richtigkeit ihrer Entscheidung überzeugt, Lewes zahlte weiterhin Unterhalt für seine Frau und alle sechs Kinder – weshalb sollten sie sich schämen, weil das englische Gesetz für sie beide keine Möglichkeit zur Heirat vorsah?

Sie nannten sich kühn Mr. und Mrs. Lewes und kümmerten sich nicht um ihren üblen Ruf. Wer von ihnen auf die Idee kam, Mary Ann solle Romane schreiben, ist umstritten. Fest steht, daß Lewes bei all seinem Respekt vor den analytischen Fähigkeiten seiner Geliebten an ihrem Talent zu packender Dialogführung zunächst zweifelte. Als sie ihm aber eine Kostprobe lieferte, war er von Stund an ihr aufrichtigster Bewunderer. Er ermutigte sie nach Kräften, besorgte ihr einen Verlag und führte für »einen scheuen Freund«, der sich als Autor nicht zu erkennen geben wollte, die gesamte Korrespondenz. Mary Ann nennt sich George Eliot. Um den tieferen Sinn des Pseudonyms wird noch immer gerätselt, das Vorbild der verehrten George Sand ist jedoch nicht zu übersehen.

Das Paar bastelt ein eigenartiges Arrangement: sie ist die Künstlerin, er stellt seine eigene Arbeit zurück und wird ihre »literarische Hebamme«. Da sie extrem empfindlich ist gegen Kritik, ja, jeder noch so geringfügige Einwand den Strom ihrer Fantasie blockiert, schirmt Lewes sie gegen jedes negative Wort ab. Er läßt Zeitungen verschwinden und mißliebige Post, er übernimmt alle geschäftlichen Gespräche und den beruflichen Briefwechsel. Er versteht sich als Hüter ihres Genies und organisiert für seine »Madonna« das dringend benötigte Lob. »Falls Sie keine schwerwiegenden Einwände gegen Eliots Geschichten haben«, schreibt er an den Verleger, »machen Sie besser gar keine. Er ist so leicht zu entmutigen, seiner selbst so unsicher... er könnte das Schreiben leicht aufgeben.«

Nach dem Erfolg der ersten Veröffentlichung schreibt sie Romane über Menschen und Lebensformen des englischen Mittelstandes. »Kunst ist dem Leben ganz nahe; sie ist eine Möglichkeit, unsere Erfahrung zu erweitern und den Kontakt mit unseren Mitmenschen über die Grenzen unseres persönlichen Schicksals auszudehnen.« Sie schreibt, um das Mitgefühl der Menschen untereinander zu vertiefen – und findet damit schnell ein großes Lesepublikum, das sich in ihren Figuren wiedererkennt und verstanden fühlt. In ihrem berühmtesten Roman *Middlemarch* bietet sie das Bild einer Provinzstadt in der vorindustriellen Zeit, zeigt typische Vertreter aller gesellschaftlichen Klassen und versucht zum Verständnis der Gegenwart, 1872, beizutragen.

Sie wird so berühmt, daß die Öffentlichkeit sogar bereit ist, ihren liederlichen Lebenswandel zu verzeihen. Darauf legt sie aber gar keinen Wert. Sie sorgt sich um ihren Mann und dessen anfällige Gesundheit, kümmert sich liebevoll um seine drei Söhne, die sie mehr respektieren als ihre eigene Mutter, und hat sich konsequent und guter Dinge in ihrer Ächtung eingerichtet. Nun will sie ihre Zweisamkeit nicht mehr stören lassen und geht nur unwillig darauf ein, daß ihr Salon eine begehrte Adresse geworden ist. Elizabeth Hardwick meint spöttisch: »Das literarische Paar ist ein spezifisch englisches Erzeugnis, zweifellos von Nutzen in einem Land mit unangenehmen Wintern. Man kann sich diese empfindsamen Männer und Frauen vorstellen, wie sie im hellen Feuerschein beim Tee sitzen, aneinandergeschmiegt, mit Tintenfingern Händchen haltend.«

Leider ist die Idylle getrübt durch die sich stetig verschlechternde Gesundheit Lewes'. Als er mit 61 Jahren stirbt, verfällt sie in so tiefe Verzweiflung, daß sie sich für anderthalb Jahre völlig zurückzieht, auch nicht in der Lage ist zu schreiben. Nach dieser Trauerklausur heiratet sie ihren zwanzig Jahre jüngeren Rechtsberater, der sie abgöttisch verehrt. Nach einem halben Jahr Ehe stirbt sie im Dezember 1880.

Katherine Bradley und
Edith Cooper

Im Jahre 1884 schickt Robert Browning dem ihm unbekannten Autor Michael Field einen Brief voller Lob über einen neu herausgegebenen Band Dramen. Die Antwort erstaunt ihn, denn sie enthüllt ein Geheimnis: »Meine Tante und ich arbeiten zusammen wie Beaumont und Fletcher.« Die beiden Elisabethaner hatten zwischen 1606 und 1613 eine florierende Dramenwerkstatt betrieben, die Anteile beider an ihren Stücken lassen sich nicht ausmachen. In ihrer Nachfolge also verstehen sich zwei Frauen des viktorianischen England, die das männliche Pseudonym mit Bedacht gewählt haben. »Wir haben vieles zu sagen, was die Welt von den Lippen einer Frau nicht akzeptieren würde.« Katherine Bradley hatte die fünfzehn Jahre jüngere Waise Edith Cooper adoptiert, als sie selbst noch ein junges Mädchen war, und dafür gesorgt, daß Edith mit ihr gemeinsam Vorlesungen an der Bristol University in den alten Sprachen und in Philosophie belegte – höchst ungewöhnlich für zwei wenig begüterte Frauen aus bescheidenen Verhältnissen. Sie veröffentlichen Gedichte, die als Liebeslyrik eines jungen Autors viel Anklang finden: »My love and I took hands and swore,/ Against the world, to be / Poets and lovers evermore…« – ein gefährliches Bekenntnis, wäre die Wahrheit an den Tag gekommen, denn die beiden Frauen sind tatsächlich ein Liebespaar und bleiben es bis an ihr Lebensende.

Browning erholt sich von seiner Bestürzung, die das Bekenntnis bei ihm ausgelöst hat, und wird ein guter Freund. Allerdings moniert er, daß die beiden die Poesie seiner verstorbenen Frau Elizabeth Barrett zu wenig schätzen.

Als die gemeinsame Autorschaft und die Art ihrer Beziehung bekanntwurde, verfiel ihr Werk einer allgemeinen Ächtung. Die Gründe dafür wurden nie ausgesprochen.

Wirst du im Grab mir endlich ganz gehören?

Claire
und Iwan Goll

Als Claire und Iwan Goll im Juni 1947 aus ihrem amerikanischen Exil nach Paris zurückkamen, bereitete ihnen die Stadt einen erbärmlichen Empfang. Sie mußten sich mit heruntergekommenen Hotels begnügen und ihren Lebensunterhalt von Golls geiziger Mutter erbetteln. Drei Jahre verfügten sie nur über einen einzigen Raum, und ihre unausgepackten Koffer stapelten sich im Flur. Als »blasse Vorkriegsgespenster« bewegten sie sich in einem Milieu, in dem ihr früherer Ruhm nicht mehr zählte. Goll staunte, wie diejenigen, die in den zwanziger Jahren »jede politische Betätigung verachtet und sich dem reinen Dada-Spiel verschrieben« hatten, Aragon, Eluard, Tzara, jetzt neben Sartre und Camus als »engagierte« Literaten den Ton angaben. Er selbst, der sich mit seiner Dichtung schon damals in die Politik eingemischt hatte, war nicht mehr gefragt und zu müde, sich einen Platz zurückzuerobern.

Geschwächt durch seine schwere Krankheit – er litt seit einigen Jahren an Leukämie –, verfaßte er seinen letzten Gedichtzyklus *Traumkraut*. Seine Frau berichtet, daß nur diese Gedichte von ihm erhalten bleiben sollten, »alles, was ich sonst geschrieben habe, muß zerrissen werden«. Jean Sans Terre, Wanderer zwischen den Ländern und Sprachen, hat hier zur deutschen Sprache zurückgefunden, in der er lange nicht mehr gedichtet hatte. Eines der Themen dieses Zyklus ist seine tiefe Verbundenheit mit Claire. »Angsttänzerin«, »Tochter der Tiefe« nennt er sie, die ihm oft Rettung war: »Wir hatten kein Haus wie die andern an sicherm Berghang / Wir mußten immer weiterwandern«, nur in einer »Aschenhütte« fanden sie Zuflucht, »Und da geschah das Wunder: / Dein goldener Leib erstrahlte als nächtliche Sonne.« In der über drei Jahrzehnte währenden, von Betrug und Verzweiflung überschatteten Lebensgemeinschaft ist jeder Zweifel beseitigt: »Zusammenströmend schweigen wir die Gegenwart.« Aus den Kämpfen hat sich die Gewißheit gerettet, für immer zusammenzugehören.

Es spricht sich die Sage herum
Daß deine Füße zum Fischschwanz werden
Wenn du nach Meeresfrüchten für mich tauchst

Die Kinder flüstern schon
Daß deine Arme Weidenzweige sind
In denen sich die Wolken verfangen
In denen du mich bettest

Es ist kein Geheimnis mehr
Daß deine Lippen bluten
Um mich in den Nächten des Sterbens
Vom schneeigen Hunger zu retten

Bald wird man wissen, daß dein Körper gehöhlt ist
Ein duftendes Grab
Für unseren Zwillingstod

Doch er verbietet ihr, mit ihm zu sterben, wie es einem Vertrag
zwischen ihnen entspricht. Für sein Werk soll sie leben, hat er
nach den Worten seiner Frau von ihr gefordert – also sollte doch
nicht alles vernichtet werden? Manche Widersprüche belasten
Claires berüchtigte Autobiografie mit dem für die deutsche Ausgabe reißerisch veränderten Titel *Ich verzeihe keinem*. Unge-
reimtheiten, Verfälschungen, Pathos, gehässige Ausfälle gegen
berühmte Zeitgenossen – Claire Goll verweigert sich mit 85 Jahren vehement der Lesererwartung, die sich das Alter weise und
versöhnlich wünscht, wie sie zeit ihres Lebens mit Lust und
Tücke Skandale provoziert hatte. Als Golls Geschöpf, in seinem
»Herzen geboren«, hat sie sich verstanden, das durch ihn begreifen lernte, was sich ohne ihn verschlossen hätte (»Du schautest
Gott, wo ich nur eine Wolke sah / Ich sah den Baum doch du die
Wurzel / Durch die undurchdringliche Erde hindurch«), verlassen
von ihm, bleibt ihr nur Leere: »Ja, du brachtest mich zur Welt /
Hilf mir auch auswandern in den Himmel.« Die Rose, Sonne und
Mond sind ihr für immer verloren, »Nie wieder werd ich die
Freundin des Windes sein / Ich verwünsche ihn / Ob seines Mo-
derduftes«.

Die Briefe zwischen den beiden Dichtern haben in all den langen Ehejahren einen Ton schmeichelnder Zärtlichkeit beibehal-

ten, auch in Krisenzeiten reden sie einander mit Kosenamen an, sie ist sein liebstes Zouzoulein, sein lieber Susu, sein Kindchen, sein Herzlein, seine Liane, Liliane, sogar Lianste, während seiner Krankheit steigert er sich zu »Claire Chérie / Chère Clairie et Clairière« – sie antwortet mit Geliebter, Ivanlein, Ivlein mein, mein großer kleiner Junge, etc. Sie öffnen sich einander kindlich zutraulich, Anteilnahme und Fürsorge sind nie durch äußere Umstände getrübt, einvernehmlich klären sie Fragen des Wohnens, der Finanzen, der Bücher, an denen sie arbeiten, berichten über ihre Krankheiten, Erfolge und Enttäuschungen, und sie beteuern einander ihre Sehnsucht, unabhängig davon, daß sie vielleicht gerade eine Zeit mit einem anderen Partner verbringen. Es scheint, als würden allein durch den Vorgang des Schreibens Kritik und Vorwürfe aussortiert, liebevolle Gefühle füreinander blühen neu auf, wenn sie die füreinander bestimmten Sätze formulieren, als könne in den innersten Bereich ihrer Zusammengehörigkeit niemals ein anderer Mensch eindringen. Das gilt für alle vorhandenen Briefe. Wieviel vom gesamten Briefwechsel Claire allerdings nach Iwans Tod vernichtet hat, um diese alle Anfechtungen überdauernde Liebe als Konstante dieser Beziehung zu präsentieren, bleibt Geheimnis. In den Alterserinnerungen Claires entsteht ein Bild dieser Ehe, in dem rasende Eifersucht die Farbskala beherrscht – als einzige Gewißheit können sich die beiden auf permanente Untreue des andern verlassen. Vor seinem Tod fragte Claire ihren Mann: »Warum haben wir uns je getrennt und gequält?« Worauf er ihr geantwortet haben soll: »Ah… wenn du nicht mit Rilke angefangen hättest…«

Als Claire 1918 von Zürich nach München fuhr, wirkte sie in ihrer Mädchenzartheit schutzbedürftig und blutjung. Dabei war sie schon 28 Jahre alt und galt als gefährliche »Bolschewikin«. Obwohl sie aus einer wohlhabenden, kultivierten Familie stammte, verbrachte sie ihre Kindheit in ständiger Qual wegen der sadistischen Sparmaßnahmen und Mißhandlungen, die sich die Mutter für ihre Kinder ausdachte. Der Bruder entzog sich dem Grauen als Sechzehnjähriger durch Selbstmord. Aus Not und Trotz stürzte sich Claire in eine frühe Ehe, die nach Jahren der Demütigungen geschieden wurde, wobei Claire allerdings auf ihre Tochter verzichten mußte, weil sie gemeint hatte, sich neben den zahllosen Affären ihres Mannes auch Liebhaber leisten zu können. Da sie viele Künstler kannte, Schriftsteller und Verleger zu ihren Freunden zählte, ergab es sich wie von selbst, daß sie zu schreiben begann und Zustimmung fand. Nach dem Ehedebakel ging sie 1917 in die Schweiz und machte eine Blitzkarriere als Autorin flammend pazifistischer Zeitungsartikel. Vor allem die Frauen rief sie auf, sich dem Krieg zu widersetzen (»Frauen, die ihr dazu berufen seid, Kinder zu erziehen oder zu zeugen, wehrt euch... Pflanzt in ihre Seelen den Haß gegen jeden Menschenhaß! Pflanzt in ihre Seelen den Ekel am Krieg ein!«), und widmete ihren Novellenband *Frauen erwachen*, der die Zerstörung des privaten Glücks durch den Wahnwitz des Krieges zum Thema hat, »Allen Schwestern«.

Der junge Elsässer Isaac Lang war, unter dem Pseudonym Iwan Goll, ebenfalls mit Manifesten und lyrischen Pamphleten »contre cette guerre« hervorgetreten und hatte ein *Requiem für die Gefallenen von* Europa verfaßt. Als er Claire kennenlernte, war er sofort davon überzeugt, sie sei die für ihn bestimmte Gefährtin, und gestand ihr, er habe sich vorher selbst »eines solch exuberant-impulsiven Aufbrausens nicht für fähig« gehalten.

Doch sie wollte ihre Freiheit, für die sie mit dem Verlust ihres Kindes und ihrer materiellen Sicherheit gezahlt hatte, nicht so schnell wieder aufgeben und entzog sich seinem leidenschaftlichen Zugriff. Sie reiste nach München, wo sie ihre Jugend verbracht hatte, und wurde dort die Geliebte Rilkes. Nach dem »friedlichen Inselaufenthalt in Rainer Maria Rilkes gläserner Festung« zog es sie ins Zentrum der Revolution nach Berlin, sie beteiligte sich an Demonstrationen und den Debatten der Berliner Intellektuellen und bekam von Rilke zu hören: »Hab ich denn so Helles in Dir angefacht? Solchen Herzbrand? Liebes Kind... Und bist jetzt bei Deiner unbegreiflich schönen Freundin [Elisabeth Bergner], schlägst in sie über, voll, wie Du bist, meiner. Mir ist's wie ein heiliger Schrecken, daß ich dabei bin; sag ihr nur, ich mach mich leicht in Dir, um nur mit meinem Göttlichsten an sie zu rühren in Deiner Umarmung...« Das sphärische Wortgeklingel hob sich peinlich ab von dem Drama der scheiternden politischen Visionen, wie es Claire in Berlin erlebte – vor dem Blutbad, das den Spartakusaufstand erstickte, flüchtete sie entsetzt zurück nach München. Hier erwarteten sie leidenschaftliche Briefe Golls mit seinem Werben um ihre Rückkehr zu ihm, die politische Übereinstimmung mit ihm und die jugendliche Brisanz seiner Worte verglichen mit der müden Ästhetik Rilkes, der sich vor seinem eigenen Überschwang zu fürchten schien und sich bereits wieder zurückzog, gewannen den Kampf um ihre Liebe.

Iwan Goll, einige Monate jünger als sie, aus reichem jüdischen Haus, zweisprachig aufgewachsen, Kriegsgegner nicht nur deshalb, weil er sich dem deutschen Kriegsdienst durch Umzug in die Schweiz entziehen mußte, glühte im Nachhall seiner expressionistischen Phase. Er fand in Claire eine Gefährtin, die ihm in ihrer geistigen Wendigkeit und ihrer Bereitschaft, die bürgerlichen Konventionen ihrer Herkunft abzustreifen, verwandt war. Wie sie war er ein durch die Mutter geschädigter Mensch: hatte Claires Mutter ein raffiniertes System aus Angst, Mangel und Bestrafung wirken lassen, so hatte seine durch Verzärtelung seine Selbständigkeit untergraben. In den ersten Lebensjahren wurde er, als Mädchen verkleidet, Mignon gerufen, durch den frühen Tod des Vaters fehlte ein männliches Gegengewicht zur mütterlichen Dominanz. Rilke, sein Rivale um Claires Gunst, mußte ebenfalls bis zur Schulzeit Mädchenkleidung tragen, sein ganzes Leben lang erkämpfte er sich Distanz von der Mutter, die noch den Fünfzigjährigen in Briefen an Freundinnen »Bubi« nannte. Sicher auch aus seiner Grundangst, von ihr vereinnahmt zu werden, resultierte seine Unfähigkeit, eine Liebesbeziehung länger als einige Monate zu ertragen, was Claire richtig erfaßte: »Eiligst verkroch er sich wieder in seinen Elfenbeinturm mit den Spitzendeckchen und erwartete ein neues Trugbild, an das er seine Träume hängen konnte.« Sie verglich seine eitle Empfindlichkeit gegenüber jeder auch nur im entferntesten kritischen Bemerkung mit der Großzügigkeit Golls, zu dem sie jederzeit sagen konnte: »Erlaubst du, daß ich das zerreiße? Du kannst es besser.«

Das erotische Zwischenspiel mit Rilke bestärkte sie in ihrer Entscheidung für Iwan Goll, und niemals mehr hat sie die Gemeinschaft mit ihm über Bord geworfen: »...kein Mann konnte mir die innere Übereinstimmung geben, die ich bei Goll fand. Meine Liebschaften waren Abenteuer, Zerstreuung, nichts, was eine so tiefe Gemeinsamkeit ersetzen konnte.« Sie heirateten 1921 und beschworen ihre Verbundenheit. Claire: »Wir sind traumblumig / Vom selben Licht / Von gleicher Dämmerung / Aus Sternenasche / Schon vor unserer Geburt / Waren unsere Wesen eins / Und nach dem Tod / Werden wir uns wieder suchen.« Iwan: »Aus allen Poren strömt mir die Liebe / Meine Muskeln sind gespeist von deiner Liebe / Ich habe nur rote Blutkörperchen vor lauter Liebe« – als Sterbender wird er den »Bluthund« in seinem Fleisch auffordern: »Fang die Träume die mir entfliegen / Bell die weißen Geister an / Bring zurück zu ihrem Pferch / Alle meine Gazellen.«

Ob tatsächlich die Affäre Claires mit Rilke die vielen Schmerzen auslösen sollte, die sie einander zufügen würden? Die Rosenbesessenheit Golls erinnert an eine unvergessene Kränkung (»Wo hatte ich alle meine Rosen gelassen? / Die Rosen des Morgenrots / Die Rose von Jericho / Die Rose des Windes / Die Rosen von Saadi und Rilke…«). Eine wahrscheinlichere Ursache aber ist Golls schweifende Sexualität, mit der sich Claire abzufinden hatte. Sie berichtet in ihren Memoiren vom »entfesselten Aufruhr seines dreißigfachen Geschlechtstriebes« und von seiner masochistischen Lust, sie in Beziehungen zu anderen Männern zu treiben (»Ich weiß, du brauchst die Qual / Du liebst die Eifersucht / Und leihst mich darum / Fremden Armen aus«). Im Leiden an seiner Untreue stilisierte sie ihre Unterwerfung (»Ohne dich wäre ich nie gewesen«) zum Dienst an seiner Dichtung: »Und wenn es gut ist für dein Werk / Töte mich jede Nacht / Ich habe dir nichts zu verzeihn.«

1925 bis 1927 veröffentlichten beide zusammen in Paris, wo sie seit 1919 lebten, Gedichtbände über die Liebe, über die Eifersucht und etablierten sich damit als das Künstlerpaar schlechthin. Daß sie beide ein bekannt freizügiges Liebesleben führten, steigerte ihren Ruf der Modernität und Exzentrik. Sie waren einander so verbunden, daß die Beteuerungen Golls aus dieser Zeit glaubwürdig klingen, er habe so viele Frauen verführt, um in ihnen die Einmaligkeit Claires bestätigt zu finden. Für die »Frau mit den hundert Herzen« sollte jeder seiner Siege ein Triumph sein: »In den vielfarbigen Wäldern von Haaren / Zähmte ich Kobras und Adler / Führte sie dir vor / Um dich neu zu erobern.« Doch in dem Gedichtzyklus *Jean Sans Terre* heißt es: »Don Juan, Juan ohne Land / und ohne Frau, der nichts, / auch keine Liebe hat, / du liebeskranker Mann.«

Als alte Frau erinnert sich Claire, daß Goll, wie übrigens auch Rilke, sie zu einem Idol, »dem man sich nur mit Vorsicht nahte«, gemacht hatte: »Sie hatten mich entkörperlicht. Aus Angst, mich zu verlieren, wenn er unsere Gemeinsamkeit in erotischen Flammen auflodern ließ, hatte Goll die Liebe wie rasend anderswo gesucht.« Sie gibt den vielen Männern in ihrem Leben die Schuld, daß sie nie einen Orgasmus erlebt hatte (erst im Alter von 76 Jahren will sie diese Erfahrung gemacht haben!): »Ich hatte geglaubt… es sei Frauenlos, unbefriedigt zu bleiben.« Dennoch ist sie ihnen nicht böse, daß sie ihr »keinen Genuß verschafft haben« – so wäre also erfüllte Sexualität lediglich das Ergebnis geschickter Anleitung? Claire wußte wohl sehr genau, welche Macht eine Frau über einen Mann ausübt, der sie nicht befriedigen kann. Sie hat stets ihre Schwäche, ihre Zerbrechlichkeit, ihre angegriffene Gesundheit eingesetzt, um Aufmerksamkeit und Fürsorge, auch Opfer zu fordern. Im Beschützerinstinkt Golls fand sie immer ihren stärksten Verbündeten (»O du zarter Schmetterlingsflügel, der beim leisesten Atem erbebt, Zerbrechliches wie der Same der Butterblume: ich will gut zu Dir sein und Dich herzen und kosen und lieben«, schreibt er ihr im Januar 1939, während er seit April 1938 in Paris seine deutsche Geliebte vor ihr versteckt hält, die er mit der Warnung »Wir haben es mit einer Verrückten zu tun, du weißt es« zu äußerster Vorsicht aufruft). Mehrere Monate des Jahres verbringt sie in Sanatorien, in zunehmendem Alter legen sich ihre diffusen Darm- und Magenleiden. Das rührende »Kindchen« ist zäh und von nie versiegender Energie bei der Durchsetzung eigener Interessen und, nach Iwans Tod, bei der Verbreitung seines Werks. Ein einziges Mal während ihrer langen Ehe wäre sie einer Rivalin beinahe unterlegen, aber auch diesen Kampf wußte sie mit all ihrer taktischen Klugheit zu gewinnen.

In Paris verdiente Goll, der beruflich viel unterwegs war, den Lebensunterhalt mit der Arbeit für einen Verlag. Auf diesen Reisen bemühte er sich, seine Theaterstücke an verschiedenen Bühnen unterzubringen. In Berlin versuchte er Anschluß an Filmproduktionen zu finden, als Drehbuchautor hoffte er, seiner leidigen Finanzmisere beizukommen. Anfang 1931 lernte er in Berlin die Lyrikerin Paula Ludwig kennen und begann mit ihr eine Beziehung, deren Intensität ihn selbst überraschte. Am 22. Februar beschreibt er sie seiner Frau: »seltsames Bauernmädel, Tochter eines Sargtischlers, ziemlich holzschnitthafter Kopf, aber eine feine Seele. Sie entwickelt sich langsam zu einer christlichen Lasker. (…) Sie ist Dienstmädchen gewesen, Modell in München, Souffleuse.« Paula Ludwig ist 31 Jahre alt, hat einen unehelichen Sohn und lebt in äußerst bescheidenen Verhältnissen.

Um Claire für die Geliebte günstig zu stimmen, konnte nichts ungeschickter sein als der Hinweis auf Else Lasker-Schüler, auf die Claire immer eifersüchtig gewesen war – in Zürich hatte sie Iwan verführen wollen, behauptet Claire. Der jungen Konkurrentin gegenüber zeigt sich Claire souverän und stimmt den Sirenengesang der mitfühlenden Vertrauten an. Goll dankt: »Was für ein süßer Brief, Dein letzter. So reif und verständnisvoll. (…) Ja, ich bin jetzt bei Paula Ludwig sehr gut aufgehoben.« Der süße Brief Claires ist nicht erhalten, ebensowenig wie andere Briefe, in denen sie offenbar ankündigte, nach Berlin kommen zu wollen, was Goll mit all seiner Überredungskunst verhindert.

Statt nach Berlin begibt sie sich wieder einmal in ein Sanatorium, diesmal nach Bühl bei Baden-Baden. Goll besucht sie dort und sendet Paula Liebesbotschaften: »Glühpaula / Das Iwansfeuer, das du auf dem Hügel unserer Liebe ansteckest, schlug auf mich über und setzte mich in Lohe…« Claire hat sich nach Bühl auch ihren neuen Liebhaber bestellt, einen portugiesischen Marquis, den »schönsten Mann von Paris«. Auch er wird sie in kunterbunten Affären betrügen, hätte es aber auch bei größerer Treue nicht geschafft, Claire von ihrer Eifersucht auf Iwans Liaison zu heilen. Zwar wird Goll erst Anfang Januar 1932, also nach mehr als einem halben Jahr wieder nach Berlin fahren und diese Zeit mit Claire verbringen, von deren üblichem Kuraufenthalt abgesehen, aber Paula ist in diesem Zusammenleben aus der Ferne ständig gegenwärtig. Sie überschüttet den Geliebten mit Briefen und Gedichten – bis auf wenige Ausnahmen hat Claire dies alles vernichtet. Aber aus seinen Antworten spricht unüberhörbares Entzücken über die gleichgestimmte Dichterin: »*meinen* Mund fand ich wieder, den inzwischen verdorrten, neugeschwellt durch deine Liebe, durch deine Gedichte, die er formte und vor sich hersagte… Und danke dir, nur von deiner Sprache, nur von der Sprache mit dir konnte mein Mund frisch und rot bleiben. Genetzt von deinem Farbenwein.« Er will die neugewonnene Kraft seinem Schreiben widmen und verlangt von ihr: »Da du mir gern gehorchst, so will ich dich bitten, mich jetzt noch zu fliehen, statt mich zu suchen.« Für sie eine harte Belastungsprobe. Am 4. Juni hat er ihr geschrieben, dann am 10. Juli und wieder am 3. August – mußte sie nicht an der Ungewißheit um den Bestand ihrer Liebe verzweifeln? Er aber forderte von ihr, ihr Leid in Kunst umzusetzen. »Vielleicht beneide ich dich sogar um so heftigen Schmerz, denn ich kenne seinen Wert und seine Bedeutung. Ist es grausam, daß ich ihn dir nicht weg wünsche? Ich weiß, daß er der Humus ist, aus dem alle Kunst, wie eine rote Blüte steigt. Und diese Blüte wandelt sich langsam in Früchte, die schön und bitter sind.«

Sie hält sich an seine Anweisungen und schickt ihm ihre neuen Gedichte mit der Bitte, er möge sie korrigieren. Darauf geht er sofort ein: »Du hast zweierlei Arten Gedichte: gedankliche und gefühlsreiche. In den ersten, die du in meiner Berliner Zeit schriebst, herrschte das Gefühl vor, und da liebte ich die Verhaltenheit, die japanische Knappheit, beinahe Schüchternheit…« Ihre neuen Gedichte aber, die um Gedanken kreisen, »müssen mehr durch die Form gestützt werden und gehalten und gefüllt«. Wieder gehorcht sie, wird ganz »der Poesie Dienerin« und gewinnt seine Zusage: »Selbstverständlich bin ich bereit, dir bei der Ausfeilung und Vervollkommnung deiner Gedichte mit meinem ganzen Können beizustehen. Verfüge über mich.« Sie befolgt alle seine Ratschläge, vermeidet umfangreiche Texte, weil er ihr zu Straffung rät, pflegt ihren »ludwigischen« Vers anstelle anderer Formen, läßt trotz seiner Zurückhaltung nicht locker: »Ach Paula, unsere wilde, alles umstürzende Korrespondenz muß verwundern: morgens und abends zucken ins stille Haus die Expressblitze deiner Exstase.« Manchen Gedichten spendet er Lob – »das ist durch und durch erlitten« –, andere tadelt er streng als »noch heiß vom Hauch der Inspiration, aber gänzlich ungefeilt«, manche schreibt er um und ehrt sie, die noch kein Wort Französisch kann, indem er zwei übersetzt und veröffentlichen läßt.

Er will sich aber vorrangig auf seine Arbeit konzentrieren, bittet um ihr Verständnis, daß er nicht sofort ihre »sehnsuchtsungeduldigen Briefe« beantwortet, und erklärt: »Paula – ich bin Künstler, denk auch daran – nicht nur Liebender darf ich sein. Und deshalb *darfst* du nicht mehr drängen, nicht mich schwach machen, nicht schwach sein, du selber, Künstlerin, Gestalterin du selber. Die Kunst ist ein Hochamt, ist Mönchtum, erfordert Beichte und Fasten. Auch für dein Dichten gilt das, und die Einsamkeit war die kräftigste Speise deiner Seele.« Sie hat einen Gedichtband fertiggestellt und fragt ihn, ob er die Widmung annehme. Stolz sei er auf die Vaterschaft, läßt er sie wissen, erscheine das Buch doch genau neun Monate nach dem Beginn ihrer Liebe.

Die literarische Elternschaft ist ihr nun aber zu wenig, sie fährt zu ihm nach Paris, um sich selbst in Erinnerung zu bringen. Seine

»tränen- und blitzdurchströmte« Geliebte bietet ihm ihre vitale Leidenschaft als Kontrast zu seiner Ehe mit Claire, der femme fragile, dem Kindchen. Die ganz von ihm besessene fordernde Geliebte bestätigt seine Grandiosität, schmeichelt seiner Männlichkeit, die sich bisher nur in einer unüberschaubaren Menge schnellster Befriedigungen ausgetobt hatte, so als hätte er seiner Wirkung längere Dauer nicht zugetraut. Ihr Gedichtband *Dem dunklen Gott* ist ihre Vermählung mit ihm; von ihm befruchtet, hat sie das Werk ausgetragen »im Glutofen der stürzenden Sonne und des zerbrechlichsten Herzens gegen die Zeiten gefeit, definitiv und imperativ, in reiner Nacktheit, unerbittlich, himmelnah«. Sein Stolz auf das von ihm inspirierte Werk ist aber gekoppelt an die Angst, dem übersteigerten Bild nicht entsprechen zu können: »›Er war nur ein Mensch! Er ist nur ein Mann!‹ – Wirst du mir das je verzeihen?« Der Gedichtzyklus ist ein einziger Taumel der Hingabe, er beginnt mit dem Zauber der Begegnung – fast ein biblisches »Erkennen« –, dann folgen die Lieder der bitteren Erfahrung, allein zurückgeblieben zu sein, doch die Liebende gewinnt Kraft aus der Gewißheit:

> Schrecklich wirst du mich vermissen
> Gott
> wenn ich nicht mehr bin
> die Speise deines Herzens.
>
> Umgraben wirst du die Äcker deines Fruchtlandes
> nach mir allein
> wirst du suchen.

Und Genugtuung empfindet sie:

> O dein Mund
> wenn er nach mir schreit
> weh
> ewigkeitenlang
> umsonst.

Allmählich beginnt die Vorbereitung auf das Wiedersehen (»Sieh her / alle Schmerzen die von dir kamen / sind zu Blumen geworden die mich schmücken«): »O leise rühre mich an / setze sanft meine Augen wieder ein. / Im Dunkel deines Odems / laß mich langsam zum Leben erwachen.«

Goll ist vierzig Jahre alt. In diesem Buch sieht er den Anfang eines neuen Lebens, als habe die Geliebte sich ihn verdient.

Während er bei Paula in Berlin lebt, erholt sich Claire in Südfrankreich bei Kurt Wolff, dem Verleger des Expressionismus. Iwan schreibt sie auf französisch, das die Rivalin nicht versteht: »Verzeih (…), daß ich nur ein schwaches Weib bin, Deines, und daß ich mich wie ein armes, kleines, krankes Ding vor Sehnsucht nach Dir verzehre. Ach, mein Liebster, wenn Dir nur diese unsinnigen Sätze nicht zuviel Kummer bereiten!« Nie werde sie aufhören, ihm zu danken: »Aber versteh mich, bitte: trotz meiner Treulosigkeiten gehöre ich doch Dir, so wie ich keinem Menschen je gehört habe, mein Kleiner, mein Großer, mein Leben. Ich küsse heute und immer Deine Hände.« Goll schickt ihr ein Exemplar des *Dunklen Gottes* und will damit die Frage ihres letzten Briefes beantworten: »Wer kann Dich mir erklären?« Er antwortet »in Form eines Buchs. Ein Buch, das nicht ich schrieb, sondern das an mich geschrieben ist. Ein Buch, das nicht ich fühlte, aber das durch mich gefühlt wurde. (…) Der Mann, der in diesem Buch besungen und beschworen wird, er hat dafür nichts anderes getan, als *er* sein. Er ist nur ein Objekt dieser Liebe. Er ist der passive Teil. Viel Schmerz hat er der Erkorenen geschenkt, viel Schmerz und weiter nichts.« Von diesem Schmerz aus, der »jeden entwaffnen« muß, appelliert er an Claires Verständnis: »Nach einem ersten Aufbäumen wirst Du bald nur mein grenzenloses Mitleid fühlen mit der Geschlagenen, die sich hier verblutet hat und etwas schrie, das, wie eine ihrer Freundinnen sagte, als ihr Testament erscheint.«

Claire reagiert auf die maßlose Eitelkeit dieser Worte ziemlich trivial: sie zitiert Freunde (beileibe nicht ihre eigene Meinung): »Mögen doch 2 miteinander schlafen und aneinander leiden, aber sie sollen es um Gottes Willen nicht der ganzen Welt mitteilen.« Und: »Ich finde die Distanzlosigkeit zu seinem eigenen Gefühl und dem Partner dieses Gefühls grauenhaft.« Diese »Kritik zweier Menschen, die zur Kunst immerhin ein klares Verhältnis haben«, hat er nun zu schlucken. Sie selbst meint dazu: »Dir aber wünsche ich Lächeln, Liebesglück, bejahendes Erlebnis. Auch Freude an den Gedichten; Männer sind so stolz, wenn sie der Befruchter, der Auslöser waren. Und wer hat so viel Maß und Abstand um sich nicht schließlich für einen König oder Gott zu halten, wenn er als solcher angehimmelt wird?«

Sie hat sich eine Strategie zurechtgelegt, mit der sie ihn umgarnt und letztlich die Nebenbuhlerin auch besiegen wird: nie attackiert sie die Geliebte offen (erst in ihren Memoiren läßt sie ihrem Haß freien Lauf: »Goll kehrte dann zu seiner Paula zurück, die ebenfalls zu dichten begonnen hatte oder vielmehr mit der Unbefangenheit einer Dilettantin Wörter aneinanderreihte«), nie macht sie dem Treulosen direkt Vorwürfe, sie zeigt sich mit wundem Herzen, sehr sehr traurig, hilflos ohne ihn, sie wird immer kränker, hinfälliger, versucht aber dennoch, mit letzten Kräften für sich selbst aufzukommen, rührt ihn mit ihrer Selbstlosigkeit und Opferbereitschaft, führt ihre Zerbrechlichkeit ins Feld, stimuliert aber auch seine Eifersucht, indem sie ihm etwa die Liebesbriefe des Dichters Jacques Audiberti schickt, der sie anbetet und mit seinem Begehren bedrängt, ohne von ihr erhört zu werden, weil er sie körperlich abstößt. Goll bleibt also ihr Vertrauter, und sie beschwört immer seine künstlerische Überlegenheit, mit der sie es nie wagen würde, sich zu messen. Sie weiß aber, womit sie ihn packen kann, die in der literarischen Welt etablierte Gemeinschaft mit ihr nicht aufzugeben: sie schreibt einen Roman – um ihn zurückzugewinnen und um schließlich auch ihre Miete bezahlen zu können. *Arsenik* ist die Geschichte einer jungen Frau in der lähmenden Öde eines französischen Provinzstädtchens (die französische Ausgabe hieß *Un crime en province*), die, verlassen von ihrem Geliebten, sich immer mehr in den Wahn steigert, sie könne sich durch ein Verbrechen von den Schmerzen des Verlusts befreien, und die schließlich einen sorgfältig geplanten Mord begeht und darin die »Erlösung« findet.

Claire hatte Iwan von ihrem Lebensüberdruß geschrieben, von den Durchfällen und Darmkrämpfen mit Erbrechen, die sie den Tod herbeisehnen ließen. Mit der wahnhaften Selbstzerstörung ihrer Romanfigur verdoppelt sie ihre Sehnsuchtsbotschaft an Goll: »Konnte Otto dem Anprall einer Liebe widerstehen, die zu allem bereit war? Für ihn zu sterben, für ihn zu töten?« Doch Goll will keinen privaten Bezug erkennen, nur auf die künstlerische Qualität des Romans geht er ein: »Ein ganz ganz großes Buch! / Soviel menschliches Material, aus der Tiefe des Fleisches an die Sonne gehoben, soviel Weltwissen, Seelenkenntnis, Ausdruckskraft, Augenschärfe und Ohrenfeinheit... (...) Man kann

Dich nur bewundern! Bewundern, unheimliches Geschöpf!« Er stelle das Buch »über alles, was in den letzten Jahren in Frankreich geschrieben worden ist«.

Zwar kommt er im März zu Claire nach Paris, verbringt aber Juli und August mit Paula in Ehrwald in Tirol, den September wieder mit Claire auf Mallorca, den Oktober mit ihr in Paris, im November fährt er zu Paula nach Berlin… Obwohl er seiner Frau bei der Abreise wie immer eine Nachricht unter ihrer Daunendecke gelassen hatte – »Glaube an mich / Warte auf mich / Ich liebe Dich / Iwan« –, war in der Beziehung zu Paula Ludwig eine entscheidende Wende geschehen: er redet Paula mit »Geliebter« an, beschwört die »süße Metamorphose im Zwie-Ich« und erlebt sich selbst »Halb noch und halb. Halb schon Mignon, halb noch Iwan«. »Ich stärke dich!« hatte sie ihm versprochen, und er, unfähig zu Entscheidungen (»Hinsinken ist der Trieb meines Wesens«), fleht um ihre Hilfe: »meine Befreiung schält sich langsam aus fünfzehn Jahren Verschüttetsein.« Verwandelt habe sie ihn: »Du kannst mich in meinem neuen Wesen nicht allein aussetzen; ich muß fühlen, daß meine Schöpferin über mich wacht. – Die alten Hüllen fallen nur ruckweise ab.« – Seine Mutter habe ihn auf einem Foto nicht erkannt und gerufen: »Ach ich dachte, das wäre ein Mädchen!« – was für eine Verwandlung ist eingetreten? Die Geliebte gestattet ihm, die seit der Kindheit tief ersehnte weibliche Rolle zu leben, der Mann mutiert zum Mädchen, zur Hingabe und Unterwerfung und gibt sich der Lust am Geschlechtertausch rückhaltlos hin.

Nun eignen sich die erotischen Rollenspiele eines Paares nicht zur öffentlichen Präsentation (und den publizierten Briefwechsel verfolgt der Leser nur mit Unbehagen), doch die literarische Ausbeute muß interessieren: In den Monaten der Trennung von Paula verfaßt Goll zwischen 1932 und 1934 die *Malaiischen Liebeslieder*, zuerst in seiner eigenen Übersetzung auf französisch, veröffentlicht als *Chansons Malaises; Chansons de Manyana, Jeune Fille Malaise* (1934). Diese Rollengedichte wären ohne die besondere Art der Erfahrung, die der Dichter mit seiner latenten Weiblichkeit machen durfte, nicht entstanden. Nur wenig geschützt hinter der exotischen Maske der Malayin, wagt er, aus der Verbindung von Wunsch und Angst die sexuelle Gespaltenheit seines Wesens zu benennen:

Du sagtest nur, ich sei
Deine kleine rote Feldbeere
Und aßest mich
Mein Duft entschwand auf deiner Zunge
Doch hab ich dich vielleicht genährt
Mit solchem Über-Mut
Dass du den Leoparden leicht bezwangst

In diesen Liedern zeigt sich aber auch die Gefahr für die reale Beziehung zu Paula: die Frau wird geliebt als »Häuptling«, der Liebende duckt sich lustvoll unter seinem Zorn: »Je mehr du mich vernichtest / Um so mehr bin ich da«, fordert die Widerspiegelung des eigenen Wertes im Genuß des Gegenüber (»Erschüttere mich mit meiner eigenen Süße«) und verspricht dem/der Geliebten, ihn/sie zu schützen, wenn das grandiose Bild sich als Täuschung erweist (»Ich hielt dich für den strahlenden König / dem kein Sterblicher sich naht«). Keine Rede aber davon, daß Paula Ludwig sich auch in Wirklichkeit darauf verlassen könnte, aufgefangen zu werden, wenn sie der Anstrengung ihres Rollenparts nicht gewachsen ist: »Die letzten Photos zeigten mir ein so blasses, abgehärmtes, mageres Paulchen, daß ich erschrak! Du mußt ruhiger werden. Dich in einer tiefen Arbeit erhitzen und erholen.« Reißt sie sich aber aus ihrem Kummer und der bedrückenden Realität ihrer Geldsorgen, Eifersucht und Verzagtheit hoch auf die Ebene der kühnen Fiktion, lohnt er es ihr: »Als Sklavin dränge ich mich unter dich.« – Das Muster hat sich verfestigt: Iwan ist schwach und von der Schwäche Claires vereinnahmt, die Stärke Paulas wird seine Rettung und so lange eingefordert, bis sich die Stärke verbraucht und zusammenbricht. Dann wendet er sich wieder zu Claire, denn das Spiel der Schwäche beherrscht sie besser als die Rivalin, die sich darin nie gefallen durfte. Hat sich aber Paula, um ihn nicht zu verlieren, wieder auf die Höhe eines »Prinzen der Welt«, seines »Traumherrschers« emporgequält, stürzt ihr der »zwischen Mädchen und Mann« Gespaltene zu Füßen und entzieht sich Claire, die vergeblich an ihn als ihren männlichen Beschützer appelliert.

Das Drama wird sich hinziehen und allmählich alle Beteiligten zermürben. Nach Jahren der Beteuerungen seiner unverbrüchlichen Liebe an beide Frauen, nach Besuchen Paulas in Paris, wenn Claire abwesend ist, nach Reisen mit Claire, die vor Paula als

Reisen mit der Mutter ausgegeben werden, nach einem Urlaub in Nizza, als Paula vor der nichtsahnenden Claire versteckt gehalten wurde, nach Monaten in Italien, als die eine Frau einen Tag nach der Abreise der anderen ankam, führte der beinahe gelungene Selbstmordversuch Claires im Juli 1938 die Entscheidung herbei: Goll gab den Gedanken an eine gemeinsame Zukunft mit Paula auf (zudem wohnte er, trotz Paulas Anwesenheit in Paris, längst bei einer jungen Freundin, was weder die Ehefrau noch die Geliebte wußten, und bereitete mit Claire die Emigration vor. 1933 war ihm vom Hitler-Reich die deutsche Staatsbürgerschaft aberkannt worden. Seit 1934 lebte Paula Ludwig, wohl hauptsächlich um ihre Liebe vor den Nazis zu schützen, in Tirol, seit dem Anschluß Österreichs in Paris. Knapp eine Woche vor dem Ausbruch des Zweiten Weltkriegs fliehen Claire und Iwan Goll aus Frankreich nach New York, Paula Ludwig gelingt erst im Dezember 1940 die Flucht nach Brasilien. Sie hat Goll nie mehr gesehen, nichts mehr von ihm gehört und erst 1953, nach ihrer Rückkehr aus der Emigration, von seinem Tod erfahren.

In der Fremde kamen Claire und Iwan einander wieder sehr nahe. Zwar hatte er sich nicht geändert, so berichtet Claire über den kurzen Aufenthalt auf Kuba: »für fünf Cents bekam ich dort schon einen Korb Mangofrüchte und Goll die hübscheste Negerin. – Er eilte von einer zur anderen…«, doch ihre Toleranz band ihn nur enger an sie, noch mehr allerdings ab 1945 seine Krankheit.

Durch tausend Straßen ohne Ende ohne Schlaf bin ich

gegangen

Bevor die Spuren meiner Füße auf ewig
Zusammenschmolzen mit den deinen

Außer den ungezählten flüchtigen Affären (»Bitte räume etwas auf: d. h. laß weder die Brosche von Andrée noch das Nachthemd von Gaby herumliegen… Ordnung erspart Schmerz«) galt Golls Liebe nur Claire und Paula, den beiden Dichterinnen. Das gemeinsame Schreiben prägte die ersten etwa acht Jahre des Zusammenlebens mit Claire, die Gedichte beider entstanden als eine Art lyrischer Wechselgesang. Ende der zwanziger Jahre verfaßte Goll seine zeitkritischen Romane und befand sich ab 1929 in einer Phase fast völliger Unproduktivität. Die Bekanntschaft mit der Lyrikerin Ludwig stimulierte seine poetische Kraft, allerdings litt er auch noch bis zum Entstehen der *Malaiischen Liebeslieder* und des Zyklus *Jean Sans Terre* unter der Angst, seine Kreativität eingebüßt zu haben. Die Geliebte war ihm als literarische Partnerin wichtig: »Ich habe das Gefühl, ich kann nicht mehr schreiben, wenn Du nicht neben mir bist und mir das Herz hältst.« Sie schicken sich gegenseitig zur Korrektur ihre Texte, er vertraut ihrem Urteil, verwertet die Klugheit ihrer Einwände und gefällt sich zugleich in der Position ihres Mentors: »Gestalten ist immer Schmelzen, Gießen, Hämmern und Sieben. Das meistmögliche mit den wenigsten Worten aussagen. Oder vielmehr: nie sagen, sondern dichten, verdichten. Auf den letzten Nenner bringen. Jeden Relativsatz vermeiden, jeden Nebensatz überhaupt. Jedes Wort soll goldhaltig sein.«

Schreibt er auf französisch, bittet er Claire um Kritik. Aber am Höhepunkt ihrer Ehekrise, als er sie als »liebes Schwesterlein« anredet, verweigert sie sich dieser Aufgabe: »Du gehst zu wenig auf die Verse ein. Interessieren sie Dich nicht? Oder willst Du mich nicht enttäuschen?« – »Bitte gib Dir Mühe und unterziehe das Ganze einer ernsthaften Aussprache.« Doch sogar auf ihrer beider Fachgebiet kam keine ergiebige Kommunikation zustande.

Gemeinsam in Amerika, als Goll begann, auch auf englisch zu schreiben, und es beiden gelang, bei amerikanischen Verlagen zu publizieren, entstand zwischen ihnen von neuem das Vertrauen, mit dem sie die schweren Jahre meisterten und das bis zu Golls Tod nicht mehr gefährdet wurde.

Claire verstand sich als die Verwalterin seines Werks und der Legende ihrer Ehe. Was ihr Bild störte, ließ sie unbeachtet wie Golls Romane aus den zwanziger Jahren oder vernichtete es wie einen Teil des Briefwechsels. Sie übertrug die *Malaiischen Liebeslieder* ins Deutsche, wußte sie doch nicht, daß es davon deutsche Originale gab. Sie kämpfte sogar mit fragwürdigen Mitteln für den Nachruhm ihres Mannes, so z. B. als sie Paul Celan des Plagiats beschuldigte. Zwar kümmerte sie sich auch um die Neuauflage ihrer Romane, aber im Vordergrund ihres Interesses stand das mit Goll gemeinsam Geschaffene. »Ich bin nie auf die Idee gekommen, mit Goll zu konkurrieren. Ich habe mich immer eine Etage tiefer gefühlt.« Das trifft zu für die Qualität der Romane der beiden, die zeitkritische Schärfe Golls und seinen Ausdruck verblüffender Verknappungen hat sie nie erreicht. Ob für die Gedichte gilt, was sie selbst darüber sagt – »Wenn ich Goll dichterisch antworten konnte, hat er mich dazu erzogen, mir Talent abgegeben« –, sei dahingestellt.

Wie vielleicht einmalig bei einem Großen der Literatur, verstellen die Briefe Golls den Weg zur Wertschätzung. Ihr unerträgliches Pathos, der hochtrabende Gestus auch einfacher Mitteilungen, die unverblümte Eitelkeit des Verfassers, das schwülstige Zelebrieren von Erotik in den Briefen an Paula Ludwig und vor allem der völlige Mangel an Humor unterscheiden sie von seinen nicht privaten Texten. Sogar die Zärtlichkeit wirkt gekünstelt, Anteilnahme unglaubwürdig.

Claire dagegen gewinnt in ihren Briefen, sie ist direkt, frech, verspielt, selbstironisch und boshaft, die verlogen verständnisvollen oder bemüht demütigen Passagen sind deutlich nur taktische Manöver. Nie hat sie die Loyalität verletzt, wenn er sich abwandte; der unzertrennliche Bund ist mehr ihr Verdienst als seines, der schließlich zugeben konnte: »Wie schwach sind körperliche Reize. Aber ewig sind unsere seelischen Liebesbande.«

Auf dem Père Lachaise in ihrem »Doppelbett aus Stein« wird sie nichts mehr entzweien.

Elsa Triolet und
Louis Aragon

In 42 Bänden sind zwischen 1964 und 1974 die Vermischten Prosawerke von Elsa Triolet und Louis Aragon erschienen, ein einmaliger Vorgang in der Geschichte schreibender Paare. Eine gemeinsame Werkausgabe – was für eine eindrucksvolle Demonstration unverbrüchlicher Gemeinschaft! Das lyrische Werk Aragons umkreist in Tausenden von Versen Elsa, die Leitfigur seines Lebens: *Cantique à Elsa* (1941), *Lex Yeux d'Elsa* (1942), *Elsa* (1959), *Le Fou d'Elsa* (1963), *Il ne m'est Paris que d'Elsa* (1975) – dazu die vielen Passagen, in denen er sich in seinen anderen Gedichtbänden an sie wendet… keine Frau ist je so ausführlich besungen worden, und eine Ehefrau vom eigenen Mann schon gar nicht.

Das Nachkriegsparis erlebt den Parcours der großen Paare Sartre/ Beauvoir und Aragon/Triolet, da bleibt für die aus der Emigration zurückgekehrten Golls kein Quentchen Aufmerksamkeit. Aragon, 1897 geboren, ist acht Jahre älter als Sartre und sieht wesentlich besser aus. Seine Biografie ist stadtbekannt: abtrünniger Surrealist, Renommiermitglied der französischen KP, während des Krieges engagiert im Widerstand, ekstatischer Poet und, kaum damit vereinbar, Verfechter des sozialistischen Realismus in seinen Romanen. Doch Sartre und nicht er gilt als der Vordenker des befreiten Frankreich, Existentialismus heißt die Zauberformel, die den jungen Intellektuellen beim Vergessen der deutschen Demütigungen helfen soll. Die Résistance will nicht vergessen, sondern den französischen Anteil an der Schmach aufarbeiten. Ob sich Aragon tatsächlich als »Großmeister der Säuberungen« hervorgetan hat, wie behauptet wird? Jedenfalls ist er eine moralische Instanz. Mit dem bravourösen Verstand Sartres kann er sich nicht messen.

Für den Ausgang des Wettstreits der beiden Gefährtinnen würde schon genügen, daß Simone de Beauvoir zwölf Jahre jünger ist als Elsa Triolet, geboren 1896. Beide Frauen verbindet die Panik vor dem Altern: als Fünfzigjährige erklärt Triolet ihr Leben als Frau für beendet, und Beauvoir fühlte sich schon Mitte Zwan-

zig den Siebzehnjährigen unterlegen. Simone de Beauvoir ist aus-
gebildete Lehrerin für Philosophie, die Autodidaktin Triolet kann
dagegen auf den Prix Goncourt verweisen, den sie 1945 als erste
Frau verliehen bekommt – wohl weniger für die literarische Qualität ihrer Erzählungen aus der Résistance, eher für die respektable Gesinnung (die Rivalin kann sich erst zehn Jahre später mit
dem begehrten Preis schmücken). Die beiden Paare verabscheuen
einander gründlich. Ausgetragen wird der Kampf auf ideologi-
scher Ebene, meist in den von ihnen geleiteten Zeitschriften »Les
Temps Modernes« und »Les Lettres Françaises«. Aragon/Triolet
erklären Philosophie an sich für verächtlich, Sartre/Beauvoir
spotten über den unreflektierten Fanatismus der Konkurrenz.

Repräsentieren die Jüngeren eine Lebensform der Gemeinsamkeit ohne Zusammenleben und erst recht ohne Besitzanspruch
gegenüber dem Partner – Promiskuität als unverzichtbares Element antibürgerlicher Freiheit –, pochen die Älteren auf die magische Ausschließlichkeit ihrer Glückserfüllung. Die Legende
vom Paar, das von der ersten Begegnung an unzertrennlich bleibt
bis ans Lebensende, benötigt ein wenig Geschicklichkeit beim Re-
tuschieren der Fakten. Das erste Treffen war nämlich keineswegs
der Beginn einer neuen Zeitrechnung, wie vielfach von Aragon
beschworen:

> Und du kamst im November, und mit wenigen Worten
> nahm mein Leben jählings eine andere Wendung
> an jenem Abend in der Bar der Coupole.
> Davor war ich nichts als ein gieriger Schatten
> verfehlte mich selbst, blind und taub,
> du erst zeigtest mir das Licht meines Lebens…

Du, die mich erst zum Ich gemacht hat… Die Russin Elsa und
Aragon, seit 1927 Mitglied der moskauhörigen KP, mußten in
Paris einfach übereinander stolpern, und mehr Bedeutung kommt
dem mythischen Datum nicht zu. Elsa hatte sich diesen Mann in
den Kopf gesetzt und ging zielstrebig daran, seine Freundin zu
verdrängen und das Mißtrauen seiner Freunde auszuschalten, die
ihm von ihr abrieten. Mit gutem Grund, wie sich bald heraus-
stellte. Sie wandte nämlich ihre beträchtliche Energie auf, um ihn
seinem Freundeskreis zu entfremden, ihn zu isolieren und an sich
zu binden. Er soll, nach Berichten von Augenzeugen, nur zögernd

nachgegeben haben, die Führung lag allein bei ihr. Die Gründe sowohl für seine Passivität als auch für seine Bereitschaft, sich ihrem Willen zu überlassen, sind vielfältig.

Seine gesamte Existenz basierte auf einem Geflecht von Lügen, die sich seine Familie ausgedacht hatte, um seine uneheliche Geburt zu verbergen. Er galt als Adoptivsohn seiner Großmutter, als Bruder seiner Mutter und als Mündel seines Vaters. Offiziell hatte er also gar keine Eltern. Er wuchs auf in einem reinen Frauenhaushalt, den seine Mutter mit ihrer Arbeit, der Leitung einer kleinen Pension, ernährte. Der Vater, sechzig und verheiratet, unterstützte die Familie nach Kräften, aber unzureichend. Erst als Louis (der Familienname Aragon ist eine Erfindung seines Vaters) zum Militärdienst eingezogen wurde, erfuhr er die Wahrheit über seine Herkunft. Der Schock scheint bei ihm ein übertriebenes Bedürfnis nach Zugehörigkeit und Stabilität ausgelöst zu haben. Zunächst bedeutete die Gruppe der Surrealisten um André Breton und Paul Eluard einen Familienersatz, später, extrem, die Partei (»Ich grüße dich, Partei, meine neue Familie / Ich grüße dich, Partei, von jetzt an mein Vater / Ich trete in dich ein als in mein Zuhause...«). Nach dem Krieg, in dem er für Tapferkeit ausgezeichnet wurde, obwohl er ihn als verbrecherisch empfand, gab er sein Medizinstudium auf und begann zu schreiben. Er litt an seiner Unentschiedenheit, vielleicht auch an seiner Bisexualität, seine Selbstsicherheit bezog er aus der Bestätigung durch andere. Als ihn seine Freundin, die amerikanische Millionenerbin Nancy Cunard, verließ, versuchte er sich umzubringen – mit einer zu geringen Menge an Schlafmitteln, erstaunlich für einen Medizinstudenten, der bereits wichtige Examina abgelegt hatte. Als er Elsa kennenlernte, war er verzweifelt, aber bereits mit neuer Freundin ausgestattet. Die Entschlossenheit Elsas, ihn zu erobern, gefiel ihm. Sie ließ ihn nicht mehr aus den Augen, und er dankte ihr mit absolutem Gehorsam für den Halt, den sie ihm mit ihrer Willensstärke bot.

Elsa stammte aus Moskau, wo sie als Tochter eines angesehenen jüdischen Rechtsanwalts eine behütete Kindheit verbrachte. Nach dem Tod des Vaters und im Schreck über das Revolutionsjahr 1917 heiratete sie den französischen Offizier André Triolet und ging mit ihm auf Reisen. Sie lebte in Japan und auf Haiti, landete schließlich in Paris und sah keinen Grund, in die Heimat zurückzukehren, die Familie hatte sich zerstreut, das Vermögen war enteignet. Während eines Aufenthaltes in Berlin hatte ihr Gorki aufgrund eines Textes, den sie über Haiti geschrieben hatte, empfohlen, Schriftstellerin zu werden. Sie schrieb also zwei Romane, die in der Sowjetunion auch veröffentlicht wurden, aber keinen Erfolg brachten. In Paris lebten auch ihre Schwester und deren Geliebter Majakowski, der sich in Rußland ursprünglich um sie bemüht hatte. Abgeschreckt von dieser Beziehung – Majakowski hatte noch andere Frauen, mit einer sogar ein Kind –, wünschte sich Elsa eine verläßliche Bindung, ihre Ehe bestand nur noch auf dem Papier. Sie lebte von der geringen Unterhaltszahlung ihres Mannes, von der Produktion eigenwilligen Schmucks, den Aragon für sie verkaufte, und von Übersetzungen ins Französische und Russische. Das Paar lebte auf engstem Raum zusammen, glücklich trotz aller Einschränkungen. Nur Aragons Kontakt mit den Surrealisten störte sie, wohl wegen der programmatischen sexuellen Freizügigkeit dieser Gruppe und deren latenter Frauenverachtung. Eine Reise in die Sowjetunion kam ihr daher sehr gelegen. Aragon und sie erhielten eine offizielle Einladung zum russischen Schriftstellerkongreß 1930 in der Ukraine. Überwältigt von den neuen Eindrücken unterschrieb Aragon unterwürfig eine Selbstbezichtigung, mit dem Surrealismus einen untauglichen Weg zur Befreiung des Proletariats eingeschlagen zu haben, und versprach, von nun an nur noch der Partei zu dienen. Damit war der Bruch mit den französischen Freunden besiegelt, sozialistischer Realismus hieß die Parole für sein weiteres Schreiben.

Aragon war ein brillanter Kopf, außerordentlich belesen, mit verblüffendem Gedächtnis. Er war ein Mann der großen Gebärde, des Pathos und des ergriffenen Bekennens. Reflexion war seine Sache nicht. Im Überschwang seiner Bewunderung für die Sowjetunion, in der er ein Musterland für des Volkes Wohlbefinden zu sehen meinte, veröffentlichte er in Paris das Gedicht »Rotfront«, in dem er zur Tötung französischer Politiker, allesamt Handlanger des Kapitalismus, aufrief. Der Staat zettelte daraufhin gegen ihn ein Verfahren wegen Anstiftung zum Bürgerkrieg an, worauf auch die von ihm geschmähten Surrealisten sich mit ihm zur Verteidigung des freien Wortes in der Kunst solidarisierten. Aragon war, was er immer ganz besonders liebte, Mittelpunkt eines Skandals. (Später wird er sich über das »mittelmäßige Gedicht« sehr negativ äußern, »weil es nur ein ungefähres

Abbild der Realität gibt, wegen seines Geschmacks an ungebärdiger Sprache, des unüberlegten Gebrauchs von Worten...«) Er entschied sich für Prosa und begann seinen Romanzyklus *Le Monde reél*, in dem er den Untergang der dekadenten Bourgeoisie und den Sieg des Sozialismus darstellte. Der erste Band, *Die Glocken von Basel*, ist Elsa gewidmet, »ohne die ich geschwiegen hätte«.

In diesen für Aragon befriedigenden Jahren voller Tatendrang und Aufbruchseuphorie kam Elsa überhaupt nicht voran. In der Öffentlichkeit war von ihr nur die Rede, wenn sie für die verrückte Radikalität ihres Lebensgefährten verantwortlich gemacht wurde. Ihr dritter Roman wurde in der Sowjetunion nicht mehr veröffentlicht, weil ihr die kommunistische Führung als enger Freundin Majakowskis, der dem Regime verdächtig geworden war und sich 1930 das Leben genommen hatte, mißtraute. Aragon war für sie keine Stütze. Nur Behinderungen habe sie erfahren, schreibt sie 1964, und wirft ihm vor: »Du hättest mir helfen können, indem du an meiner Seite gewesen wärst und gesagt hättest: Schreib! Aber dazu warst du nicht bereit, du kanntest ja nichts von dem, was ich schrieb, du konntest nicht russisch und befürchtetest das Schlimmste.« Sie wollte sich aber nicht mit der Rolle der Frau an seiner Seite begnügen und entschloß sich, eine französische Schriftstellerin zu werden. Ihr erster Roman in der fremden Sprache erhielt lobende Kritiken, auch von Sartre, den sie damals noch nicht persönlich kannte, und ihr frisches Selbstbewußtsein gestattete ihr, Aragon zu heiraten.

Im Februar 1939 wurde sie seine Frau und bereits im September von ihm getrennt: der Krieg war ausgebrochen. Acht Monate diente Aragon, wieder hoch dekoriert, in der Armee, ab 1941 nahm er die Arbeit im Widerstand auf. Nach vierzehn gemeinsamen Jahren scheint es die einzige schwerwiegende Krise gegeben zu haben. Elsa wollte Aragon verlassen, das offizielle Argument war, daß sich Paare in der Résistance trennen sollten, um einander nicht zu gefährden. Indirekt läßt sich aus einer späteren Aussage Aragons erschließen, was die Ursache des Konflikts gewesen sein könnte: »Das Wesentliche dieser Geschichte liegt anderswo. Elsa hatte mir meine Männerbrille abgerissen, diese Vorurteile des Mannes, der, unter dem Vorwand, alle Verantwortung für das Paar auf sich zu nehmen, die Frau darauf beschränkt, nur seine Frau zu sein, sein Spiegelbild.«

Beide haben neben Themen zur politischen Lage Frankreichs auch sehr persönlich über sich selbst geschrieben. Elsa berichtet bei der Wiederauflage ihres Romans *Das weiße Pferd*, sie habe in der Hauptfigur einen wunderbaren Mann erfunden, der sie bezauberte und sie ihre Enttäuschungen ertragen ließ. Das entscheidende literarische Ergebnis dieser Zeit aber ist, wie Aragon in seinen Gedichten aus Elsa eine Ikone des Widerstands machte. Die Liebesworte für seine Frau galten auch seiner politischen Mitstreiterin, das besiegte Frankreich sollte sich aufrichten an der Beschwörung ihrer Schönheit, Treue und Reinheit. Aus dem Glanz ihrer Augen holte sich der Dichter Trost, um die Prüfung der bitteren Zeit durchzustehen. (»Für einen Augenblick konnte ich diesem zerrissenen Land das leuchtende Antlitz der Liebe zeigen.«) Solange der Süden Frankreichs frei war, konnten sie ohne allzu große Gefahr mit den Gleichgesinnten eine Verbindung aufrechterhalten.

In den letzten beiden Kriegsjahren waren sie dann ständig auf der Flucht, gerieten in Gefangenschaft, wurden wider Erwarten wieder freigelassen, vergruben ihre Manuskripte in Keksdosen in der Erde, damit sie nicht bei neuerlicher Verhaftung vernichtet würden. Sofort nach dem Einmarsch der Alliierten kehrten beide nach Paris zurück, und Aragon nahm die Arbeit für die KP wieder auf. Die Solidarität aller Intellektuellen, die nicht mit den Deutschen kollaboriert hatten, währte nur kurz. Der Kalte Krieg löste die Kommunisten aus der Verbrüderung, doch um so standhafter blieben Aragon und Triolet an Moskau gebunden. Zwar hätten sie bereits in den dreißiger Jahren anhand der Schauprozesse, denen auch Freunde und Verwandte Elsas zum Opfer fielen, daran zweifeln können, ob die Sowjetunion tatsächlich die menschheitsbeglückenden Visionen verwirklichen werde, von denen sie träumten, aber sie versagten sich jeder kritischen Einsicht. Auch den Hitler-Stalin-Pakt verteidigten sie mit Nachdruck und liebten Stalin als Befreier vom Nationalsozialismus (12. März 1953: »Frankreich verdankt Stalin seine Existenz als Nation«).

Nach dem Krieg bereisten sie die Ostblockstaaten als Vertreter des fortschrittlichen Frankreich und nahmen nichts davon wahr, wie brutal diese »Volksdemokratien« gezwungen wurden, der Sowjetunion als Satellitengürtel zu dienen. In Frankreich verlautbarten sie die borniere Doktrin stalinistischer Kulturpolitik. Auch als sie bei Besuchen in Moskau, wo Elsas Schwester lebte, selbst sahen, wie sich allmählich wieder staatlich geförderter Antisemitismus ausbreitete, ließen sie nicht ab von ihrem Vertrauen zu Stalin. »Nur diejenigen wußten nichts davon, die nichts davon wissen wollten«, schreibt Nadesha Mandelstam. Schließlich ließ man in die UdSSR »nur Auserwählte wie Aragon und seine Frau einreisen. Ihre Liebe zu uns diente zugleich unserer Propaganda und ihrer Karriere«. Eines Tages erschien Aragon zu einer Verabredung mit Sartre verspätet, »unrasiert, vollkommen erschüttert: Stalin war tot.« Er war verstört, als hätte er den ihm nächsten Menschen verloren.

1954 lernten die Aragons in Moskau aus den Lagern entlassene Gefangene kennen. Diese Konfrontation mit der Realität des Sowjetregimes verursachte ihnen zwar Unbehagen, Aragon erlitt einen Nervenzusammenbruch, aber noch immer klammerten sie sich an das Wunschbild von Stalin als dem gütigen Vorkämpfer für eine bessere Zukunft. Die Rede Chruschtschows, der den XX. Parteitag der KP über die Greuel des Stalinismus aufklärte, traf sie als Schock. Aber auch, als kein Zweifel mehr am Blutterror der Stalin-Herrschaft bestehen konnte, wichen sie nicht grundsätzlich von ihrer Linientreue ab. Doch jetzt waren sie immerhin bereit, ihre Position zu überdenken. Aragon sprach in dunklen Andeutungen von Selbstmord, und Elsa flehte Freunde an, ihn davon abzubringen – doch die Erwägung, sich zu töten, gehörte bei ihm zu jeder Lebenskrise. Klare Worte wären jetzt angezeigt gewesen.

Aragon zog es vor, ein autobiografisches Versepos zu schreiben, *Le Roman inachevé*, dessen lyrische Form, gänzlich ungeeignet für eine deutliche Bestandsaufnahme der eigenen Fehler und Versäumnisse, die nötige Abrechnung literarisch verbrämte. Elsa verfaßte einen kleinen Roman, *Le Monument*, in dem sie die starren Richtlinien der Revolutionskunst in Frage stellte: Ein berühmter Bildhauer in einer Volksrepublik wird von seinem Freund, dem Regierungschef, aufgefordert, endlich Kunst auf der Höhe des revolutionären Bewußtseins zu produzieren. Der Künstler fordert Zeit, gerät aber immer mehr unter den Druck der Partei, so daß er schließlich den Auftrag für ein Stalin-Denkmal annimmt. Als es fertig ist, erkennt er, daß er, um der Partei zu gehorchen, seinen künstlerischen Wertmaßstab verraten hat, und bringt sich um.

Obwohl diese Erzählung in der KP für heftige Aufregung

sorgte, ist doch nicht zu übersehen, daß die Knebelung der Kunst unter Stalin nur eine Randerscheinung gewesen ist verglichen mit den Verbrechen an Millionen von Menschen. Darüber verliert Elsa Triolet kein Wort. Zum Selbstmord der Dichterin Marina Zwetajewa, deren Gedichte sie ins Französische übersetzt hat, weiß sie nur zu sagen: »Unter dem Druck einer tiefen Depression setzte sie ihrem Leben ein Ende« – kein Hinweis darauf, unter welchen erbärmlichen Umständen die verfemte und evakuierte Frau 1941 verzweifelte.

Um Aragon die ›Tauwetter‹-Enthüllungen zu versüßen, sprach man ihm einen sowjetischen Friedenspreis zu, flink von Stalin- in Leninpreis umbenannt. Er blieb Mitglied des Zentralkomitees der KP und erklärte hartnäckig: »Ich habe meine Partei nicht verlassen, weil ich glaube, daß sie eines Tages die Zukunft sein wird.« Und wieder, wie zur Zeit der Résistance, stürzte er sich in ausufernde Liebeshymnen an Elsa, als könne er sämtliche realen Mißhelligkeiten ungeschehen machen im Wolkenschleier einer alles Böse überwindenden Liebe. Er gerät in einen wahren Furor der Verehrung Elsas, gibt eine Anthologie ihrer Prosa heraus *(Elsa Triolet choisie par Aragon)*, damit sie endlich, von ihm gestützt, den herausragenden Platz in der Literatur einnehmen möge, der ihr zusteht.

Der bedeutendste Schritt aber, diese Liebe zu zementieren, ist die monumentale Gesamtausgabe ihrer beider Prosawerke als gemeinsame Edition. Elsa und Louis schreiben zu jedem ihrer Werke eine Einführung, in der sie ihre Absichten und die Gründe für die Entstehung erläutern. Neckisch reden sie einander an, aber auch den Leser, die Perspektive ist etwas verwirrend. In unerträglicher Selbstgefälligkeit wird hier zu jeder Zeile das offenbar letztlich gültige Wort gesagt, jede weitere Interpretation erübrigt sich, der Leser wird zum Kniefall animiert. »Wenn wir schließlich wie Grabstatuen nebeneinander liegen, wird uns die Heirat unserer Bücher in Freud und Leid vereinen, hinein in die Zukunft, die unser Traum war und unser größtes Anliegen, deines und meines.« Dies ist durchgehend der Ton, Aragon formuliert genauso hochtrabend wie Elsa, von der dieses Zitat stammt.

Als der Warschauer Pakt 1968 den Prager Frühling niederwalzt, rafft sich Aragon doch zu einer klaren Haltung auf. Er berichtet seine Äußerung: »Ich gebe ihnen und ich gebe mir selbst 48 Stunden. Wenn in 48 Stunden die Partei den Einmarsch nicht verurteilt... ich bringe mich um.« Die Partei verurteilt. Seine scharfe Stellungnahme als Herausgeber der »Lettres Françaises« bewirkt das Ende der finanziellen Unterstützung des Blattes durch die Sowjetunion, es muß 1972 eingestellt werden. Dies ist bereits zwei Jahre nach Elsas Tod, die nach längerer Krankheit 1970 an Herzversagen starb.

Wie hat sie unter der Last der wortreichen Bewunderung ihres Mannes gelebt? Schwer vorstellbar, wie sie sich unter den prüfenden Blicken der Betrachter gefühlt haben muß, die in ihr das von der Poesie gefertigte Bild suchten. Für eine Frau, die sich vor dem eigenen alternden Gesicht ekelte, muß der Vergleich zwischen Ideal und Wirklichkeit Höllenpein gewesen sein. Die Demutsgesten der Verklärung haben sich in den unzähligen Worten Aragons abgenutzt: »Du hast mich aufgelesen wie den Kieselstein vom Ufersand / Ich war wie ein verlornes Ding ein weggeworfner Gegenstand...«, der Liebende sieht sich als Nebel vor dem Fenster, als verflogenen Vogel, als herrenlosen Wagen, als verirrten Wanderer, als ausgesetztes Gepäckstück, als Vagabunden, als streunenden Hund... Litanei, zahnloses Gemurmel eher als vitales Empfinden.

Aragon hat selbst erkannt, daß er als Liebender nicht mehr überzeugte: »Man will mir nicht glauben, auch wenn ich es mit meinem Blut schreibe, meinen Violinen, meinen Reimen... man will mir nicht glauben, man will es nicht, auch wenn ich es mit dem Frühling und den Orgeln sage, wenn ich es sage mit allen Silben des Himmels mit dem einzigartigen Orchester der gewöhnlichen Dinge und mit der Banalität der stummen Alexandriner... Vergeblich schreie ich, daß ich dich anbete, daß ich nichts bin als dein Liebhaber.« Hier setzt sich der Liebende in Szene, das bewunderte Wesen ist nur noch Anlaß für poetische Kapriolen, der Sklave genießt es, seine Ketten und Wunden zu zeigen, den Hörigen erregt seine Entblößung. Hätte sich Elsa wehren können? »Sie hatte ihm erklären wollen, daß Régis sie nie wirklich geliebt hatte, daß sie an dem, was Régis Liebe nannte, sozusagen unbeteiligt gewesen war: da gab es Régis, dann die Liebe schlechthin und schließlich am Rande auch noch sie, Madeleine. Und sie hatte ihm sagen wollen, daß er, Bernard, sie genausowenig liebte wie zuvor Régis. Aber schließlich sagte sie nur: ›Es ist doch alles nur falscher Schein.‹« So schreibt Elsa in einem ihrer Romane. Sie hat das Spiel durchschaut, und dennoch mitgemacht?

Eine Erinnerung an 1950: das illustre Paar ist in Marseille zu Gast, wird gebeten, sich ins Goldene Buch einzutragen. Elsa tut es, Aragon unterzeichnet direkt unter ihrem Namen mit: »et son amant – Aragon«. Ihr Blick ist kalt vor Sarkasmus, als sie ihn zurechtweist: »Oh, Louis! Voyons!« Ihre schnurrende Stimme mit dem exotischen Akzent, ihre eisigen Augen, ihr scharfer Tadel – noch zwanzig weitere Jahre werden die beiden das Ritual zelebrieren.

1963 schenkt Aragon ihr ein Epos, das die Anbetung in eine höchst raffinierte Form kleidet: Im maurischen Königreich vor dem Fall von Granada 1492 liebt Medjnoun, der arabische Narr, eine Frau, die erst Jahrhunderte später geboren werden wird: Elsa. Die Geschichte wird erzählt im Wechsel von Prosa und Lyrik in den verschiedensten Strophenformen und Versarten. Aragon hat mit Akribie das historische Umfeld recherchiert, dem Werk einen umfangreichen Index der arabischen Fachbegriffe beigegeben, um den authentischen Rahmen zu schaffen für das große Credo: »Die Zukunft des Mannes ist die Frau«.

> Ich sage euch, der Mann ist geboren für
> Die Frau und geboren für die Liebe
> Die alte Welt wird alles verändern
> Zuerst das Leben und dann den Tod
> Und wenn alles geteilt werden wird
> Das weiße Brot und die blutenden Küsse
> Wird man das Paar sehen und seine Herrschaft
> Wird herabschneien wie Orangenblüten

Dazu Aragon: »Man hat lange versucht, meinen Skandal zu ignorieren, ihn zu verschleiern. *Le Fou d'Elsa* fordert diesen Skandal heraus, den Skandal, von einer lebenden Frau zu reden, von der eigenen, das ist untragbar, nicht wahr? Das ist ein Skandal, und mein Skandal im Angesicht der Dummköpfe, Heuchler und der Tauben. Ich werde aus diesem Skandal niemals aussteigen, und ohne ihn gibt nichts von dem, was ich schreibe, denke und bin, einen Sinn.« Und er beschwört den ständigen Dialog zwischen ihnen beiden während der vierzig Jahre des Zusammenlebens, einen Dialog, den jeder hören könne und den doch keiner verstehe.

Elsa hat die Frage, ob Aragon Einfluß auf sie gehabt habe, brüsk verneint. Im Gegensatz dazu kann er ihren Einfluß auf ihn nicht hoch genug bewerten: offen legt er dar, mit welchen seiner Werke er auf etwas, was sie geschrieben hat, reagierte, und ist stolz darauf. Er sieht sein Werk in den gemeinsamen Jahren hauptsächlich als eine Auseinandersetzung mit dem ihren, die Liebe zu ihr ist unlösbar verbunden mit seiner Bewunderung für sie als Künstlerin. Er respektiert ihre Eigenständigkeit und muß es ertragen, daß sie ihn nicht an ihrem Arbeitsprozeß teilnehmen läßt.

Deine Geschöpfe werden geboren, die ich dir nicht gemacht habe
Niemand wird jemals die Grausamkeit
Die Qual die Eifersucht kennen
Den Wahnsinn, der über mich kommt, wenn du mir schließlich
Brutal diese Kinder zeigst, die ganz allein deine sind

Trotzig bekennt er sich zu dieser Eifersucht: »ein Mensch ist erst Mensch, wenn er diesen Höhepunkt seiner selbst erreicht hat, eifersüchtig zu sein, unentwegt, völlig, auf jeden Atemzug, auf jedes Atemintervall, berechtigt oder nicht, gleichermaßen eifersüchtig.« Die Frau, die ausschließlich an seiner Seite lebte, scheint sich ihm dennoch entzogen zu haben, im Wissen um ihre Unverzichtbarkeit. Jeden Abend las er ihr vor, was er geschrieben hatte, um ihre Kritik zu hören. Mit ihrer »teuflischen Intelligenz« wies sie ihn gleich beim ersten Vorlesen auf gedankliche oder Ausdrucksmängel hin. Er vertraute ihr uneingeschränkt. Die oft erzählte Anekdote von der einschneidenden Wirkung ihrer freundlichen Frage: Willst du so noch lange weitermachen? enthält sicher einen wahren Kern.

Du sagst zu mir Gib für eine Weile das Wortgetöse auf
Denn es gibt hier auch eine Menge einfacher Leute
Die, weil sie kein Wörterbuch zu Rat ziehen können, gerne
    Alltagssprache hören möchten
Welche sie sanft in ihren Träumen wiederholen können

Er befolgte immer ihren Rat. Sie war sich ihrer Macht bewußt, täuschte sich aber auch nicht darüber, wie sie eingeschätzt wurde: »Ich habe diese Augen, nämlich Elsas Augen. Ich habe einen Mann, der Kommunist ist. Durch meine Schuld Kommunist.

Ich bin ein Spielzeug der Sowjets. Ich bin eine mit Juwelen behängte Frau… Ich bin eine Moralistin und ein frivoles Ding, das strickt… ich bin schön und ich bin abstoßend.« Aragon hatte sich ihres Lobpreises derart bemächtigt, daß sie auf seine Worte angewiesen blieb. Die Hohe Frau seines Gesanges blieb bis zu ihrem Ende das Geschöpf des Sängers. Empfand sie deshalb das Leben als eine Qual, die sie unter keinen Umständen verlängern wollte? Sie starb gerne.

Über Aragons Verhalten nach Elsas Tod ist viel gelästert worden. Als Dandy lief der alte Mann herum, in lächerlich auffallender Kleidung, wie aus Trotz gegen Elsa, die ihn immer zu dezenter Eleganz angehalten hatte. Immer war er umringt von schönen jungen Männern, als dürfe er endlich seinen Neigungen nachgeben, die er Elsas wegen unterdrückt hatte. Manche Peinlichkeit in seinem Leben als Witwer zeigt lediglich, daß er ohne seine Frau seinen Halt verloren hatte, niemand konnte ihn mehr vor Entgleisungen bewahren wie vor der grauenhaften »Messe«, die er 1981 für sie veranstaltete. Und ohne sie konnte er den Glauben an Zukunft und Fortschritt nicht mehr aufrechterhalten, der ihn gegen so viele Schrecken der Gegenwart abgeschirmt hatte: »Ich habe lange versucht zu glauben, ich sei Optimist, ich habe mich gezwungen, es zu glauben. Ich habe mein Leben darangesetzt, es zu behaupten. Für die anderen. Ich habe zu lange gelebt, um die Pose zu wahren. Verzeiht mir…«

1982 starb er.

Aragon und Triolet waren große Geschichtenerzähler. Die aufwendigste Erfindung war das Szenario ihres Lebens.

Skizze

Lillian Hellman und
Dashiell Hammett

Lebenslange Partnerschaft verband die beiden amerikanischen Schriftsteller Lilian Hellman und Dashiell Hammett, dennoch sind sie nur bedingt als schreibendes Paar zu bezeichnen.

1930 stellten Dashiell Hammett, der sich mit Erzählungen und vor allem dem Kriminalroman *Der Malteser Falke* einen Namen gemacht hatte, und Lillian Hellman, die für eine Filmfirma arbeitete und Schriftstellerin werden wollte, fest, daß sie füreinander bestimmt waren. Sie glichen einander in der Heftigkeit ihrer Temperamente, ihrem Sinn für rüden Witz, der spöttischen Respektlosigkeit gegenüber Autoritäten und ihrem gewaltigen Alkoholkonsum. Daß beide verheiratet waren, empfanden sie nicht als ernsthaften Störfaktor. Sie war 25, er 36 Jahre alt, und sie hielt ihn für »das Aufregendste, was Hollywood und New York zu bieten hatten«. Es dauerte noch eine Weile, bevor sie zusammenzogen, ohne einander waren sie ständig in Skandal und Ärger verwickelt.

Hammett schrieb einen Kriminalroman, der ihn vor allem durch die Verfilmung reich machte: *Der dünne Mann*. Ein berühmter Detektiv, der keinen Auftrag mehr annehmen will, und seine mit ihm seit kurzem verheiratete Frau klären komplizierte Fälle: das Buch liest sich wie ein Hohelied auf das Paar, das gemeinsam jede Gefahr meistert – eine bisher im Genre unerprobte Konstellation. Die trinkfeste, schlagfertige Nora ist Lillian nachgebildet, und sie war stolz darauf, bis ihr Hammett lakonisch mitteilte, sie sei ebenso das törichte junge Mädchen wie dessen hysterische Mutter.

Hammett half ihr bei ihrem ersten Theaterstück, das ein Riesenerfolg wurde. Er half ihr auch bei ihrem zweiten, das durchfiel. Sie schrieb Drehbücher für Hollywood, und beide gründeten »The Writers Guild«, eine Art Gewerkschaft für Drehbuchautoren, was die Filmbosse zwang, sich an Verabredungen zu halten. Schon deshalb galten Hammett und Hellman als radikal links.

1934, auf dem Höhepunkt seines Erfolgs, hörte er mit einem Schlag auf zu schreiben und veröffentlichte bis zu seinem Tod außer einigen unerheblichen Zeitungsartikeln nichts mehr. Sie machte eine große Karriere und ließ sich bei ihrer Arbeit weiterhin von ihm beraten. Er war ein strenger Kritiker und hielt sie dazu an, von ihren Stücken acht, neun Fassungen herzustellen, bis eine seinem Qualitätsanspruch genügte. »Ich bitte dich, zerreiß das und wirf es weg. Es ist schlechter als schlecht, es ist beinahe gut.« Sie gehorchte. Manches brachte er selbst in die endgültige Form. Weshalb er nichts mehr schrieb, bleibt ungeklärt. Es heißt, er habe aufgehört, als er genügend Geld verdient hatte. Oder, weil er bei seiner schweren Lungenkrankheit keine Hoffnung hatte, »sehr viel länger als bis nächsten Donnerstag am Leben zu sein«. Zu seiner eigenen Überraschung starb er erst 28 Jahre später. Sein Alkoholismus wird als Grund für sein Verstummen genannt, doch er konnte sofort mit dem Trinken aufhören, wenn er arbeitete, und stellte es 1948 ganz ein, weil er es seinem Arzt »versprochen« hatte, wie er sich ausdrückte. Wieso er nichts mehr zustande brachte, kann auch Lillian Hellman nicht erklären. Er beschäftigte sich damit, das, was er bereits geschrieben hatte, zu kürzen: »Ich wette, wenn ich an ein paar Seiten hart genug arbeite, könnte ich sie bis auf einen einzigen Satz zusammenschnippeln.«

Er versuchte sich selbst mit ausgetüftelten Strategien zu überlisten, aber er brachte nichts aufs Papier. Letztlich ist das Versiegen seiner Kreativität genauso rätselhaft wie jeder Entschluß, schreiben zu wollen oder gar zu müssen. Viele Jahre klammerte sich Hammett an die Fiktion, über einem großen Werk zu brüten. Nie trennte er sich von seinen drei Schreibmaschinen: »Ich behielt sie hauptsächlich, um mich daran zu erinnern, daß ich einmal Schriftsteller war.« Er gab Kurse über ›creative writing‹ an verschiedenen Universitäten und faszinierte die Studenten bei »seinem unerbittlichen Bemühen um die geringstmögliche Anzahl von Wörtern«. Er fand es unangemessen, daß sich sein Konto noch immer füllte, obwohl er schon jahrelang keine Zeile mehr veröffentlicht hatte. Aber er fand auch keinen neuen Einstieg, als es wieder dringend notwendig gewesen wäre, Geld zu verdienen.

Er und seine Lebensgefährtin waren schon in den liberalen dreißiger Jahren vom CIA überwacht worden, es entstanden Dossiers über ihre Unterstützung der Republik im Spanischen Bürgerkrieg, über Hammetts Marxismus, über Hellmans Reisen in die Sowjetunion, und die antikommunistische Paranoia des Kalten Krieges kostete beide schließlich fast ihre Existenz. Hammett wanderte für ein halbes Jahr ins Gefängnis, weil er sich geweigert hatte auszusagen, wer Beiträge in den Kautionsfond des Civil Rights Congress einbezahlte. Er wußte es tatsächlich nicht, fand aber, er sei es sich schuldig, ein solches Aussageansinnen abzulehnen. Auch Lillian Hellman wurde vor den Ausschuß für unamerikanische Aktivitäten geladen. Damit verbunden war ein fast lückenloser Berufsboykott, sie erhielt in zehn Jahren keinen einzigen Drehbuchauftrag, mußte die Farm verkaufen, die sie mit Hammett bewohnte, und sich als Verkäuferin durchschlagen, bis sie eine unerwartete kleine Erbschaft von den schlimmsten Sorgen befreite.

Nach dem Ende des Spuks fing sie noch einmal von vorne an und gehörte in kürzester Zeit zu den erfolgreichsten Autorinnen der USA. Kurz nach der umjubelten Premiere ihres Stücks *Toys in the Attic* starb Hammett, 1961. Sie hatten dreißig Jahre gemeinsam verbracht, mit furchterregenden Eifersuchtsszenen in der ersten Phase, Existenzbedrohung in der zweiten und fürsorglicher Zärtlichkeit in der letzten, in der sie miteinander umgingen »scheu und vorsichtig wie verliebte Kinder«. Von diesen dreißig Jahren gab es nur vier, in denen beide ihren Beruf ausübten.

Arbeit und Leben ineinander
verschmelzen…

Tankred Dorst und
Ursula Ehler

Die Brüder Goncourt waren bekanntlich unzertrennlich, sie lebten zusammen, teilten Ansichten, Beobachtungen, sogar die Geliebte und schrieben ihre Bücher gemeinsam. Nach dem Tod von Jules blieb Edmond, verwaist und im Lebensnerv getroffen, zurück. »Jules hatte die Einfälle, ich hatte die Geduld«, sagt er nach dem Willen Tankred Dorsts in dessen Stück *Goncourt oder Die Abschaffung des Todes* über die Zusammenarbeit.

Tankred Dorst und Ursula Ehler verfassen alle Theaterstücke, Drehbücher und Prosaerzählungen gemeinsam. Trifft die Aufgabenverteilung der beiden Goncourts auch auf sie zu? Sie wehren ab: bei ihnen gebe es keine festgelegten Rollen. Keineswegs stammten alle Ideen von Dorst. Und Ursula Ehler wirkt auch nicht besonders geduldig. Wer von ihnen nehme »die kritisch kontrollierende und die ins Freie fantasierende« Haltung ein? Das lasse sich nicht trennen. Überhaupt verspürten sie kein Bedürfnis, darüber zu reden, wie ihre literarische Produktion zustande komme, wer welchen Beitrag leiste, wer für welchen Aspekt des Ergebnisses zuständig sei. Die Art ihrer Beteiligung sei kein Thema des öffentlichen Interesses, findet Ursula Ehler, und: »Die Theaterleute, die mit uns zusammenarbeiten, kennen meinen Anteil an den Stücken.« Bestätigung darüber hinaus brauche sie nicht.

Wenn in der Vita Tankred Dorsts 1970 (da ist er 45 Jahre alt) zum ersten Mal die Wendung auftaucht, die seitdem aus seinem Werk nicht mehr wegzudenken ist: *Mitarbeit Ursula Ehler,* dann markiert dieser beschwingte daktylische Dreitakter zwar eine entscheidende Zäsur, aber keineswegs den Beginn dieser Arbeits- und Lebensbeziehung.

Die Geschichte dieses Paares beginnt bei den Marionetten. Seit in Ursula Ehlers Kindheit eine Marionette die Vorlage im Unterricht ihrer russischen Zeichenlehrerin war, wollte sie wissen, wie das Spiel mit den beweglichen Puppen funktioniert. Deshalb war ihr erster Weg, als sie nach dem Abitur von Bamberg nach München kam, um hier zu studieren, zur Marionettenbühne. Hausautor: Tankred Dorst. Seinen ungewöhnlichen ersten Zugang zum Theater erklärt er selbst so: »Zunächst war das Spiel mit Marionetten nur ein Notbehelf. Freunde, aus dem Krieg heimgekehrt, hatten sich zusammengefunden, man wollte Theater spielen, und da es in den ersten Jahren nach dem Krieg schwierig, kostspielig und zudem für Laien fragwürdig war, auf einer großen Bühne Vorstellungen zu inszenieren, verfiel man darauf, an Stelle von Menschen diese künstlichen Figuren agieren zu lassen.« Der Autor, der seit einigen Jahren auch durch erfolgreiche Stücke für Schauspieler von sich reden machte, weilte als Stipendiat der Villa Massimo in Rom, als die junge Kunststudentin begann, im Marionettentheater mitzumachen. Gleich die ersten Gespräche zwischen den beiden nach seiner Rückkehr zeigten Übereinstimmung ihrer Interessen: Er bereitete eine Ausgabe von Dokumenten zur Räterepublik vor und schrieb bereits Szenen eines Dramas über die Revolution und ihren schwärmerischen Protagonisten Toller. Und sie, eine Ausnahme Mitte der sechziger Jahre, wußte Bescheid über die Revolution, weil die Flucht der bayerischen Regierung 1920 nach Bamberg seit jeher zum Gesprächsstoff in ihrer Familie gehörte. Dorst gab ihr Szenenentwürfe zu lesen und diskutierte mit ihr die Dialoge, aber da sich ihre privaten Wege wieder trennten, vergingen noch Jahre, bis ihre Mitarbeit als fester Bestandteil seines Werks öffentlich mitgeteilt wurde.

Die erste offiziell gemeinsame Arbeit war ein Drehbuch über Karl Ludwig Sand. In der aufgeregten Zeit der Studentenbewegung war die Darstellung des Attentäters Sand als eines verstörten Menschen und der Tat als Manifestation seiner Krankheit eine Enttäuschung für alle, die nach dem vielbeachteten *Toller* in Dorst einen Verfechter linker Ideologien erhofften. Doch ihn interessierte Bekennertheater schon damals nicht, die Überprüfung grundsätzlicher Konflikte dafür um so mehr. *Toller* ließ sich nicht als Rechtfertigung der Revolution vereinnahmen, lehrte das bürgerliche Publikum allerdings auch nicht das Gruseln vor den roten Verbrechern, sondern zeigte behutsam auf, »daß literarische Utopien nicht zu verwirklichen sind. Jedoch mit gleicher Beharrlichkeit, daß die realistische Alternative nicht realisierbar hätte sein dürfen«. – »War das nicht standpunktlos? Unengagiert? Unverbindlich?« fragt sich Dorst selbst und antwortet: »Auf meinem Theater müssen alle Personen recht haben.«

Bei der Arbeit am *Sand*, einem Stoff, den sie schon »vorgefunden« hatte, irritierte Ursula Ehler, daß für den Zeitpunkt der Handlung, Anfang des 19. Jahrhunderts, das Nationale als fortschrittlich angesehen werden muß. Im Rückblick halten die Autoren selbst einen schärferen, genaueren Zugriff auf das Thema für wünschenswert, auch eine weniger »puritanische« filmische Umsetzung. Unauffällig in einer kleinen Szene, dem 38. Bild von insgesamt 68, bringt Ehler eine besondere Kompetenz ein, von der im Lauf der folgenden Jahre viele der gemeinsamen Theater- und Filmtexte profitieren werden: ihre Sicherheit im fränkischen Dialekt, ihre Lust am Gestus fränkischer Mentalität.

So wenig sich die Gestaltung der Figuren Toller und Sand dem Zeitgeist anbiederte, so rücksichtslos provozierte das nächste Stück Ablehnung und Mißverstehen: *Eiszeit* – die Konfrontation eines unbelehrbaren Parteigängers des Nationalsozialismus (für den über 90jährigen Greis diente Knut Hamsun als Vorbild) mit einem jungen Anarchisten, der sich das Leben nimmt, als er sieht, wie seine Utopien an der ungebrochenen Kraft des Alten zerschellen. Jede Aufführung und ebenso die Verfilmung für das Fernsehen ist eine Gratwanderung: leicht kann der Altersstarrsinn des Schriftstellers, der sich jeder Einsicht in seine Schuld verweigert, dadurch aufgewertet werden, daß am Theater immer die großen alten Männer der Ensembles (bei der Uraufführung und im Film O. E. Hasse) mit ihrer Bühnenpräsenz der Figur eine Wirkung verleihen, der sich das Publikum nicht entziehen kann, wobei gerade ältere Zuschauer sich in einer Haltung bestätigt finden konnten, die Anfang der siebziger Jahre noch niemand öffentlich zu vertreten wagte. Zwar haben die Autoren immer den Allgemeingültigkeitsaspekt der Geschichte betont (»Ein Stück über Alter, Tod, Sterben, Vergessenwollen und Nichtvergessenkönnen«), doch reizte es nur wenige Theater von 1974 bis heute, die Verführbarkeit des Publikums durch den grandiosen Greis, der in der erbärmlichen Behandlung durch seine politischen Gegner noch an Würde gewinnt, zu erproben (1990 hat Dorst selbst sein Stück in Zürich inszeniert).

Bezeichnend für die Arbeitsweise ist ein Detail der Entstehungsgeschichte: ursprünglich hatte eine Filmgesellschaft Dorst vorgeschlagen, ein Drehbuch über die letzten Lebensjahre Hamsuns in einem Altersheim zu schreiben, in dem sich dieser für seine Vergangenheit rechtfertigen mußte. Trotz eingehender Informationen bestand bei Dorst und Ehler, die besonders wenig Lust verspürte, sich mit der Geschichte zu beschäftigen, kein Interesse. Da beobachteten die beiden auf Kreta einen alten Amerikaner, »der morgens vorsichtig, mit dem Wind und den Steinen kämpfend, hinunter zum Wasser ging«. Das Bild, wie der Alte hilflos und doch zäh seine Vorbereitungen traf, um zu baden, war die Initialzündung für eine Szene, in der ein Uralter seiner sehr viel jüngeren Frau und seinem Sohn, die in seinem Schlaf bereits den Tod vermuten, triumphierend entgegenschreit: »Ich lebe noch!« Es gab noch keine Geschichte für ein Stück, nur dieses eindringliche Schlußbild. Überhaupt zeigt sich oft, daß Bilder zum entscheidenden Impuls zur Erfindung einer Handlung werden – was wohl auf den Einfluß Ehlers zurückzuführen ist, die eine Ausbildung zur Bildhauerin gemacht hat und in den Skizzenbüchern Szenen und Figuren zeichnerisch gestaltet.

Dorst erzählt, wie er sich zu Beginn seines Schreibens davor gescheut hat, Privates auf die Bühne zu bringen, nicht nur aus persönlicher Zurückhaltung, sondern aus einem kunsttheoretischen Ansatz heraus, der Stil und Form als die eigentliche Aufgabe des Autors verstand: »Das Theater war für mich die Form der Äußerung, in der die Person des Schreibenden am meisten von sich absehen kann.« Schon durch die Einwände Peter Zadeks, aber erst recht im Zusammenleben mit Ursula Ehler lernte er allmählich, auf diese Distanz zu verzichten, und entwickelte den selbstbewußten Wunsch, die eigene Familiengeschichte zum Thema eines großangelegten Projekts zu machen, medienübergreifend für Bühne und Fernsehen, als Erzählung, sogar Roman. Die eigene Biografie wurde als Paradigma benutzt, um einen »Epilog auf die bürgerliche Familie« zu verfassen. In der Figur des Heinrich Merz bringt sich Dorst selbst ins Spiel.

Dorst ist 1925 in Oberlind bei Sonneberg geboren, der Vater leidet an Tuberkulose, einer Familienkrankheit, an der er früh stirbt, wie noch andere Familienmitglieder. Da auch der Bruder erkrankt, verbringt Dorst die frühen Jahre in einem Heim, um der Gefahr der Ansteckung zu entgehen, fühlt sich aber durch die erhöhte Aufmerksamkeit der Mutter für ihr krankes Kind benachteiligt und einsam. Er besucht öffentliche Schulen – der Bruder wird von Hauslehrern unterrichtet – und baut sich eine Fantasiewelt mit Lektüre und erfundenen Figuren. Stolz nimmt er als Sechzehnjähriger an einem Marinelehrgang teil, der aber schnell

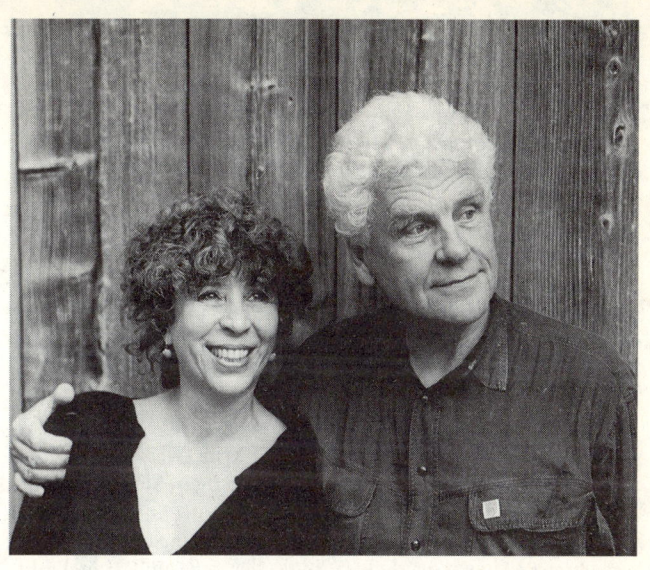

16 Tankred Dorst (geb. 1925) und Ursula Ehler

mit seiner unrühmlichen Entlassung endet – er ist während einer Nachtwache beim Lesen ertappt worden. Um die Blamage zu verstecken, besucht er einen ihm bis dahin unbekannten Onkel in Berlin, dessen Regimekritik und freizügiger Lebensstil den Jungen aus der Provinz aufschrecken. 1944 wird er eingezogen, gerät bald in amerikanische Gefangenschaft und wird in die USA eingeschifft. Bei seiner Rückkehr ist Sonneberg, nah an der Zonengrenze gelegen, russisch besetzt, der Familienbesitz enteignet. Er verdient seinen Lebensunterhalt im »Hin und Her über die Zonengrenze, Schmuggel, Schwarzmarkt«. Im Westen holt er schließlich das Abitur nach, mit 25 Jahren, und beginnt ein Studium in München.

Diese Erlebnisse und Erfahrungen gehören auch zu Heinrich Merz, der in dem Zyklus der *Deutschen Stücke* in seiner Entwicklung zwischen 1942 und 1970 gezeigt wird. Von diesem Alter ego betont der Autor, Heinrich sei keineswegs sein Sprachrohr, schon gar ·nicht eine Identifikationsfigur, und tatsächlich hat der fünfzigjährige Heinrich mit seinem Autor nur noch wenig gemein: ein Versager ist er, der Knabentraum, ein Dichter zu werden, ist kläglich gescheitert, im Keller der Universitätsbibliothek ordnet er Zeitschriften und Dissertationen ein, kaschiert seine Passivität und Antriebslosigkeit als Sprachskepsis (»Es gehört eine ungeheure Skrupellosigkeit dazu, überhaupt irgend etwas zu schreiben!«) und redet sich heraus auf eine diffuse Angst vor Wörtern und Behauptungen. Eine jämmerliche Lust bereitet ihm die Konfrontation mit der Mutter, deren enttäuschte Hoffnungen in ihre »hochbegabten Söhne« er verhöhnt, wobei dem Zuschauer/Leser freisteht, die aus Aggression gegen die Wünsche der Mutter stammende Selbsterniedrigung Heinrichs für bare Münze zu nehmen oder doch irgendein subtiles Gelingen zu vermuten.

In etwa fünfzehn Jahren ist die Familienchronik entstanden, keineswegs chronologisch: dem desillusionierten Mittfünfziger im ersten Stück, das 1975 uraufgeführt wurde (*Auf dem Chimborazo*), folgt der Nachkriegsgrenzgänger 1980 in der *Villa*, und erst 1985 erleidet der Sechzehnjährige die »Schmerzen der Fantasie«. Eine eigene Geschichte (Erzählung und Fernsehfilm *Dorothea Merz)* handelt von der kurzen Ehe der Mutter, aber auch Randfiguren aus dem Familienumkreis kommen zu Protagonistenehren, wie sogar noch 1994 der genußvolle »Herr Paul«.

Heinrich wird allerdings nicht wiedererweckt werden, das steht fest. »Ich hasse ihn«, erklärt Ursula Ehler. Indifferent sei er, entziehe sich dem Leben, lasse sich nicht festlegen, sei außerdem als Dramenfigur »schwer zu bewegen«. Die Anmaßung des ewig Unverstandenen, selbstgefälliges Sich-Begnügen mit großen Entwürfen, sensible Zimperlichkeit und Rückzug in sich selbst, dazu eine Vorwurfshaltung gegen alle und keinen – die Aversion gegen diese Art Mannsbild überzeugt sofort. Deshalb hat sie von diesem Heinrich »weggezerrt«, was sich zunächst nur in veränderten Namen niederschlug (Arno in *Mosch*), aber schließlich zur Beschäftigung mit Parzival führte – mit dem sie ebenfalls »hadert«. Daß Dorst in ihm einen Hoffnungsträger sieht, schadet der Zusammenarbeit nicht, im Gegenteil, ihn stimuliert ihr Widerstand gegen Figuren (gegen den Alten in *Eiszeit*, D'Annunzio im *Verbotenen Garten* und ganz besonders gegen den messianischen Tolstoi im neuen Stück, das gerade ausgebrütet wird), und auch sie bestätigt, daß aus dem Mißtrauen gegen Figuren oft die ergiebigste Annäherung entsteht.

Die seltsamen Menschen in Dorsts Familie mit ihren eigenartigen Geschichten haben sie sofort gepackt, manchmal war sie es, die in authentischen Vorgängen die Bühnenwirksamkeit entdeckte: »Das ist ja ein Stück!« Sie hat sich Zeit gelassen, diese Menschen, von denen sie sich nach seinen Erzählungen ein Bild gemacht hatte, selbst kennenzulernen, wollte das »vorgelieferte Personal sortieren«, sich das Vorhandene neu erfinden, es »ganz fremd sehen«, unbelastet von den »Leidensspuren« aus Dorsts Erfahrungen.

Während der Arbeit an diesem Stoff hatten sich die Autoren allmählich vom präzisen Realismus in Situation und Dialog immer mehr zu bildmächtiger Symbolik bewegt. Sie hatten den »Kleinrealismus« als begrenzt empfunden, und ein neuer Impuls kam gerade recht, um eine »Befreiung von den dramaturgischen Zwängen der realistischen Schreibweise« zu bringen: Peter Zadek wollte in einer Hamburger Halle ein gewaltiges Merlin-Spektakel aufführen, aber dieser erste Plan scheiterte an Finanzierungsschwierigkeiten und der Kürze der Vorbereitungszeit. Aus der Überfülle an Material filterte Dorst die Geschichte vom Zauberer Merlin heraus, der gegen den Auftrag seines Vaters, des Teufels, die Welt zu zerstören, die Menschheit retten will. Während der Arbeit drangen die Autoren immer tiefer in die bedrohlichen Dimensionen ihrer Geschichte vor, zu »Anfang und Ende unserer Zivilisation«: »Der Teppich unserer Konventionen, unserer Moral, unserer Übereinkünfte und unserer schönen Erfindungen ist dünn, darunter ist die Erde ein Stein, ein wüstes Land« – so auch der Untertitel des Stücks, das »Grundbilder unseres Lebens« vermittelt, wie antike Dramen, Mythen und Märchen.

Parallel zur Gralssuche ihrer Ritter begannen Dorst und Ehler – der Kontrast könnte nicht größer sein – mit dem Entwurf neuer Stücke aus der fränkischen Provinz und verwoben das Bodenständige mit Märchenmotiven.

Seit Beginn der achtziger Jahre hat sich die unverwechselbare Besonderheit der Dorstschen Theaterwirkung herauskristallisiert: das Magische, Urtümliche, abgründig Geheimnisvolle wird gestaltet mit dem soliden Rüstzeug des Realismus, es entsteht das Paradox einer authentischen Rätselwelt. Die von Stück zu Stück extrem unterschiedliche Sprache der Figuren (es gibt keinen Dorst-Ton, so wie etwa Botho Strauß einen spezifischen Duktus stilisiert) ist das Resultat tatsächlich im Sprechen entstehenden Dialogs.

»Ich mag mich eigentlich gar nicht mehr allein irgendwo hinsetzen und sozusagen etwas für mich schreiben in der stillen Kammer. Wir haben die letzten Stücke immer zusammen gemacht«, sagt Dorst 1974. Später, 1982, definiert er zögernd: »Es ist eine symbiotische Beziehung entstanden, die man nicht erklären kann. Ich probiere einen Dialog, dann sitze ich mit der Ursula, und wir finden, so redet der nicht, das muß man anders schreiben. Wir streiten uns auch, sind wütend, korrigieren uns…«

Trotz der Beteuerungen, es lasse sich überhaupt nicht festlegen, welcher Gedanke von ihm stamme, welche Szene ihr die Entstehung verdanke, kann man doch eine grundsätzliche Aufgabenteilung vermuten. Ein Beispiel: Dorst erzählt, daß Ursula Ehler von ihrer langjährigen Putzfrau die Geschichte deren Vaters gehört hat, der durch einen Schlaganfall plötzlich blind geworden war. Und weiter, wie die Dorfbewohner im Bayerischen Wald seine Hilflosigkeit ausnutzten, um ihren früher zurückgehaltenen Grimm über seine Bösartigkeit auszutoben, und wie sich die Tochter verpflichtet fühlte, sich um den Vater zu kümmern, obwohl sie Erinnerungen an Schrecknisse der Kindheit davon abhielten. – Dieses Material wurde sofort in dialogische Szenen umgesetzt, Dialektgebrauch stand von vornherein fest, aber der Stoff wollte keine Form annehmen und blieb jahrelang liegen. Erst als Dorst ihn in das Grimmsche Märchen »Korbes« einband (»die Märchenfolie diente mir dazu, das Archaische der Korbes-Figur zu fassen, zumindest das Unbürgerliche«) und auf den Gedanken kam, die Brockes-Passion von Händel mit der Handlung zu verknüpfen, war die Überhöhung gelungen, die die einfache Fabel zu einer Synthese aus »Weltall und Provinz, (...) Mysterienspiel und Bauernschwank« führte.

Die Abstraktion, die Stilisierung, das Anreichern eines Textes durch Symbolik und mythisch abgeleitete Zeichen sind eher seine Sache, übrigens auch erläuternde, theoretische Aussagen zum Verständnis (allerdings entzöge er sich gerne der Aufgabe, die eigenen Werke zu interpretieren: »Ich schreibe lieber ein Stück als über ein Stück«). Szenen leidenschaftlicher Auseinandersetzung fallen ihm schwer. Dennoch sind die Arbeitsanteile beider nicht gleichwertig. Zwar schreiben beide während der Entstehung eines Stückes – handschriftlich, jeder für sich, in hohe, schmale Hefte, wie alte Rechnungsbücher, ein nützliches Format: »da werden die Sätze nicht so lang«. Was aber an die Öffentlichkeit geht, ist ausschließlich sein Text. »Mitarbeit« bezeichnet also korrekt Ehlers Beitrag, dessen Bedeutung jedoch nicht unterschätzt werden darf, betont doch Dorst nachdrücklich: »Ohne sie würde ich vielleicht gar nicht schreiben. Sicherlich aber viel weniger.« Ihre wache Neugier, ihre vitale Unruhe sind Antrieb für seine Kreativität.

1975 berichtete Günther Rühle, daß Dorst, der sich in seinen Anfängen im Puppenspiel »versteckt« habe, nur zögernd begreifen wollte, »daß die Annäherung an seine Hauptpersonen ein Interesse ist, das er an sich selbst nimmt«, und weiter, daß er nur schwer aus sich herausging. »Dorst war vor Jahren immer schweigsam und scheu. (...) Wir mußten ihm jedes Wort aus den Rippen brechen. Dann rätselten wir über die Bruchstücke. Heute redet er spontan, deutlich, zusammenhängend, in langen Reflexionsketten.« Zwanzig Jahre später ist er, öffentlichkeitserprobt und erfolgsgewohnt, in allen Medien für Interviews zur Verfügung, macht es dem Befrager leicht, geht bereitwillig und offen auf Fragen ein (sofern sie nicht sein Privatleben betreffen), formuliert in ausgefeilten Wendungen, aufmerksam auf das jeweilige Gegenüber bezogen (in seinen vielen Interviews im Lauf der

Jahre hat er nie mit sprachlichen Versatzstücken operiert, jedesmal stellt er sich neu auf das Thema des Gesprächs ein, Standardfloskeln gibt es nicht).

Ein besonderes Faszinosum ist die Befragung von Ursula Ehler und Tankred Dorst als Paar. Die beiden haben eine eigene Form symbiotischen Sprechens entwickelt und zur Meisterschaft kultiviert: ein Melodiebogen, verteilt auf zwei Instrumente, die einander verstärken durch Wiederholung und geringfügige Variationen, die Akkorde bilden und den Klang vertiefen. Der dunklere Ton, zögernder, nachdenklicher, wird umspielt, auch vorangetrieben, von den helleren Impulsen. In dieser einverständlichen Doppelrede bleibt schon mal die Syntax auf der Strecke. So mag Ursula Ehler einen Satz beginnen – an einem Begriff hakt Dorst nach, präzisiert ihn, worauf sie sofort den veränderten Ausdruck aufnimmt. Dann schiebt er eine Zusatzinformation nach, die sie zustimmend in ihre Rede einbaut, und leichthin nimmt sie die entstehende grammatikalische Unregelmäßigkeit in Kauf. Dieser Ablauf läßt sich auch umkehren, dann ist sie es, die ihm die schmückenden, zuspitzenden Attribute soufflieret.

Trotz des fast unentwegt parallelen Sprechens entsteht nie der Eindruck, daß einer den anderen unterbricht. Im Gegenteil: sie werfen einander die Bälle zu, als Abschluß einer Sequenz dient die Wiederholung des letzten Wortes, manchmal einer ganzen Wortgruppe. Die Aufteilung des Gedankens auf beide Sprecher erinnert an die Stilfigur der Antilabe in der gebundenen Rede, das Gespräch verläuft symmetrisch, einvernehmliches Lachen bildet die Zäsuren, der ständige Blickkontakt erweckt beim Befrager den Eindruck, sie antworteten eher einander als dem neugierigen Dritten, der sich zuweilen dabei ertappt, mehr Interesse für den Vorgang des Sprechens zu verspüren als für die Inhalte, die gleichwohl fundiert und sachlich dargelegt werden. Die beiden wollen nichts verfechten, nicht recht behalten, nichts korrigieren, der langerprobte Konsens muß nicht bewiesen werden. So wundert man sich auch nicht mehr, daß manche Interviewer ein Gespräch mit den beiden so wiedergeben, als sei nur eine einzige Person befragt worden.

In der Öffentlichkeit, der fast ausschließlich Dorst Rede und Antwort steht, verwendet er die erste Person Singular, wenn er über Absicht, Entstehung und Deutung seiner Stücke spricht – wobei er aber immer nachdrücklich Ehlers Mitarbeit betont. Privat dagegen gibt es nur den Plural: Wir haben zuerst den Schluß geschrieben. – Wir haben uns selbst aus dem Sumpf gezogen. – Damit wollten wir uns nicht mehr beschäftigen. – Jetzt machen wir ein Kinderstück. – Natürlich stimmen auch ihre Urteile über-ein, etwa über gelungene oder enttäuschende Aufführungen ihrer Stücke, und mehrfach setzt sie nach der Beschreibung, was man-che Inszenierungen an dem einen oder anderen Stück mißverstan-den haben, den Schlußpunkt: »Du mußt es halt noch einmal sel-ber machen.« Das gelöst entspannte Miteinander der beiden mag vieleicht daher rühren, daß sie bei Entstehung und Überprüfung der Dialoge ihrer Figuren Kontroverse und Konflikt als Sprach-duell weidlich erprobt haben und den privaten Gleichklang nach der professionellen Reibung genießen.

Die gesamte literarische Produktion ist so sehr Besitz beider, daß sich doch die Frage stellt, ob Ursula Ehler sich nicht zurück-gesetzt fühle, wenn nur Dorst im Rampenlicht stehe und z. B. Preise allein einheimse. Dafür müsse sie auch keine Verantwor-tung übernehmen für Erfolg oder Mißerfolg; sagt sie, das komme ihr sehr gelegen. – Ob sie denn nie etwas selbst nur unter ihrem eigenen Namen veröffentlichen wolle? – Sie sei mit den gemeinsa-men Projekten voll ausgelastet, und so viel Kraft und Zeit habe sie gar nicht, um unbedingt allein etwas zu schreiben, ein Frauen-stück etwa, »wofür ich sowieso kein großes Faible habe«.

Bei aller Gemeinsamkeit und trotz Ehlers ständiger Beteiligung ist nicht zu übersehen, daß alle Themen aus Dorsts Geist stam-men, die Figuren Fleisch von seinem Fleisch sind: es ist eine männliche Welt, in der Männerprobleme abgehandelt werden, Männerverhalten untersucht wird. Und es ist nicht von ungefähr, daß in der dreißig Jahre dauernden Schreibproduktion die Kon-flikte zwischen Söhnen und Vätern alle anderen Konstellationen überwiegen. Erotisch bezaubernde Frauen sucht man vergebens unter der gewaltigen Menge erdachter Gestalten – Ginevra ist Le-gende der Leidenschaft eher als liebendes Weib, Julia in *Fernando Krapp hat mir diesen Brief geschrieben*, zudem übernommen von der Vorlage Unamunos, ist eine preziöse Kunstfigur, Lilo, die »Herrn Paul« Zutraulichkeit und Aufmerksamkeit widmet, eine überkandidelte Bühnenbehauptung, von den herben Frauen der Deutschen Stücke gar nicht zu reden.

Liebe ist auch gar kein Thema im Kosmos dieser Dramen. In *Klaras Mutter* wird das Äußerste formuliert, was sich an sexueller Spannung im Gesamtwerk ereignet. »Du hättest mich früher kennenlernen sollen, wie ich zwanzig war. – Kupka dachte einen Moment nach und sagte dann: – Da war ich doch erst zwei! – Sie lachten darüber.« An Kargheit und Scheu kaum zu überbieten.

Die 1995 noch unveröffentlichte *Legende vom armen Heinrich* ist die Adaption einer wundersamen Geschichte des Hartmann von Aue, geschrieben um 1200. Ein vom Aussatz befallener Ritter kann nur durch das Blut einer Jungfrau geheilt werden. Ein Bauernmädchen liebt ihn so sehr, daß es zum Opfer bereit ist. Im letzten Augenblick schlägt der Ritter dieses Opfer aus und erlangt gerade deshalb seine Gesundheit wieder.

In Dorsts Theaterstück will sich das Mädchen, ein Kind noch, nicht aus Liebe opfern, sondern weil es in der großen Tat die Möglichkeit sieht, sich über ein durch Herkunft und Umfeld armselig geprägtes Leben zu erheben. Da kommt ihr das Opfer für den Ritter, den sie gar nicht kennt, gerade recht. »Verbände und Tücher können kaum die eitrig-blutigen Wunden, die seinen ganzen Körper entstellen, verbergen« – wie käme sie dazu, sich in dieses Bündel stinkender Krankheit zu verlieben? Nur um sie geht es, um eine Aufgabe, »die aus einem kleinen, banalen Leben ein bedenkenswertes Schicksal macht«. Daß der Ritter sie nicht wahrnimmt, stört ihre Erlösungsbereitschaft, sie provoziert ihn, sie anzuschauen: »So schön bist du!« Jetzt packt ihn das Entsetzen: »Wie soll ich denn leben, wenn du tot bist?« – »Ach, lieber Herr, das wollte ich hören.« Nach dem erkennenden Blick gelingt das Erlösungsritual: ihre Hingabe, sein Verzicht. Ein formalisiertes Spiel (ein Chor bietet Innen- und Mauerschau) um ein erbauliches Geschehen, überhöht in fromme Fernen, Mann und Frau in der eisigen Abgehobenheit der Poesie.

Die Figuren in Dorsts Dramen schlagen sich redlich mit ihren Verkrustungen herum, mit eigenem und fremdem Wahn, mit Machtgier, Vorurteilen und Kälte, die die Welt zu verwüsten droht, aber keinen bedrängt die Sehnsucht nach einem begehrten Anderen.

Nun ist der Vorgang des Schreibens bei dem Paar Dorst-Ehler die schiere Erfüllung von Zweisamkeit. Dieser in der großen Literatur einmalige Prozeß vom gemeinsamen Sammeln vielfältigen Materials über gemeinsames Sortieren, Bündeln, in Form Gießen, gemeinsames Feilen an jedem Detail der Bühnenzeichen in Sprache, Bild und Ton bis zu gegenseitigem Überprüfen, das zu Freigabe oder auch Zurücknahme führt, also sich auch die Verwerfung gestatten kann, ohne das Doppel-Ego zu kränken – in all diesen Vorgängen unaufhebbarer Symbiose entwickelt Erotik keine Zentrifugalkräfte. Die Weißdornhecke, die Merlin eingesponnen hat, ist nicht nur ein Ort der betörten Verstrickung, sondern auch Hochsitz geschützter Weltbetrachtung. Liebe, nicht als schmerzhaftes Defizit erlebt, drängt nicht nach Ausdruck im Werk, ist sie doch das künstlerische Tun selbst.

Innige Distanz

Gelingt es einem Paar, die Liebe nach der ersten stürmischen Phase ausschließlicher Gemeinsamkeit überzuleiten in ein vertrauensvolles Miteinander, das auf räumliche Nähe verzichten kann, sind die Chancen, daß sich die Kreativität beider Partner ungefährdet entfalten kann, besonders groß. Verläßlichkeit, Respekt, Freiräume – vielleicht liegt darin die Zauberformel des Gelingens.

Denn in mein Herz gabst du
dein Herz hinein...

Elizabeth Barrett und
Robert Browning

Keinen anderen Dichter verehrte der junge Robert Browning so wie Shelley, kein anderes Werk prägte seinen Lebensentwurf ähnlich wie *Alastor*. Der Held dieses Versepos, ein junger Poet, durchwandert die Welt auf der Suche nach Vollkommenheit, auch in der Liebe, und ahnt, daß es die Frau, die er lieben könnte, das Gleichmaß aus Sinnlichkeit und Intellekt, nur als Wunschbild seines Geistes gibt. Über diesem Unerreichbaren geht er zugrunde.

Für den fünfzehnjährigen Browning ist Shelley selbst dieser Poet, er weiß zwischen Figur und Autor nicht zu trennen. Ihm eifert er mit solcher Ergebenheit nach, daß er auch dessen Atheismus übernimmt, sogar die vegetarische Ernährung – für einige Monate. Der Traum von der idealen Liebe hält länger vor. Bis zu seinem 34. Lebensjahr ist er überzeugt, und er verzweifelt darüber, daß er die vollkommene Gefährtin nie finden wird. Also bleibt er im Haus seiner Eltern wohnen und entzieht sich allen Heiratsplänen. Den bereits in der Kindheit geäußerten Wunsch, Dichter zu werden, nahmen seine Eltern ernst und finanzierten die Druckkosten für seine Werke, tun es immer noch, als er bereits ein erwachsener Mann ist. Sie glauben an sein Genie und kommen für seinen Lebensunterhalt auf, ohne jemals irgendeine Berufstätigkeit von ihm zu verlangen. Als er sich entschließt, Elizabeth Barrett zu heiraten, danken sie Gott für die Schwiegertochter, deren Lyrik und deren Leidensweg sie mit Anteilnahme und Respekt erfüllen.

Elizabeth Barrett ist das älteste von elf Kindern. Der Vater, ein wohlhabender Mann, entwickelte sich nach dem Tod seiner Frau von einem strengen Patriarchen zu einem Familientyrannen mit wahnhaftem Machtanspruch. Er verbietet seinen erwachsenen Kindern zu heiraten und kontrolliert jeden ihrer Schritte. Elizabeth und ihr zwei Jahre jüngerer Bruder genossen von ihrer Geburt an eine bevorzugte Stellung in seiner Gunst, und dieser Vorliebe war es zu verdanken, daß Elizabeth seine Bibliothek benutzen und am Unterricht ihres Bruders teilnehmen durfte. So verschaffte sie sich einiges Wissen und vorzügliche Kenntnisse des Griechischen und Hebräischen. Mit dreizehn präsentierte sie ihr erstes eigenes Werk, ein Versepos über die Schlacht bei Marathon, und der stolze Vater, dem es gewidmet war, ließ es drukken.

Nicht nur wegen ihrer auffallenden Klugheit galt ihr die meiste Aufmerksamkeit. Schon als Kind schwächlich, war sie seit ihrem 20. Lebensjahr ernsthaft lungenkrank. Ihr Gesundheitszustand verschlechterte sich stetig, unterbrochen von immer kürzeren Phasen des Wohlbefindens. Nachdem ihr geliebter Bruder bei einem Unfall ertrunken war, verstärkte der Schmerz ihre Hinfälligkeit, und sie verließ kaum noch ihr Zimmer. Fühlte sie sich besonders elend, war sie nicht einmal fähig, den Raum ohne Hilfe zu durchqueren. Sie hätte im Süden Europas leben müssen, doch an eine Entfernung vom Vater war nicht zu denken. »Er... ja, er würde mich lieber tot zu seinen Füßen sehen als nachgeben: und er wird es sagen und meinen und dabei bleiben.«

Die von ihr veröffentlichten Gedichte brachten ihr Anerkennung, aber selbstverständlich keine Einnahmen. In eines ihrer Gedichte hatte sie eine kleine Huldigung an Browning eingebaut, und der geschmeichelte Dichter versuchte, sie über einen ihrer Verwandten kennenzulernen. Sie lehnte ab. Mehr als ein Jahr später schreibt er ihr, am 10. Januar 1845, seinen ersten Brief, der in die trostlose Einsamkeit ihres Krankenzimmers wie der Strahl des Lebens eindringt. Der erste Satz – »Ich liebe Ihre Verse von ganzem Herzen« – leitet eine Hymne der Bewunderung ein mit dem doch seltsamen Höhepunkt: »Wie gesagt, ich liebe diese Bücher von ganzem Herzen – und Sie liebe ich auch.« Der Überschwang dieses Briefes ist Ausdruck der desolaten Verfassung des Autors: zwar hat er einen gewissen Ruf in literarischen Zirkeln und ist geschätzter Gast in den Salons der Stadt, aber die Verkaufszahlen seiner Bücher sind lächerlich gering. Seine Abhängigkeit von den Eltern und die traurige Gewißheit, er werde nie eine Frau finden, die seine Träume erfüllt, lähmen ihn. Zudem kommt er gerade von einer Reise durch Italien zurück, hat die Spuren Tassos und vor allem des verehrten Shelley verfolgt und schneidet im Vergleich mit ihnen vor sich selbst schlecht ab. Aus Selbstzweifel und Leere hat er einen glühenden Pfeil abgeschossen, und dieser kommt, höchst unerwartet, tatsächlich zurück. Elizabeth dankt mit schwärmerischen Worten des Respekts für sein Werk und ersucht ihn um Kritik an ihren Gedichten: »mit meiner großen Bewunderung für die Kraft Ihrer Kunst und für Ihre Erfahrung als Künstler«. Alle Einwände, die sie bisher gehört habe, beträfen ihren Stil, aber wie könne sie ihren Stil ändern wollen, ohne sich selbst aufzugeben? Also bittet sie ihn um Rat und Unterweisung, studiere sie doch verehrungsvoll die Werke seiner »göttlichen Dichtkunst«. Sie verspricht ihm, sie besuchen zu dürfen, aber erst im Frühling, wenn sie sich erfahrungsgemäß besser fühlen werde als jetzt im Winter.

Er antwortet sofort, beteuert, ihre Dichtung mehr zu lieben, als sie die seine schätzen könne, denn sie wage es, in ihren Versen selbst zu sprechen, während er erdachten Personen seine Stimme leihe. Weit sei sie ihm überlegen. Dagegen protestiert sie postwendend... und sie beginnen einen Briefwechsel von vielen Seiten täglich, als hätten sie nur darauf gewartet, sich einander zu öffnen, ausgehungert nach einem geistesverwandten Gespräch. Als Browning sie am 20. Mai zum ersten Mal besucht, hat er in seinem Kopf längst aus ihren Versen und Briefen die Geliebte geschaffen, die für ihn bestimmt ist. Fast nichts hätte ihn von seinem Vorsatz, in ihr das Ziel aller Sehnsucht zu sehen, abbringen können. Vierzig Jahre ist sie alt, sechs älter als er, sehr schmal und leidend, doch ihre Krankheit verstärkt nur noch ihre Anziehung. Als ihr Befreier ist er in das verwunschene Schloß eingedrungen, er wird sie zurückführen ins Leben.

Elizabeth Barrett hätte in ihrer Abgeschiedenheit leicht ein wehleidiges, verzärteltes Geschöpf werden können. In der Obhut ihrer beiden Schwestern, mit einem Vater, der jeden Abend, neben ihrem Bett kniend, das Nachtgebet spricht – kaum jemals sieht sie andere Menschen als die Familienmitglieder. Das einzige Objekt ihrer Liebkosungen ist ihr Hund Flush (durch Virginia Woolf zu literarischen Ehren gekommen). Hilfsbedürftig, von Schmerzen gepeinigt und von ihrem Arzt mit Opium zur Betäubung ihres Elends versorgt, fügt sie sich zwar den äußeren Umständen, aber in ihren Gedanken wächst die Aufsässigkeit gegen dieses ihr offenbar bestimmte Schicksal, sie haßt die Konventionen, denen sie ausgeliefert ist, und setzt allen Zwängen eine geistige Radikalität entgegen, die sie nur Browning offen zu zeigen wagt. Wie schal erscheinen ihm seine eigene Freiheit und der Gebrauch, den er bisher davon gemacht hat, gegen die ungebro-

chene Kühnheit dieser ans Bett gefesselten Frau! Sie leide daran,
teilt sie ihm mit, daß ihre Isolation ihrer Kunst schade: »bin ich
nicht, in gewissem Sinn, ein blinder Dichter? Sicherlich gibt es
auch eine Art Entschädigung. Ich habe viel inneres Leben gehabt,
und aus der Gewohnheit der Selbstbeobachtung und Selbstana-
lyse errate ich vieles von der Natur des Menschen. Aber wie gerne
würde ich als Dichterin ein wenig von diesem schwerfälligen,
plumpen, hilflosen Wissen aus Büchern gegen einige Erfahrungen
vom Leben und den Menschen eintauschen, nur gegen einige...«

Nach seinem ersten Besuch schickt er ihr eine Liebeserklärung,
und sie fordert von ihm in höchster Erregung, diese nicht nur »zu
widerrufen, sondern zu vergessen, und zwar für immer, daß Sie
sie überhaupt gesagt haben«. Die Angst, er könne sich nur aus
Mitleid für sie interessieren, hält sie ab, ihrer Faszination nachzu-
geben. Ihre Gedichte sprechen eine andere Sprache:

> Du bist, vergiß es nicht, geborner Gast
> von Königinnen, welche dich verwöhnen;
> meine vom Weinen schönen Augen hast
> du sie verglichen mit den wunderschönen
>
> die nach dir rufen?

Was ist sie denn mehr als ein armer müder Sänger in der Dunkelheit? Doch es gelingt ihm – »du freigebiger, fürstlicher Geber« –,
ihr Vertrauen zu stärken, und allmählich gewinnt sie Zuversicht:

> Wenn du mich lieben mußt, so soll es nur
> der Liebe wegen sein. Sag nicht im stillen:
> ›Ich liebe sie um ihres Lächelns willen,
> für ihren Blick, ihr Mildsein, für die Spur
>
> die ihres Denkens leichter Griff in mir
> zurückläßt, solche Tage zu umrändern.‹
> Denn diese Dinge wechseln leicht in dir,
> Geliebter, wenn sie sich nicht selbst verändern.

Doch immer wieder quält sie ihre Zaghaftigkeit, sie beklagt den
Verlust ihrer Jugend, wünscht ihm begehrenswertere Frauen (»If
thou seek roses, seek them where they blow / In garden alleys, not

in desert sand.«) und fragt sich, ob sie auf seine Zuverlässigkeit bauen könne: »Und wenn ich alles für dich lasse: kannst / kannst du alles werden?« Beim Schreiben ihrer Gedichte, allein mit sich, gesteht sie sich ihre Angst ein – er wird diese Texte aus der Zeit seiner Werbung erst sehr viel später zu lesen bekommen. Aus ihren Briefen an ihn dagegen strahlt ihre neuerwachte Lebenshoffnung. Auf seinen Wunsch setzt sie ihre Opiumration ab und zwingt sich zu Bewegung, um sich zu kräftigen für seine Pläne: er will sie heiraten und mit ihr nach Italien gehen. Noch zögert sie, den Vater zu hintergehen (»Das Übel liegt im System – und er hält es einfach für seine Pflicht, zu herrschen und nach seinen eigenen Ansichten vom rechten Glück glücklich zu machen – er hält es für seine Pflicht, wie die Könige der Christenheit zu herrschen, nach göttlichem Recht. Aber er liebt uns durch das alles hindurch, und ich, wenigstens, liebe ihn!«).

Durch die belebende Kraft ihrer Liebesbeziehung hat sich ihre Gesundheit so sehr verbessert, daß der Vater mißtrauisch wird. Er bewacht sie strenger und will sie von London fortbringen. Um dem zuvorzukommen, drängt Browning zur Flucht. Sie wagt den Schritt, der sie aus der Abhängigkeit, aber auch Geborgenheit, wegführt in eine Welt, von der ihr jede Vorstellung fehlt. Am 26. September 1846 verläßt sie heimlich das Haus und heiratet Robert Browning. Die Zeremonie dauert nur Minuten, das Paar trennt sich anschließend sofort, Elizabeths Verschwinden soll nicht auffallen. Eine Woche später flieht sie mit ihrem Mann nach Paris, über 22 Stunden dauert die Reise, die noch nicht für die Bahn ausgebauten Strecken werden mit der Kutsche zurückgelegt. Fast einen Monat muß sie sich in Paris von den Strapazen erholen, bis die Reise weitergehen kann nach Pisa. Im Frühjahr richten sich die Brownings in Florenz ein, finden ein Zuhause in der Casa Guidi gegenüber dem Palazzo Pitti. Elizabeth blüht in dem für sie günstigen Klima auf, sie bringt sogar ein Kind zur Welt, und nun leben die Eltern, noch mehr als vorher, ganz auf ihre Liebe konzentriert.

Jetzt schenkt Elizabeth ihrem Mann die 44 Sonette, die sie während des Jahres ihrer geheimen Liebe verfaßt und noch niemandem gezeigt hat. Das Dilemma, die persönliche Intimität dieser Liebesgedichte bewahren, den betörenden Zyklus der Öffentlichkeit aber nicht vorenthalten zu wollen, lösen die beiden durch eine Fiktion: Elizabeth habe Sonette aus dem 16. Jahrhundert bearbeitet, die dem portugiesischen Dichter Camões von seiner Geliebten gewidmet waren, die tatsächliche Urheberschaft wird jedoch verschwiegen. Die Gedichte, später von Rilke ins Deutsche übertragen, erscheinen in mehreren Auflagen, die sogar beträchtliche Einnahmen bringen. Dennoch, die Finanzlage des Ehepaars ist keineswegs entspannt. Zwar verfügt Elizabeth über ein kleines Vermögen und eine bescheidene jährliche Rente, aber Browning verdient überhaupt nichts und erhält nach wie vor Zuwendungen von seinen Eltern.

So sehr die beiden ihr privates Glück genießen, so deutlich wird doch, daß ihre Arbeit stagniert. Wenn man zu glücklich ist, kann man nicht schreiben, äußert Elizabeth zu einer Freundin. Browning hat seine gesammelten Gedichte herausgegeben, aber kaum neue produziert. Als sie 1851 für eine Weile nach London zurückkehren, hat er nicht an künstlerischem Ansehen gewonnen, das kleine Werk, das einzige, das er seit seiner Flucht vor vier Jahren geschrieben hat (*Christmas-Eve and Easter-Day*), wird fast noch weniger beachtet als alles, was es bisher von ihm zu kaufen gab. Die *Sonette aus dem Portugiesischen* sind dagegen in aller Munde. Mit diesem großen Erfolg und vor allem mit ihrem kleinen Sohn hofft Elizabeth ihren Vater zu versöhnen, der keinen ihrer Briefe beantwortet und verboten hat, auch nur ihren Namen zu erwähnen. Diese Hoffnung erfüllt sich nicht, der Vater schickt an ihre Londoner Adresse sämtliche Briefe an ihn mit unversehrtem Siegel zurück. Niedergeschlagen verlassen beide England und leben anschließend eine Zeit in Paris, wo Elizabeth George Sand kennenlernt, deren Lebensführung und politischer Einsatz für sie in ihrer hermetischen Krankenklause Vorbild gewesen wäre, hätte sie frei über sich verfügen können. Das Treffen bringt eine Enttäuschung. Elizabeth staunt über die völlige Gleichgültigkeit, die die Geliebte berühmter Männer ihrem Äußeren gegenüber an den Tag legt (»sie kann nie auch nur einen Hauch von Koketterie an sich gehabt haben«), und Robert ärgert sich über ihre Manier, Hof zu halten, ohne sich um ihre Gäste zu kümmern.

Zurückgekehrt nach Florenz, beginnt jeder von beiden an einem großen Werk zu arbeiten: Browning wird 1855 *Men and Women* veröffentlichen, eine umfangreiche Lyriksammlung, Barrett 1856 das frühfeministische Versepos *Aurora Leigh*, der Name der Heldin eine Huldigung an George Sand – bürgerlich

Aurore Dudevant.

Die Phase symbiotischer Abgeschiedenheit ist vorbei. Browning lebt allmählich wieder so, wie er es von London her gewöhnt gewesen ist: er geht viel in Gesellschaft, und nur selten begleitet ihn seine Frau. Sie ist gesundheitlich von den vielen Einladungen überfordert, findet auch wenig Geschmack daran, weil sie viel Zeit für sich selbst und für ihr Kind braucht. Diesen Sohn, maßlos verwöhnt, herausgeputzt wie eine Puppe, bindet sie im Bewußtsein, daß sie nicht mehr lange zu leben haben werde, eng an sich. Bis zu ihrem Tod – da ist er zwölf Jahre alt – schläft er in ihrem Zimmer und umsorgt sie wie ein zärtlicher Kavalier. Um arbeiten zu können, benötigt sie Einsamkeit und einen regelmäßigen Tagesverlauf, aus Verantwortungsgefühl für ihre Kunst. Sie versucht auch ihren Mann zu beeinflussen, und er verspricht ihr, täglich ein bestimmtes Pensum zu schreiben. Aber das paßt nicht zu ihm. Er genießt den fliegenden Wechsel vom Gesellschaftslöwen zum Eremiten, beide Lebensformen sind ihm unverzichtbar. Weder er noch sie ertragen eine Beteiligung des Partners an ihrer Arbeit, nie zeigen sie einander ein Zwischenergebnis, sondern immer erst das fertige Resultat. Sein Gedichtband von 1855 *(Men and Women)* wird zwar lobend rezensiert, vom Publikum aber kaum zur Kenntnis genommen – diesmal wäre ihm ein Erfolg besonders wichtig gewesen, sollte doch gerade dieses Werk ausdrücken, wieviel er dem künstlerischen Einfluß seiner Frau verdankt. Sie verkörpert für ihn die magische Inspiration, seine besten Verse sind ihr gewidmet:

> Verse and nothing else have I to give you;
> Other heights in other lives, God willing:
> All the gifts from all the heights, your own, Love!

Sie liebt seine Gedichte und trauert über seine Enttäuschung, die ihn um so schmerzlicher treffen muß, als *Aurora Leigh* begeistert aufgenommen wird: innerhalb von drei Jahren werden fünf Auflagen gedruckt. Es gibt kein Zeugnis dafür, daß er daran gelitten habe, wie die Anerkennung für Elizabeth die seine überflügelt. Doch er hört auf zu schreiben, betont nachdrücklich, er sei »kein Mann der Literatur«, nur sie verfüge über den Genius der Poesie. Er beginnt in Ton zu modellieren und vernachlässigt darüber »seine eigentliche Kunst«, klagt Elizabeth. Es beunruhigt sie, wie besessen er sich in das gesellige Leben stürzt, besonders in den Wintermonaten, die sie während mehrerer Jahre in Rom verbringen. »Er ist eingetaucht in Vergnügungen aller Art, geht von einer Hand zur andern wie ein Ball, ist vierzehn Tage lang jede Nacht ausgegangen, und manchmal, zwei-, dreimal, bis tief in die Nacht. So viele Ablenkungen und nichts mehr von *Men and Women*.« Sie weiß, daß er es schätzt, im Mittelpunkt zu stehen, sein Konversationstalent brillieren zu lassen, von jungen schönen Frauen bewundert zu werden – »sie himmeln ihn an weit über jeden Anstand hinaus«. Sie selbst braucht viel Ruhe, geht immer früh zu Bett und läßt ihren Mann gewähren, scheint auch nicht eifersüchtig zu sein, nur die Schreibpause, die gar kein Ende nehmen will, macht ihr Kummer. Sie hofft, er werde sich in der Ruhe der Bäder von Lucca wieder mehr auf seine Gedichtkunst besinnen, weit gefehlt: hier verbringt er seine Zeit mit Reiten, Schwimmen und Wandern und versucht, seine Frau zum Mitmachen zu animieren, doch daran ist längst nicht mehr zu denken.

Elizabeth ist fünfzig Jahre alt und so krank, daß sie kaum noch das Bett verlassen kann. Ihr Leben geht zu Ende. Je schwächer sie wird, desto weniger will sie ihren Mann in seiner Lebensführung einschränken. Sie ist sich seiner zärtlichen Zuneigung sicher, auch seiner bedingungslosen Loyalität, sie erträgt gelassen, wie ihre Kräfte schwinden, und will Streit vermeiden. Ihre und Roberts unterschiedliche Auffassungen, welche Politik in den unruhigen Jahren vor der Einigung Italiens dem geliebten Gastland am besten nutze, führen zu Auseinandersetzungen, die sie über Gebühr anstrengen. Da sie ihre Meinung auch in ihre Gedichte einfließen läßt (*Poems before Congress*, 1860), schweigt Robert zu diesem Thema. Auch mit Kritik an ihren zunehmenden spiritistischen Neigungen hält er sich zurück. Erst nach ihrem Tod veröffentlicht er Gedichte, die aus seinem Spott über diesen Modetrend kein Hehl machen (*Mr. Sludge the Medium*, 1864). Er will sie schonen, bereitet sich aber selbst allmählich auf sein Leben als Witwer vor, schützt sich gegen das zermürbende Warten auf ihr Ende. Immer mehr verfällt sie, Freunde beschreiben sie als »schwarzen Schatten«; ohne gestützt zu werden, kann sie nicht mehr gehen, das Sprechen bereitet ihr Mühe, jeder ihrer fürchterlichen Hustenanfälle könnte ihren Tod bedeuten. Jetzt ist sie wieder in einem Zustand wie in ihrem Londoner Krankenzimmer vor siebzehn Jahren. Daß ihr diese lange Zeit in tiefster Glückserfüllung und mit Phasen explosiver schöpferischer Energie durch die Entführung und unermüdliche Rücksicht ihres Mannes gegönnt war, schuf um die beiden den Mythos von den »immortal lovers«.

Welchen Ausdruck findet nun die Liebe in den Werken, die während ihrer Gemeinsamkeit entstanden sind? Die überzeugendsten Gedichte aus *Men and Women*, die sich gegen den Wandel des literarischen Geschmacks noch am ehesten behaupten (auf dem deutschen Buchmarkt ist nicht eine einzige Zeile von Browning erhältlich!), entwerfen eine Beziehung zwischen den Geschlechtern, wie sie für die viktorianische Beschränktheit seines Heimatlandes ungewöhnlich ist. Der Mann tastet nach einem Rollenverständnis, das es ihm ermöglicht, der Partnerin Gleichberechtigung zu gewähren, ihr seinen Willen nicht aufzuzwingen, sie aus dem Zwang zur Unterwerfung zu erlösen und begegnet, trotz seiner Bereitschaft zur Veränderung, der Autonomie der Frau verwirrt, unsicher. Um Frauen zu verstehen, schlüpft der Dichter auch in ein weibliches Ich, wie in dem Gedicht »In a Year«. Eine verlassene Frau ruft sich die gemeinsame Zeit in Erinnerung, versucht Gründe zu finden, weshalb der Geliebte gegangen ist, begreift schließlich die grundsätzliche Verschiedenheit von Mann und Frau. Er würde spotten: »Sterben um meinetwillen (...)! / Können wir denn diese Seifenblasen nicht / berühren, ohne daß sie zerplatzen?« Die Frau will sich nicht damit abfinden, daß »dieser kalte Lehmbrocken / des Mannes Herz war« – was bleibt denn dann, wenn sie es »zerkrümelt«?

Kritisch gegenüber männlichen Haltungen, zugleich aber auch ratlos zeigt sich Browning in *Women and Roses*. Im Bild der Biene, die die Rose befruchtet, scheitert die männliche Sexualität an der Unerreichbarkeit der Frau: die wunderbaren Frauen der Vergangenheit, überliefert in Bildnissen und in der Poesie, sind nicht greifbar, die gegenwärtigen Frauen verheißen zwar Ewigkeiten im Genuß, entziehen sich aber dem Zugriff des Mannes, also muß er sich eine zukünftige Geliebte selbst schaffen – natürlich mißlingt auch dieses Unterfangen, aus dem unfaßbaren weiblichen Reigen bleibt der Mann ausgeschlossen. Die Unterlegenheit des Mannes ist ein neues Thema der Lyrik, männliches Begehren zerschellt in dem Refrain »They circle their rose on my rose tree«.

Die Sensibilität für weibliches Empfinden verdankt Browning

seiner Frau. Sanft und kämpferisch zugleich läßt sie ihre Heldin Aurora Leigh ein unerhörtes weibliches Selbstbewußtsein vertreten. Sie weist den Heiratsantrag des Mannes ab, den sie liebt, weil sie klar erkennt: »Du möchtest eine Gehilfin, keine Geliebte, eine Ehefrau, die dir nützt – und nicht zu ihrem eigenen Nutzen.« Ihre Auffassung von Liebe habe damit nichts im Sinn. Darauf fragt er spöttisch, ob sie von ihm die Beteuerung erwarte, er werde sterben, wenn sie ihn nicht liebe. »Du behandelst diese Frage eben wie ein Mann / der eine Frau nur als Ergänzung / seines eigenen Geschlechts sieht.« Aber auch sie habe ihre Berufung, habe ihre Arbeit zu tun – als Künstlerin. Die beiden trennen sich und finden nach Erlebnissen, die sie weit voneinander entfernt haben, schließlich zueinander. Ihrem blind gewordenen Geliebten, der sie abweist, weil er nicht ihre mitleidige Fürsorge will, kann sie gestehen: »Kunst bedeutet viel, aber Liebe ist mehr! Kunst symbolisiert den Himmel, aber Liebe ist göttlich und schafft den Himmel.« Sie braucht seine Liebe, ist sie doch »so stolz, so schwach, so trostlos – nur eine Frau«. Als erfolgreiche Künstlerin kann sie freiwillig zugeben, daß sie ihr Glück nur bei dem Geliebten findet, sie muß nicht mehr auf ihrer Selbständigkeit bestehen, weil sie ihr selbstverständlich geworden ist.

Browning überlebte seine Frau um 28 Jahre. Er hat nicht wieder geheiratet, keine Frau konnte oder wollte den von Elizabeth verlassenen Platz einnehmen. Er kehrte nach London zurück und entfaltete eine enorme künstlerische Produktivität, als sei er plötzlich von aller selbstkritischen Zaghaftigkeit befreit. Sein Ruhm mehrte sich von Jahr zu Jahr, seine Werke verkauften sich bestens, er genoß sein Leben als Gast aller wichtigen gesellschaftlichen Veranstaltungen. Gefeiert, wohlhabend, zufrieden – doch unvermittelt ein Satz wie dieser: »Die simple Wahrheit ist, daß sie der Dichter war – im Vergleich mit ihr bin ich nur geschickt…«

Vertraute Ferne

Ilse Aichinger und
Günter Eich

Ilse Aichinger: eine Dichterin, die die Wörter in die Lautlosigkeit zurückführen, die Sprache aus dem Geschwätz befreien will und die Aufgabe des Schreibens darin sieht, »Stummheit immer wieder in Schweigen zu übersetzen«: »Das heißt in diesem Zeitalter, in dem alles erzählt und nichts angehört wird, alles auf den Kopf stellen.« Und das tut sie, mit radikaler Ablehnung des Selbstverständlichen, Hohn für jede Anpassung und, gegen alle Vernunft und Machbarkeit, mit wütendem »Nichtmehreinverstandensein« – doch dies ist ein Begriff von Günter Eich, den er prägte, als er sich, bereits gezeichnet von seiner tödlichen Krankheit, den Luxus des Protests gegen »das Establishment der Schöpfung« leistete. Der Mann, den Ilse Aichinger heute als »gelassen, abwartend, geduldig« und als »sehr still« bezeichnet, der von sich selbst behauptete: »Ich bin ohne jedes kritische Vermögen«, trat an zum Kampf gegen »Vater Staat« und »Mutter Natur« (zugleich gegen den aggressiven Unwillen fast der gesamten Literaturkritik), um das Einverständnis mit dem Unabänderlichen aufzukündigen.

Zwanzig Jahre nach seinem Tod hat Ilse Aichinger nichts von der ihnen beiden gemeinsamen Unerbittlichkeit aufgegeben, im Gegenteil, ihr künstlerisches Werk immer rücksichtsloser der Poetologie der Verweigerung verpflichtet. In seiner Rede zur Verleihung des Georg-Büchner-Preises (1959) nennt Eich als Verbündete alle, »die sich nicht einordnen lassen, die Einzelgänger und Außenseiter, die Ketzer in Politik und Religion, die Unzufriedenen, die Unweisen, die Kämpfer auf verlorenem Posten, die Narren, die Untüchtigen, die glücklosen Träumer, die Schwärmer, die Störenfriede, alle, die das Elend der Welt nicht vergessen können, wenn sie glücklich sind«. Seine Frau ist mit ihm verbündet geblieben. Noch immer und erst recht lehnt sie es ab, »die Dinge einfach so zu nehmen, wie sie sind«. Also zeigt sie Schwächen auf, auch »die Schwächen der Schöpfung«, und sagt: »Ich schreibe gegen das Konsumieren des Lebens.«

Sie weiß sich zu wehren. Als sie vor einer ihrer Lesungen (München, 1993) von einer ausgewiesenen Kennerin ihrer Dichtung überschwenglich gepriesen wird, setzt sie beharrliche Skepsis dagegen: die Schultern hochgezogen, das Kinn wie trotzig vorgereckt, starrt sie auf die Tischplatte vor sich. Wenn sie zu lesen beginnt, ist alle Verbindlichkeit sowieso weggefegt. Die widerborstigen Texte behaupten ihre Schärfe, ihren Spott gegen den fast unbeteiligten Tonfall des Vortrags: die *Rede unter dem Galgen*, *Schlechte Wörter*, Gedichte. Nach anhaltendem Beifall steht niemand auf, niemand will gehen. Das scheint Ilse Aichinger zu überraschen, sie entschließt sich, noch etwas zu lesen, nennt einen Titel, schaut fragend zu einem jungen Mann in der ersten Reihe der Zuhörer, der zustimmend nickt und ihr den Text reicht, als sie ihn unter den geordneten Büchern vor ihr nicht sofort findet. Seine Anwesenheit gibt ihr offenbar Sicherheit. Sie signiert Bücher, beantwortet Fragen, die ihr dabei gestellt werden. Freundlich, unangestrengt.

Fernsehporträts der letzten Jahre zeigen sie anders. Trotz ihrer höflichen Bereitschaft, Auskunft zu geben, erscheinen die Interviewer zudringlich, als preschten sie vor in einen hermetisch geschützten Innenraum. Aus Aichingers stockender Diktion, den langen, nachdenklichen Pausen vor jedem Satz, aus ihren wie abwehrenden Gesten spricht ihre Verantwortung für das, was sie schließlich sagt. Sie holt den Gesprächspartner und den Zuschauer vor dem Bildschirm in einen Sog der Stille. Nur Genauigkeit zählt – wozu wäre Sprechen sonst gut? »Jeder Satz, den man schreibt, muß durch ungeheuer viel ungeschriebene Sätze gedeckt sein, weil er sonst gar nicht dasteht« – dasselbe gilt für das Reden.

In dem Filmfeature *Die Vögel beginnen zu singen, wenn es noch finster ist*, 1986 in Wien gedreht, folgt ihr die Kamera aus großer Distanz, wenn sie den Platz vor dem Altenheim, in dem sie damals gewohnt hat, überquert: eine kleine gebückte Gestalt, irgendwie verloren, sehr scheu. Besuche empfängt sie nur im Café, wird gesagt und auch gezeigt.

Dr. Richard Reichensperger, der junge Herausgeber ihres Gesamtwerks, der sie zu allen Lesungen begleitet und die Verabredungen für sie trifft, nennt eine Privatadresse für das erbetene Interview. Ilse Aichinger lebt mit ihm zusammen in einem schönen alten Haus in der Wiener Innenstadt, Rückgebäude mit verglasten »Pawlatschen«. Die große Wohnung mit den hohen Räumen ist beinahe leer. Asketische Ästhetik, Verzicht auf jedweden Firle-fanz. Die mitgebrachten Rosen werden zwar versorgt, aber kei-nes weiteren Blickes gewürdigt. Sie mag keine Blumen (»Die Vor-täuschung von Lieblichkeit im Verhältnis zur Natur liegt mir nicht«). Aufrecht, ohne Rückenlehne sitzt sie, ohne Gemütlich-keit. Sie ist siebzig. Gefragt nach regelmäßigen Arbeitszeiten, sagt sie: »Ich habe vor allem regelmäßige Nichtarbeitszeiten, oft Mo-nate, Jahre dazwischen.« Das Leben mit ihrem Mann Günter Eich beschreibt sie als gänzlich ausgerichtet auf die beiden Kin-der, besonders in den ersten Jahren ihrer Ehe. Weil die Kinder »durch sein Arbeitszimmer tobten«, ist er in den Keller gezogen, um zu schreiben. Sie braucht keine Stille zum Arbeiten, »weil ich mich selber so störe, daß mich nichts Äußeres stört, im Gegenteil, die Kinder hätten mir gefehlt«. Günter Eich hatte einmal in einem Gespräch mit Schülern erklärt, er sei »wütend« über die von der Natur vorgesehene Benachteiligung der Frauen: »Sie haben die Ehre, Kinder zu kriegen, neun Monate daran zu tragen, während der Mann vergnügt herumhupft«. Soviel er konnte, hat er seiner Frau also abgenommen, »er war auch viel geschickter, konnte besser kochen, ich kann überhaupt nicht kochen, er konnte alles besser, auch mit den Kindern«. Auch sie empört sich noch heute über die Ungerechtigkeit nicht nur »der gesellschaftlichen, son-dern auch biologischen Teilung«.

In Eichs Vita sind weite Reisen verzeichnet, oft Veranstaltun-gen der Goethe-Institute – auf den Balkan und in den Nahen Osten, nach Indien, Thailand, Japan, Kanada, in die USA, den Senegal, aber nur eine gemeinsame Reise mit Ilse Aichinger. Das war Programm. Sie hatten beschlossen, die Kinder nie ohne beide Eltern zu lassen. Daher reisten sie getrennt, manchmal hatten sie »einander die Tür in die Hand gegeben«. So fanden es beide in Ordnung. Eine symbiotische Beziehung war das nicht. Jeder wollte dem andern »viel Raum lassen«.

Getroffen hatten sie einander auf einer Tagung der Gruppe 47. Da kannte sie noch keinen einzigen Satz seiner Texte, obwohl er damals, 1952, längst berühmt war, und er war nach ihrer ersten Lesung verblüfft: »Ich hab gedacht, daß Sie ganz anders schrei-ben.« Im nächsten Jahr heirateten sie. Selbstverständlich blieb je-der bei seinem Verlag. Es gab keine öffentlichen Auftritte als Paar, keine gemeinsamen Projekte (ein Hörspiel wurde gemein-sam geschrieben, in Portugal; aber nur, weil Eich krank gewor-

den war und der Abgabetermin eingehalten werden mußte, übernahm sie die noch fehlenden Szenen). Sie tummelten sich nicht im
Literaturbetrieb, sind »immer von einem unmöglichen, abgelege-
nen Ort zu einem andern gezogen«, Breitbrunn, Lenggries in
Oberbayern, Großgmain bei Salzburg sind solche Lebensstatio-
nen.

Im Zusammenleben schreibender Paare sind Kinder selten. Die
vielen Kinder von Bettine und Achim von Arnim wurden in den
Jahren großgezogen, in denen Bettine noch nicht und Achim fast
nicht mehr schrieb. Die Fitzgeralds hatten eine Tochter, die offenbar unbeschadet durch das familiäre Chaos purzelte, die beiden Kinder von Sylvia Plath und Ted Hughes gehörten zum Konzept der vollkommenen Liebe und des perfekten Paares, trugen
also in aller Unschuld zum Scheitern der Beziehung bei – mehr
Ausnahmen gibt es nicht. Für Ilse Aichinger ist die Kindheit »der
Höhepunkt der Existenz«. »Wahrscheinlich tauchen deshalb bei
mir so viele Kinder auf: weil es ohne sie unerträglich wäre.« So
gehören Kinder ganz selbstverständlich in ihr Leben, und sie
kann nicht sehen, was daran Besonderes sein soll. Beide Eltern
wären nie auf die Idee gekommen, den Kindern eigene Texte vor-
zulesen. »Unsere Texte sind mit den Kindern aufgewachsen« –
das ist ihre Version. Der Sohn Clemens, 1954 geboren, ist Schriftsteller geworden, hat mit Lyrik debütiert. Er lehnt es in so großer
Erregung ab, sich über seine Kindheit, seine Eltern und deren
möglichen Einfluß auf sein Schreiben zu äußern, daß sich die Ver-
mutung aufdrängt, das leidige Konkurrenzproblem, von dem Aichinger und Eich verschont geblieben sind, habe hier einen Gene-
rationensprung getan. Günter Eich meinte unbefangen: »Ich
empfinde eine starke Verwandtschaft zwischen ihrer Art zu
schreiben und meiner, finde ihre literarische Bedeutung größer.«
Sie betont eher die Unähnlichkeit, aber: »Wir haben beide gewußt, was schreiben heißt.«

Trotz der tief verankerten Zusammengehörigkeit reagieren
beide zurückhaltend auf die Frage nach der gegenseitigen Beeinflussung. Eich antwortet anekdotisch (1970), erklärt, seiner Frau
einen Titel (*Wo ich wohne*) »gestohlen« zu haben, und erzählt,
daß der Sammelbegriff für seine letzten Prosastücke *Maulwürfe*
von ihr stammt. Am Anfang der Ehe hat sie die kurze Prosa, an
der sie damals arbeitete, Maulwürfe genannt. »Dieses Wort habe
ich übernommen.« Sie sieht den Einfluß aufeinander weniger im

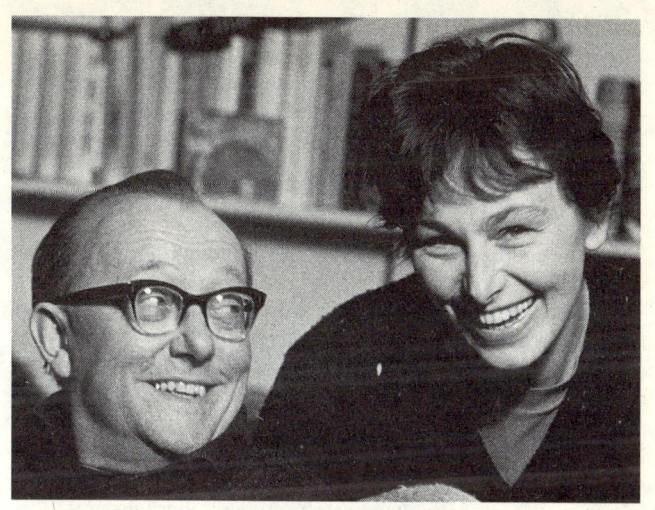

17 Ilse Aichinger (geb. 1921) und Günter Eich (1907-1972).
Foto: © Hilde Zemann

Schreiben als persönlich, »aber aus der Person ergibt sich ja dann auch wieder das Schreiben, eine gewisse Beeinflussung entsteht durch das Zusammenleben, auch wenn man noch so sehr man selbst zu sein versucht, und das auch manchmal gelingt«.

Eich ist 1907 in Lebus an der Oder geboren, »in verschiedenen Einöden, Dörfern und Städten des Landes Brandenburg wuchs ich auf«. 1918 kam er nach Berlin, ging wenig später nach Leipzig, wo er das Abitur ablegte. Er studierte Sinologie in Berlin und Paris und stellte im Rückblick fest, er empfinde eine gewisse Verwandtschaft zwischen einem Gedicht und einem chinesischen Schriftzeichen, und zwar in der »äußersten Komprimierung«. Etwa 1929 entschied er sich fürs Schreiben: »Ich taugte wohl doch bloß zum Schriftsteller.« Er entdeckte den Hörfunk als ihm gemäßes Medium und lebte von Auftragsarbeiten für den Funk, mehr als 150 Sendungen sind bis 1940 nachgewiesen. Den Hauptanteil machen die Monatsbilder vom »Königswusterhäuser Landboten« aus. 1933 schreibt Eich in einem Brief: »Dieser Landbote ist eine erfreuliche Erscheinung älteren Jahrgangs, der viele Bauernregeln im Munde führt und gar nützliche Hausmittel mitzuteilen weiß.« Er legt sich einen Raben zu und versucht vergeblich, ihm das Sprechen beizubringen. »Er wird es nur zu einigen kurzen Worten bringen: ›Mist! Ausblenden! Honorar erhöhen!‹ Diese dichterisch wertvolle Aussage wird er zum Schluß jeder Sendung wiederholen.« In den letzten Jahren ist Eich vorgeworfen worden, mit dem Nationalsozialismus kooperiert zu haben. Nun, Eich hat sein Geld verdient als Rundfunkautor (bis ins erste Kriegsjahr), etwas anderes hatte er nicht gelernt. Er hat ein Haus gekauft, unter dessen Abzahlung er stöhnte, eine mehr als schwierige Ehe geführt mit einer Frau, die Morphinistin war und zu Selbstmordversuchen neigte, und er zählte sicher nicht zum Widerstand. 1930 gefiel er sich mit der schnoddrigen Bemerkung, er habe »nicht das Geringste auszusagen« und Verantwortung nur sich selbst gegenüber. Daraus leitete er das Recht ab, sich nicht einzumischen, und entzog sich dem Zugriff der Diktatur. Während der Zeit des Dritten Reichs hat er überlebt, das ist alles. Nach dem Krieg lehnte er es ab, sich zur inneren Emigration rechnen zu lassen: »Ich habe dem Nationalsozialismus keinen aktiven Widerstand entgegengesetzt. Jetzt so zu tun als ob, liegt mir nicht.«

Ilse Aichinger, geboren 1921 in Wien, Tochter eines Lehrers

und einer jüdischen Ärztin, verlor Verwandte in den KZs – besonders den Tod der geliebten Großmutter hat sie nie verwunden – und durfte wegen der Rassengesetze nicht Medizin studieren. Sie fand nichts Anrüchiges in der Vergangenheit des Mannes, den sie heiratete, und rigider und stolzer als sie ist wohl kaum jemand denkbar. Die Vorwürfe gegen ihren Mann interessieren sie nicht – sie kannte ihn.

Die Lebensgemeinschaft habe beide kritischer gemacht, sagt sie, etwa ihren Blick für das »Architektonische« geschärft. Der entschiedene Verzicht auf Autobiografisches fällt auf, auch die Verstärkung der Abstraktion, des Paradoxen. Gedichten und vor allem Hörspielen widmete sie sich mehr als vor ihrer Ehe, lag doch der Schwerpunkt im Werk Eichs auf dieser Kunstgattung, der man sich heute nur unangemessen nähern kann, nämlich übers Lesen. Im literarischen Bewußtsein der Öffentlichkeit spielt das Hörspiel keine Rolle mehr. Schon 1967 klagte Eich: »Ich persönlich bemerke, daß die Resonanz immer geringer wird beim Hörspiel. (…) Und das ist ein bissel deprimierend, wenn man sich mit einem Massenmedium beschäftigt und eigentlich das Gefühl hat, daß man niemanden mehr erreicht.« Aber Ilse Aichinger vermutet heute, daß die Zeit für Hörspiele wiederkommen werde, denn die Menschen »sind so überflutet und weggeschwemmt von sich selbst«, daß die Strenge dieser Kunstform, der Lyrik viel ähnlicher als dem Drama, zur Chance für Selbstbesinnung werden könne.

Günter Eich hat ausdrücklich über die Veränderungen in seiner Auffassung von der Funktion des Schreibens und vom Wert seines Schaffens gesprochen, von seinen mehr als 28 Hörspielen wollte er nur noch höchstens vier gelten lassen, seit 1964 hat er keines mehr verfaßt. Von der anspruchslosen Betulichkeit seiner Hörfunktexte bis 1940 führt kein gerader Weg zu den zornigen, subversiven *Maulwürfen*, von seiner damaligen politischen Indifferenz keine vorhersagbare Entwicklung zu dem in dem restaurativen Klima der fünfziger Jahre als anstößig empfundenen Satz: »Wenn unsere Arbeit nicht als Kritik verstanden werden kann, als Gegnerschaft und Widerstand, als unbequeme Frage und Herausforderung der Macht, dann schreiben wir umsonst, dann sind wir positiv und schmücken das Schlachthaus mit Geranien.«

Ilse Aichinger fehlte von Anfang an jede Begabung zur Harmlosigkeit. Schon ihre ersten Texte sind so spröde, bizarr und auf-

sässig, wie es die von Eich in den zwanzig Jahren der Lebenspartnerschaft erst werden. Charakteristisch für beide ist »die Absicht
des Anarchischen«, das Unterwandern der Gegebenheiten. Denn
selbstverständlich hat auch der »Blödsinn«, zu dem sich Eich bekennt, die »Funktion des Nichteinverständnisses mit der Welt«.
In diesem Sinn bedeutet auch der Maulwurf mehr als einen privaten Code innerhalb der Familie: »Meine Maulwürfe sind schädlich, man soll sich keine Illusionen machen. Über ihren Gängen
sterben die Gräser ab...« Witzig, böse, frech sind diese Texte und
sehr traurig.

Ilse Aichingers Art zu arbeiten bewegt sich zwischen dem Zulassen dessen, was in ihr gesagt werden will, und Kontrolle.
»Schreiben geht nicht über das Bewußtsein«, darauf besteht sie
und vertraut der Magie des ersten Satzes. Den ersten Satz der
Spiegelgeschichte hat sie »mit der Hand hingekritzelt« und dann
fast zwei Jahre für diese Erzählung gebraucht. So lange dauerte
es, bis die folgenden Sätze »gefunden« wurden. Schreiben heißt
also offensichtlich, die Bedingung zu schaffen, daß sich das Notwendige mitteilen kann. Deshalb verbessert sie auch fast nie, was
sie niederschreibt, die Kontrolle liegt in der Auswahl. Hat sie ausreichend gewartet, kann sie sich darauf verlassen, was sich durchgesetzt hat. Dem Ergebnis steht sie so fremd gegenüber wie die
Leser: »Sie kennen die Erzählung vom Lesen her, und ich kenne
sie vom Schreiben her, das man auch eine intensivere Form des
Lesens nennen kann. (...) Ich kann mich, wenn ich beim letzten
Satz angelangt bin, auch fragen: ›Was soll das jetzt heißen?‹ (...)
Und ich kann versuchen, eine Antwort zu finden, die mir ein-
leuchtet. Aber ob es die einzige Antwort ist, weiß ich nicht.« Dieses Ausloten der poetischen Intuition hat Eich bewundert. Er
selbst korrigierte unermüdlich, fertigte mehrere Fassungen an,
hätte vieles, was gedruckt vorlag, gerne vernichtet. Hörspieltexte
hat auch Aichinger überarbeitet, ist z. B. *Auckland*, laut einem
Kalendereintrag, »mit Günter durchgegangen«, der zu jeder Seite
ein Blatt mit Anmerkungen beilegte, meist Streichungsvorschläge
– die ihr alle recht waren. Kürzen, Überflüssiges beseitigen: »Einmal bin ich gefragt worden, wie denn das weitergehen solle mit
der Verknappung, und da hab ich gesagt, das Letzte wird vermutlich ein Seufzer sein, aber das muß ja nicht geschrieben werden.«
Ein umfangreiches Opus entsteht bei dieser radikalen Methode
natürlich nicht, weshalb auch? »Ich schränke mich ein und

schaue zu, damit bin ich genug beschäftigt«, heißt es in ihrem poetologischen Text *Schlechte Wörter*. Hier wird der Verzicht auf die Erlesenheit des Ausdrucks als Programm formuliert: »Ich gebrauche jetzt die besseren Wörter nicht mehr. *Der Regen, der gegen die Fenster stürzt.* Früher wäre mir da etwas ganz anderes eingefallen. Damit ist es jetzt genug.« Das Ich dieser Sätze möchte der Welt nicht die Ehre antun, sich um zutreffende Bezeichnungen zu bemühen: »Ich weiß, daß die Welt schlechter ist als ihr Name« – die Anstrengung um »unerwünschte Genauigkeit« kann unterbleiben. Der sich aller Redseligkeit, aber auch Ästhetik verweigernde Text ist 1973 entstanden, Ende 1972 ist Günter Eich gestorben. In dem ganzen Jahr seiner schweren Krankheit hat Ilse Aichinger einen einzigen Satz festgehalten: »Die Gleichgültigkeit einüben.« Der Verlust mußte verkraftet werden. »Das Schreiben ist dann doch wieder aufgetaucht, es waren ja auch so viele Jahre, von denen ich gezehrt habe.«

Bei einem Schriftstellersymposion 1956 in Vezelay zu dem Thema »Der Schriftsteller vor der Realität« hat Eich einen Beitrag gebracht (von Zetteln abgelesen, die er nicht aufgehoben hat), der meist zum Verständnis seiner Haltung zitiert wird (die Rede wurde nach einer Mitschrift veröffentlicht, worüber Eich gar nicht glücklich war: »Einmal ausgesprochen ist für immer gesagt, zu meinem Leidwesen. Man möchte manches wieder einatmen…« Er haßte es, zitiert zu werden.) Der Schlüsselsatz lautet: »Ich bin Schriftsteller, das ist nicht nur ein Beruf, sondern die Entscheidung, die Welt als Sprache zu sehen.« Dies gilt auch für Ilse Aichinger. In ihrem Wissen um das Schreiben sind sie einander immer nähergerückt, so sehr sie sonst auf Distanz Wert legten. Nie wäre diesen diskreten Menschen eingefallen, den Partner als Figur in einem Werk zu verwenden, nicht einmal Widmungen an den andern laden zu privaten Deutungen ein. Bezeichnend auch, daß in dem Buch, das der Verlag zum Gedächtnis an Eich herausgab, von den 38 Autoren nur zwei seine Frau erwähnen (Marieluise Fleißer erinnert sich an den ›Mann, der sich für häßlich hielt und eine so schöne Frau bekam‹). Unauffälligkeit gefiel beiden, einen Paarkult hätten sie nicht einmal mit den Mitteln der Groteske bewältigen mögen. Sie lebten in einer Mischung aus Zähigkeit und Sensibilität, aus Bitterkeit und Komik den Hochmut des Rückzugs im Einvernehmen. In Eichs letztem Gedicht heißt es:

Was zusammengehört,
eine Erfahrung,
was mit und zusammengehört
nur mit und,
keine Begründungen.

Und Aichinger respondiert: »Niemand kann von mir verlangen,
daß ich Zusammenhänge herstelle, solange sie vermeidbar sind.«
Und schließt Eich mit der Zeile: »Es reicht, es reicht, danke, es
reicht«, so kontert Aichinger: »Ich lasse mir die Welt nicht bieten«. Ingrimmige Eintracht.

Skizze:

Alberto Moravia – Elsa Morante – Dacia Maraini

»Ich hatte bis dahin zwischen Büchern und Literatur mit einer Schriftstellerin gelebt und lebte danach zwischen Büchern und Literatur mit einer Schriftstellerin.« So beschreibt Alberto Moravia den Wechsel von seiner ersten Ehefrau Elsa Morante nach mehr als zwanzig Jahren zu Dacia Maraini, mit der er ebenfalls etwa zwanzig Jahre zusammengeblieben ist. Für die Ausübung seines Berufs änderte sich nichts. Mit Elsa Morante hätte er gerne über das, woran er arbeitete, gesprochen, aber da sie sich weigerte, ihn an ihrem Schreiben auch nur am Rande teilnehmen zu lassen, versiegte sein Mitteilungsbedürfnis. Als er ihr zum ersten Mal ein Manuskript zu lesen gab, sagte sie »halb verwundert, halb beunruhigt: Aber das ist ja ein Liebesroman!« Es war das Manuskript von *La Noia*, erschienen 1959, zu einem Zeitpunkt, als die Ehe längst eine Art Lebensfreundschaft geworden war, Konflikte durch Distanz heilten. Auch Dacia Maraini und er redeten nie über geplante und entstehende Werke, beide lasen immer erst das fertige Ergebnis, wenn es sich bereits zwischen zwei Buchdeckeln präsentierte. Die Motivation der beiden Frauen für ihr Verhalten war allerdings unterschiedlich, überhaupt ähnelten sich die beiden Beziehungen in nichts.

Moravia, 1907 geboren, hatte die elf Jahre jüngere Elsa Morante 1936 kennengelernt, als er bereits einen Namen hatte: sein erster Roman, *Die Gleichgültigen*, erregte großes Aufsehen, leider auch bei den faschistischen Behörden, die für seinen zweiten Roman ein Rezensionsverbot erließen. Moravia hatte *Die Gleichgültigen* mit siebzehn zu schreiben begonnen, mit neunzehn beendet. Er arbeitete im Bett, da er sich von seiner schweren Knochentuberkulose erholte, unmittelbar nach der Erfahrung eines eineinhalbjährigen Sanatoriumsaufenthalts. Er schrieb eine Seite und las sie sich dann laut vor. »Ich war derart schwach, daß ich zehn Minuten schrieb, dann erschöpft aufhörte und fast einschlief.« Nach seiner Genesung reiste er durch die Welt, teils aus privatem Vergnügen, teils als Korrespondent verschiedener Zeitschriften, und ließ sich als junger, attraktiver Erfolgsautor feiern. Mit Elsa Morante war er seit 1937 ein Paar, »sie lebte allein und war vor Hunger beinahe am Ende«. Moravia, aus wohlhabendem, großbürgerlichem Haus, schüchterte sie ein und machte sie aggressiv. »A. ist in der Tat ein Snob, und ich würde gern mit meiner Person seinem Snobismus genügen, zum Beispiel, indem ich eine hohe gesellschaftliche Stellung innehätte oder berühmt wäre. Nichts davon trifft zu.« Sein Hang zur Aristokratie demütigte sie. Sie »stammte aus sehr armen kleinbürgerlichen Verhältnissen. Ihr Vater kleiner Angestellter, ihre Mutter Volksschullehrerin«. Sie liebte ihn, blieb aber mit ihm körperlich unbefriedigt, was sie quälte und sich in bedrängenden Träumen niederschlug. Er erklärt, er sei nie in sie verliebt gewesen: »Um die Wahrheit zu sagen: Ich empfand kein heftiges Verlangen nach ihr. Ich war von ihrer Persönlichkeit fasziniert, das ja, so eigenständig, so stark.«

1941 heirateten sie, »indirekt (...) wohl deshalb, weil es mir zuviel wurde, sie abends abzuholen«. Elsa war »eine Frau von fast honigsüßer Sanftheit, der trügerischen Sanftheit des Verliebtseins. Dann ist diese Sanftheit verschwunden, auch wenn sie mich wohl bis zu ihrem Tod geliebt hat«. Sie war von einem einzigen Gefühl beherrscht, ihrem Ehrgeiz: »die Literatur war ihr Leben«. Die beiden lebten wie zwei Studenten zusammen, »zweimal täglich aßen wir in der Trattoria, und jeder arbeitete und schlief in seinem Zimmer«.

1989 wurde ein Text Elsa Morantes veröffentlicht, ihr *Traumtagebuch* aus dem Jahr 1938. »Dauernde, nicht befriedigte Erregung«, die nie gestillte sexuelle Unruhe empörten sie gegen Moravia, ebenso ihre Abhängigkeit. »Er ist berühmt und reich, in wenigen Tagen fährt er nach Paris. Außerdem ist er immer verschlossen und finster. Er wird nach Paris fahren, um seinen gegenwärtigen Triumph zu feiern, und ich? Eine schreckliche Einsamkeit, ich stürze ab.« Moravia scheint von all dem keine Ahnung gehabt zu haben, als »leidenschaftlich und wenig sinnlich« bezeichnet er sie, gehemmt von ihrer sehr starken Scham. Beide aber waren hingerissen, was dem anderen literarisch gelang, unangefochtenes Einverständnis gab es offenbar nur in ihrer gegenseitigen literarischen Wertschätzung.

»Das Privatleben eines Schriftstellers ist Tratsch, und Tratsch, egal, um wen es geht, beleidigt mich«, äußert Elsa Morante in einem ihrer seltenen Interviews, 1972. Was man über einen Autor erfahren solle, sei in seinen Büchern zu lesen. Sie hätte es verabscheut, daß ihr *Traumtagebuch* publiziert wurde, und hätte wegen Moravias Indiskretionen in den Interviews, die unmittelbar vor seinem Tod als Buch herausgegeben wurden, erbittert und unversöhnlich mit ihm gestritten.

Nach seiner Darstellung hatten sie ihre beste Zeit miteinander, als sie sich 1943 bis zur Befreiung Italiens durch die Alliierten in den Bergen um Rom verstecken mußten – beide waren Halbjuden, Moravia stand außerdem wegen seiner Bücher auf der Verhaftungsliste der Deutschen. Hier in der Abgeschiedenheit der Berge sei Elsa glücklich gewesen, geradezu »in ihrem Element: Gefahr, Hingabe, Geringschätzung des Lebens. Das Alltagsleben in Rom machte sie ungeduldig, ließ sie schwierig, intolerant, sogar grausam werden.« Die Beziehung zwischen ihnen kühlte langsam ab. Als ihr Roman *Lüge und Zauberei* nach dem Krieg großen Erfolg hatte, fühlte sie sich vor ihm sicherer, wie endlich ernstgenommen. Sie brauchte sein positives Urteil, hätte Kritik von ihm überhaupt nicht ausgehalten. »Elsa hatte etwas Totalitäres: entweder für mich oder gegen mich.« Ihr Konkurrenzdenken war extrem: »Elsa hielt sich als Schriftstellerin für die Größte – das tun übrigens alle Schriftsteller –, doch sie verbarg es nicht, sondern legte Wert darauf, es zu zeigen. Dies war als Selbstbehauptung verständlich, doch ich meine, daß es mir gegenüber nicht nötig gewesen wäre.« Offenbar war es ihm nie gelungen, sie von seiner Verläßlichkeit, seiner Solidarität zu überzeugen. Sie hatte nie aufgehört, sich gegen ihn zu behaupten. Noch 1954 hätte sie eine gemeinsame Reise fast abgebrochen, weil er ihr in ein Hotel ein Telegramm unter dem Namen Elsa Moravia geschickt hatte.

Allmählich haßte er den unaufhörlichen Kampf und hätte sie am liebsten umgebracht – an Trennung dachte er nicht. Seine Wut setzte er in seinem Roman *Die Verachtung* um, was sie nicht merkte, denn sie war »nicht allzusehr daran interessiert zu erfahren, ob in meinen Büchern von ihr die Rede war«. Sich abgrenzen, die Selbständigkeit verteidigen, als sei sie ständig in Gefahr, immerzu gefaßt sein auf Kränkungen, sich wappnen gegen jede nur denkbare Unterlegenheit – ihr unausrottbares Mißtrauen ließ keinerlei berufliche Partnerschaft zu. »Wir waren keineswegs zwei professionelle Schriftsteller, die sich gegenseitig ihre Manuskripte vorlesen, Bücher diskutieren, sich über deren Stärken und Schwächen streiten. Wir waren in Wirklichkeit ein Mann und eine Frau, die eine sehr schwierige, sehr persönliche Beziehung miteinander hatten.« Ihre Grobheit, die er in einer Reihe von Anekdoten dokumentiert, war wohl Ausdruck ihrer Verwundbarkeit. Aus allem, was er berichtet, auch wie er es berichtet, wird deutlich, daß sie sich von ihm nie ausreichend geliebt fühlen konnte, ihr Zusammenleben krankte von Anfang an (»Seit einem Jahr sind wir Liebende und haben nur aneinander gelitten«) an diesem Defizit, das ihm gelassene Sicherheit schenkte und sie in ihre ruhelose Jagd nach Bestätigung hetzte. Ihre Identität fand sie im Schreiben, dies war ihre einzige »wirklich erfüllte Liebe«.

Ab etwa 1955 hatte sie eine zwei Jahre dauernde Liebesbeziehung zu Luchino Visconti, doch als sie sich entschlossen hatte, ihren Mann zu verlassen, entschied sich Visconti für seine Homosexualität. Ihr nächster Geliebter, ein junger amerikanischer Maler, beging Selbstmord. Obwohl Moravia damals, 1960, schon Dacia Maraini kannte, empfand er die Trennung von ihr niemals als »ganz vollständig«: »noch jahrelang überkam mich immer wieder ein furchtbares Gefühl der Verlassenheit.« Da beide vom anderen genau das wünschten, was sie nicht bekommen konnten, blieb ihre »existentielle Symbiose«, wie Moravia ihre prekäre Zusammengehörigkeit nennt, lebenslänglich unauflösbar.

Die Liebe zu Dacia Maraini bescherte Moravia die hoffnungsvollsten und unbeschwertesten Jahre seines Lebens. 53 Jahre war er alt, als er die selbstbewußte Vierundzwanzigjährige kennenlernte. Sie war bereits ein skandalumwitterter Star in der Literaturszene, hatte mit ersten Erzählungen, einem Gedichtband, der wegen »Obszönität« verboten worden war, ihrer Schönheit und ihrer offen eingestandenen Bisexualität die öffentliche Aufmerksamkeit auf sich gezogen und war von dem Ruhm ihres Liebhabers nicht allzu beeindruckt. Geboren in Florenz als Tochter eines Anthropologen und einer sizilianischen Adeligen, verbrachte sie die ersten Jahre ihres Lebens in Japan, zwei davon in einem Konzentrationslager, da ihre Eltern sich weigerten, Mussolinis Republik von Salò anzuerkennen. Mit elf Jahren kam sie nach Sizilien und lebte auf dem wundervollen Familienbesitz. Ihre Mutter war Malerin, ein Großvater Bildhauer, der andere Philosoph, eine Großmutter Schriftstellerin, die andere Sängerin – so eingebettet in den selbstverständlichen Umgang mit Kunst und Wissenschaft, bereitete ihr die Provokation des katholischen Bürgertums Vergnügen. Als sie 1963 den hochdotierten Prix Formentor für den besten noch unveröffentlichten Roman erhielt, wurde genüßlich in den Medien behauptet, dies habe sie nur Moravia zu

verdanken, der aber in einer Jury saß, die den besten bereits veröffentlichten Roman auszeichnete. Dacia konnte diese Verletzung überwinden, anders als Elsa mußte sie nicht unentwegt ihre
Autonomie beweisen. Sie befand sich nie im Kampf mit Moravia,
genoß die Gemeinsamkeit mit ihm und seinen Respekt vor ihrer
Arbeit. Nie habe er sich als Lehrer aufgespielt, sagt sie, nie in ihr
Leben eingegriffen, nie versucht, ihre Interessen zu beeinflussen.

In der Öffentlichkeit gingen sie getrennte Wege. Als sie 1973
ihre Theatergruppe »La Maddalena« gründete, ein Theater für
Stücke, die von Frauen geschrieben und inszeniert wurden (sie
betont, daß auch nur Frauen zuständig waren für Technik, Beleuchtung, Musik, Bühnenarbeit), verstand es sich von selbst, daß
Moravia sich an diesem Bereich ihres Lebens nicht beteiligte. Und
er absolvierte weiterhin allein seine Interviews und öffentlichen
Auftritte. Auslandseinladungen nahm er allerdings immer für sie
beide an, denn beide reisten leidenschaftlich gerne. Über Dacia
weiß sich Moravia nur voll des Lobes zu äußern: sie ist die »ideale Lebensgefährtin«, weil sie in höchstem Maß über self-control
verfügt »...Selbstkontrolle scheint mir die beste Garantie guter
Beziehungen zwischen Eheleuten, auch in Gefühlsdingen. Natürlich kann Selbstkontrolle allein zu Gefühlskälte führen, doch dies
ist bei Dacia Maraini absolut nicht der Fall, da sie eine besonders
sanfte und liebevolle Art hat.«

Elsas Charakter dagegen »war ihrer Intelligenz unwürdig« und
löste immerzu »scheußliche« Situationen aus, besonders auf Reisen, weil sie eben »keine Gefährtin« war, Punktum.

Dacia Maraini und Moravia waren nie verheiratet, weil sich
Elsa Morante nicht scheiden lassen wollte, 1978 trennte sich Dacia Maraini von ihm. Beider Aussagen weichen in diesem Punkt
voneinander ab. Sie stimmen überein, daß Dacia das Zusammenleben beendet hatte, »meine Berufstätigkeit ist allmählich zu anspruchsvoll geworden«, sagt sie, »er brauchte eine Frau, die ganz
für ihn da war.« Harmonisch sei auch die Trennung verlaufen,
das ist ihr wichtig. Er dagegen gibt zu, daß er sich bemüht hatte,
sie zu halten, sich auf Kompromisse einließ, nur um sie nicht ganz
zu verlieren, daß er »unter Angst und Verlassenheitsgefühlen«
gelitten und jeden Morgen an Selbstmord gedacht hatte. Sie geht
nicht auf das Eingeständnis seiner Schmerzen ein, betont, daß sie
bis zu seinem Tod täglich miteinander telefoniert, mehrmals wö-
chentlich gemeinsam gefrühstückt hätten. Nach vier Jahren, die

er als Suche nach einer neuen Partnerin beschreibt, lernte er, inzwischen 77, die dreißigjährige Carmen Llera kennen, die seine letzte Frau wurde. Um seine außerordentliche Großzügigkeit und Toleranz zu beweisen, erzählt Dacia Maraini von den Skandalen, die seine junge Frau verursacht hat, das Thema scheint ihr am Herzen zu liegen. Für ihre Beziehung zu ihm hebt sie hervor, daß sie ihn als den großartigen Menschen liebte, der er war, nicht als berühmten Schriftsteller. Ihre politische Übereinstimmung, ihre gemeinsamen Liebhabereien, wie das Reisen, ihr ähnlicher Geschmack und ihr Sinn für Humor hätten den Wert ihrer Verbindung ausgemacht, keineswegs der gemeinsame Beruf.

Auch zwischen Elsa Morante und Moravia trug der Beruf weder zum Gelingen noch zum Scheitern ihrer Ehe bei. Elsa hat den Bereich des Schreibens lediglich noch abweisender vor ihm verschlossen als jeden anderen. Von der Beerdigung Elsa Morantes 1984 erzählt Moravia, wie sich während der Fahrt zum Friedhof vom Leichenwagen die Blumen aus den Kränzen gelöst hätten: »so war Elsa aus meinem Leben davongeflogen.« Dacia Maraini ist ihm als Freundin geblieben.

Keiner hat die Einsamkeit
des andern angetastet

Friederike Mayröcker und
Ernst Jandl

Friederike Mayröcker und Ernst Jandl – vierzig Jahre ein Paar, möglich überhaupt nur durch räumliche Distanz.

Mayröckers Wohnung ist Lebenshöhle und Schreibparadies, tabu für Eindringlinge, Barrikade gegen Störenfriede. Nie würde sie diese Wohnung aufgeben wollen, die geringste Veränderung wäre unerträgliche Irritation eines fragilen Systems, das sich jeder äußeren Einwirkung verwehren muß, will es nicht in sich zusammenfallen. Absichtsvolle VERLOTTERUNG, deren Eigendynamik nichts als nur Schreiben gestattet. Seit 1980 wurde der Schreibtisch nicht aufgeräumt, seit Jahren erforderliche Renovierungsarbeiten wie das Streichen der Zimmer unterbleiben, kein Möbelstück ist sichtbar unter all dem Papier, das allmählich die Atemräume zuwuchert. Nur die kleine Hermes-Baby behauptet sich gegen die Flut, das Klavier ist längst darin ertrunken, das Fotokopiergerät scheint dem Ansturm zu widerstehen, wie lange noch? Auf dem großen Bett läßt sich ein schmaler Schlafstreifen vermuten, der im Lauf des Tages wieder dichtdschungelt, an den Wänden kein Fleckchen, das nicht mit Notizen, Zeitungsausschnitten, Bildern bedeckt wäre, nur dort, wohin auch der gestreckteste Arm nicht reicht, zeigt sich der desolate Zustand des Verputzes. Gelbe Plastikkörbe und Kartons in allen Größen enthalten das Material, das nach und nach zu Texten verwertet wird, »Reißzwecken und Wäscheklammern halten mein Leben mein Schreiben zusammen«, die Lage verschärft sich, da Briefe, Rechnungen, Akten, Mitteilungen des Verlags nicht mehr zu finden sind, nichts davon unentbehrlich, funktioniert doch das Telefon. Dennoch zermürben die täglichen Verrichtungen, die Suche nach einem benutzbaren Teller erfordert beträchtlichen Aufwand, der Überblick, was die Winkel verbergen, ist längst verlorengegangen. Die Bewohnerin der magischen Behausung (SCHWITZHÜTTE, NÄRRINNENKASTEN) bewegt sich gelassen in den Schluchten undurchdringlichen Zettelgebirges, gefällt sich in Übertreibungen, behauptet, sie finde unter dem Bett Ballen von Staub, einen toten Falter, »ein Pelargonienblatt (in der Wüste), ein Häufchen Zucker, ein Häufchen Schnee, Bindfäden, Federchen jenes Vogels, der sich schon lange eingenistet hat bei mir, ein Büschel Haare, schwarz, da liegt der Schatten des Hündchens«…

Besucher machen die Enge beklemmend bemerkbar, doch für Ernst Jandl findet sich ein Stuhl, sogar ein Tischchen wird herbeigeschafft. Für ihn, den Ordnungsliebenden, »zuweilen von einer Besessenheit emsiger Akkuratheit, von einer ängstlichen Penibilität erfaßt«, gibt es keinen Anlaß mehr für einen wie auch immer gearteten Kommentar. Was gesagt werden mußte, ist längst erledigt, zu ihrem Kampf »gegen übermächtiges chaos« weiß er: »aber sie schaffe daraus / neue ordnungen / glänzende poesie«.

Er packt ein Geschenk aus, ein Segelschiffchen, zierlich und fein, dies passe gut zu ihr. Auch einen Stift, der sich wunderbar anfühlt (»Hartgummi!«), aber nicht schreibt. Ein Werkzeug verweigert sich, einverständliches Staunen. Bequem zurückgelehnt, die knarrende Suada nur unterbrochen von tiefen Zügen aus der Pfeife, beginnt er zu erzählen. Getrenntes Wohnen sei unverzichtbar, nicht einmal im selben Haus wäre es denkbar, »die Präsenz oder Nichtpräsenz des anderen physisch spürbar«, nein, die halbe Stunde zu Fuß, bzw. fünf Minuten mit dem Taxi, so sei es richtig, einer dem anderen durch Gedanken, durch Telefon verbunden. Ende 1956 war er bei ihr eingezogen, als diese Wohnung noch kleiner war, als Schrecknis ist ihm dieser Versuch in Erinnerung, obwohl alles Gemeinsame mit ihr schön gewesen sei, doch die beengten Räumlichkeiten hätten ihm »Schweißausbrüche vor Scham« verursacht (eine »Substandardwohnung, Zimmer, Kuchl, Kabinett«): »Da war ich von der Angst erfüllt, ich komme dort nicht mehr weg.« Heimlich ist er mit seinem Koffer auf und davon, »viel mehr habe ich nicht gehabt, als in einen Koffer hineinging, hab mir per Telefon eine Untermiete verschafft und bin verschwunden. In derselben Weise bin ich vorher schon von meiner Frau weg, die war auf Urlaub in Frankreich…« Er könne sich nur durch Flucht entziehen. Im Rückblick wird er sagen: »Ich verstand es nicht, etwas an Glück dauerhaft zu machen.« Zwei Ehen mußten also geschieden werden, auch ihre, die Suche nach einer gemeinsamen Wohnung verlief erfolglos – Indiz eher für die nur halbherzige Suche als für Wohnungsnot in Wien.

Seit sie sich kennen, also seit 1954, verbringen sie die Urlaubsmonate zusammen, in dieser Zeit kann sie allerdings nicht arbeiten. Er besteht darauf, daß sie sehr wohl schreibe, auch längere Texte zustande bringe, sie aber will nur ganz kurze Gedichte zugestehen. Striktes Alleinsein sei die Voraussetzung ihres Schreibens: »Darum glaube ich, daß die erste Forderung einer Künstlerin die völlig unabhängige Lebensform sein muß. Daß sie allein leben will, isoliert lebt und es auch kann. Ich glaube, daß Künstlerinnen die vollständige Isolation brauchen, das völlig eigenständige Leben im Alltag, ohne daß sie für jemanden da zu sein haben in dem Sinn des täglichen Sorgens, sich kümmern, bereitstehen.« Sie habe sich sehr früh entschieden, auf Familie, auf Kinder zu verzichten.

E. J. (über die Zeit nach seinem Auszug): Damals warst du auch bereit, das hast du mir gesagt, das Schreiben aufzugeben.

F. M. Das war aber wirklich nur eine Phrase.

E. J. Nein, das war keine Phrase, es gab eine gewisse Zeit, da ist für dich im Vordergrund gestanden der Wunsch nach einem Kind.

F. M. Hab ich nie gehabt.

E. J. ...der Wunsch nach einem Kind und die Bereitschaft, kochen zu lernen, und die Bereitschaft, das Schreiben aufzugeben und mir zu überlassen. Ich habe mich von allem Anfang an heftig dagegen gewehrt, ich habe gesagt, das ist lächerlich, deine Sachen sind gut, du mußt weiterschreiben. Das ist kein Preis, den man für irgend etwas zahlen kann.

F. M. Ich glaube nicht, daß ich mich jemals mit dem Gedanken abgegeben habe, gespielt habe mit einem solchen Gedanken, daß ich nicht mehr schreibe.

E. J. Du hast es ganz sicher getan.

F. M. Ich kann mich nicht erinnern.

E. J. Du kannst dich an Verschiedenes nicht erinnern. – Wie ernst das war, das sieht man aus dem Ergebnis, man kann nicht sagen, das war unumstößlich...

F. M. Das war vielleicht einmal eine Vorstellung, vielleicht...

Er scheint tatsächlich über das bessere Gedächtnis zu verfügen, was ein Brief vom 4. 12. 1956 an den Lyriker Andreas Okopenko belegt: »Ich habe auch schon lange nicht so gut gegessen. Fritzi

übt nämlich jetzt die Kunst in der Küche und freut sich der großen Erfolge. Ich bin ihr Publikum. (...) In ihrem Kopf wachsen
angeblich winzige Kindergeschichten.«

Diese Erinnerungen gefallen ihr nicht, sie zieht die Schultern
hoch, blickt zu Boden, gibt aber ihre leisen Einwände auf, sie will
nicht für ihren gelungenen Apfelstrudel von damals gelobt werden und nicht erörtern, wie es trotz seiner geringen »Liebesfähig-
keit« (der ihren deutlich unterlegen, darauf besteht er), doch zu
einer »tauglichen Zweierbeziehung« kommen konnte. Sie beruft
sich auf ihre »Biografielosigkeit«, die Jandl schlicht als Fiktion
bezeichnet, Erfindung einer erzählenden Autorin. Erzählen? Sie
zuckt zurück.

> Jo i waas scho de fritzi
> vadinat aa a gedicht
> owa des muasi jo ned aufschreimm
> soxia oft gnua ins xicht

So zu lesen in den Stanzen, genauer gschdanzl, 1992 erschienen,
»ein buch erhebender und niederschmetternder sprachkunde«,
wie Ernst Jandl selbst ankündigt. Volkstümlich Brutales, bärbei-
ßig Bitteres mit dem Gestus einer fürchterlichen Gemütlichkeit.
Vergnügt zeigt er eines dieser gschdanzln, das F. M. »verabscheut«. Kommt es oft vor, daß sie etwas, was er geschrieben hat,
so heftig ablehnt? – Davon könne keine Rede sein, zwar, Literatur zum Kaputtlachen sei nicht ihre Sache, aber das gelte nicht für
Jandl-Texte, die seien ihr so nah, daß sie viele auswendig kenne,
dagegen kein einziges eigenes Gedicht. Ja, er zeige ihr alles, und
sie sage dazu ihre Meinung, aber sie müsse geschickt vorgehen
wegen seines Jähzorns. Befinde er sich in einer Depression, sei sie
besonders behutsam, um sein Schreiben nicht zu blockieren.

Von Beginn ihrer Beziehung bis heute üben sie gegenseitig Kritik. Erst in den letzten Jahren war es ihm nicht mehr möglich, die
Entstehung ihrer großen Prosawerke zu begleiten (F. M. : »Das
kann man auch nicht erwarten, der Arme kann das alles gar nicht
lesen«). Da sie mehrere Fassungen anfertige, sei er während der
Vorphasen ausgeschlossen, sagt er. Die fertigen Manuskripte
sollten aber so schnell wie möglich zum Verlag, und er sei außer-
stande, sie in kürzester Zeit zu lesen. Bei Gedichten ist das anders, da wird diskutiert: »Ist dieses Wort hier richtig? Soll es an

anderer Stelle stehen?« Ganz offen gibt er zu, daß seine Kritik von seiner Laune abhängt und manchmal durchaus »invektiv« gemeint ist. Heute läßt sie sich nicht dadurch stören, aber in ihren Anfängen hat sie dieses Vorgehen so entmutigt, daß sie wochenlang nichts zustande brachte. Bis vor wenigen Jahren hat sie immer betont, wie sehr ihr die Gespräche mit ihm bei der Arbeit helfen (»Er hat einen Originalblick für Literatur, nicht getrübt von irgendwelchen überkommenen Ansichten«), doch scheint seine Unterstützung deutlich abgenommen zu haben. Andere Freunde lesen zwar ihre Manuskripte und äußern sich dazu, ermunternd, bestätigend, doch ohne Jandls »ätzende« Direktheit. Korrekturfahnen mit Änderungsvorschlägen der Lektoren gehen beide gemeinsam durch, aber bei ihrem letzten umfangreichen Werk *Lection* hat das auch nicht mehr stattgefunden. Sie ist also zunehmend auf sich gestellt.

Trotz durchgehend positiver Rezensionen wird immer wichtiger, daß ihre Bücher durch die Leser »erlöst« werden, die Stummheit der Leser ist tödlich (»Je mehr Bücher du schreibst, desto gleichgültiger reagieren die Leser«), bohrende Fragen: »Wird das Buch, an dem ich zwei Jahre geschrieben habe, zu jemandem sprechen können. Wird es jemandem nahekommen können. Wird es jemandes Trauer, Enttäuschung, Angst, Schmerz und Verwirrung aufheben können.«

Jandl hat bereits Mitte der sechziger Jahre mit Jazzmusikern zusammengearbeitet, viele seiner Gedichte gleichen dem Scat-Gesang, der ja auch nur Silben und Laute benutzt, streng rhythmisiert, daraus sind wunderbare Platten- und später CD-Aufnahmen entstanden, mit Musikern oder allein, mit seiner Stimme als variablem Instrument. Mit seiner geschmeidigen, nuancenreichen Diktion bewegt er sich bei seinen öffentlichen, immer umjubelten Auftritten in Kontakt und Austausch, während sie sich in einer Stille aufhält, in der außer dem Schreiben fast nichts mehr stattfindet.

Die künstlerische Produktion der beiden Lebensfreunde hat sich seit mehr als zwanzig Jahren diametral auseinanderentwickelt. Deshalb gibt es auch seit langem keine gemeinsamen Lesungen mehr. 1972 hatten beide eine Vortragsreise in die USA unternommen und dort an dreizehn Universitäten gelesen, aber spätestens während der Lesereisen 1981 durch Frankreich und 1982 durch Italien war deutlich geworden, daß beide unterschiedliches

Publikum ansprechen und daß sie bei gemeinsamen Auftritten ins Hintertreffen gerät. Die leichtere Zugänglichkeit seiner Gedichte, ihr Witz und die Fulminanz seiner Interpretation haben sie »ein bißel vernichtet«, sie verlor allmählich die Freude an ihren Achtungserfolgen, die Scheu, vor seinem Auftritt zu lesen, steigerte sich zur Angst, aber danach wäre es erst recht undenkbar gewesen, also verzichteten sie darauf, sich der Öffentlichkeit gemeinsam zu präsentieren. Beide sind sich einig, daß nicht nur der Stil ihrer Darbietung, sondern auch die Art ihrer Texte nicht zusammenpassen (E. J.: »F. M. schreibt große Literatur, und ich erhalte den Deutschen Kleinkunstpreis«), und so hatte Jandl vollstes Verständnis für die Trennung seiner Gefährtin. Überhaupt ist er der Meinung, ihr seien aus der Beziehung zu ihm Nachteile entstanden, dies gelte auch für heute.

Als sich die beiden 1954 kennenlernten, hatte Friederike Mayröcker bereits einen Ruf als Autorin, ihre Gedichte waren neben denen der Bachmann und Erich Frieds in der Literaturzeitschrift »Der Plan« veröffentlicht worden (E. J.: »Und kein Gedicht von E. J. wäre jemals dort hineingekommen«). In den »Neuen Wegen« publizierten beide, aber während er von der einfachen, »weiblichen« Diktion ihrer ersten Gedichte beeindruckt war, hatte sie die seinen »überschlagen« und sich erst dafür interessiert, nachdem sie ihn kennengelernt hatte, bewertete sie jedoch sofort als »meisterhaft«. Auf seinem Weg zur experimentellen Lyrik ging sie nicht mit, kreierte ihren »Magischen Realismus«. In der Mainummer der »Neuen Wege« 1957 benutzte der Lyrikredakteur einen Krankenhausaufenthalt seines Chefredakteurs, um Jandls Sprechgedichte (»schtzngrmm«) zu drucken, was einen Literaturskandal auslöste und zu jahrelangem Boykott Jandls in Österreich führte, in den auch Friederike Mayröcker einbezogen wurde, obwohl sie sich nichts diesen angefeindeten Formen Vergleichbares zuschulden hatte kommen lassen. Beide fanden erst zehn Jahre später Publikationsmöglichkeiten in der Bundesrepublik, wo Jandl mit seinen Lesungen ein junges, vor allem studentisches Publikum gewonnen hatte.

Während dieser bitteren Zeit, in der beide totgeschwiegen wurden, verdienten sie ihren Lebensunterhalt als Lehrer. Jandl, promovierter Germanist, unterrichtete Deutsch und Englisch am Gymnasium, sie Englisch an der Hauptschule, was sie ungleich stärker belastete als ihn. Der »ungeliebte Beruf« erscheint ihr als

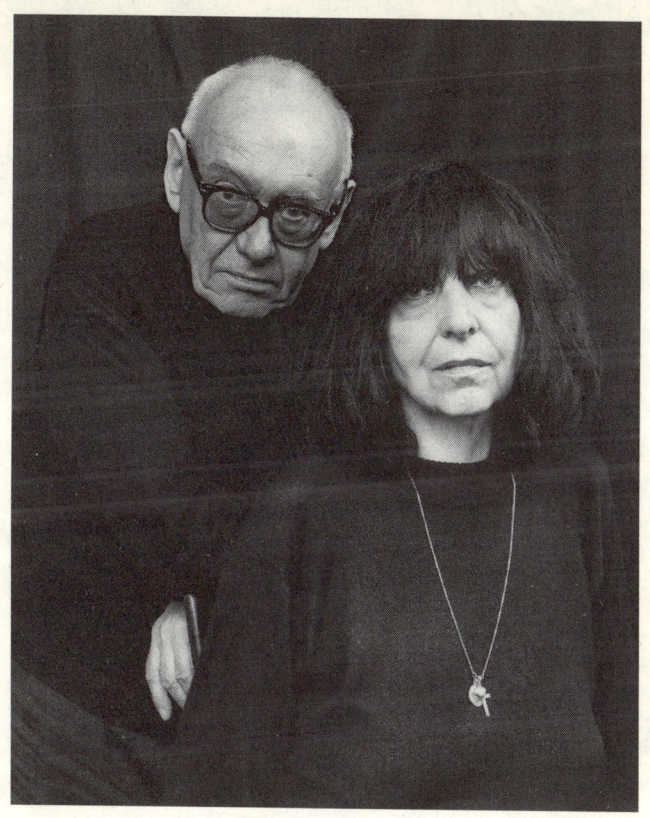

18 Friederike Mayröcker (geb. 1924) und Ernst Jandl (geb. 1925).
Foto: © R. Öhner/B. Kraller

Verrat an ihrer Begabung: »als sei ich damals allzu sorglos mit meinem Vorrat an schöpferischer Substanz umgegangen«. Ihm gelang es viel leichter, den Beruf und das Schreiben zu verbinden, nach mehreren unbezahlten Urlauben quittierte er schließlich den Schuldienst aus gesundheitlichen Gründen, während der Unterricht für sie eine fast unerträgliche Fron bedeutete, aus der sie erst ihre Frühpensionierung befreite. Daß auch sie so viele Jahre gar nicht daran denken konnte, von ihrer schriftstellerischen Produktion zu leben, da sich Verlage, Zeitschriften und Funk verweigerten, bezeichnet Jandl als Strafe, die sie wegen ihrer Beziehung zu ihm zu leiden hatte. Auch später habe ihr diese geschadet, so zögerte sich z. B. ihre Mitgliedschaft in der Berliner Akademie der Künste hinaus mit dem Hinweis darauf, daß ja er bereits Mitglied sei, und gelegentlich höre er, sie »müßte längst den Büchner-Preis haben, aber den hat ja schon der Jandl«. Dabei ist er von der Überlegenheit ihres Schaffens überzeugt, ihre Dichtung habe längst eine seinen »Hals ausrenkende Höhe erreicht«.

Sein Schreiben versackt immer wieder unter der Last lähmender Depressionen, und selbst in diesen Phasen der Verzweiflung versucht er darauf zu achten, daß seine Not »F. M. in ihrer unermüdlichen Arbeit, die sie als Mensch wie als Dichterin immer größer macht, keinen Schaden zufügt«. In dem als Sprechoper bezeichneten Theaterstück *Aus der Fremde* (1980), das mit eingestandener Authentizität die Depression eines »etwa fünfzigjährigen Schriftstellers« darstellt und listig erhöht, heißt es über »eine gleichaltrige Kollegin, seine langjährige Freundin«:

sie sei als künstlerin
weit
über ihn hinausgekommen

konsequenz und kontinuität
seien auf sie
übergegangen

nicht von ihm freilich
dem seit jahren
zerbröckelnden

Die Schreibqual und ihre Überwindung ist Thema. Das Stück handelt von der Entstehung eines Stücks: wie der gähnenden Leere des Papiers Worte abgetrotzt werden, ist als Methode der Selbsttherapie mitzuvollziehen. Immer nur winzige Strophen von jeweils drei kurzen Zeilen, »fortlaufend numeriert / bis es ein stück sei«, fordere er sich ab, denn

>   eine dreizeilige strophe
>   gelinge ihm fast jederzeit
>   dadurch falle eine hemmung fort

Jede Figur redet von sich in der dritten Person und außerdem im Konjunktiv (»ein dreifacher motor / strophe konjunktiv dritte person«), damit schreibe sich das Stück gleichsam von selbst.

Versteht Jandl Poesie und nichts als diese als seinen »widerlichen Lebenszweck«, bedrohen die Panik vor dem Verlöschen der Arbeitskraft, die Scham über ungenutzte Zeit (»sein einziges kapital / die zeit / wie er es vergeude«) nicht nur die berufliche Existenz seines Alter ego im Stück, sondern dessen Lebenswillen. Wie dem Ekel vor dem leeren Blatt Papier entgehen? Da wirft er schon mal die Füllfeder »aufs glotzende weiß / daß dort wenigstens ein fleck sei«. Gezeigt werden auch die Ermutigungsversuche der Partnerin, seine Zweifel daran und schließlich die beruhigende Wirkung ihres Lobs.

>   sie: außerordentlich diese
>   verwendung des konjunktivs
>   den sie selbst so liebe

Dazu erzählt Friederike Mayröcker in einem Interview: »Es ist schon komisch, daß E. J. und ich den Konjunktiv fast zur gleichen Zeit gehäuft verwendet haben, als er *Aus der Fremde* schrieb, war ich mit den *Abschieden* beschäftigt. Er hat mir seine neuen Strophen gezeigt, ich zeige während der Arbeit nie etwas her.« Seine Verwendung des Konjunktivs hat sie bei ihrem Einsatz des Modus bestärkt – eines der vielen Beispiele, wie konstruktiv beide Impulse durch den anderen verwerten, kleinliche Konkurrenz wäre undenkbar.

Der Dichter in diesem Stück stiehlt sich auf herzzerreißend witzige Weise aus seinen Schmerzen davon. Jandl hat seine eigene

Not gezeigt, die Technik, ringsum drohende Blockaden aufzulösen, aber dabei nicht mehr preisgegeben als einige autobiografische Züge, weil gerade »keine anderen Inhalte zur Verfügung« waren.

Auch über Friederike Mayröcker erfährt man nur vordergründig Zutreffendes. Die Frau in diesem Text nimmt sich gegenüber dem Mann zurück, geht behutsam mit seiner Krise um, und das kennzeichnet die Haltung der Schriftstellerin auch privat (»Ich habe mit meinen Partnern immer das Gefühl gehabt, ich möchte im Hintergrund stehen… Mir wurde das Zurücknehmen, Im-Hintergrund-Halten vielleicht anerzogen, und das spielt mit, ich mache es gerne«). Diese Rücksicht endet allerdings, sobald sie das tägliche Schreibpensum gefährdet.

So sind die Personen des Stücks bei aller Erkennbarkeit doch rein literarische Figurationen, präsentieren ein Segment wirklichen Lebens als spielerische Verlockung der Neugier des Lesers/Zuschauers. Friederike Mayröcker arbeitet regelmäßig vom Morgen (manchmal schon ab 4 Uhr früh) bis Mittag, die Pein vor dem unbeschriebenen Blatt Papier kennt sie nicht. Zwar fühlt sie sich morgens auch immer elend »aus irgendwelchen – ich weiß nicht ob seelischen oder körperlichen Gründen«, aber sie muß direkt »vom Aufwachzustand in den Arbeitszustand« überwechseln, und schließlich beginnt sie den Tag nicht »blank«: »Alles ist übersät mit Zetteln, also mit Verbaleinfällen, mit Gebrauchsanweisungen, wie es am nächsten Tag weitergehen soll.«

Schon vor Jahren hat sie die Methode entwickelt, fast im Schlaf noch ihre Verbalträume festzuhalten, die sie ebenso benutzt wie ihre stenografischen Mitschriften von Telefongesprächen, Sätze von Ernst Jandl und anderen Freunden, Teile von Briefen, wofür sie am Ende ihrer Bücher den »Ausgebeuteten« dankt. So kommt es nie vor, daß sie nichts aufs Papier zu bringen hätte, immer raffiniertere Formen des »Ineinandersteckens«, sogar die Verwertung von Lesefehlern (»ich lese manchmal falsch, was ich aufgeschrieben habe, da entstehen ganz zauberhafte Sachen, die nehm ich, weil sie mir so gut gefallen«) schützen sie davor. Deshalb fühlt sie sich in und mit ihrer Arbeit geborgen, benötigt in ihrem Leben fast nichts außer dem Schreiben und jagt ihre Besessenheit noch ins Absurde, indem sie das literarische Ich auch unter unmöglichsten Körperverrenkungen, wie ertrinkend geradezu, die Schreibmaschine betätigen läßt. Alles ist für sie Material, sie stopft es in die unterschiedlichsten Behälter, stöbert darin lustvoll und befördert wunderliche Sprachfetzen zutage für neue Montage. Sie kann sich selbst nicht erklären, was in ihr »zusammenschießt«: »Es kommt da etwas in mich herein, in meinem Kopf oder in meine Sinnesorgane, worum ich mich gar nicht bemühe.« Namen sind oft Einfälle des Traumes – wie etwa der »Ohrenbeichtvater« –, Wortkombinationen tauchen aus dem Unbewußten auf, verweigern sich den gewohnten semantischen Bezügen, der syntaktischen Struktur sowieso. Darin sieht sie aber kein in Sprache verliebtes Spiel, wie es ihr bis zur großen Amerikareise vor mehr als zwanzig Jahren Vergnügen bereitet hat, jeder Satz ist schließlich verstehbar. Doch gibt sie zu, jeder Satz enthalte »Atome«, die sich nicht mehr zerkleinern ließen, »die ich auch selbst nicht auflösen kann«.

Das Erzählen einer Geschichte interessiert sie nicht, auch »subjektives Schreiben« findet sie überholt, obgleich sich Subjektiveres als dieses Ausloten ihres prärationalen Bestandes kaum denken läßt. Wenn sie, meist gefordert durch einen äußeren Anlaß, eine Preisverleihung etwa, über ihr Schreiben reflektiert, versucht sie klarzumachen, wie wenig sich darüber mit einem Vokabular, das zu anderen Bereichen als denen der Poesie gehört, ausdrücken läßt: »Ich könnte Ihnen etwas von den random-Elementen in meinen Texten erzählen, von ästhetischen Verdichtungs- und Verdünnungszonen, und daß ich mein Wortmaterial auflade, atomisiere, deformiere, daß ich, indem ich Collage auf Collage stülpe, solches Fremdmaterial meist nur als Vorlage für eigene Bildmotive herstelle, daß ich Verba substantiviere, Substantive verbalisiere, daß ich eine Armee von Satzzeichen einsetze, um sie attackierend, schmetternd, beiseite sprechend, lockend, besänftigend, neutralisierend funktionieren zu lassen, daß ich Wiederholungen als Leitmotive verwende, daß eines meiner Hauptanliegen darin besteht, Disparatestes zu harmonisieren, gegensätzliche Verbalelemente zusammenzuknüpfen. (…) Ich könnte Ihnen also von den minuziösen Imponderabilien eines schreibenden Menschen erzählen, aber – ich frage mich ernsthaft: wird es Ihnen etwas von dem vermitteln können, was seine Auslösung bewirkt hat?« Sich an die Kraft des Traumes anzunähern könne nie ganz gelingen, Leistung sei bereits das Produzieren von Träumen, Begabung für Poesie setze »ein Gefühl deckungsgleichen Einsseins« mit allem Lebendigen voraus, es gelte die Aufhebung der Grenzen zwischen Innen und Außen, daher die Frage: »in welchem Maße ist es mir gelungen, die mir durch Welt und Leben aufgeprägten Spuren auf das Präziseste in Sprache umzusetzen?«

Gedichte gelingen leichter, »vieles entsteht bei mir durch optische Erfahrungen im Alltagsleben, was ich sehe, was mir auffällt, kann sich augenblicklich verwandeln in eine Metapher, d. h. das Bild wird unter glücklichen Umständen sofort zum Wort, zu Wortkonstellationen, und wahrscheinlich ist es deshalb so schwierig, meine Metaphern aufzulösen«. Prosa dagegen erfordert langwieriges, oft mühsames Überprüfen, Korrigieren, immer sind mehrere Fassungen nötig, während es Gedichte gibt, »die ich nicht ein einziges Mal überarbeiten mußte, die sind eigentlich fast von selbst auf das Papier gekommen«. Der Unterschied zwischen Gedicht und Prosa drückt sich sogar in unterschiedlicher Körperhaltung beim Schreiben aus. Ein Gedicht lasse sich allerdings nicht erzwingen, in Prosa entziehe sich die Materie weniger der Übertragung in Sprache.

Wenn sich Ernst Jandl poetologisch äußert, wie in den unter dem Titel *die schöne kunst des schreibens* zusammengefaßten Essays (1976), in Interviews oder den Frankfurter Poetikvorlesungen (WS 1984/85), basieren seine Aussagen auf Voraussetzungen, die auch für F. M. gelten: »In der Poesie brauchen wir alles, woran wir uns nicht gewöhnt haben, in der Kunst überhaupt, aber zu allermeist in der Poesie, die auf ein Material angewiesen ist, das von allen unausgesetzt, und mit vollständiger Gewöhnung daran, verwendet wird, alles außer Poesie daraus zu machen. Das Material ist dasselbe, aber die Gewöhnung daran muß aufhören, alle Gewöhnung daran muß aufhören, wo Poesie beginnen soll.« Die Befreiung der Sprache von ihren nützlichen Funktionen, die Auflösung aller Bindungen eines literarischen Textes an die Alltagssprache haben eingesetzt zu Beginn des 20. Jahrhunderts. »Das ist eine Parallelerscheinung zur Auflösung der Tonalität in der Musik und zur Verflüchtigung des Gegenstandes in der Malerei.«

Trotz der außerordentlichen Formenvielfalt seiner Gedichte gilt für alle seine poetischen Texte, daß an ihnen nichts zu interessieren habe als sie selbst. So akzeptiert er spöttisch, »keine persönliche Lyrik« zu produzieren: »von erlebnislyrik ist natürlich keine rede. das erlebnis ist das gedicht. (…) das heißt das erlebnis muß ein sprachliches Erlebnis sein und ist dann übertragbar durch das gedicht. es wird nicht über ein erlebnis berichtet, was sonst der fall ist bei einem erlebnisgedicht, sondern das gedicht ist das erlebnis und mit dem gedicht wird gleich das erlebnis transportiert.« Die Grenze zwischen experimenteller und nichtexperimenteller Lyrik ist ihm gleichgültig: »es ist an und für sich doch das primäre, gedichte zu machen nicht bestimmte experimente anzustellen, um zu lösungen zu kommen, und damit hat sichs.«

Friederike Mayröcker würde nicht mehr mitgehen bei Jandls Absage an den Sinn. »Unsinn, als ein bewußtes Abweichen von der Logik der Alltagssprache und des zweckgerichteten Denkens, hat eine verjüngende Kraft, die das Verwittern verzögert, wenn nicht verhindert.« Der Verzicht auf Sinn erweitere »den Bereich der Dichtung ins Unbeschränkte«, »weit wie das Leben selbst, das nirgends, soweit ich blicke, von Sinn eingesäumt ist«. Die Varianten Sprech-, Laut- und erst recht visuelle Gedichte sind die daraus folgenden spielerischen Möglichkeiten. Nichts davon findet sich im lyrischen Schaffen der Mayröcker. Trotz der Lebenspartnerschaft ist sie mit ihrem Schreiben, das für ihn »in der ganzen Methode des Machens etwas Unbegreifliches enthält«, einen anderen Weg gegangen. Nach dem Kennenlernen 1954 haben beide gemeinsame Texte verfertigt, Montagetexte, später auch größere Arbeiten: die Hörspiele zwischen 1967 und 1970. Für eines davon, *Fünf Mann Menschen*, erhielten beide den Hörspielpreis der Kriegsblinden. In der gemeinsam gehaltenen Dankesrede heißt es, »daß im nachhinein nicht mehr festgestellt werden kann, wo die Anteile jedes der beiden Autoren liegen«. Die Arbeit sei im Zwiegespräch entstanden, »die Vertrautheit der beiden Autoren miteinander sicherte die nötige Leichtigkeit – es gab keine Scheu, irgend etwas zu sagen – und zugleich die nötige Kontrolle – es gab keine Scheu, zu kritisieren und zu verwerfen«. Aus verschiedenen Äußerungen ist zu entnehmen, daß die Szenendialoge von Jandl geschrieben wurden, während Mayröcker die Texte, die beide zunächst auf Tonband gesprochen hatten, durch ihre eigene Technik »poetischen Zerhackens« aufbereitete. Daß die Produktion zwar konstruktiv, aber nicht reibungslos verlaufen war, läßt sich anhand mancher Textstellen ahnen:

Mann: großartig
so eine Zusammenarbeit
habe ich mir allerdings anders vorgestellt

```
                da muß man natürlich dann
                überhaupt
                alles andre zurückstellen
                die eigenen Sachen und so –
        Frau    (gehaucht): ja…
```

Trotz des auch nach Jahren beteuerten Einverständnisses galt:
»So begibt sich schließlich jeder wieder auf seinen eigenen Weg,
im Bewußtsein eines Abschiednehmens…« Sie entfernten sich
voneinander in der Sicherheit unverbrüchlicher Nähe.

```
        wartend
        ich sein
        zeigen dir wollend
        von den heutigen tag
        das ausgebeute
        was geschrieben habe ich möge
        daß ihm geben du dein säge
```

Beinahe unnötig die Widmung dieses Gedichts »an f. m.«. Manch
andere versetzen den Leser in Ratlosigkeit. Warum wendet sich
»die morgenfeier«, das Hohelied auf eine tote Fliege im Bett, an
die Gefährtin? Manchmal kommt Jandl dem Begreifen zu Hilfe:

```
        doppelporträt      jesolo 66
        E                  F
        schwitzen          schwimmen
        schwitzen          schwimmen
        schwitzen          schwimmen
        schwitzen          schwimmen
        schwimzen          schwimmen
```

»So verbringt E, ganz anders als F den Tag, und wenn E versucht,
es F gleichzutun, tritt nur eine kleine Unregelmäßigkeit ein, aber
beileibe keine Verwandlung.« Er spricht gerne über seine Texte,
erläutert sie auf Symposien, in Vorlesungen und Interviews, läßt
sich geduldig ausfragen über Arbeitsweise und Zielsetzung,
Machart und beabsichtigte Wirkung, antwortet in gestochenen
Sätzen, knapp, präzis. Zu Werken anderer Autoren äußert er sich
nicht, verfaßt auch keine Rezensionen. Ab und zu interpretiert er

Gedichte von F. M., dann verbindet sich die Sachkompetenz des Berufskollegen mit einer sonst seltenen Zärtlichkeit. So entschlüsselt er etwa mit einfachsten Worten die Bildsprache ihres Gedichts »Winter-Nachtigall« nach dem Schema »Das Gedicht sagt« – »Ich sage dazu«, z. B.:

Das Gedicht sagt:
eine Dämmer-Schere; ein Schwan; eine Kälte;
    Zwinger; Gerüstwerk; Freigebigkeit aus Verzweiflung;
        Kalkgeäder; Verkettung; verlorene Frosthunde am Halfter;
            versteinte Züge; Angstwalze; Dampf;

Ich sage dazu:
Das Licht wird abgeschnitten. Ein Schwan ist schön. Kälte bricht ein. Wir, wer immer wir sind, sind Gefangene. Jedem Bettler muß ich etwas geben; jeder könnte ich sein. Wir sind im Stein. Wir sind Stein. Wir werden zermahlen.

Die Verknüpfung von Text und Auslegung ergibt zusammen ein eigenes poetisches Gespinst.

Oder seine Erläuterungen *Die poetische Syntax in den Gedichten von Friederike Mayröcker*: Er beschreibt ihre Entwicklung zu lyrischer Autonomie anhand ihres wachsenden Mutes, sich von der normativen Syntax zu entfernen, mit ihr zu spielen, sie zu reduzieren und schließlich in einem System kreativer Zuordnungen ganz zu überwinden.

Umgekehrt hat sie sich nur ein einziges Mal zu seiner Dichtung geäußert, und zwar zu »ottos mops«.

> ottos mops trotzt
> otto: fort mops fort
> ottos mops hopst fort
> otto: soso
>
> otto holt koks
> otto holt obst usw. usw.,

kein Leser wahrscheinlich, den es nicht zu spielerischer Nachahmung inspiriert hat. In einem sehr kurzen Text kommt Friederike Mayröcker zu dem Schluß, »daß sich hier eine Verwandlung vollzieht, die wunderbar immer von neuem glückt, nämlich von der Liebe zum Vokal zur Wirklichkeit des Bilds; vom Glauben an das O zur Offenbarung der Poesie.«

Theoretische Auseinandersetzung mit seinem oder dem eigenen Schreiben sind ihre Sache nicht. Jandl ist omnipräsent in ihrem Werk. Allein die Widmungen ihrer Gedichte umfassen ein weites Spektrum, von »Anleitungen zu poetischem Verhalten« (»Pick mich auf mein Flügel…«) mit den hämmernden Ermutigungen zum Irrwitz (»Rübsen Sie monalisa!«) bis zu strengem Arbeitsprogramm: »Legen Sie Silben aufs Eis! / Wärmen Sie sich an den Deklinationen die Füße! / Überhöhen Sie die Grammatik! / Fliegen Sie aufs alltägliche Gespräch! / Setzen Sie Winkelmaß und Zirkel aufs spiel! / Stören Sie die Sprache ein wenig mehr!« Momente liebevoller Beobachtung sind in Lyrik umgesetzt, wie Jandl den Rhythmus schlägt »zu berstender Plattenmusik« oder mit Tüten bepackt den Hof überquert, und schließlich im Band *Das besessene Alter* Texte über Krankheit, Verlustangst, Sterbenstraurigkeit.

In vielerlei Metamorphosen erscheint Jandl in ihrer Prosa, von den Rezensenten gleichgesetzt mit dem Ohrenbeichtvater in *Mein Herz mein Zimmer mein Name* (1988), Julian in dem Bühnentext *Nada. Nichts.* (1990) und auch mit Samuel in *Stilleben* (1991), was die Autorin als Mißverständnis bezeichnet, sei doch Samuel als Hommage an Samuel Beckett gemeint. Wie dem auch sei, zweifellos ähneln diese Figuren in Haltung und Meinung dem Lebensgefährten, sind allerdings auch Sprachrohr für andere Freunde, teilweise sogar eine Art Alter ego des literarischen Ichs.

Die beiden umfangreichen Prosawerke, die sich jeder Gattungskategonie entziehen, sind Sprachabenteuer gewaltigen Ausmaßes. *Nada. Nichts.* nennt sich zwar »Konversationsstück«, erteilt Spielanweisungen für Bühnenbild und Lichtführung (»goya-rote Lichtreflexe«), erweist sich aber eher als Leseexpedition in die labyrinthischen Gedankenpfade der Figuren denn als bühnentauglich. In allen drei Texten setzt eine weibliche Person in überbordender Schreibbesessenheit Lebensfähigkeit und Schreibexistenz gleich, zurechtgewiesen, belobigt, provoziert durch einen männlichen Begleiter. Die Personenkonstellation in *Nada. Nichts.* erinnert an Jandls *Aus der Fremde*, es gibt eine Schriftstellerin unbestimmten Alters, Julian, den »Vorsager«, ebenfalls unbestimmten Alters, und den jungen Intellektuellen Lerch, dem

»zartes Charisma« zugeschrieben ist. Von den beiden Männern ist kaum zu sagen, »WO JULIAN AUFHÖRT UND LERCH ANFÄNGT, oder umgekehrt«.

Den »ineinander verschränkten Nervensystemen« der Schriftstellerin und Julians entstammen identische Einsichten, wie etwa: »die Wahrheit ist, unsere Welt- und Lebensenttäuschungen werden durch unser Schreibenkönnen gnädigerweise aufgefangen, ohne dieses Schreibenkönnen wären wir längst wahnsinnig geworden« – das Stück mündet in einen auf die beiden Personen verteilten Monolog, austauschbar ist, was sie sagen, die Unterschiede zwischen einem »schreibenden Mann« und einer »schreibenden Frau« sind weggefallen, in einer melancholischen, heiteren, höhnischen, bitteren, beschwingten Suada bewegen sie sich auf das Ziel zu, »nämlich Meister des Vergessens«, »Meister der Erinnerungslosigkeit« zu werden, um endlich »jenen endgültigsten aller endgültigen Zustände« zu erreichen, »den endgültigsten Grad unseres endgültigsten Verfalles«. In bestätigender Liebe ist der »Vorsager« einig mit der Schriftstellerin. – Selten läßt sich dies vom Ohrenbeichtvater sagen, der noch strenger ist als Samuel. »Warum, sagt mein Ohrenbeichtvater, nimmst du nicht gelegentlich Stellung zu diesen geradezu blutigen Umtrieben unserer Zeit« – doch das Ich wehrt ab: »oder da könnte man gleich den Wind mit Fäusten bekämpfen«. Heftige Attacke: »Menschenskind! ruft mein Ohrenbeichtvater, das tritt auf der Stelle, ja, sage ich, verteidige ich mich, Wiederholung muß sein, weil eines in das andere geht, weil eins mit dem anderen geht, weil eines ohne das andere nicht auskommt,…« Er kritisiert ihre »wuchernde Einkreisungstechnik«, hat das Thema der Selbstzerfleischung satt (wie übrigens auch Julian), spottet über die »Redundanz« in diesem neuen Buch und fordert ärgerlich: »Könntest du dir bloß diese verfluchten Alliterationen verkneifen!« Weiblich Zerfließendes und männliche Kontrolle (beide Positionen reklamiert Friederike Mayröcker als ihre eigenen) in schmerzhaftem Konflikt – zwar gibt die weibliche Ichfigur immer klein bei, beugt sich den Vorwürfen, die sie meist widerspruchslos annimmt, verändert aber nicht einen Deut, beharrt obstinat auf diesem ›Schreibfieber‹, in dem das ständige Rotieren um sich selbst die Temperatur hochtreibt.

Aber nicht ausschließlich um das Schreiben geht es, sondern auch um Gefühl: die Beziehung der beiden wird als »unsere Liebe

auf dem Tandem« bezeichnet, fast unnötig zu sagen, daß Friederike Mayröcker nicht radfahren kann. Außer dem Paar gibt es
Rosa, die alte Mutter, eine Liebesbeziehung der Frau mit Wilhelm (Samuel in *Stilleben* will wissen: »aber wie kamst du auf
Wilhelm? ist das nicht ein wenig merkwürdig, Geist der Jahrhundertwende?«), diese Liebe findet nur in Briefen statt, Begegnungen enttäuschen, entsprechen sie doch nicht der Vertrautheit des
Briefwechsels; der Mann hat eine Beziehung zu einer jungen X.,
bei Berührungen fragt sich die Frau, ob er wohl Vergleiche anstelle, es gibt also so etwas wie eine Geschichte, und im Buch
selbst heißt es dazu ganz offensiv: »warum auch nicht narrativ,
sage ich, warum sollte ich nicht auf narrative Weise vorgehen in
diesem Buch, sage ich, (...), nur weil ich einmal irgendwelche
programmatischen Töne habe anklingen lassen«. Die Liebe des
Paares ist identisch mit dem Produzieren von Literatur, auch der
Liebesakt ist nichts als Sprache: »er tastete sich an mich heran,
drang in mich ein, in den gleichmäßigen Lauf der Erzählung nämlich Leibesgeschichte in ruckweises Ausstoßen der Assoziationen,
ein Blitzesandrang, auch heftet fleißig das Auge, das geschieht
unseren Körpern.«

Im Schreiben ist sich das Paar nahe, da funktioniert auch die
Solidarität des Schreckens (»wir sind jetzt alt geworden, wir können zusehen, wie es zu Ende geht mit uns, unsere Lebensbasis ist
beim Teufel, sagt mein Ohrenbeichtvater...«), am Ende des Buches sind beide wieder unterwegs auf ihrem Tandem, »jetzt wieder zu zweit, sage ich, wäre das vielleicht ein befriedigender Abschluß, oder sollte ich, gleichsam nebenbei, noch erwähnen, mit
X. zusammen, zu dritt, war es ohnedies immer ein wenig unbe-
quem auf dem Fahrrad«, und während sie sich an seinen Rücken
schmiegt, registriert sie leichthin, daß X. in den Gesprächen
kaum noch vorkommt und daß sie auch Wilhelm vergessen haben, Triumph des Paares: »die Wahrheit ist, wir haben alle Personen im Laufe der Zeit, im Zeitverlauf, im Erzählverlauf, nach
und nach, also in einem fortschreitenden Maße, vergessen, sie
sind unserem Gedächtnis abhandengekommen, oder sie sind aus
unserem Gedächtnis gefallen, sage ich, tatsächlich haben wir sie
alle aus den Augen verloren...«

Die 337 Seiten dieses Buches bilden einen einzigen Satz, fast
will man den abschließenden Punkt nicht einsehen, so unpassend
vernünftig drängt er sich in den Lesefluß.

Stilleben dagegen bildet auch optisch ein poetisches Gespinst. Zwölf Kapitel (mit schönsten Mayröckerschen Rätseltiteln, wie »Entgeisterung, glühend«, oder »wie Hase bewegtes Uralt, auch dies«) sind in sich unterteilt in Abschnitte, deren jeder von einem Kryptogramm eingeleitet ist, auch in den Schrifttypen abgesetzt. Diese Kurzzeilen, zwischen zwei und sechs, scheinen in die Lektüre des Folgenden einzuladen, hineinzuleiten, wehren aber tatsächlich jeden ab, der sich mit rationalem Zugriff einem Text nähert. Verbalträume sind hier festgehalten, wer sich bezaubern läßt, möge nähertreten.

»Das Buch muß wieder von neuem beginnen, oder fortgesetzt werden«, sagt Samuel. »Aber das Buch sucht einen auch zum Weiterlesen zu verpflichten. Dann orgelt es an den Fenstern, Sprühwinter, Venus mit Orgelspieler, Schnee in der Wüste –« Und Samuel, schließlich auch der Name eines alttestamentarischen Richters, erteilt Anweisungen, gibt zu, daß es dem Buch gelingt, ihn zu »verschlingen« (»Die Zeit wird weggedrängt bei der Lektüre des Buches, sagt Samuel, bei dieser Lektüre wird die Zeit in köstlicher Weise weggedrängt«), erkundigt sich respektvoll, ob sein Begreifen dem Wunsch der Schreibenden gerecht werde (»Dein neues Buch, sagt Samuel, eine dialogisch ausufernde Bewußtseinsprosa, sagt Samuel, könnte man es so bezeichnen?«), findet Worte subtiler Deutung (»Es ist ein Körpergedanke, sagt Samuel, es sind die kryptischen Sätze, bei Nacht mit blinder Hand aufgeschrieben, es ist das Fallen in diesen durchgepausten Zustand, zwischen Seele und Leib, dorthin, ein Inferno entfesselnd,…«), er ist einverstanden mit diesem »Selbstreflektieren des Buches im Buch«, er liebt, was sie geschaffen hat, »also ein Buch, das *nichts* erzählt, sagt Samuel«.

Fühlt sich der Leser bemüßigt, die Schreiberin gegen die schroffe Kritik des Ohrenbeichtvaters in Schutz zu nehmen (Mayröcker privat mit feinem Lächeln: »Ist der Mann auch Künstler, ist immer eine gewisse, auch die sanfteste Tendenz zur Unterdrückung da«), befriedigt ihn der liebevolle Respekt Samuels. Und gerne mag er sich aufbauende Kommentare Jandls genau so denken, selbstkritisch sofort die allzu schlüssige Gleichsetzung realer und fiktiver Personen tadelnd. Verlocken aber nicht die Entblößung des schreibenden Ichs, die Berufsdialoge mit dem sachverständigen Partner, die Dankbarkeit für seine Kompetenz (»angesichts deiner so scharfen und durchdringenden [nachdenklichen] Sicht auf mein Werk«) zu dieser Identifikation? Wie sich der Einladung zur Fehldeutung klug entziehen?

1983 meinte Mayröcker in einem Gespräch, sie müsse vom Ich wegkommen, doch sei es ihr bisher noch nicht gelungen. 1994 ist dieser Gedanke für sie nicht mehr aktuell. Mit Unbehagen, aber auch trotzig beharrt der Leser darauf, in diesen poetologischen Diskursen nicht nur zwei Dichter kennengelernt zu haben, sondern diese zwei Dichter: Mayröcker und Jandl. Kaum behauptet, sollte diese Auffassung aber am besten gleich wieder verschwinden, sonst wandelt sich die naive Freude an diesem kreativen Miteinander in Bedrückung: im vorläufig letzten Buch *Lection* ist nun nichts mehr von Jandl aufzuspüren. Es ist auch das erste, an dessen Entstehung er in keiner Phase beteiligt war. Einen B. gibt es da, konturenlos und nichts weiter als anwesend, Briefe richten sich an den Maler Giuseppa Zigaina, und ein »lieber Leser« wird beschworen, sich die im Titel angekündigte Lektion erteilen zu lassen. Das weibliche Ich gerät in immer desolatere Zustände, die Introspektion befördert intim Besorgniserregendes zutage, »ist eine Entfleischung, frage ich mich, Selbstauflösung vielleicht, eine Geisteszerreißprobe, oder was, eine Zeit der Wirklichkeitsferne, ein treibender Schreibtisch mitten im Ozean meines Zimmers…«

Hoffnung auf nicht authentische Befindlichkeiten hegt man, wenn man liest: »fühlte mich gnadenlos: gänzlich ausgelöscht, überlege, was für Vorwände ich vorbringen könnte, um mich dieser und jener Verpflichtung entziehen zu können, weinte die halbe Nacht, propellerte dann in der Behausung umher, eigentlich barfuß, der Honig klebt an den Sohlen…«, zunehmende »Geistesvergessenheiten« werden beklagt, gar an »fortschreitende Demenz« ist zu denken – Samuel, hilf! Sogar die Schroffheit des Ohrenbeichtvaters wäre willkommen, die so inbrünstig vorangetriebene Zerstörung aufzuhalten. Das Werben um den Leser macht traurig, was bleiben ihm denn für Chancen, in die hermetischen Sprachräume eingelassen zu werden? Hat hier das »besessene Alter« den Bildkaskaden alle Leichtigkeit abgesaugt?

In nur einem halben Jahr, von Oktober 1993 bis Mai 1994, schleuderte die Dichterin dieses Buch aus sich heraus, eine Abrechnungssuada, ein Winterbuch. Vor langer Zeit hat Jandl den Gedichttitel »Winter-Nachtigall« erläutert: »Winter ist die Zeit und Region des Frostes. Die Nachtigall ist ein Zugvogel, der diese Zeit diese Region verläßt. Der Winter ist das Alter des Lebens.

Die Nachtigall ist ein romantischer Vogel. Die Winternachtigall singt nur: für dieses Gedicht.« Friederike Mayröcker sagt im Sommer 1994, sie habe gerade eine »gute Gedichtschreibzeit«.

Zu Jandls 60. Geburtstag hat sie berührende Worte der Liebe gefunden, ihn zu porträtieren, und festgestellt, »er, der Freund, sei unbestechlich und wahrhaft, entschieden und klar, er sei im kleinen wie im großen getreu, das sei sein großer Vorzug und Vorteil, und führe er einen Knopf durchs Ohr, tue er es mit der gleichen Ernsthaftigkeit und Würde, als verteidige er, als kämpfe er um eine Seele...« – »Seine blaugrauen Augen können ängstlich blicken, aber meist ist er unangreifbar solide in seinem Geist und Gesicht, ein streitbarer: ein friedenstiftender Geist, ein spontaner: ein zurückhaltender Geist, mit seiner Stimme kann er fast alles, er ist für alles kompetent, oder scheint es zu sein, er ist voll Vielfalt, er ist voll Bedächtigkeit, er ist voll Bescheidenheit, er ist voll Würde, er ist voll unbestechlicher Radikalität, er hat Löwenkräfte, er ist furchtlos, ausdauernd, beherzt; seine Gedanken so feingliedrig dennoch festgefügt und facettenreich...« Und er ist ihr »Wahrheitsspiegel«. Er liebt es, sich so gezeigt zu sehen, und verweist selbst nachdrücklich auf diese Texte von ihr. Wie wird sie ihn zu seinem bevorstehenden 70. Geburtstag rühmen?

Im *Versuch einer Selbstbeschreibung* (1986) sagt sie über sich: »Überhaupt wünsche ich mir für meine mir noch verbleibende Lebenszeit, sie mit schreiben, lesen, schauen und schweigen verbringen zu können: der Omnipotenz des Ekels, der Leere, der Verzweiflung, der Angst zu entgehen.« Ist ihr dies gelungen? Unentwegt schreibt sie an gegen die vernichtende Bedrohung des Alterns, diese »beschämende Körperverfassung«, diesen »erniedrigenden Körperzustand«. Das »Gerümpel« in ihrer Wohnung erweist sich als zunehmend feindselig, Furioso und Organisation klaffen auseinander: »Der LESEKOPF glüht«, doch die Schädeldecke ist kalt, eisig – siegt der Zwiegesang mit dem Partner über die Brüchigkeit der Körper, die Verdunkelung des Kräfteverlusts, die Vereinsamung der Wünsche? Können die Liebesfreunde einander schützen?

Das Paar Mayröcker und Jandl – man gestatte sich keine Täuschung: a tender trap. Der Einfall, in das aberwitzige Chaos von Mayröckers Behausung ordnend, helfend eingreifen zu wollen, verkennt die Grandiosität ihrer Selbststilisierung. Die Anmaßung, sich beschwichtigend zwischen Jandlsche Grobheit und

Mayröckersche Katzensanftheit schieben zu mögen, ist den Spielregeln der Inszenierung aufgesessen. So bleibt in Erinnerung der listige Blick Jandls, wenn er dem Bemühen, die Komplizenschaft zu enträtseln, Erfolg wünscht mit eigenhändiger Widmung: »Für G. M. auf den Spuren eines liederlichen Paares.«

Nachbemerkung

Das Buch handelt von Paaren, nicht von Schreibgemeinschaften wie etwa Fruttero/Lucentini. Es handelt nicht von Sachbuchautoren wie z. B. Alexander und Margarete Mitscherlich. Es kann nichts erzählen über Paare, die sich vor Jahren getrennt haben und nicht über ihre frühere Gemeinsamkeit reden wollen, weil jeder der Partner privat und künstlerisch einen eigenen Weg gegangen ist (so Hanna Johansen und Adolf Muschg, Sarah und Rainer Kirsch).

Wenn die Beobachtungen nicht täuschen, birgt die Koordination von Ehe und Beruf bei schreibenden Paaren heute wesentlich weniger Konflikte als bis etwa 1945. Da Frauen in der Literatur ihren Platz nicht mehr erkämpfen müssen, ihre Berufstätigkeit als Schriftstellerinnen selbstverständlich geworden ist, fallen viele Anlässe für Kampf und Kränkung weg. Die gleichberechtigten Partner sind so gut oder so schlecht organisiert, wie es ihrem Wesen und der Art ihrer Verbindung entspricht, und müssen ihnen gemäße Lebensformen nicht erst, ohne brauchbare Vorbilder, erfinden. Paul Auster in Brooklyn schreibt in einem winzigen Büro und sagt: »Ich würde gerne zu Hause schreiben, doch da ist nicht genug Platz.« Zu Hause arbeitet seine Frau Siri Hustvedt, man hat sich arrangiert.

Ob Literatenpaare den gemeinsam ausgeübten Beruf eher als Gewinn oder als Belastung empfinden, entscheidet sich nicht mehr im gesellschaftlichen Umfeld, sondern einzig auf der Ebene ihrer Beziehung. Bestehen beide Partner auf Symmetrie im Wechselspiel der Rollen, wird auch ihr Beruf reichlich Anlaß für Konkurrenzverhalten bieten. Können sie sich miteinander in komplementärem Einverständnis einrichten, so wird auch das Schreiben ihre Liebe nicht beeinträchtigen.

Anhang

Lebensdaten

Das Schreiben ist meine Sache nicht

Friedrich Gottlieb Klopstock	1724-1803
Heirat mit Meta Moller (1728-1758)	1754
Johann Gottfried Herder	1744-1803
Heirat mit Caroline Flachsland (1750-1809)	1773
Johann Christoph Gottsched	1700-1766
Heirat mit Luise Adelgunde Victorie Kulmus (1713-1762)	1735
Christoph Martin Wieland	1733-1813
Sophie La Roche	1731-1807
August Wilhelm Schlegel	1767-1845
Caroline Michaelis-Böhmer-Schlegel-Schelling	1763-1809
Ehe mit August Wilhelm Schlegel	1796-1803
Friedrich Wilhelm Joseph Schelling	1775-1854
Friedrich Schlegel	1772-1829
Dorothea Mendelssohn-Veit-Schlegel	1763-1838
Beginn der Verbindung mit Friedrich Schlegel	1797
Therese Heyne-Forster-Huber	1764-1829
Georg Forster	1754-1794
Ludwig Ferdinand Huber	1764-1804
Sophie Mereau	1770-1806
Clemens Brentano	1778-1842
Beginn der Verbindung mit Clemens Brentano	1798
Achim von Arnim	1781-1831
Bettine Brentano	1785-1859
Heirat mit Achim von Arnim	1811

Der Preis der Leidenschaft

Germaine de Staël	1766-1817
Benjamin Constant	1767-1813

Beginn der Verbindung mit Germaine de Staël   1794

George Sand	1804-1876
Alfred de Musset	1810-1857
Verbindung Sand – Musset	1833

Gustave Flaubert	1821-1865
Luise Colet	1810-1876
Beziehung	1846-1855

Paul Verlaine	1844-1896
Arthur Rimbaud	1854-1891
Beziehung	1871-1873

Else Lasker-Schüler	1869-1945
Gottfried Benn	1886-1956

Ingeborg Bachmann	1926-1973
Paul Celan	1920-1970
Max Frisch	1911-1991
Lebensgemeinschaft mit Ingeborg Bachmann	1958-1962

Eine Wegstrecke nur

Lou Andreas-Salomé	1861-1937
Rainer Maria Rilke	1875-1926
Liebesbeziehung	1897-1900
Marina Zwetajewa	1892-1941

Bertolt Brecht	1898-1956
Marieluise Fleißer	1901-1974
Elisabeth Hauptmann	1897-1973
Margarete Steffin	1908-1941
Ruth Berlau	1906-1974

Irmgard Keun	1905-1982
Joseph Roth	1894-1939
Liebesbeziehung	1936-1938

Rebecca West	1892-1983
Herbert George Wells	1866-1946
Liebesbeziehung	1913-1923

Last und Lähmung

Francis Scott Fitzgerald	1896-1940
Zelda Fitzgerald, geb. Sayre	1900-1948
Heirat	1920
Elias Canetti	1905-1994
Veza Tauber-Calderon	1897-1963
Beginn der Beziehung	1924
Paul Bowles	1910
Jane Bowles, geb. Auer	1917-1973
Heirat	1938

Schlußakkord

William Godwin	1756-1836
Mary Wollstonecraft	1759-1797
Percy Bysshe Shelley	1792-1822
Mary Shelley, geb. Godwin	1797-1851
Beginn der Beziehung	1814
Leonard Woolf	1880-1969
Virginia Woolf, geb. Stephen	1882-1941
Heirat	1912
Vita Sackville-West	1892-1962
Beginn der Freundschaft mit Virginia	1924
Lena Christ	1881-1920
George Bataille	1897-1962
Colette Peignot (Laure)	1903-1938
Sylvia Plath	1932-1963
Ted Hughcs	1930
Heirat	1956
Heiner Müller	1929-1995
Inge Müller	1925-1966
Heirat	1954
Fred Wander	1917
Maxie Wander	1933-1977

Gleißende Spiegel

Jean-Paul Sartre	1905-1980
Simone de Beauvoir	1908-1986
Beginn der Beziehung	1920
Anaïs Nin	1903-1977
Henry Miller	1891-1980
Beginn der Beziehung	1932

Lebenslang

George Eliot	1819-1880
George Henry Lewes	1817-1878
Beginn der Beziehung	1854
Yvan Goll	1891-1950
Claire Goll, geb. Aischmann, gesch. Studer	1890-1977
Beginn der Beziehung 1917, Heirat	1920
Paula Ludwig	1900-1974
Liebesbeziehung mit Yvan Goll	1931-1939
Louis Aragon	1897-1982
Elsa Triolet	1896-1970
Beginn der Beziehung	1928
Lillian Hellman	1905-1984
Dashiell Hammett	1894-1961
Beginn der Beziehung	1930
Tankred Dorst	1925
Beginn der Mitarbeit von Ursula Ehler	1970

Innige Distanz

Elizabeth Barrett Browning	1806-1861
Robert Browning	1812-1889
Heirat	1846
Ilse Aichinger	1921
Günter Eich	1907-1972
Heirat	1953

Alberto Moravia	1907-1990
Elsa Morante	1918-1985
Beginn der Beziehung	1937
Trennung	1962
Dacia Maraini	1936
Dauer der Beziehung zu Moravia	1960-1978
Friederike Mayröcker	1924
Ernst Jandl	1925
Beginn der Beziehung	1954

Literaturangaben

Aus dem Gesamtwerk der Autoren werden nur Werke genannt, die für die Fragestellung des Buches verwertbar waren.

An Sekundärliteratur ist nur angeführt, woraus zitiert wurde oder worauf sich die Darstellung stützt. Auf auch nur annähernde Vollständigkeit wurde mit Rücksicht auf den ansonsten gewaltigen Umfang der Literaturangaben verzichtet. Literarische Werke, Briefe, Tagebücher und Memoiren sind in der benutzten Ausgabe angegeben.

Zitate aus Werken, die nicht in deutscher Übersetzung genannt sind, hat Gerda Marko selbst übertragen.

Vorwort

Abaelard, Die Leidensgeschichte und der Briefwechsel mit Heloisa. Hg. E. Brost. Berlin 1963

Das Schreiben ist meine Sache nicht

Es sind wunderliche Dinger, meine Briefe. Meta Klopstocks Briefwechsel mit Friedrich Gottlieb Klopstock und mit ihren Freunden 1751-1758. Hg. F. und H. Tiemann. München 1980
Gerda Marko, Das Ende der Sanftmut. Frauen in Frankreich 1789-1795. München 1993

Musen und Kunstrichter

Sophie von La Roche, Geschichte des Fräuleins von Sternheim. Stuttgart 1983
Ich bin mehr Kopf als Herz. Sophie von La Roche. Ein Lebensbild in Briefen. Hg. M. Maurer. München 1983
Frauen der Goethezeit. Von der Gottschedin bis Bettina von Arnim. Hg. H. Haberland/W. Pehnt. Stuttgart 1960

Wolfgang Paulsen, Christoph Martin Wieland. Der Mensch und sein Werk in psychologischen Perspektiven. Bern und München 1975
Barbara Becker-Cantarino, Der lange Weg zur Mündigkeit. Frau und Literatur 1500-1800. Stuttgart 1987
Magdalene Heuser, Das Musenchor mit neuer Ehre zieren. Schriftstellerinnen in der Zeit der Frühaufklärung. In: Gisela Brinker-Gabler,

Deutsche Literatur von Frauen, Band I, München 1988
Klaus Günzel, Die Brentanos. Eine deutsche Familiengeschichte. Zürich
1993

Frauenzimmertalent und Männergenius

Caroline. Briefe aus der Frühromantik. Nach Waitz vermehrt von E.
Schmidt. Leipzig 1913
Caroline und Dorothea in Briefen. Hg. E.Wieneke. Weimar 1914
Briefe von und an Friedrich und Dorothea Schlegel. Hg. J. Körner. Berlin
1926
Briefe von und an August Wilhelm Schlegel. Hg. J. Körner. 2 Bände.
Wien 1930
Krisenjahre der Frühromantik. Briefe aus dem Schlegelkreis. Hg. J. Kör-
ner. München 1969
Caroline Schlegel-Schelling. Lieber Freund, ich komme weit her schon an
diesem frühen Morgen. Briefe. Hg. S. Damm. Darmstadt 1988
Kritische Friedrich-Schlegel-Ausgabe. Hg. E. Behler u. a. Paderborn/
Darmstadt/Zürich 1958 ff. Band 5: Dichtungen; Band 35: Dorothea
Schlegels Werke

Ernst Behler, Friedrich Schlegel in Selbstzeugnissen und Bilddokumenten.
Reinbek 1966
Eckart Kleßmann, Caroline. Das Leben der Caroline Michaelis-Böhmer-
Schlegel-Schelling 1763-1809. München 1975
Christa Bürger, Leben Schreiben. Die Klassik, die Romantik und der Ort
der Frauen. Stuttgart 1990 (Über Caroline und Sophie Mereau und
Bettine.)
Carola Stern, Ich möchte mir Flügel wünschen. Das Leben der Dorothea
Schlegel. Reinbek 1990

Skizze: Das Ehepaar Huber

Therese Huber, Die reinste Freiheitsliebe, die reinste Männerliebe. Ein
Lebensbild in Briefen und Erzählungen zwischen Aufklärung und Romantik. Hg. A. Hahn. Berlin 1989

Fest an dich gebannt, in dich verloren

Hermann Grimm/Reinhold Steig, Achim von Arnim und die ihm nahe-
standen. Stuttgart. Band 1: Achim von Arnim und Clemens Brentano,
1894. Band 3: Achim von Arnim und Jacob und Wilhelm Grimm,
1904
Clemens Brentano, Briefe. Hg. F. Seebaß. Nürnberg 1951

Lebe der Liebe und liebe das Leben. Der Briefwechsel von Clemens Brentano und Sophie Mereau. Hg. Dagmar von Gersdorff. Frankfurt 1981
Bettine von Arnim, Clemens Brentanos Frühlingskranz. Frankfurt 1985

Konrad Feilchenfeldt, Brentano-Chronik. Daten zu Leben und Werk. München 1978
Dagmar von Gersdorff, Dich zu lieben kann ich nicht verlernen. Das Leben der Sophie Brentano-Mereau. Frankfurt 1984
Marlies Janz, Marmorbilder. Weiblichkeit und Tod bei Clemens Brentano und Hugo von Hofmannsthal. Königstein i. T. 1986
Ina Schabert / Barbara Schaff, Hg. , Autorschaft. Genus und Genie in der Zeit um 1800. Berlin 1994. (Über Brentano und Mereau, de Staël und Constant)

Über dem Alltag zu dichten vergessen

Achim und Bettina in ihren Briefen. Briefwechsel von Achim von Arnim und Bettina Brentano. Hg. Werner Vordtriede. 2 Bände. Frankfurt 1988

Helene M. Kastinger Riley, Achim von Arnim in Selbstzeugnissen und Bilddokumenten. Reinbek 1979
Helmut Hirsch, Bettine von Arnim in Selbstzeugnissen und Bilddokumenten. Reinbek 1987
Gisela Dischner, Bettina von Arnim: Eine weibliche Sozialbiographie aus dem 19. Jahrhundert. Berlin 1977
Ingeborg Drewitz, Bettine von Arnim. Romantik – Revolution – Utopie. Düsseldorf 1984

Der Preis der Leidenschaft

Täuschung und Selbsttäuschung

Lettres de Madame de Staël à Benjamin Constant. Hg. E. de Nolde. Paris 1928
Bengt Hasselrot, Nouveaux Documents sur Benjamin Constant et Madame de Staël. Kopenhagen 1952
Benjamin Constant, Journaux Intimes. Hg. A. Roulin/Ch. Roth. Paris 1952
Benjamin Constant, Adolphe. Cécile. Frankfurt 1963
Anne Germaine de Staël, Über Deutschland. Hg. M. Bosse. Frankfurt 1985
Madame de Staël, Kein Herz, das mehr geliebt hat. Eine Biographie in

Briefen. Hg. G. Solovieff. Frankfurt 1971
Harold Nicolson, Benjamin Constant. London 1949
Christopher Herold, Madame de Staël, Herrin eines Jahrhunderts. München 1960
Simone Balayé, Madame de Staël. Lumières et liberté. Paris 1979

Fieberwahn

George Sand, Journal intime (posthume). Hg. A. Sand. Paris 1926
Correspondance de George Sand et d'Alfred de Musset. Monaco 1956
George Sand, Correspondance. Hg. Georges Lubin. Paris 1964 ff.
George Sand, Œuvres autobiographiques. Hg. Georges Lubin. Paris 1970-72
–, Geschichte meines Lebens. Frankfurt 1977
–, Indiana. München 1980
–, Lélia. München 1981
–, Sie und er. München 1982
Alfred de Musset, Gesammelte Werke. Hg. A. Neumann. München 1950

Paul Musset, Lui et elle. Paris 1860
Ginka Steinwachs, George Sand – Eine Frau in Bewegung, die Frau von Stand. Berlin 1980
Gisela Schlientz, Ich liebe, also bin ich. Leben und Werk von George Sand. München 1989

Nachspiele

Gustave Flaubert, Briefe. Hg. H. Scheffel. Zürich 1977
Gustave Flaubert / George Sand, Eine Freundschaft in Briefen. Hg. A. Jacobs. München 1992
Louise Colet, Lui. Genf 1973

Jean-Paul Sartre, Der Idiot der Familie. Gustave Flaubert 1821-1857. Reinbek 1977 ff.
Francine du Plessix Gray, Was wir träumen, wenn wir lieben. Das Leben der Louise Colet – Literatin, Feministin, Geliebte Flauberts. München 1995

Skizze: Arthur Rimbaud – Paul Verlaine

Arthur Rimbaud, Sämtliche Werke. Frankfurt und Leipzig 1992
Paul Verlaine, Poetische Werke. Frankfurt und Leipzig 1994

Yves Bonnefoy, Arthur Rimbaud mit Selbstzeugnissen und Bilddokumenten. Reinbek 1994
Enid Starkie, Das Leben des Arthur Rimbaud. München 1990
Hans Mayer, Außenseiter. Frankfurt 1975
Henry Miller, Rimbaud oder Vom großen Aufstand. Essay. Frankfurt 1989

Skizze: Lasker-Schüler und Benn

Else Lasker-Schüler, Gedichte 1902-1943. München 1986
Gottfried Benn. Gedichte in der Fassung der Erstdrucke. Hg. B. Hillebrand. Frankfurt 1982

Erika Klüsener, Else Laske-Schüler in Selbstzeugnissen und Bilddokumenten. Reinbek 1980
Walter Lennig, Gottfried Benn in Selbstzeugnissen und Bilddokumenten. Reinbek 1962
Klaus Theweleit, Buch der Könige. Band 1. Orpheus und Eurydike. Basel/ Frankfurt 1988

Wer seines Betts Geheimnis preisgibt, verwirkt sich alle Liebe

Ingeborg Bachmann, Werke. Hg. Ch. Koschel, I. v. Weidenbaum, C. Münster. 4 Bände. München/Zürich 1978
Paul Celan, Gedichte I und II. Frankfurt 1975
–, Der Meridian und andere Prosa. Frankfurt 1988
Max Frisch, Mein Name sei Gantenbein. Frankfurt 1964
–, Biografie: Ein Spiel. Frankfurt 1967
–, Montauk. Eine Erzählung. 1975
–, Triptychon. Drei szenische Bilder. Frankfurt 1978

Heinz Ludwig Arnold, Gespräche mit Schriftstellern. München 1975, S. 9-74
DIE ZEIT, 17. 4. 1981, Interview von Fritz Raddatz
Philippe Pilliod, Gespräche im Alter. Videokassette Zürich 1987
Peter Hamm, ›Der ich unter Menschen nicht leben kann‹. Eine Recherche. Fernsehfilm, 1980

Jerry Glenn, Paul Celan. New York 1973
Israel Chalfen, Paul Celan. Eine Biografie seiner Jugend. Frankfurt 1983
Hans Mayer, Ein Deutscher auf Widerruf. Frankfurt 1984. Band II
Gerhart Baumann, Erinnerungen an Paul Celan. Frankfurt 1985
Werner Wögerbauer, Begegnung west-östlich. Zur Interpretation von Paul Celans ›Bahndämme, Wegränder, Ödplätze, Schutt‹. In: Celan-Jahrbuch 4 (1991), S. 55-68

Jean Bollack, Paul Celan und Nelly Sachs – Geschichte eines Kampfs. In: Neue Rundschau, Heft 4/1994, S. 119-137

Peter Beicken, Ingeborg Bachmann. München 1988
Monika Albrecht, Die andere Seite. Zur Bedeutung von Werk und Person Max Frischs in Ingeborg Bachmanns ›Todesarten‹. Würzburg 1989
Hans Höller, Ingeborg Bachmann. Das Werk. Frankfurt 1993
Volker Hage, Max Frisch in Selbstzeugnissen und Bilddokumenten. Reinbek 1983
Max Frisch. Hg. Walter Schmitz. Materialien. Frankfurt 1987
Ruth Dinesen, Nelly Sachs. Eine Biographie. Frankfurt 1994
Paul Celan und Ingeborg Bachmann: Begegnung – Intertextualität – historische Konstellation. Symposion der Universität Zürich im Oktober 1994

Eine Wegstrecke nur

...und ich kann sehen, wie ich traurig bin

Lou Andreas-Salomé, Das Haus. Eine Familiengeschichte vom Ende des vorigen Jahrhunderts. (1904) Frankfurt/Berlin 1987
–, Die Erotik. Vier Aufsätze. (1910) Frankfurt/Berlin 1992
–, Rainer Maria Rilke. (1928) Frankfurt 1988
–, Lebensrückblick. Grundriß einiger Lebenserinnerungen. (1931) Frankfurt 1968
Rainer Maria Rilke, Tagebücher aus der Frühzeit. Frankfurt 1973
Rilke und Rußland. Briefe, Erinnerungen, Gedichte. Hg. K. Asadowski. Frankfurt 1986
Rainer Maria Rilke/Lou Andreas-Salomé, Briefwechsel. Hg. E. Pfeiffer. Frankfurt 1989

Heinz F. Peters, Lou Andreas-Salomé. Das Leben einer ungewöhnlichen Frau. München 1964
Cordula Koepcke, Lou Andreas-Salomé. Leben. Persönlichkeit. Werk. Frankfurt 1986
Linde Salber, Lou Andreas-Salomé in Selbstzeugnissen und Bilddokumenten. Reinbek 1990
Ursula Welsch/Michaela Wiesner, Lou Andreas-Salomé. Vom ›Lebensurgrund‹ zur Psychoanalyse. München/Wien 1990
Hans Egon Holthusen, Rainer Maria Rilke in Selbstzeugnissen und Bilddokumenten. Reinbek 1958/1992
Marie von Thurn und Taxis-Hohenlohe, Erinnerungen an Rainer Maria Rilke. Frankfurt 1966

Heinz F. Peters, Rainer Maria Rilke: Masks and the Man. New York
1977

Donald A. Prater, Ein klingendes Glas. Das Leben Rainer Maria Rilkes.
München 1986

Wolfgang Leppmann, Rilke. Sein Leben, seine Welt, sein Werk. Bern/
München 1981

Seelenaufschwünge

Rainer Maria Rilke und Marina Zwetajewa, Ein Gespräch in Briefen. Hg.
K. Asadowski. Frankfurt 1992

Marina Zwetajewa, Vogelbeerbaum. Ausgewählte Gedichte. Hg. F. Mie-
rau. Berlin 1993 (enthält: Das Leben Marina Zwetajewas)

–, Ossip Mandelstam, Die Geschichte einer Widmung. Gedichte und
Prosa. Zürich 1994

Maria Razumovsky, Marina Zwetajewa. Eine Biographie. Frankfurt 1994

So erwirbt der Apfel seinen Ruhm, indem er gegessen wird

Marieluise Fleißer, Gesammelte Werke, 3 Bände. Hg. Günther Rühle.
Frankfurt 1972 (darin besonders: Die Ziege; Die arme Louise; Avant-
garde)

Günther Rühle (Hg.), Materialien zum Leben und Schreiben der Marieluise Fleißer. Frankfurt 1973

Marieluise Fleißer, Der Tiefseefisch. Text. Fragmente. Materialien. Hg.
W. Kässens und M. Töteberg. Frankfurt 1980

Elisabeth Hauptmann, Julia ohne Romeo. Geschichten. Stücke. Aufsätze.
Erinnerungen. Berlin-Ost/Weimar 1977

Brechts Lai-tu. Erinnerungen und Notate von Ruth Berlau. Hg. H. Bunge.
Darmstadt/Neuwied 1985

Ruth Berlau, Jedes Tier kann es. Erzählungen. Mannheim 1989

Margarete Steffin, Konfutse versteht nichts von Frauen. Nachgelassene
Texte. Hg. Inge Gellert. Berlin 1991

Bertolt Brecht, Briefe. Hg. G. Glaeser. Frankfurt 1981

–, Gedichte über die Liebe. Frankfurt 1984

Michael Töteberg, Abhängigkeit und Förderung. Marieluise Fleißers
Beziehungen zu Bertolt Brecht. In: Text + Kritik, Heft 64/1979,
S. 74, 88

Gisela von Wysocki, Die Fröste der Freiheit. Aufbruchsphantasien.
Frankfurt 1980

Marieluise Fleißer. Anmerkungen Texte Dokumente. Hg. F. Kraft. Ingol-
stadt 1981

Sissi Tax, Marieluise Fleißer: schreiben, überleben. Ein biographischer Versuch. Frankfurt 1984

Moray MacGowan, Marieluise Fleißer. München 1987

Astrid Horst, Prima inter pares. Elisabeth Hauptmann. Die Mitarbeiterin Bertolt Brechts. Würzburg 1992

Marianne Kesting, Bertolt Brecht in Selbstzeugnissen und Bilddokumenten. Reinbek 1959

Hanns Eisler, Gespräche mit Hans Bunge. Fragen Sie mehr über Brecht. Leipzig 1975

Klaus Völker, Bertolt Brecht. München 1976

Hellmuth Karasek, Bertolt Brecht. München 1978

Werner Hecht, Bertolt Brecht – Vielseitige Betrachtungen. Berlin-Ost 1978

John Willett, Bacon without Shakespeare? The Problem of Mitarbeit. In: The Brecht Yearbook. Band 12. Detroit/München 1983

Ute Wedel, Die Rolle der Frau bei Bertolt Brecht. Frankfurt 1983

Ernst Schumacher, Leben Brechts. Leipzig 1984

Werner Mittenzwei, Das Leben des Bertolt Brecht oder Der Umgang mit den Welträtseln. Frankfurt 1987

Sabine Kebir, Ein akzeptabler Mann? Streit um Bertolt Brechts Partnerbeziehungen. Berlin-Ost 1987

Carl Pietzcker, Ich kommandiere mein Herz. Brechts Herzneurose – ein Schlüssel zu seinem Leben und Schreiben. Würzburg 1988

Fritz J. Raddatz, Männerängste in der Literatur. Frau oder Kunst. Hamburg 1993

John Fuegi, The Life and Lies of Bertolt Brecht. London 1994

Eric Bentley, Erinnerungen an Brecht. Berlin 1995

Skizze: Irmgard Keun – Joseph Roth

Gabriele Kreis, Was man glaubt, gibt es. Das Leben der Irmgard Keun. Zürich 1991

Joey Horsley, Auf dem Trittbrett eines rasenden Zuges – Irmgard Keun zwischen Wahn und Wirklichkeit. In: Wahnsinnsfrauen. Hg. S. Duda und L. E Pusch. Frankfurt 1992 (darin auch über Virginia Woolf und Sylvia Plath)

Helmuth Nürnberger, Joseph Roth mit Selbstzeugnissen und Bilddokumenten. Reinbek 1990

David Bronsen, Joseph Roth. Eine Biographie. Köln 1993

H. G. Wells, The Research Magnificent. London/New York 1915
–, The Secret Places of Heart. London/New York 1922
–, H. G. Wells in Love: Postscript to Experiment in Autobiography. London 1984
Rebecca West, The Return of the Soldier. London/New York 1918
–, The Strange Necessity. London/New York 1928
Catherine Wells, The Book of Catherine Wells. Hg. H. G. Wells. London 1928

Gordon Ray, H. G. Wells and Rebecca West. London 1974
Anthony West, Mortal Wounds. London 1975
J. R. Hammond, H. G. Wells and Rebecca West. London 1991
Victoria Glendinning, Rebecca West. Ein Leben. Zürich 1992

Last und Lähmung

Auslöschung

F. Scott Fitzgerald, Der große Gatsby. Zürich 1974
–, Zärtlich ist die Nacht. Zürich 1983
–, Der Knacks. Berlin 1984
–, Bits of Paradise (auch Texte von Zelda Fitzgerald). London 1973
Zelda Fitzgerald, Schenk mir den Walzer. München 1964
Ernest Hemingway, Paris – ein Fest fürs Lehen. Reinbek 1965
F. Scott Fitzgerald, Letters. Hg. A. Turnbull. New York 1963
The Correspondence of F. Scott Fitzgerald. Hg. M.J. Bruccoli/M. Duggan. New York 1980
F. Scott Fitzgerald in His Own Time. Hg. M. J. Bruccoli/J. R. Bryer. Kent 1971
Arthur Mizener, F. Scott Fitzgerald. The Far Side of Paradise. London 1958
Arthur Mizener, F. Scott Fitzgerald and His World. London 1972
Nancy Milford, Zelda. Die Biographie des amerikanischen Traumpaares Zelda und F. Scott Fitzgerald. München 1975
Andrew Turnbull, F. Scott Fitzgerald. Das Genie der wilden zwanziger Jahre. München 1986
Inge Stephan, Das Schicksal der begabten Frau im Schatten berühmter Männer. Stuttgart 1992
John Tytell, Leben, Liebe, Leidenschaft. Fünf Portraits: D.H. Lawrence, F. Scott Fitzgerald, Henry Miller, Dylan Thomas, Sylvia Plath. Zürich 1993

Skizze: Elias und Veza Canetti

Der Göttinger Germanist ist Helmut Göbel.
Zitat Erich Fried: unveröffentlichtes Interview von Mechthild Curtius
  1984
Elias Canetti, Die Fackel im Ohr. Lebensgeschichte 1921-1931. Frank-
  furt 1982
—, Das Augenspiel. Lebensgeschichte 1931-1937. Frankfurt 1988
Veza Canetti, Geduld bringt Rosen. München 1992
—, Die gelbe Straße. München 1990
—, Der Oger. Frankfurt 1993

Das Chaos ist das Dekor, in dem wir leben

Paul Bowles, Himmel über der Wüste. Reinbek 1986
—, Das Haus der Spinne. München 1988
—, Rastlos. Erinnerungen eines Nomaden. München 1990
Jane Bowles, Zwei sehr ernsthafte Damen. München 1984
—, Einfache Freuden. München 1985
—, Eine richtige kleine Sünde. München 1988
—, Out In The World. Selected Letters of Jane Bowles (1935-1970). Hg.
  M. Dillon. Santa Barbara 1985

Christopher Sawyer-Laucanno, An Invisible Spectator. A Biography of
  Paul Bowles. New York 1989
Robert Briatte, Paul Bowles. Ein Leben. Reinbek 1991
José Montes-Baquer, Paul Bowles in Tanger. Fernsehfilm 1992
Millicent Dillon, Jane Bowles. Lauter kleine Sünden. Hamburg 1993

Schlußakkord

Zärtliche Nomaden

Letters of Wiliam Godwin and Mary Wollstonecraft. Hg. R. Wardle.
  London 1967
William Godwin, Memoirs of Mary Wollstonecraft. London 1927
Percy Bysshe Shelley, Ausgewählte Werke. Dichtung und Prosa. Hg. H.
  Höhne. Frankfurt 1990
The Letters of Percy Bysshe Shelley. Hg. F. L. Jones. Oxford 1964
Percy Bysshe Shelley, Notebooks. Hg. Forman. New York 1968
Mary Shelley, Frankenstein oder Der moderne Prometheus. Stuttgart
  1986
—, The Last Man, a Romance of the Twentieth Century. London 1985

The Letters of Mary Wollstonecraft Shelley. Hg. B. T. Bennett. Baltimore/
London 1980 ff.
Mary Shelley's Journal. Hg. P. R. Feldman/D. Scott Kilvert. Oxford 1987
Lord Byron, Briefe und Tagebücher. Frankfurt 1985

Thomas Jefferson Hogg, The Life of Percy Bysshe Shelley. London 1906
Edward John Trelawny, Letzte Sommer. Mit Shelley und Byron an den
Küsten des Mittelmeeres. Berlin 1986
Virginia Woolf, Mary Wollstonecraft. 1929. In: V. W., Frauen und Lite-
ratur. Essays. Frankfurt 1992 (darin auch über George Eliot)
William Saint Clair, The Godwins and the Shelleys: The Biography of a
Family. London 1989
Edmond Blunden, Shelley: A Life Story. London 1946
Newman Irving White, Portrait of Shelley. New York 1968
Michael O'Neill, Percy Bysshe Shelley. New York 1990
Anne K. Mellor, Mary Shelley. New York 1988
Muriel Spark, Mary Shelley. Eine Biographie. Frankfurt/Leipzig 1992

Gefährdetes Gleichgewicht

Virginia Woolf, Orlando. Eine Biographie. Frankfurt 1977
–, Augenblicke. Skizzierte Erinnerungen. Frankfurt 1984
The Letters of Virginia Woolf. Hg. N. Nicolson/J. Trautmann. 6 Bände.
London 1975-1980
The Diary of Virginia Woolf. Hg. A. Olivier Bell/A. McNeillie. 4 Bände.
London 1977-1982 (deutsch: Hg. K. Reichert. Frankfurt 1990 ff.)
Virginia Woolf, A Writer's Diary. Hg. L. Woolf. London 1953
Leonard Woolf, The Wise Virgins. A Story of Words, Opinions and a
Few Emotions. London 1979
Leonard Woolf, An Autobiography. (I: Sowing, 1880-1904; II: Growing,
1904-11; III: Beginning Again, 1911-18; IV: Downhill All the Way,
1919-39; V: The Journey, Not the Arrival Matters, 1939-69). London
1960-69
–, Mein Leben mit Virginia. Erinnerungen. Frankfurt 1988
Katherine Mansfield, Tagebuch. Hg. M. A. Schwendimann. Stuttgart
1975

Quentin Bell, Virginia Woolf. Eine Biographie. Frankfurt 1977
George Spater & Ian Parsons, Porträt einer ungewöhnlichen Ehe. Virginia & Leonard Woolf. Frankfurt 1980
Werner Waldmann, Virginia Woolf in Selbstzeugnissen und Bilddokumenten. Reinbek 1983
Lyndall Gordon, Virginia Woolf. Das Leben einer Schriftstellerin. Frankfurt 1987

Renate Wiggershaus, Virginia Woolf. Leben und Werk in Texten und Bildern. Frankfurt 1987

Roger Poole, The Unknown Virginia Woolf. New Jersey 1990

Victoria Glendinning, Vita Sackville-West. Eine Biographie. Frankfurt 1990

Nigel Nicolson, Portrait einer Ehe. Harold Nicolson und Vita Sackville-West. Frankfurt/Berlin 1990

Susanne Amrain, So geheim und vertraut. Virginia Woolf und Vita Sackville-West. Frankfurt 1994

Claire Tomalin, Katherine Mansfield. Eine Lebensgeschichte. Frankfurt 1990

Skizze: Lena Christ

Peter Benedix, Der Weg der Lena Christ. München ²1950

Günter Goepfert, Das Schicksal der Lena Christ. München 1989

Skizze: Laure und George Bataille

Laure (Colette Peignot). Schriften. Hg. Bernd Mattheus. München 1980

George Bataille, Das obszöne Werk. Reinbek 1977

Jubelnde Selbstverleugnung

Sylvia Plath, Die Glasglocke. Frankfurt 1968

–, Ariel. Gedichte. Frankfurt 1974

–, Zungen aus Stein. Erzählungen. Frankfurt 1989

–, Collected Poems. Hg. Ted Hughes. London/Boston 1981

–, The Journals of Sylvia Plath. Vorwort von Ted Hughes. Hg. F. McCullough. New York 1982

–, Briefe nach Hause 1950-1963. Frankfurt/Berlin/Wien 1981

Ted Hughes, Gedankenfuchs. Gedichte. 1971

–, Krähe: Aus dem Leben und den Gesängen der Krähe. Stuttgart 1986

Charles Newman (Hg.), The Art of Sylvia Plath. A Symposion. Bloomington/London 1970 (darin: Ted Hughes, The Chronological Order of Sylvia Plath's Poems)

Alfred Alvarez, Der grausame Gott. Eine Studie über den Selbstmord. Hamburg 1974

Margaret Uroff, Sylvia Plath and Ted Hughes. Illinois 1979

John Heilpern, Peter Brooks Theater-Safari. Hamburg 1979

Keith Sagar, Hg., The Achievement of Ted Hughes. Athens 1961 (darin: Ekbert Faas, Chapters of a Shared Mythology: Sylvia Plath and Ted Hughes)

Paul Alexander (Hg.), Ariel Ascending. Writings about Sylvia Plath. New
York 1985 (darin: Ted Hughes, Sylvia Plath and Her Journals)
–, Rough Magic. A Biography of Sylvia Plath. New York 1991
Anne Stevenson, Sylvia Plath. Eine Biographie. Frankfurt 1989
Linda Wagner-Martin, Sylvia Plath. Eine Biographie. Frankfurt 1990
Ronald Hayman, Sylvia Plath. Liebe, Traum und Tod. München 1992
Janet Malcolm, Die schweigende Frau. Die Biographien der Sylvia Plath.
Hamburg 1994

Skizze: Inge und Heiner Müller

Inge Müller, Wenn ich schon sterben muß. Gedichte. Berlin/Weimar
1985
Heiner Müller, Krieg ohne Schlacht. Lehen in zwei Diktaturen. Köln
1992
Herta Müller, Die Nacht sie hat Pantoffeln an. Über Inge Müllers Gedichte. In: Rowohlts Literaturmagazin 34. Reinbek 1994

Skizze: Maxie und Fred Wander

Maxie Wander, Lehen wär' eine prima Alternative. Tagebücher und
Briefe. Hg. Fred Wander. München 1994
Gespräch mit Fred Wander, Wien, 8. September 1994

Gleißende Spiegel

Partnerschaftsdenkmal

Simone de Beuvior, Sie kam und blieb. Reinbek 1972
–, Die Mandarins von Paris. Reinbek 1965
–, In den besten Jahren. Reinbek 1969
–, Der Lauf der Dinge. Reinbek 1970
–, Amerika Tag und Nacht. Reisetagebuch 1947. Reinbek 1988
–, Die Zeremonie des Abschieds und Gespräche mit Jean-Paul Sartre Au-
gust-September 1974. Reinbek 1983
–, Kriegstagebuch September 1939 – Januar 1941. Hg. Sylvie Le Bon de
Beauvoir. Reinbek 1994
Alice Schwarzer, Simone de Beauvoir heute. Gespräche aus zehn Jahren
1971-1982. Reinbek 1986
Jean-Paul Sartre, Die Wörter. Reinbek 1968
–, Was ist Literatur? Ein Essay. Hamburg 1958
–, Drei Essays. Frankfurt 1960 (darin: Ist der Existentialismus ein Huma-
nismus?)

–, Briefe an Simone de Beauvoir und andere. Hg. S. de Beauvoir. 2 Bände. Reinbek 1984, 1985
–, Tagebücher. November 1939 – März 1940. Reinbek 1984
–, Die Wege der Freiheit 1-3: Zeit der Reife; Der Aufschub; Der Pfahl im Fleische. Reinbek 1986 ff.
–, Sartre über Sartre. Aufsätze und Interviews 1940-1976. Hg. T. König. Überab. Ausgabe. Reinbek 1988
–, Zärtlichkeit ist eine Existenzform. Interview DIE ZEIT, Februar 1977

Christiane Zehl Romero, Simone de Beauvoir in Selbstzeugnissen und Bilddokumenten. Reinbek 1978
Françoise d'Eaubonne, Une femme nommée Castor. Mon amie Simone de Beauvoir. Paris 1986
Claude Francis/Fernande Gontier, Simone de Beauvoir. Die Biographie. Reinbek 1989
Deirdre Bair, Simone de Beauvoir. Eine Biographie. München 1990
Francis Jeanson, Sartre par lui-même. Paris 1965
Annie Cohen-Solal, Sartre. Reinbek 1988
Walter Biemel, Jean-Paul Sartre in Selbstzeugnissen und Bilddokumenten. Neubearb. Reinbek 1990
Ronald Hayman, Sartre. Leben und Werk. München 1988
Axel Madsen, Jean-Paul Sartre und Simone de Beauvoir. Die Geschichte einer ungewöhnlichen Liebe. Reinbek 1982

Sexus und Arbeitsrausch

Anaïs Nin, Die Tagebücher der Anaïs Nin. Band 1-7. Hg. Gunther Stuhlmann. München 1979-1982
–, Henry, June und ich. Intimes Tagebuch. München 1991
–, Trunken vor Liebe. München 1993
–, Haus des Inzests. München 1987
Anaïs Nin/Henry Miller, Briefe der Leidenschaft 1932-1953. München 1992
Henry Miller, The Cosmological Eye. New York 1939
–, Sunday after the War. New York 1944
–, Wendekreis des Krebses. Reinbek 1979
–, Wendekreis des Steinbocks. Reinbek 1980
–, Briefe an Anaïs Nin. Reinbek 1968
Henry Miller, Mein Leben und meine Welt. Reinbek 1974
Linde Salber, Anaïs Nin in Selbstzeugnissen und Bilddokumenten. Reinbek 1992
Noël Riley Fitch, Das erotische Leben der Anaïs Nin. Wien/München 1995
Alfred Perlès, My Friend Henry Miller. London 1955

Walter Schmiele, Henry Miller in Selbstzeugnissen und Bilddokumenten. Reinbek [15]1980

Mary Dearborn, Henry Miller. Eine Biographie. München 1991

Robert Ferguson, Henry Miller: Ein Leben ohne Tabus. München 1991

Lebenslang

Skizze: George Eliot und George Henry Lewes

George Eliot, Middlemarch. Stuttgart 1985. Nachwort von Rainer Zerbst

–, Adam Bede. Stuttgart 1989. Nachwort von Eva-Maria König

Phyllis Rose, Parallele Leben. Fünf viktorianische Ehen. Reinbek 1987

Elsemarie Maletzke, George Eliot. Ihr Leben. Frankfurt 1993

Skizze: Michael Field

Michael Field, A Selection from the Poems of Michael Field. London 1923

Angela Leighton, Victorian Women Poets. New York 1992

Wirst du im Tod mir endlich ganz gehören?

Ivan Goll (die Schreibung des Vornamens schwankt auch noch zwischen Yvan und Iwan), Poèmes de Jalousie (gemeinsam mit Claire Goll). Paris 1926

–, Poèmes de la Vie et la Mort (gemeinsam mit Claire Goll). Paris 1927

–, Love Poems (gemeinsam mit Claire Goll). New York 1944

–, Malaiische Liebeslieder. Ebenhausen bei München 1967/1980

–, Jean sans Terre. Ebenhausen bei München 1990

Ivan Goll/Claire Goll, Traumkraut/Die Antirose. Frankfurt 1990

Meiner Seele Töne. Das literarische Dokument eines Lebens zwischen Kunst und Liebe – aufgezeichnet in den Briefen von Iwan Goll und Claire Goll. Mainz/Berlin 1978

Claire Goll, Klage um Ivan. Wiesbaden 1960

–, Jedes Opfer tötet seinen Mörder (= Arsenik). Berlin 1977

–, Ich verzeihe keinem. Eine literarische Chronique scandaleuse unserer Zeit. München/Zürich 1980

–, Der gläserne Garten. Prosa von 1917-1939. Berlin 1989

Paula Ludwig, Träume. Aufzeichnungen aus den Jahren 1920-1960. Ebenhausen bei München 1962

–, Dem dunklen Gott. Ebenhausen bei München 1974

Iwan Goll. Paula Ludwig, Ich sterbe mein Leben. Frankfurt/Berlin 1993

Jürgen Serke, Die verbrannten Dichter. Erw. Ausgabe Frankfurt 1980
  (darin: Claire Goll, Ich glaube, ich habe genug gelebt. S.92-118. Auch
  über Else Lasker-Schüler und Irmgard Keun)

Linientreue Liebe

Louis Aragon, Preislied auf Elsa. Neuwied 1946
–, Elsa, poème. Paris 1959
–, Elsa Triolet choisie par Aragon. Paris 1960
–, Il ne m'est Paris que d'Elsa. Paris 1964
–, Les yeux d'Elsa. Paris 1967
–, Le fou d'Elsa. Paris 1972
–, Le crève-cœur et Le nouveau crève-coeur, poèmes. Paris 1980
Aragon parle avec Dominique Arban. Paris 1968
–, Pour expliquer ce que j'étais. Paris 1989
–, Zu lieben bis Vernunft verbrennt. Berlin-Ost 1968
Œuvres romanesques croisées d'Elsa Triolet et Aragon. 42 Bände. Paris
  1964-1974
Elsa Triolet, Das große Nimmermehr. Frankfurt/Berlin 1986

Pierre Daix, Aragon – une vie à changer. Paris 1975
Paul Morelle, Un nouveau Cadavre. Aragon. Paris 1984
Elsa Triolet. Catalogue de la Bibliothèque Nationale. Paris 1972
Dominique Desanti, Les clés d'Elsa. Aragon/Triolet. Paris 1983
Lachlan Mackinnin, The Lives of Elsa Triolet. London 1992
Max Adereth, Elsa Triolet and Louis Aragon. An Introduction to Their
  Interwoven Lives and Works. New York 1994

Skizze: Lillian Hellman – Dashiell Hammett

Lillian Hellman, Die Zeit der Schurken. Autobiographische Erzählung.
  Frankfurt 1987
–, Pentimento. Erinnerungen. München 1989
–, Eine unfertige Frau. Ein Leben zwischen Dramen. Frankfurt 1991
Diane Johnson, Dashiell Hammett. Eine Biographie. Zürich 1988

Leben und Arbeit ineinander verschmelzen

Tankred Dorst, Werkausgabe (Band 1: Deutsche Stücke; Band 2: Merlin
  oder Das wüste Land; Band 3: Frühe Stücke; Band 4: Politische
  Stücke). Frankfurt 1985-1987
–, Dorothea Merz. Ein fragmentarischer Roman. Frankfurt 1976
–, Klaras Mutter. Erzählung. Frankfurt 1978
–, Die Legende vom Armen Heinrich. Noch nicht veröffentlicht

Interviews mit Ursula Ehler und Tankred Dorst in der ZEIT, 15. 11.
    1968, der ABENDZEITUNG, München, 27. 9. 1974 und 28. 1. 1982,
    der SÜDDEUTSCHEN ZEITUNG, 21. 9. 1991 und von Gerda Marko
    am 10. August 1994

Tankred Dorst, Materialien. Hg. Günther Erken. Frankfurt 1989
Tankred Dorst, Bilder und Dokumente. Hg. Peter Bekes. München 1991

Innige Distanz

Denn in mein Herz gabst du dein Herz hinein

Elizabeth Barrett Browning, Aurora Leigh and Other Poems. London
    1978
–, Sonette aus dem Portugiesischen. Übertragen von Rainer Maria Rilke.
    Frankfurt 1991
Robert Browning, Browning: Poetical Works. Oxford 1980
Robert Browning, The Letters of Robert Browning and Elizabeth Barrett
    1845-1846. 2 Bände. London 1923
Virginia Woolf, Flush. Die Geschichte eines berühmten Hundes. Frank-
    furt 1957

Elaine Showalter, A Literature of Their Own: British Women Novelists
    from Brontë to Lessing. Princeton 1977 (darin auch über George Eliot)
Angela Leighton, Elizabeth Barrett Browning. Hemel Hempstead 1986
Helen Cooper, Elizabeth Barrett Browning, Woman and Artist. Chapel
    Hill/London 1988
Donald Thomas, Robert Browning. A Life within Life. New York 1983
Joseph Bristow, Robert Browning. New York 1991

Vertraute Ferne

Ilse Aichinger, Gesammelte Werke. 8 Bände. Hg. R. Reichensperger,
    Frankfurt 1991
Günter Eich, Gesammelte Werke. 4 Bände. Hg. A. Vieregg. Frankfurt
    1991
Dagmar C. G. Lorenz, Ilse Aichinger. Königstein 1981
Carine Kleiber, Ilse Aichinger. Leben und Werk. (Europäische Hoch-
    schulschriften: Reihe 1, Band 743). Bern/Frankfurt/New York 1984
Gisela Lindemann, Ilse Aichinger. München 1988
Materialien zu Leben und Werk. Hg. S. Moser. Frankfurt 1990
Gespräch mit Ilse Aichinger am 18. Dezember 1993

Siegfried Unseld (Hg.), Günter Eich zum Gedächtnis. Nachrufe bekannter
  Autoren. Frankfurt 1973
Heinz F. Schafroth, Günter Eich. München 1976
Klaus Dieter Post, Günter Eich. Zwischen Angst und Einverständnis.
  Bonn 1977
Peter Horst Neumann, Die Rettung der Poesie im Unsinn. Der Anarchist
  Günter Eich. Stuttgart 1981
Axel Vieregg, Der eigenen Fehlbarkeit begegnet. Günter Eichs Realitäten
  1933-1945. Eggingen 1993

Skizze: Alberto Moravia – Elsa Morante – Dacia Maraini

Elsa Morante, Traumtagebuch. Diario 1938. Zürich 1990
Alain Elkann/Alberto Moravia, Vita di Moravia. Ein Leben im Gespräch.
  Freiburg 1991
Dacia Maraini, Der Junge Alberto. Gespräche mit Alberto Moravia. Ber-
  lin 1987
Gespräch von Gerda Marko mit Dacia Maraini am 12. 5.1994

Keiner hat die Einsamkeit des andern angetastet

Friederike Mayröcker, Gute Nacht, guten Morgen. Gedichte 1978-1981.
  Frankfurt 1982
–, mein Herz mein Zimmer mein Name. Frankfurt 1988
–, Nada. Nichts. 1990. In: Spectaculum 53. Frankfurt 1992
–, Stilleben. Frankfurt 1991
–, Lection. Frankfurt 1994
–, Veritas. Lyrik und Prosa 1950-1992. Hg. Elke Erb. Leipzig 1993
–, Magische Blätter I-IV. Frankfurt 1983, 1987, 1991, 1994
Text + Kritik, Heft 84. Friederike Mayröcker. Oktober 1984
Friederike Mayröcker, Materialien. Hg. S. J. Schmidt. Frankfurt 1984
Literatur und Kritik, 181/182. 1984. (Interview von Senta Ziegler, ›Ich
  lebe unter ganz wenigen Figuren‹)
Ausstellungskatalog, Lebensveranstaltung: Erfindungen Findungen einer
  Sprache. Friederike Mayröcker. Wien 1994

jardin pour friederike mayröcker. neue texte 20/21. Linz 1978

Ernst Jandl, die bearbeitung der mütze. gedichte. Frankfurt 1981
–, die schöne kunst des schreibens. Erw. Neuausgabe. Frankfurt 1983
–, Das Öffnen und Schließen des Mundes. Frankfurter Poetik-Vorlesun-
  gen. Frankfurt 1985
–, Aus der Fremde. Sprechoper in 7 Szenen. Hamburg/Zürich 1992
–, stanzen. Hamburg/Zürich 1992

–, Gesammelte Werke. Gedichte, Stücke, Prosa. Hg. K. Siblewski. Frankfurt 1990
–, Texte, Daten, Bilder. Hg. K. Siblewski. Frankfurt 1990
ernst jandl, neue texte 16/17. Linz 1985
Interview in: Bühne. April 1991. Wien

Gespräch von Gerda Marko mit Friederike Mayröcker und Ernst Jandl am 7. 9. 1994 in Wien

Nachweise

Textnachweise

Bertolt Brecht, »Brief 596«, aus: Briefe. Hg. Günter Glaeser. © Suhrkamp Verlag, Frankfurt a. M. 1981; »Das zehnte Sonett«, aus: Über die Liebe. © Suhrkamp Verlag, Frankfurt a. M. 1982; »Die gute Genossin M. S.«, aus: Gesammelte Gedichte. © Suhrkamp Verlag, Frankfurt a. M. 1967

Ivan Goll, Malaiische Liebeslieder. © Langewiesche-Brandt, Ebenhausen bei München I 1967/80

Yvan und Claire Goll: Traumkraut. © Limes, Niedermayer & Schlüter, Wiesbaden und München 1984. Alle Rechte vorbehalten: Limes Verlag, München 1995

Ernst Jandl: Gesammelte Werke. © Hermann Luchterhand Verlag, Darmstadt und Neuwied 1985 – Luchterhand Literaturverlag München 1995

Inge Müller, Wenn ich schon sterben muß. © Aufbau-Verlag, Berlin und Weimar 1985

Bildnachweis

Archiv für Kunst und Geschichte: 3, 4, 11, 14, 15
Bildarchiv Preußischer Kulturbesitz, Berlin: 1, 2
Renate von Mangoldt: 6
Isolde Ohlbaum, München: 16
R. Öhner/B. Kraller, Wien: 18
Suhrkamp Verlag, Bildarchiv: 5, 7, 8, 9, 10, 12
Ullstein Bilderdienst, Berlin: 13
Hilde Zehmann, München: 17

Berühmte Paare
Liebe. Freundschaft. Konkurrenz

»Morgen nachmittag gehe ich aufs Standesamt, um mir den Ring durch die Nase ziehen zu lassen«, verkündete Hermann Hesse am 13. November 1931. Seine Frau Ninon hingegen schrieb ihm am Tag nach der Trauung: »Du bist mir soviel geworden – Geliebter, Beschützer und nun Gatte – und doch bist Du mir ein Wunder geblieben, das beglückendste Wunder meines Lebens.«

»Nur durch Dich kann ich zu wirklich Großem kommen«, bekannte der verheiratete Wassily Kandinsky im Oktober 1905 Gabriele Münter, während sie im Oktober 1926 entmutigt in ihr Tagebuch schrieb: »Ich war in vieler Augen doch nur eine unnötige Beigabe zu Kandinsky.«

Zwölf Bücher schildern Gelingen und Scheitern der Liebe und Freundschaft von Künstlerpaaren dieses Jahrhunderts.

Schreibende Paare
Liebe, Freundschaft, Konkurrenz
Von Gerda Marko
st 2805. 496 Seiten

Schreibende Paare, von der Romantik bis heute, sind das Thema des Buches. Erzählt wird die Geschichte von Liebespaaren, Eheleuten und LebensfreundInnen, deren Beziehung durch den gemeinsamen Beruf des Schreibens entscheidend geprägt wurde, u.a. von George Sand und Alfred de Musset, Else Lasker-Schüler und Gottfried Benn, Francis Scott und Zelda Fitzgerald.

Zwischen Welt und Zaubergarten
Ninon und Hermann Hesse
Von Gisela Kleine
st 2806. 644 Seiten

»Wenn man das umfangreiche Werk aus der Hand legt, so weiß man, daß der Autorin dreierlei gelungen ist: eine differenzierte Darstellung der letzten drei Jahrzehnte Hesses; die Pathographie einer historisch keineswegs untypischen Ehe mitsamt ihrer allmählichen Heilung sowie die Durchleuchtung eines interessanten Frauenlebens.« *FAZ*

Gabriele Münter und Wassily Kandinsky
Biographie eines Paares
Von Gisela Kleine
st 2807. 832 Seiten

Diese faszinierende Kunst- und Liebesgeschichte ist »mehr als die Geschichte eines Paares. Sie ist zugleich auch ein lebendiges Stück Kunstgeschichte von der Jahrhundertwende bis in die 60er Jahre, aufs sorgfältigste recherchiert und brillant geschrieben.«
Norddeutscher Rundfunk

Rainer Maria Rilke und Marina Zwetajewa
Ein Gespräch in Briefen
st 2808. 320 Seiten

»Wenn jemand uns zusammen träumt, dann treffen wir uns«, schrieb die russische Lyrikerin Marina Zwetajewa am 2. August 1926 an Rainer Maria Rilke. Im Frühjahr 1926 hatte der Briefwechsel des seelenverwandten Paares begonnen. Zu einem Treffen der beiden kam es nicht mehr, Rilke starb am 29. Dezember 1926. Das »Buch der Liebe« dokumentiert den leidenschaftlichen Briefwechsel des Dichterpaares.

Das Teesdorfer Tagebuch für Ea von Allesch
Von Hermann Broch
st 2809. 256 Seiten

In diesem Tagebuch aus dem Jahre 1920 hält Hermann Broch während eines halben Jahres die Zeit seiner heftigen Werbung um Ea von Allesch fest, der selbständigen »femme emancipée«, die zu dieser Zeit das Moderreferat bei der Wiener Kulturzeitschrift ›Moderne Welt‹ und der tschechischen Tageszeitung ›Prager Presse‹ leitete und als Feuilletonistin in ihren Beiträgen zum Thema Mode einen dezidiert feministischen Ton anschlug.

Briefe an Nora
Von James Joyce
st 2810. 176 Seiten

Die etwa sechzig Briefe von Joyce an Nora, seine Freundin, Gefährtin und spätere Frau, und das gute Dutzend der Briefe von Nora an ihn gehören zu den intimsten Zeugnissen, die wir von Joyce besitzen. Sie sind ein Dokument der außergewöhnlichen Beziehung dieses Paares.

So geheim und vertraut
Virginia Woolf und Vita Sackville-West
Von Susanne Amrain
st 2811. 352 Seiten

Susanne Amrain beschreibt die leidenschaftliche Freundschaft von Virginia Woolf und Vita Sackville-West. Eine
Freundschaft, die fast zwanzig Jahre dauerte, erotische
Höhen erlebte, Niederungen der Eifersucht und der Enttäuschung überlebte und für das Leben und die schrift-
stellerische Arbeit beider Frauen höchst bedeutsam war.

Paul Valéry – Glück, Dämon, Verrückter
Tagebuch 1920-1928
Von Catherine Pozzi
st 2812. 528 Seiten

Im Juni 1920 lernt Catherine Pozzi Paul Valéry kennen.
Er ist seit zwanzig Jahren verheiratet und hat drei Kinder.
Es beginnen acht Jahre einer notgedrungen heimlichen,
aber jeden Tag erneuerten und wieder in Frage gestellten
Beziehung. Catherine Pozzis Tagesbuch ist das Dokument
von »Tod und Leidenschaft« dieser Liebe.

Gertrude Stein und Alice B. Toklas
Zwei Leben – eine Biographie
Von Diana Souhami
st 2813. 368 Seiten

Gertrude Stein und Alice B. Toklas trafen sich zum ersten
Mal am Sonntag, den 8. September 1907, in Paris. Von
diesem Tag an waren sie unzertrennlich bis zu Gertrudes
Tod am 27. Juli 1946. Sie lebten immer unter demselben
Dach, reisten niemals ohneeinander. Jahrzehntelang bil-
deten sie ein kulturelles Zentrum in Paris. Diana Souhami
schildert das anekdotenreiche Leben des charismatischen
Paares und ihrer Zeit.

Ballade in g-Moll
Edvard Grieg und Nina Hagerup
Von Ketil Bjørnstad
st 2814. 384 Seiten

Unablässig waren sie unterwegs, Edvard Grieg und die
Sängerin Nina Hagerup, seine Frau, gaben sie Konzerte,
und sie hatten Erfolg. Es war ihr klar, daß er sie seiner
Kunst opfern würde, und sie verstand seine Nöte. Aber
helfen konnte sie ihm nicht. Ketil Bjørnstads Roman ist
nicht nur ein Liebesroman, die Biographie eines Musi-
kerpaars, sondern auch eine Hommage an Norwegen.

Meine Freundschaft mit Tania Blixen
Von Thorkild Bjørnvig
st 2815. 224 Seiten

Der dänische Dichter Thorkild Bjørnvig lernte Tania
Blixen 1948 kennen und lebte entscheidende Jahre im
Bann der berühmten Schriftstellerin. Seine Erinnerungen
an diese Zeit vermitteln ein faszinierendes Bild der extrem
selbstbewußten, im wörtlichen Sinne bezaubernden, aber
auch verzweifelten und einsamen Person, die Tania Blixen
gewesen ist.

Die realen Frauen der Surrealisten
Simone Breton, Gala Éluard, Elsa Triolet
Von Unda Hörner
st 2816. 240 Seiten

Liebe und Begehren, das waren für die Surrealisten André
Breton, Paul Éluard und Louis Aragon die wahrhaft revolutionären Kräfte. Aber weil sie den weiblichen Part aus-
blendeten, gerieten ideale Vorstellungen und gelebte Liebe
in Widerspruch zueinander. Unda Hörner geht diesem
Konflikt nach und zeigt, wie sich ihre Geliebten und
Ehefrauen vom Liebesideal ihrer Männer lösten.